U0208235

图解髋关节置换
手术操作与技巧

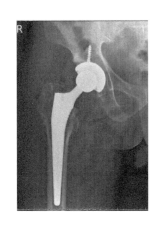
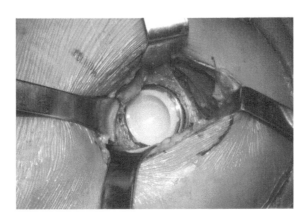
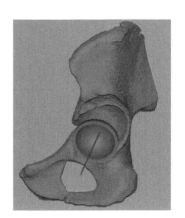

主 编 王坤正 张先龙

科学出版社

北 京

内 容 简 介

本书共分五部分，分别介绍了髋关节置换的基础理论、围手术期管理、手术操作与技巧、并发症及前沿技术。重点阐述髋关节置换手术的操作方法与技巧要点，并附大量手术图片及示意图加以解析。具体包括人工股骨头置换术、初次全髋关节置换术、髋关节表面置换术、特殊情况下的全髋关节置换术及人工髋关节翻修术等。

本书适合各级医院骨科医师、研究生参考阅读，特别对关节外科医师而言，是一本难得的参考书和工具书。

图书在版编目(CIP)数据

图解髋关节置换手术操作与技巧 / 王坤正，张先龙主编. —北京：科学出版社，2020.7
ISBN 978-7-03-065666-7

Ⅰ.图… Ⅱ.①王…②张… Ⅲ.髋关节置换术－图解 Ⅳ.R687.4-64

中国版本图书馆CIP数据核字（2020）第124641号

责任编辑：王海燕 / 责任校对：申晓焕
责任印制：李 彤 / 封面设计：吴朝洪

科 学 出 版 社 出版
北京东黄城根北街 16 号
邮政编码：100717
http://www.sciencep.com

北京虎彩文化传播有限公司 印刷
科学出版社发行 各地新华书店经销
*

2020 年 7 月第 一 版 开本：889×1194 1/16
2024 年 1 月第三次印刷 印张：21
字数：680 000
定价：298.00 元
（如有印装质量问题，我社负责调换）

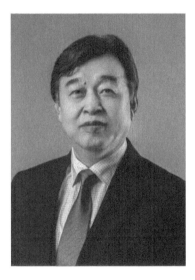

王坤正　一级主任医师，教授，骨外科学博士，博士生导师，西安交通大学医学部关节外科中心主任。现任中华医学会骨科学分会候任主任委员，中华医学会骨科学分会关节外科学组组长，中国医师协会骨科医师分会副会长，中国医师协会骨科医师分会关节外科专家工作委员会主任委员，中国医师协会骨科医师分会会员发展工作委员会主任委员，陕西省医学会关节外科分会主任委员，西安交通大学中国西部科技创新港精准医疗研究院骨与生物材料研究所所长，陕西省骨与关节学会会长。

目前担任《JBJS》（中文版）副主编，《JOA》（中文版）副主编，《中华骨科杂志》副主编，《中华关节外科杂志（电子版）》副主编，《中华临床解剖杂志》副主编，以及《中国修复重建外科杂志》《国际骨科学杂志》《实用骨科学杂志》《中国骨与关节损伤杂志》等20余种国家期刊常务编委或编委。

入选国家人事部"百千万人才工程"第一、二层次，教育部"骨干教师"，1992年起享受国务院特殊津贴。主编、参编大型骨科学专著20余部。曾获省部级科技进步一等奖2项，卫生部科技进步三等奖2项，陕西省科技进步二等奖4项、三等奖6项，卫生部"强生"医学奖二等奖1项。主持和参与研究国家"十一五"科技攻关项目子课题、国家"十五"科技攻关计划项目、国家重点基础研究发展计划、国家高技术研究发展计划、卫生部临床学科重点项目、陕西省重点研发产业链项目及国家自然科学基金等各层次科研项目，累计获得研究经费逾千万元。

培养硕士研究生100余名，博士研究生40余名。已经毕业的博士研究生多就业于国内知名的关节外科中心，他们坚实的临床和科研基础受到所在单位的一致好评。该团队累计发表研究论文300余篇，其中SCI收录论文60余篇。

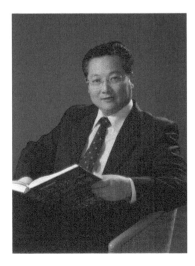

　　张先龙　教授，主任医师，医学博士，博士生导师。上海交通大学附属第六人民医院骨科行政副主任，上海创伤骨科临床医学中心关节外科主任。现任中华医学会骨科学分会关节外科学组副组长，中国医师协会骨科医师分会委员、关节工作委员会副主任委员，中国人工关节感染专业委员会（PJI）主任委员，中国研究型医院学会关节外科学专业委员会人工关节表界面材料研究学组（CASIS）组长，上海医学会骨科专科分会关节外科学组组长，ASIA 人工关节感染共识编委会主任委员，中国医师协会机器人外科医师分会医用机器人分会常务委员。

　　曾获 2003 年上海市卫生系统第九届"银蛇奖"、2003 年上海市卫生系统先进工作者、2019 年上海交通大学校长奖。先后承担国家自然科学基金面上项目 4 项，卫生部公益性行业科研基金 1 项。在国内外重要期刊发表论文 190 余篇，其中 SCI 论文 130 余篇；主编国内专著 6 部，主译 3 部。

编著者名单

主　编　王坤正　西安交通大学第二附属医院
　　　　　张先龙　上海交通大学附属第六人民医院
副主编　杨　佩　西安交通大学第二附属医院
　　　　　马　瑞　西安交通大学第二附属医院
　　　　　黄　伟　重庆医科大学附属第一医院
　　　　　崔　沐　西安医学院康复治疗教研室
　　　　　田　华　北京大学第三医院
编　者（以姓氏笔画为序）
　　　　　王　飞　河北医科大学第三医院
　　　　　王　伟　西安交通大学第二附属医院
　　　　　王　波　上海长征医院
　　　　　王　琦　上海交通大学附属第六人民医院
　　　　　王春生　西安交通大学第二附属医院
　　　　　田　润　西安交通大学第二附属医院
　　　　　同志超　西安交通大学医学院附属红会医院
　　　　　吕松岑　哈尔滨医科大学附属第二医院
　　　　　许　鹏　西安交通大学医学院附属红会医院
　　　　　张　晨　西安交通大学第二附属医院
　　　　　张子琦　西安交通大学第二附属医院
　　　　　张文明　福建医科大学附属第一医院
　　　　　李慧武　上海交通大学医学院附属第九人民医院
　　　　　周一新　北京积水潭医院
　　　　　周勇刚　中国人民解放军总医院
　　　　　尚希福　中国科学技术大学附属第一医院
　　　　　胡　宁　重庆医科大学附属第一医院
　　　　　唐一仑　西安交通大学第二附属医院
　　　　　钱齐荣　上海长征医院
　　　　　郭　征　空军军医大学第一附属医院（西京医院）
　　　　　夏　春　厦门大学附属中山医院
　　　　　秦彦国　吉林大学第二医院
　　　　　曹　力　新疆医科大学第一附属医院
　　　　　康鹏德　四川大学华西医院

　　人工关节置换术历经一个多世纪的发展，已经成为治疗各类中晚期关节疾病的标准手术之一。关节置换术能够有效地缓解疼痛，重建关节功能，现已被认为是最成功的外科手术之一。中国人口基数巨大，老龄化程度逐渐加剧，髋关节疾病的发病率也逐年增加。目前全世界每年接受髋关节置换手术的患者人数在不断增长。

　　我国老年人口基数大，骨质疏松导致的老年髋部骨折发病率高，其一旦发生需要尽快通过手术恢复患者的活动和功能，避免卧床并发症，髋关节置换是理想的选择之一。髋关节骨病，如股骨头坏死、髋关节发育不良、髋关节结核，以及骨性关节炎、类风湿关节炎、强直性脊柱炎、创伤性关节炎、大骨节病、骨肿瘤等疾病累及髋关节并发展至终末期时，常需要进行人工髋关节置换。

　　在广大关节外科医师和材料工程技术人员的共同努力下，髋关节外科领域在假体设计、新材料的应用、手术操作技术及并发症预防等方面取得长足的进展。一些复杂的髋关节置换术，如僵直髋、重度髋关节发育不良及严重畸形等髋关节置换术，也都能获得良好的手术效果。然而，中国关节外科存在地区发展不平衡，很多地方的相当一部分专科医师尚未完全掌握这门技术，仍处于学习阶段，有必要将髋关节置换技术进行归纳总结并推广。另外，髋关节置换术后假体周围感染、假体松动、假体脱位、深静脉血栓等问题尚不能完全避免，进而影响髋关节置换效果，需要关注这些问题，并从患者管理和手术的每一个环节加以预防。

　　随着患者对手术效果要求的提高及外科医师对手术技术的不断创新，髋关节置换术越来越趋向于微创化。同时计算机辅助定位技术和机器人手术系统的应用和外科医师操作技术的规范，使髋关节置换技术日臻成熟。针对个体化的复杂患者，如严重畸形或肿瘤髋，应用三维打印技术进行关节订制，因其精准化、个体化的特点而具有无可比拟的优势。诸如微创技术、导航技术、机器人系统和三维打印技术代表着髋关节置换的发展方向和潮流，我们在掌握传统技术的同时也要紧跟技术的发展趋势。

　　本书通过大量的手术图片和图谱，详细阐述髋关节置换的手术操作与技巧，同时分享个人经验及总结他人经验。由于编者水平有限，遗漏和编写不当之处敬请谅解，希望得到各位前辈、专家和同道的批评指正。

中华医学会骨科学分会候任主任委员
中华医学会骨科学分会关节外科学组组长
中国医师协会骨科医师分会副会长
中国医师协会骨科医师分会关节外科专家工作委员会主任委员
西安交通大学医学部关节外科中心主任

目　录

第一部分

1

髋关节置换基础理论

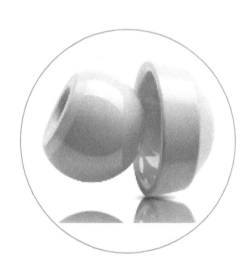

第 1 章

髋关节外科学基础

第一节　髋关节功能解剖

一、概　　述

股骨头与髋臼形成髋关节。这种连接将中轴骨骼与下肢连接起来，并将日常活动中遇到的力从中轴骨骼传递到下肢。髋关节的平衡能力为其全范围的运动提供了稳定性，日常活动可以正常进行，如直立，保持平稳和平衡的步态，从椅子上站起，从蹲的位置提起重物。

二、骨　性　解　剖

髋关节是一种杵臼关节或球窝关节，由骨和周围韧带提供稳定。股骨和髋臼的骨性解剖提供髋关节的固有稳定性。骨盆由三部分组成，即髂骨、坐骨和耻骨（图 1-1）。这些骨骼聚集在"Y"形软骨处形成杯状的髋臼。15 ～ 17 岁时，"Y"形软骨开始骨化，20 ～ 25 岁时完全融合。髋臼发育是一个复杂的过程，既包括来自"Y"形软骨的软骨内化骨，也包括来自初级和次级骨化中心的膜内化骨。髋臼在髋关节运动的任何位置都能覆盖约 40% 的股骨头。一层厚厚的 Ⅱ 型胶原纤维和亲水性糖胺聚糖构成了覆盖髋关节表面的透明软骨。这种软骨与软骨下骨协同作用，以减轻震荡，并适当地分散集中于整个关节的高应力。亲水的糖胺聚糖将水分留在软骨的基质中，从而产生辅助的应力屏蔽效应。髋臼的前上侧面和股骨头的前外侧面的软骨最厚，软骨密度从这些点以外向四周开始下降。最厚的区域与关节受力最大的区域相一致。

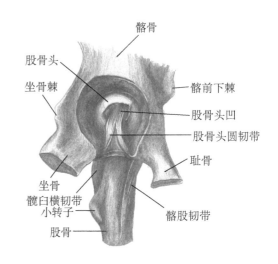

图 1-1　从内向外显露左侧髋关节

三、髋　臼　唇

髋臼唇提供了额外的稳定性，它是一个纤维软骨环，是由环绕髋臼的环状胶原纤维组成的，横跨整个髋臼，与髋臼横韧带相连（图 1-2）。髋臼唇约占髋关节关节面的 22%，可以使髋臼体积增大 33%。髋臼唇限制了髋关节运动的极端范围，加大了髋臼的深度，使得在运动中跨越髋部的巨大作用力得以消散。它还提供了一个在关节边缘的密封圈功能，增加流体静力学的液压，促进滑液的润滑，抵抗关节脱位。

四、韧　带　的　功　能

髋关节囊由 3 种主要韧带构成，即髂股韧带、

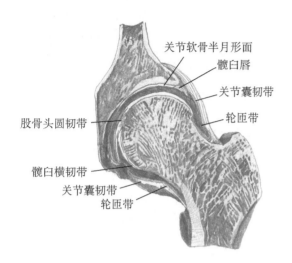

图 1-2　左侧髋关节的冠状切面

耻股韧带和坐骨韧带。关节囊韧带走行呈螺旋状，限制髋关节的过度伸展，并被厚韧的纵向纤维所包围，提供额外的稳定性。关节囊在前上方较为厚韧，因为那里是肢体负重应力集中区域，而后下方较为薄弱。圆韧带从股骨头小凹向外呈扇形展开，几乎与髋臼横韧带全长相连。

1. 髂股韧带　是一种三角形韧带，沿着股骨转子间线附着，并会聚于髂前下棘。这是人体最强壮的韧带（图 1-3）。髂股韧带的作用：限制髋部的伸展和外旋，并以最小的肌肉活动协助维持静态直立的姿势。生物力学分析表明，髂股韧带是 3 条韧带复合体中强度最大的。因此，髋关节能够承受最大的力量限制关节向前平移。也就是说髋关节后脱位的发生率（90%）远远高于髋关节前脱位。

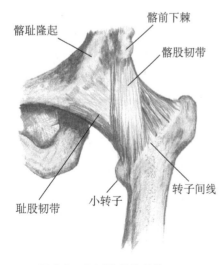

图 1-3　左侧髋关节的前面观

2. 耻股韧带　位于髋关节的前部，该韧带从耻骨支的前部延伸到转子间窝的前表面，常与髂股韧带的下部纤维混合（图 1-3）。耻股韧带的作用：限制髋关节的外展和伸展。

3. 坐股韧带　起自髋臼边缘和髋臼唇的后表面，并沿关节的周围止于股骨的前表面（图 1-4）。坐股韧带的作用：限制髋关节的内旋和屈曲内收。

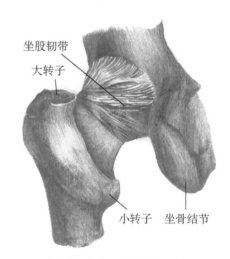

图 1-4　左侧髋关节的后面观

4. 圆韧带　位于髋臼深处，呈锥体状，起源广泛，几乎覆盖整个髋臼横韧带，由两束连接至坐骨和耻骨的基底部，后束强于前束。在青春期之前，圆韧带的功能是为股骨头提供了次要的血液供应。然而，它在成年后的作用是一个有争议的话题。在最近的几项尸体研究的荟萃分析中，O'Donnell 等得出结论，圆韧带作为次要的稳定装置，能够加强关节囊韧带的作用。

5. 轮匝带（环形韧带）　外部不可见，它像一个钮孔一样环绕股骨颈，在生物力学方面起到股骨颈周围锁定环的作用。轮匝带在股骨周围形成一个锁定环，以抵抗髋部的牵引力。

五、血　供

闭孔动脉的髋臼支通过髋臼切迹为髋臼窝提供血液供应。髋臼的骨盆表面接受来自闭孔动脉耻骨支的血液供应。髋臼的上、后下区域的血供由臀上动脉和臀下动脉的深支吻合血管网提供（图 1-5）。

0 ～ 4 岁时，股骨头大部分的血供来自旋股内侧动脉（MFCA）、旋股外侧动脉（LFCA）和圆韧

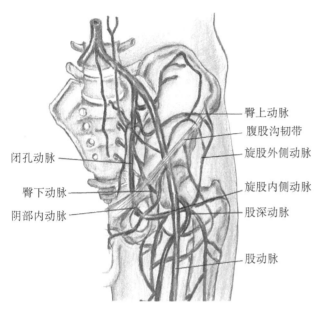

图 1-5　左侧髋关节的血液供应

闭孔动脉

臀下动脉

阴部内动脉

臀上动脉

腹股沟韧带

旋股外侧动脉

旋股内侧动脉

股深动脉

股动脉

带动脉。4～8 岁，旋股内侧动脉提供大部分的血液供应，而旋股外侧动脉和圆韧带动脉作为补充。8 岁以后，旋股内侧动脉占主导地位，而旋股外侧动脉和圆韧带动脉的贡献微不足道。旋股内侧动脉最常起源于股深动脉。然而尸体研究表明，也可能起源于股动脉。旋股内侧动脉有 5 个恒定的分支：浅支、上升支、髋臼支、下降支和深支。旋股内侧动脉深支沿闭孔外肌下缘在耻骨肌内侧和髂腰肌肌腱之间向外侧延伸，一直支配到转子间嵴区域。在后方，旋股内侧动脉深支深入股方肌，并可以在股方肌和下孖肌之间被找到。这些后方标志物的识别是至关重要的，因为在髋关节置换术后方入路中，血管有医源性损伤的风险。旋股内侧动脉深支的主要分支交叉支配闭孔外肌后方和上孖肌前方、闭孔内肌前方和下孖肌等区域，它穿过关节囊，刚好穿过上孖肌和梨状肌的远端，并分为 2～4 个末端分支。这些分支沿股骨颈形成一个动脉环，然后从骨软骨移行处穿入股骨头 2～4mm。后下终支也有助于血液供应。旋股内侧动脉滑膜下分支的显露增加了有移位的股骨颈骨折患者股骨头缺血性坏死的风险。

　　股骨头血供来自颈动脉环，纤维囊附着处外边，由旋股内外侧动脉组成，有臀上和臀下血管参与。从此环，上升的颈部分支穿入关节囊，上升至颈部滑膜下。这些血管成为支持动脉，形成滑膜下关节内环。股骨颈移位骨折易损伤此处血

管。一旦血供中断会导致股骨头缺血性坏死。如果骨折位于关节内，不仅骨内血供危险而且支持动脉也会更脆弱。如果骨折位于关节外，支持动脉会保持完整，股骨头缺血性坏死将不会发生。上升的颈部血管发出干骺端分支进入颈部，而关节内环发出外下骺端分支（图 1-6）。

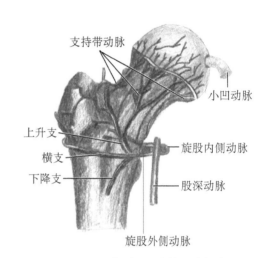

图 1-6　右侧股骨头的血液供应

支持带动脉

上升支

横支

下降支

旋股外侧动脉

小凹动脉

旋股内侧动脉

股深动脉

　　Ganz 认为，旋股内侧动脉深支供应股骨头血供的 80%，小凹动脉只供应股骨头圆韧带附着的附近极少量区域，旋股外侧动脉不参与供应股骨头血供，不存在股骨近端滋养动脉供应股骨头，也不存在旋股外侧动脉和旋股内侧动脉之间的吻合交通支。这篇研究颠覆了以往教科书上对股骨头血供的传统认识，为当今的保髋治疗奠定了解剖学基础（图 1-7）。供应股骨头血供的最重要来源是旋股内侧动脉深支。在进入髋关节及骨盆的后侧切口，短外旋肌群常常被切断，这将损伤旋股内侧动脉深支，影响股骨头的血液灌注。

　　臀下动脉对股骨头供血是一个有争议的问题。在最近的一项尸体研究中，A.W. Grose 等检查了臀下动脉对股骨头关节囊外吻合支的血液贡献，并证明了旋股内侧动脉深支有来自臀下动脉的重要并且恒定的血流。这些发现支持了臀下动脉在旋股内侧动脉深支损伤后能够提供代偿性血液供应的观点。

六、神经支配

　　1. 闭孔神经（图 1-8）　起源于 L_2～L_4 神经根，经闭孔管出口，后分为闭孔神经前支和闭孔

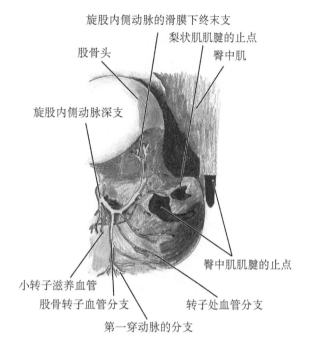

图 1-7 右侧股骨头的旋股内侧动脉的末端分支
（后上方观察）

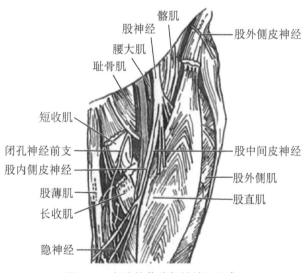

图 1-8 左髋关节前部的神经分布

神经后支。闭孔神经通过闭孔神经皮支向大腿内侧下段皮肤提供感觉神经支配，运动神经支配股薄肌（前支）、长收肌（前支）、短收肌（前/后支）、大收肌（后支）。当实施髋关节内侧入路时，使用髋臼横韧带后方的牵开器不慎时闭孔神经可发生医源性损伤。

2. 生殖股神经 起源于 $L_1 \sim L_2$ 神经根。它穿过腰大肌，向下延伸至腰大肌前内侧，然后分成股支和生殖支。股支在股三角上方为大腿前方

近端提供感觉神经支配。生殖支为阴囊/阴唇提供感觉神经支配。生殖股神经只是感觉神经，没有运动神经支配功能。

3. 股外侧皮神经（图 1-8） 起源于 $L_2 \sim L_3$ 神经根，穿过髂前上棘下方（ASIS），为大腿外侧提供感觉神经支配，没有运动神经支配功能。在使用直接前入路髋关节置换术或进行髋关节镜手术制作前方入路时股外侧皮神经可以发生医源性损伤。

4. 股神经（图 1-8） 起源于 $L_2 \sim L_4$ 神经根，位于腰大肌、髂腰肌和股三角之间。股神经通过股前皮支向大腿前内侧提供感觉神经支配，并向腰肌、耻骨肌、缝匠肌、股四头肌（股直肌、股外侧肌、股中间肌、股内侧肌）提供运动神经支配。

5. 坐骨神经（图 1-9） 起源于骶神经丛，通过坐骨大孔向下延伸至大腿后方腘绳肌的深层和大收肌的表面。坐骨神经有两个明显的分支，即胫神经和腓总神经。胫神经起源于 $L_4 \sim S_3$ 神经根，为股二头肌（长头）、半腱肌和半膜肌提供运动神经支配。坐骨神经大腿无感觉神经支配。腓总神经起源于 $L_4 \sim S_2$ 神经根，为股二头肌（短头）提供运动神经支配。坐骨神经的分支与梨状肌的关系存在解剖学上的变异。在大多数人中，坐骨神经的两个分支都经过梨状肌下孔。有两种不同的解剖学变异：腓总神经穿过梨状肌本身或在梨状肌上孔穿出。坐骨神经在髋关节置换术中有医源性损伤的风险。坐骨神经与髋臼后壁、髋臼后缘仅隔薄薄的闭孔内肌上下孖肌，坐骨神经到髋臼后壁的距离为 7 ～ 8mm，到髋臼后缘的最小距离约 16mm，放置髋臼拉钩时一定要多加注意。

6. 股后皮神经（图 1-9） 起源于 $S_1 \sim S_3$ 神经根，经过坐骨神经内侧的坐骨大孔走行。股后皮神经为大腿后方提供感觉神经支配，但无运动神经支配功能。

7. 臀上神经（图 1-9） 起源于 $L_4 \sim S_1$ 后支，从坐骨大孔梨状肌上出骨盆，与臀上血管走行一致，分出上下分支。上支与臀上动脉深支的上支伴行，支配臀中肌，偶尔也有支配臀小肌的纤维。下支与臀上动脉深支的下支伴行，支配臀中肌、臀小肌和阔筋膜张肌。在行髋关节前外侧入路时，确定臀上神经最下支及其分支安全，是防止该神

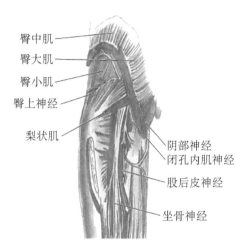

图 1-9　左髋关节后部的神经分布

经损伤的关键。根据解剖学观察，术中应注意以下几点：①最下支及其主要分支的走行不在一个水平线上，不能以直线来确定。②最下支的主要分支臀中肌肌支穿臀中肌、臀小肌之间点在臀中肌前缘线上，手术撑开臀中肌、臀小肌纤维时须严格限制在安全范围之内。在股骨大转子外侧最突出点至臀中肌前缘在髂嵴上止点这条线上做切口，此线正是臀中肌前缘的体表投影点，便于临床手术术前准备确定体表定位；且臀中肌前缘与股骨长轴夹角为 29.5° ± 2.0°。也可以此确定臀中肌前缘体表投影。切口长度从大转子起，男性为 (8.36 ± 0.74) cm，女性为 (7.39 ± 0.50) cm。在这个范围内做切口不会损伤臀上神经，也不会损伤重要的大血管，手术比较安全，出血极少。③臀上神经最下支入阔筋膜张肌点与髂前上棘的距离男性为 (6.64 ± 0.47) cm，女性为 (6.25 ± 0.34) cm，术中牵拉阔筋膜张肌时，应尽量避免在上述部位过分牵拉，以免损伤臀上神经阔筋膜张肌支。

七、肌 肉 分 布

1. 屈髋肌群（图 1-10）

（1）腰大肌

起点：$T_{12} \sim L_5$ 椎体。

止点：小转子。

神经支配：股神经。

（2）腰小肌

起点：$T_{12} \sim L_1$ 椎体。

止点：髂耻隆起。

神经支配：L_1 脊神经前支。

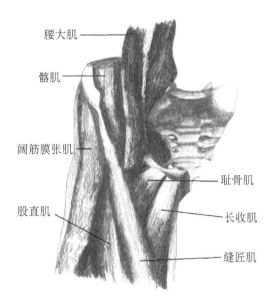

图 1-10　右髋关节前方的肌群分布

（3）耻骨肌（屈髋和内收髋关节）

起点：耻骨的耻骨线。

止点：股骨的耻骨线。

神经支配：股神经。

（4）髂肌

起点：髂窝 / 骶骨翼。

止点：小转子。

神经支配：股神经。

2. 伸髋肌群（图 1-11）

（1）臀大肌

起点：髂骨、骶骨背侧面。

止点：髂胫束和臀肌粗隆。

神经支配：臀下神经。

（2）闭孔外肌

起点：坐骨支、闭孔膜。

止点：转子窝。

神经支配：闭孔神经。

3. 短外旋肌群（图 1-11）

（1）梨状肌

起点：骶骨前。

止点：大转子上方。

神经支配：S_2 腰骶神经丛的后支。

（2）上孖肌

起点：坐骨棘。

止点：大转子内侧。

神经支配：$L_5 \sim S_2$ 腰骶神经丛的前支。

（3）闭孔内肌

起点：坐骨支、闭孔膜。

止点：大转子内侧。

神经支配：$L_5 \sim S_2$ 腰骶神经丛的前支。

（4）下孖肌

起点：坐骨结节。

止点：大转子内侧。

神经支配：$L_4 \sim S_1$ 腰骶神经丛的前支。

（5）股方肌

起点：坐骨结节。

止点：转子间嵴。

神经支配：$L_4 \sim S_1$，腰骶神经丛的前支。

4. 髋外展肌群（图 1-11）

（1）阔筋膜张肌

起点：髂嵴、髂前上棘。

止点：髂胫束 / 胫骨近端。

神经支配：臀上神经。

（2）臀中肌

起点：位于臀前线和臀后线之间髂骨。

止点：大转子。

神经支配：臀上神经。

（3）臀小肌

起点：位于臀前线和臀后线之间髂骨。

止点：大转子。

神经支配：臀上神经。

5. 髋关节内收肌群（图 1-11）

（1）大收肌

起点：耻骨支、坐骨粗隆。

止点：股骨粗线、内收肌结节。

神经支配：闭孔神经、坐骨神经。

（2）长收肌

起点：耻骨体。

止点：股骨粗线。

神经支配：闭孔神经。

（3）短收肌

起点：耻骨体部和耻骨下支。

止点：耻骨肌线、股骨粗线。

神经支配：闭孔神经。

（4）股薄肌

起点：耻骨体部和耻骨下支。

止点：胫骨近端内侧（鹅足）。

神经支配：闭孔神经。

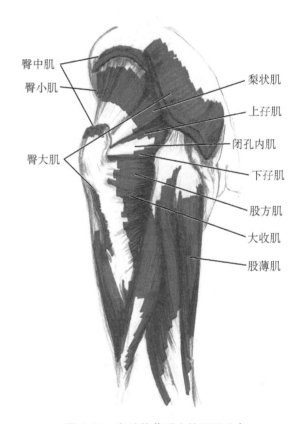

图 1-11　左髋关节后方的肌群分布

（吕松岑）

第二节　髋关节生物力学

人体髋关节特殊的生物力学特性赋予了人类直立行走的功能。髋关节的解剖形态和相应的生物力学参数决定了髋关节的稳定性和活动性的特性。深入认识髋关节生物力学基本原理，对髋关节疾病的诊断及治疗具有重要意义。同时生物力学原理也为理解髋关节损伤机制提供了一个有价值的视角。近年来，人工全髋关节置换术的快速发展，对髋关节的生物力学研究提出了更新的要求。髋关节生物力学的相关研究促进了假体设计、假体固定技术、手术入路和术后快速康复的发展。本节我们来介绍髋关节生物力学基本知识和最新进展情况。

一、髋关节的功能解剖

髋关节是由股骨和髋臼组成的球窝关节，关节周围附着的韧带和肌肉、关节表面软骨和关节液使其同时具有稳定性或三维活动性的特点。髋臼和股骨的几何参数及周围软组织的被动作用是髋关节的功能基础。

1. 股骨和髋臼的几何参数　髋臼的几何参数主要包含髋臼形态参数和髋臼位置参数。髋臼形态参数客观反映髋臼对股骨头的包容情况，包括中心边缘角（CE 角，分前 CE 角和外侧 CE 角）、髋臼深度及深髋臼三个参数。此三个参数很好地量化了髋臼的股骨头覆盖情况（图 1-12）。在髋关节标准的正位 X 线片上，股骨头中心点的垂线与髋臼外侧边缘的夹角，即外侧 CE 角图 1-12A，同样的在髋关节标准的 65° 斜位 X 线片上，股骨头中心点的垂线与髋臼前方边缘的夹角，即前 CE 角（图 1-12B）。外侧 CE 角正常值为 > 25°，前 CE 角正常值为 > 20°。髋臼深度即在髋关节标准正位 X 线片上，从髋臼顶最深处到髋臼顶外侧缘与耻骨联合上角连线的垂直距离（图 1-12C），此距离 < 9mm 被认为髋臼发育不良。髋臼底位于髂坐线内侧或触及髂坐线，被认为是深髋臼（图 1-12D），经常被归类于钳型的髋关节撞击综合征（FAI）。

髋臼的位置参数即髋臼在骨盆内的方向，包括髋臼的外展角（acetabulum inclination，AI）和髋臼前倾角（acetabulum version，AV）（图 1-13）。两者反映了髋关节不同位置髋臼对股骨头覆盖的变化情况。文献中关于髋关节外展角和前倾角随着年龄变化的报道很少，最近关于骨发育不成熟的儿童髋关节前倾角的研究显示骨发育不成熟儿童的髋关节前倾角较成人要小。美国最新的研究结果显示，正常成人髋臼的外展角平均为 56°（标准差：4°），前倾角平均为 23°（标准差：7°）。国内最近一项关于髋臼位置参数的研究显示，正常成人髋臼的外展角平均为 54°（范围为 46° ～ 60°），前倾角平均为 20°（范围为 6° ～ 33°）。两项研究均显示了轻度的性别差异，即女性的髋臼前倾及外展角平均增加 2°。

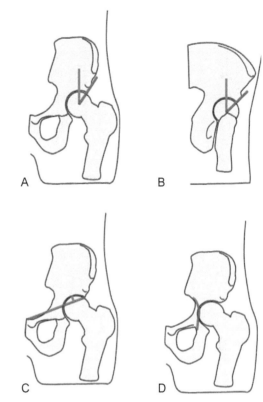

图 1-12　髋臼的覆盖参数

A. 髋臼外侧 CE 角：骨盆标准正位 X 线片，股骨头中心的垂线（蓝色）和髋臼外侧边缘与股骨头中心连线（红色）夹角。B. 前中心边缘角：标准 65° 斜位 X 线片，股骨头中心的垂线（蓝色）和髋臼外侧边缘与股骨头中心连线（红色）夹角。C. 髋臼深度：骨盆标准正位 X 线片，从髋臼顶板最深处到髋臼外侧缘与耻骨联合上角连线（红色）的垂直距离（蓝线）。D. 深髋臼：标准骨盆正位 X 线片，髋臼底位于髂坐线内侧或触及髂坐线（红色）

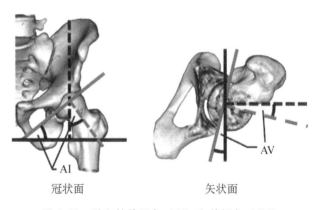

冠状面　　　　　矢状面

图 1-13　髋臼的外展角（AI）和前倾角（AV）

髋臼的平面用红线表示，骨盆的冠状位（横截面）和骨盆的矢状面（横断位）用黑线表示。虚线为黑线或红线的各自垂线，黑红线的夹角或各自虚线的夹角即各自的外展角（AI）或前倾角（AV）

股骨近端的几何参数为颈干角（neck shaft angle, NSA）和前倾角（femoral neck anteversion, FNA）。颈干角为股骨颈轴线与股骨干轴线的夹角。前倾角为股骨后髁连线与股骨颈轴线的夹角。成人的平均颈干角小于130°。颈干角大于正常范围称为髋外翻，颈干角小于正常范围称为髋内翻。最新一项关于4～17岁的508名儿童基于X线的颈干角测量研究显示，平均颈干角为130°（标准差：5°），但是没有发现其随着年龄增长的明显变化趋势。前倾角的大小为10°～15°，一些研究显示前倾角会随着年龄增长而减小，但是这些研究都是基于体格检查的测量，而非影像学检查。既往已经有研究证明了前倾角的测量影像学检查与体格检查之间存在差异。

目前认为测量髋臼前倾角和外展角，颈干角和前倾角的金标准是采用轴向医学成像，如CT或MRI检查。它们较之于X线等平面检查，提供了更全面的三维信息。但是现在的测量方法没有很好地利用三维的信息，实践中经常将股骨颈和髁连线轴叠加到一个平面来测量前倾角，如垂直于扫描轴线的平面，就如同在二维图像上看到的那样。事实上，在二维图像上，股骨颈的可见部分实际上减少了，特别是颈干角增大髋外翻时。此外，当髋关节严重屈曲挛缩时，股骨干的轴线与扫描桌的轴线是完全不同的。造成这些测量限制的原因不是因为医学影像，而是因为没有标准的测量原则。图1-14为标准的轴线扫描片上进行颈干角和前倾角的测量，方法重复性好，适合临床应用。

2. **髋关节的旋转中心**　在生物力学研究中，应首先确定髋关节的旋转中心，这是髋关节生物力学测量的基础。静态二维研究多将股骨头的中心作为旋转中心，影像学中采用SYNAPSE PACS系统，与股骨头匹配近似大小的圆，圆心即股骨头中心。但三维动态旋转中心的测量与定位至今仍未很好解决。髋关节旋转中心位置的改变对肌肉产生的力矩及髋关节合力影响极大。当髋关节中心移向内、下和前方时，此位置外展肌产生的力矩最大，髋关节中心靠近足-地反作用力线，因此，需要肌肉提供平衡的重力力矩减小，这些效应最终使关节合力减小。文献中报道髋关节骨性关节炎患

者患侧髋关节外展肌肌力要比正常成人髋关节外展肌肌力弱15%～31%。骨关节炎患者由于软骨磨损，股骨头变形，髋关节旋转中心向上、向外移位，外展肌的作用距离变短，力臂缩短，外展肌力矩减少，因此表现为外展肌功能下降。特别是对于发育性髋关节发育不良的患者，由于假臼形成，且假臼位于真臼的外上方，其外展肌功能更加薄弱，其手术的要点就是重建髋关节的外展中心。

髋关节旋转中心对人工全髋关节置换术尤为重要。尽可能接近解剖位置的髋关节旋转中心的重建有利于提高外展肌的功能、降低髋关节接触应力、降低磨损、降低脱位风险、增加关节的稳定性。特别是对于发育性髋关节发育不良（DDH）的患者，由于其髋关节发育较差，周围软组织挛缩，髋周肌肉萎缩，髋关节旋转中心的重建尤为重要。既往研究显示人工全髋关节置换术后6～24个月，10%～15%患者存在髋周肌肉力量下降的问题。其中最有可能的原因就是髋臼置入的位置——髋

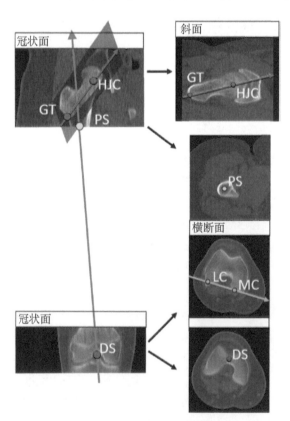

图1-14　使用CT扫描的三维信息测量前倾角和颈干角

HJC. 股骨头中心；GT. 股骨颈轴线与大转子外侧的交点；PS. 小转子水平股骨干的中心；DS. 髁间窝的中心；MC/LC. 股骨髁内侧和外侧的最远端

关节旋转中心改变。重建髋关节旋转中心于解剖位置肯定是非常理想的，但是对于 DDH 的患者，特别是高位脱位的患者，髋关节旋转中心解剖位置的确定难度较大，因此有效地确定髋关节旋转中心对于全髋关节置换术尤为重要。确定髋关节旋转中心的方法有基于统计建模的方法、基于几何形状的方法、基于髋关节运动的方法及三维建模的方法。基于统计建模的方法基于髋关节形态（如双侧髂前上棘的距离）的回归方程来预测髋关节旋转中心，这种方法准确度较低（与髋关节解剖中心有 25 ～ 30mm 误差）。基于几何形状的方法是确定髋关节旋转中心的金标准。其是基于术前髋臼的二维图像或者三维图像进行圆形匹配寻找圆心来确定的，但是其准确性与匹配圆很相关。对于髋臼缺损的髋关节，该方法使用存在限制。基于髋关节运动的方法是以骨盆为参考来确定髋关节旋转中心，但这种方法对于髋臼缺损的患者仍然存在限制。最新确定髋关节旋转中心的方法是通过CT 扫描的数据三维打印髋关节模型，然后采用三维软件进行髋关节旋转中心重建，与解剖的旋转中心接近(图 1-15)。因此，在进行全髋关节置换术前，要选择合适的方法以正确确定髋关节的旋转中心。

3. 髋关节周围软组织及其附属结构　髋关节的稳定性得益于周围软组织及其附属结构。这些结构具有重要的生物力学作用，包括髋臼唇、关节囊和 3 条囊外韧带。髋臼唇是贴于髋臼骨缘的一个纤维软骨唇，加深了髋臼，充分扩大了股骨头的覆盖面积，而且可能对股骨头产生了"吸力效应"。髋臼唇的机械特性是高度各向异性，而且在圆周方向上具有更优的刚性，其机械能力与性别、解剖学位置和髋关节的退化状态有很大的相关性。在正常的髋关节中，尽管髋臼唇的位置与髋臼缘很近，但是它对关节负荷的直接力学阻力的贡献很少。具有柔性和弹性的髋臼唇在髋关节周围起到机械密封的作用，起到"吸力效果"，同时有效地阻断滑液流入和流出关节以优化润滑作用。髂股韧带、坐股韧带及耻股韧带在转子间线水平连接骨盆骨与股骨近端。这 3 条环绕颈部韧带在髋关节屈伸时可拉长。因此，韧带可以对抗髋关节的过度伸展。同时，韧带也限制了髋关节过屈过伸位置时的内外旋。在人工全髋关节置换术中应特别关注的是关节囊的稳定作用，研究表明关节囊的松弛是后脱位的一项原因。几项研究已通过力学测试证明了坐骨韧带是最薄弱的囊韧带，从而关节很容易后部脱位。圆韧带是关节内韧带，连接髋臼和股骨头。已有假设说圆韧带在稳定髋关节方面发挥作用，但缺乏确切数据。需要更多关于人体圆韧带的临床和生物力学研究数据。

实现髋关节良好功能的基础是关节面的匹配。关节面的匹配首先是通过与它对应表面的骨骼解剖形态，其次是通过覆盖在骨骼上的关节软骨。关节软骨通过关节面上不同的厚度实现其功能。研究显示，进行不同活动时髋臼的压力分布明显不同。

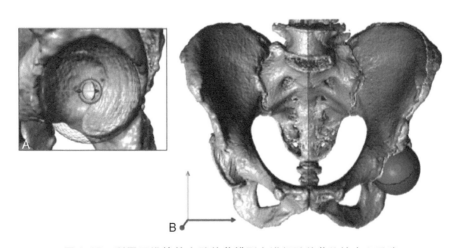

图 1-15　利用三维软件在髋关节模型上进行髋关节旋转中心重建
A. 利用镜像法，建立三维全骨盆模型，镜像左半骨盆模型（灰色）；B. 用球面匹配技术确定了预测的髋关节旋转中心（蓝色球面）和实际的髋关节旋转中心（红色球面）

在行走和下楼时,髋臼的侧顶区域会受到最大压力,而上楼和坐下时,髋臼的后角区域会受到最大压力。因此,不同活动可导致髋关节不同区域的软骨面负重,但另一部分软骨很少负重甚至不负重。

二、髋关节的静态力学

髋关节的静态平衡力学是将力学原理应用于髋关节行髋关节生物力学分析,由于生物体系和结构的复杂性,其力学分析比在传统工程学科中要复杂得多。要了解髋关节的静态力学平衡,需要知道作用在髋关节上的力。髋关节周围有许多肌肉附着。但是由于静态情况下,髋关节的受力因素主要分布于冠状面,髋关节载荷的分析常被近似化为单纯的冠状面分析。因此,习惯上假定髋周的肌力为髋关节外展肌所施加的力而忽略其他肌肉的作用。髋关节外展力作用于股骨大转子,主要由臀中肌、臀小肌和阔筋膜张肌构成。

1.双足站立时静态力学　双足静止站立时,双髋关节支撑头部、躯干及双侧上肢,约承受62%的体重。此时人体的重心位于$T_{10, 11}$椎间盘的正中矢状面和水平面上,此重心的垂线正好与身体的中线重合。理论上讲,此时无须任何肌力就能保持平衡,但是这种平衡是不稳定的。如果髋关节支撑是对称的,那么每侧髋关节承受31%的体重。

在两腿站立的情况下,假设$N=W/2$,则如果单腿站立,$N=W$。髋关节接触力和髋关节外展肌肌力可以根据以上的公式近似计算出来。需要强调的是髋关节接触力有别于逆向动力学中的合力。图 1-16 展示了 Bergman 及其同事在老年人全髋关节置换术后步态中测量的髋关节接触力(体重标准化),与 Tirosh 团队标准数据集中的反动力学结果进行对比,髋关节接触力是由反动力学得到的合力的 2.5 倍,因为反动力学没有考虑髋关节周围肌力。最新一项研究测量了一系列日常生活活动中的髋关节接触力。这些数据是在成人全髋关节置换术后收集的,因此可能无法与儿童髋关节接触力直接比较。尽管如此,活动之间的相对差异仍然可以提供信息。研究结果表明,当以40r/min骑行时,髋关节接触力与体重相等,而坐下或站起时,髋关节接触力是体重的 2 倍。该研

究也测量了各种活动中髋关节接触力的最大值,如慢跑时,峰值超过体重的 4 倍。总体来说,这些数值进一步强调了肌肉力量对关节反力的主要贡献。髋关节在各种活动中的接触力详见表 1-1。在体内测量关节接触力和肌力的方法是有限的,没有一种是无创的。因此,在生物力学研究中,肌肉骨骼模型被用来估计肌力,进而估计关节接触力。在临床上使用肌肉骨骼模型仍存在一些障碍,难点就是创建精确估计肌力和关节接触力的模型。

表 1-1   日常生活活动中髋关节最大接触力的平均值

活动	平均峰值(%体重)
骑行	99%
坐下	185%
站立	217%
下蹲	231%
步行	262%
上楼梯	303%
下楼梯	313%
慢跑	417%

2.单腿站立时静态力学　单腿站立时,有效重心向外侧移动,远离支撑腿,因为非支撑腿这时被计算为作用于负重髋关节的重量的一部分。向下的力产生一个绕着股骨头中心的旋转运动——这个力矩是由体重(K)和它的力臂(a)

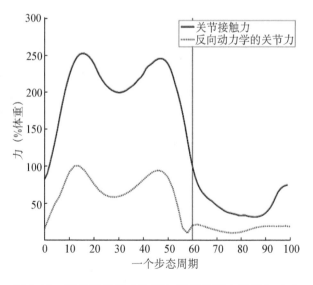

图 1-16　髋关节接触力和不包括骨骼肌力的反向动力学的关节力

（从股骨中心到重力力线的距离）产生的。这个运动被联合外展肌肌力（*M*）产生的力距所抵消（图1-17）。这组肌肉包括臀大肌的上纤维、阔筋膜张肌、臀中肌、梨状肌和闭孔内肌。外展肌在股骨头中心周围产生了一个力臂，但是这个力臂比体重的有效力臂短得多。因此，联合外展肌的合力必须是体重的数倍。力的大小主要取决于杠杆臂的比例，也就是体重力臂和外展肌力臂之间的比例。任何增加杠杆臂比例的情况都会增加所需的外展肌力，因此也会增加股骨头部的应力。在同等情况下，股骨颈较短的人拥有更强的髋部力量。骨盆较宽的人拥有更强的髋部肌力，这就意味着女性比男性拥有更强的髋周肌力，因为她们的骨盆必须适应产道。这或许就是女性髋部骨折和因为髋关节骨性关节炎而进行髋关节置换相对较多的原因。这同时也使女性在某些运动方面处于生物力学上的劣势，但研究并没有显示跑步时髋关节生物力学的性别差异，特别是耐力跑。

3. 使用助行器时髋关节静态力学　正常情况

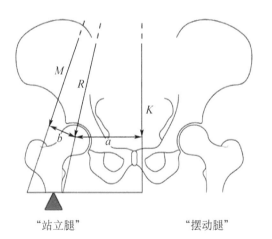

图 1-17　单腿站立时髋关节静态力学的计算

其中 *K* 为体重（减去负重腿），*M* 为外展肌力，*R* 为关节反力，*a* 为体重 *K* 的力臂，*b* 为外展肌 *M* 的力臂

下，髋关节的软组织和骨不会疼痛，但各种疾病和损伤会破坏髋关节周围组织，负重导致关节畸形从而加重疼痛感。控制髋关节周围疼痛的原则是减少髋关节的反作用力。基于这条原则可以通过减轻体重和重力力臂来实现。体重增加会使髋关节周围的引力增加，从而加重疼痛症状。通过使重心更靠近股骨头中心，可以显著降低关节的有效载荷。这可以通过跛行来实现，但是需要大量的横向运动，这是一种效率低得多的移动方式。另一种减少关节反作用力的方法是用另一只手拿手杖。由手杖和外展肌共同产生的力矩与有效体重产生的力矩相等且方向相反（图1-18）。二维静态学分析显示，作用于关节的力可以降低50%（从3倍体重降至1.5倍体重），相当于15% ~ 20%的体重是由手杖来承担的。

三、髋周肌肉及其力臂

肌肉收缩产生的力通过关节周围骨的杠杆作用转化成力矩。力矩是指肌肉产生的力乘以支点到力作用方向的距离。换句话说，肌肉产生力矩的能力及其杠杆臂的长度与关节的旋转中心有关。肌肉杠杆臂在解剖平面上表示，便于临床解释；例如，识别产生髋关节屈曲力矩的肌肉或肌肉群与产生髋关节外展力矩的肌肉（图1-19）。对于髋关节来说，股骨近端，特别是横断面（如前倾角）和冠状面（如颈干角）的几何特性，是肌肉杠杆力臂的主要决定因素。

因为肌肉的力量和杠杆取决于关节的位置，因此有研究绘制髋关节屈曲时主要肌群的力矩和力臂。与关节周围主要肌肉或肌群相关的负责屈伸、外展内收和内外旋平面关节运动的力矩及力臂如图1-20和图1-21所示。从图中我们可以看到，

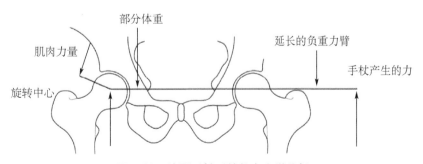

图 1-18　使用手杖时的静态力学分析

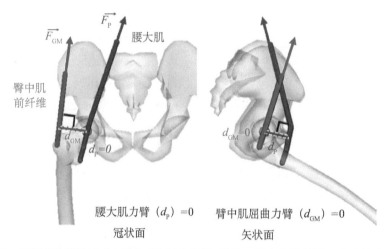

腰大肌力臂（d_P）=0　　臀中肌屈曲力臂（d_{GM}）=0
冠状面　　　　　　　　　　　矢状面

图 1-19　髋关节冠状面（左）和矢状面（右）65° 屈曲。臀中肌前纤维可产生外展力矩，但由于其矢状面杠杆臂为 0，无论臀中肌力量多少，屈曲力矩均为 0。腰大肌的情况正好相反，其冠状面杠杆臂为 0，不能产生外展力矩，但可在矢状面产生屈曲力矩

在矢状面上随着髋关节屈曲角度的变化，优先肌肉的作用可能是相反的。例如，臀中肌是髋关节矢状面整个运动范围内的外展肌，但根据屈曲程度，它既可以作为外旋肌，也可以作为内旋肌（分别在屈曲和伸展时）。同样的，内收肌在髋关节伸展时也会产生伸展力矩，在髋关节屈曲时也会产生屈曲力矩。

四、步态的髋关节生物力学

1. **步态**　行走是通过重复的步伐来实现的，从交替的左右下肢开始。然而，临床步态分析使用步幅作为基本步态周期。迈步从一个足触地开始（通常是足跟着地），在下一个同侧足触地结束（图 1-22）。当左足接触地面时，左足步幅周期开始，

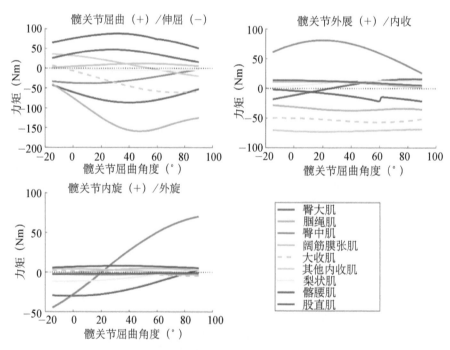

图 1-20　髋关节周围肌肉在 3 个解剖平面产生的最大力矩
这些图表强调，周围髋关节肌肉产生力矩的能力可能取决于髋关节的位置

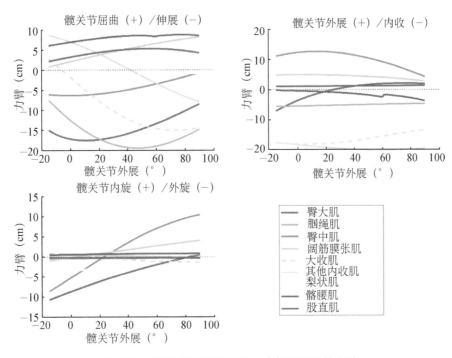

图 1-21　髋关节周围肌肉在 3 个解剖平面的力臂

这些图强调，周围髋关节肌肉力臂可能随髋关节的位置变化而变化

右足紧跟左足的步伐。当右足接触地面时，右足步幅周期开始，左足紧跟右足的步伐。如果步态不对称，平均左右步数可能有差异，但是只要是直线行走。平均左右步幅应该是相等的。步幅可以分为站立相和摆动相两个阶段。站立相是足与地面接触的阶段，通常是总步幅的前 60%。摆动相是同一只足离开地面（但对侧足在地面）的阶段，通过摆动将肢体向前移动到足部接触点（通常为总步幅的 40%）。根据单足或双足支撑身体，站立相可进一步分为 3 个附加的子阶段。同侧的单足

站立相对应于对侧的摆动相。过渡期的"双支撑"阶段（步态周期的 10%）发生在同侧肢体站立相结束和对侧肢体站立相开始时。

2. 髋关节运动学　临床步态分析主要关注下肢运动学的信息。运动学是研究一个物体或一个物体系统的运动，而不考虑其质量或作用于其上的力。用数学方法描述一个运动有很多种方法。在步态分析中，运动学表现为以身体各部分为解剖轴的旋转，它也可以描述为在肢体的解剖平面内（即矢状面、冠状面和轴向面）产生的运动。

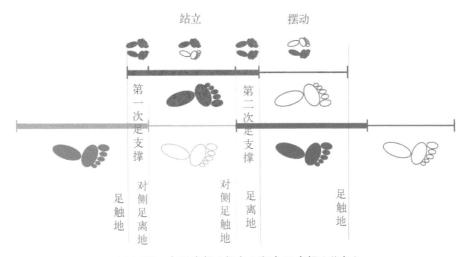

图 1-22　左足步幅（红色）和右足步幅（蓝色）

因此，要计算髋关节的运动学，首先必须确定骨盆和股骨节段的解剖轴线和平面。用欧几里得坐标系描述各肢体的方向。根据步态分析的惯例，将前后轴（垂直于冠状面）标记为 X，左右轴（垂直于矢状面）标记为 Y，上下轴（垂直于横断面）标记为 Z。欧几里得坐标系的定义要求这些轴相互垂直（图 1-23）。在临床步态分析中，髋关节角度描述了将骨盆段方向转换为股骨段方向所需的 3 个顺序旋转（卡丹角）。开始是髋关节围绕骨盆中外侧轴的屈—伸，然后是髋关节围绕后前轴的内收—外展，最后是髋关节围绕股骨纵轴内旋—外旋（图 1-24）。按照惯例，髋部屈曲、内收和内旋是正角度，髋部伸展、外展和内旋为负角度。

研究显示，儿童步态运动学与成人步态运动学无显著差异。典型的步态模式在 5～7 岁成熟。然而，步态中步幅之间的运动变异性随着年龄的增长而减小，与成人相比，这个差异在 16 岁以下的儿童中增加。

在骨盆，横断面的旋转（X-Y 平面）展示了步态中最大范围的活动（平均 13°）。骨盆在足开始触地时向前旋转，50% 的站立相完成后向后旋转，然后再向前旋转，开始摆动相。骨盆倾斜度在开始接触时是中立位的，在第一次双足支撑期间同侧骨盆倾斜度上升，然后在余下的站立相开始下降，在摆动相时再次上升到中立位。同时，对侧有相反的运动。在整个步幅中，骨盆是向前倾斜的（平均 14°），步态中倾斜变化幅度最小（平均幅度 1.3°）。巧合的是，在最近的一项研究中，骨盆横断面（通过髂前上棘和髂后上棘）与放射学 / 解剖学的骨盆前平面（通过髂前上棘和耻骨联合）之间的平均角度也是 14°。这意味着在正常步态下，研究平均步态模式和平均骨盆形状，髂前上棘优于耻骨联合（图 1-25）。

髋关节（不是骨盆）在矢状面（屈伸面）的运动范围最大（平均幅度为 44°）。髋关节在足刚触地时屈曲（平均 36°），并伸展至最大伸展（平均 7° 伸展），直到站立相结束，然后屈曲进入摆动相。髋屈曲在摆动相结束时达到最大值（平均 37°），在步幅的最后 10% 略有下降。髋关节内收—外展（Y-Z 或冠状面）平面的运动模式与骨盆倾斜相似。髋关节在足刚触地时是在中立位的，在

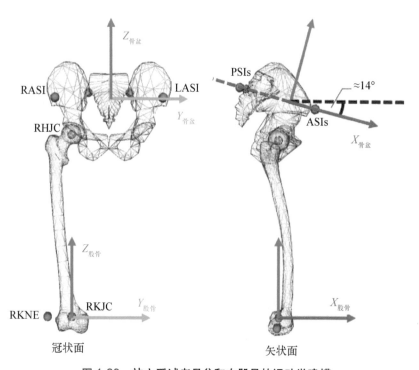

图 1-23 站立受试者骨盆和右股骨的运动学建模
RASI. 右侧髂前上棘；LASI. 左侧髂前上棘；RHJC. 右侧髋关节中心；RKJC. 右侧膝关节中心；RKNE. 股骨外上髁；PSIs. 髂后上棘；ASIs. 髂前上棘

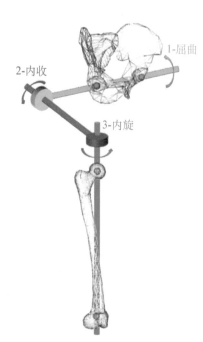

图 1-24 步态分析中髋关节的旋转顺序（卡丹角），用等效髋关节坐标系表示

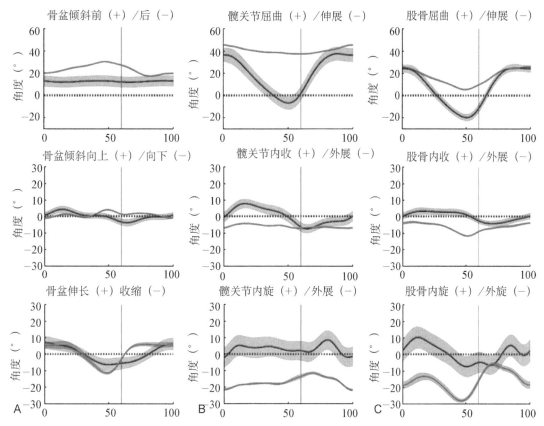

图 1-25　正常发育儿童的骨盆 (A)、髋 (B) 和股骨 (C) 在步态中的运动学（均值：黑色；1SD：灰色带），以及 1 名患有髋关节固定术的儿童的运动学（红色）。横生标为一个步态周期，0～60 为站立相，60～100 为摆动相

整个站立相外展，然后在第一次双足支撑期间内收，在足离地后达最大内收。髋关节旋转相对稳定，在整个步态周期内轻微内旋（图 1-25）。

股骨段的运动学与髋部屈伸相似，尽管相对于骨盆倾斜而言，其伸展度增加。因此，在步态周期中，股骨在矢状面上的投影几乎对称地围绕垂直方向摆动。股骨矢状面运动范围（平均幅度 45°）是决定步幅的主要因素。例如，当观察矢状面影像时，很难相信髋关节融合术患者的髋关节没有活动范围。然而，在步态分析中测量骨盆运动学时，骨盆倾斜对股骨矢状面偏移的影响是显著而明确的(图 1-25)。

3. 动力学　动力学是研究在步态周期中的合力、力矩和功率的，结合运动学进行解释，以提供一个完整的步行模式的图像。正常的髋关节动力学在矢状面是由站立相第一阶段的内部伸展力矩（伸肌）过渡为站立相终末阶段的内部弯曲力矩。在冠状面，存在一个典型的站立相内部外展力矩（外展肌），在单足支撑期间最为突出。髋关节在横断面上产生的力矩最小。

关节功率是一个标量，计算方法是合力矩乘以关节角速度。当关节合力矩和关节的加速度在同一方向时即可产生功率。也就是说，这个时刻往往会增强关节的运动。当关节合力矩和关节的加速度在不同方向时为功率消耗，也就是说，这时倾向于抑制关节运动。实际上，关节的功率很难解释，因为无法将力矩和功率的产生和消耗归因于一个简单的结构或一套结构。功率的产生可能是由于肌肉的收缩或重力的作用，而功率的消耗可能是由于肌肉的抵抗作用，即肌肉的离心收缩或被动拉伸、肌腱的拉伸或其他被动软组织的拉伸（如韧带或关节囊）。在第一个和第二个双足支撑阶段有大量的功率产生。在第一个双足支撑阶段，功率产生可能是由于髋部伸肌的同心收缩。在第二个双足支撑阶段，功率产生可能是由于髋部屈肌的同心收缩。在单足支撑时，主要是功率吸收，可能是由于髋外展肌的离心收缩（图 1-26）。

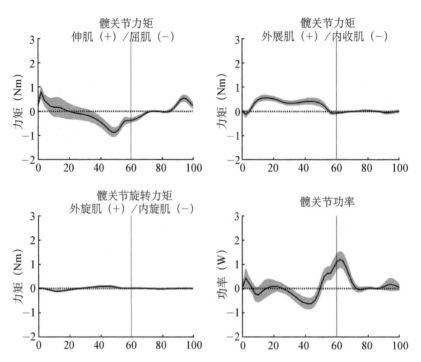

图 1-26　矢状面、冠状面和横断面髋关节力矩（内部）和髋关节功率。横坐标为一个步态周期，0～60 为站立相，60～100 为摆动相

（王　伟　李永伟）

第2章

髋关节假体

第一节　人工髋关节假体材料与设计

全髋关节置换术是现代骨科学的最伟大成就之一，被称为"世纪性手术"。自从 1891 年德国医师 Gluck 采用象牙股骨头与髋臼进行了首次髋关节置换术以来，全髋关节置换术已经成为治疗终末期股骨头坏死、髋关节炎、髋关节发育不良、强直性脊柱炎等疾病最为常见且最为有效的方法之一。

人工髋关节置换术所要追求的目标可概括为使患者获得一个无痛、稳定、可以长久使用的髋关节。在理想状态下，生物材料假体应具有良好的弹性模量、低磨损和耐腐蚀性能，假体置入后很少或不会引起宿主反应。全髋关节置换术历经百年的发展和变迁，在假体的设计和新兴材料的应用及手术技术方面都取得了新的突破。目前，全髋关节假体的材料种类多样，设计众多，每种设计和材料都有其特征，并在不同情况下表现出各自的优缺点。没有哪种类型的假体适用于所有髋关节疾病的患者。因此，骨科医师需要全面了解各种类型假体特点，取长补短，正确选择假体，有助于进一步改善髋关节置换术的远期效果。

一、人工髋关节假体的材料

（一）金属合金材料

金属合金材料因其具有的高强度、高韧性、易于加工、抗疲劳等特性，是当前髋关节假体应用最为广泛、主流的材料。不锈钢、钴铬合金和钛合金是用于髋关节置换术最常见的金属合金。

1. **不锈钢**　不锈钢材料由于其具有较好的生物相容性、抗腐蚀性能、加工便捷、成本低廉等优点，早期被广泛用于制造人工关节假体。不锈钢作为一类耐腐蚀的特殊钢材，其铬（Cr）元素必须达到 12% 以上才能保证其性能。根据不锈钢的微观结构与性能，不锈钢分为奥氏体、马氏体、铁素体等类型。临床中主要应用奥氏体 316L 不锈钢，虽防腐蚀性优良，但作为一种铁基合金与其他金属元素或金属合金材料相比，其使用年限、耐腐蚀性和生物相容性并无任何优势，并且因其内含镍等元素而有致畸致癌作用，不适宜作为植入材料长期留于体内。现今在大部分国家和地区其的应用有减少趋势，且其主要应用于髋关节置换中的低端产品，但因价格便宜，仍具有一定市场空间。

2. **钴基合金**　通常包括铬、钼、碳和少量其他元素（如镍、硅、铁），与不锈钢材料相比，钴铬钼合金具有更好的生物相容性、更高的强度，且耐磨性更好，对应力性腐蚀环境也不敏感，许多优良特性使得这种合金在关节假体中具有重要地位。钴基合金在加工过程中能够快速硬化，少量的弹性形变即可带来强度的大幅提高，使其具有较高的抗磨损能力。但这种合金的生物相容性不及钛合金，并且在临床实践中发现钴铬钼合金假体植入体内后，会增加髋关节周围组织中的钴离子浓度，从而引发一些过敏反应。另外，钴基合金的韧性差，弹性模量可高达 250 GPa，与人体骨骼相差甚远，机械加工难度大，都限制了其推广使用。

3.钛和钽合金　自 20 世纪 50 年代钛合金被用于医疗内固定物开始，其一直被看作是生物相容性、机械性、耐腐蚀性优良的骨科最具研究价值的和理想的金属材料之一。由钛或钽合金制造的多孔结构金属材料在非骨水泥关节置换术中具有明显的优势。孔隙为骨长入提供空间，粗糙表面也适用于植入。目前的生物型髋关节假体都完全或部分涂布多孔金属或羟基磷灰石。与其他金属相比，钛和钽合金弹性模量接近人体骨骼弹性模量，可避免应力遮挡。Ti6Al4V 合金是目前使用最多的钛合金，通常被称为钛 64，指约含 6% 的铝和 4% 的钒。钛表面形成的氧化物层具有极强的耐腐蚀性及生物相容性。新型钛合金将铌替代钒，避免潜在的细胞毒性。钽是一种稀有金属，由安德斯·埃克伯格于 19 世纪初在瑞典发现。其熔点超过 3000℃，具有抗蠕变、抗酸蚀、易氧化的特性。钽具有良好的生物相容性及低弹性模量是人工关节假体的理想材料。20 世纪 90 年代中期以后，钽金属开始用于关节假体材料制造，目前主要用于髋臼的制造。将纯钽气相沉积在碳骨架上，以利于骨长入。钽块被视为骨小梁金属，也可以作为骨缺损填充物（图 2-1）。另外，钽还具有维持包括脉管系统在内的软组织向内生长的能力，这可为韧带或肌腱附着提供条件。

（二）陶瓷材料

陶瓷材料分为氧化物、非氧化物或复合材料，主要包括氧化铝、氧化锆、氧化硅和羟基磷灰石。1971 年陶瓷材料最早被用于关节置换的摩擦界面，不仅表现出良好的生物相容性，而且具有超高硬度、耐磨性和耐腐蚀性。与金属材料相比，

陶瓷具有较好的亲水性，可适应潮湿环境，极性液体可均匀覆盖陶瓷表面，形成液膜润滑，降低摩擦。在人工髋关节置换术中，陶瓷的弹性模量最高，且应力 - 应变曲线斜率较大。与金属 - 聚乙烯摩擦界面相比，陶瓷 - 陶瓷摩擦界面的骨溶解率明显降低，同时避免了金属假体在体内释放金属离子的问题，因此，陶瓷材料成为现今人工髋关节假体材料的重要选择之一。直至 2011 年，瑞典髋关节登记中心数据显示，全髋关节置换术中陶瓷 - 陶瓷摩擦界面在所有摩擦界面中占比不到 1%。相反，在英国，陶瓷 - 陶瓷的组合使用显著增加，已成为第二常用的人工髋关节摩擦界面。另外，陶瓷因其脆性较大，韧性较低，容易出现碎裂等问题也在一定程度上制约了其在人工关节假体领域的应用。目前，临床上采用的陶瓷关节多为第四代陶瓷关节，在制作过程中采用添加氧化锆和铬酸锶铝等物质来加强陶瓷关节的韧度和抗磨损能力，进一步降低了假体碎裂的风险。

1.氧化铝　第一代陶瓷关节假体诞生于 20 世纪 70 年代，为氧化铝陶瓷。氧化铝陶瓷化学性能稳定，摩擦系数低、生物相容性能优良，适合作为人工髋关节摩擦界面（图 2-2）。但是氧化铝陶瓷属于脆性材料，抗折强度和抗冲击韧性较低，在临床应用过程中容易出现脆性碎裂。据估计，氧化铝材料的股骨头碎裂的终身风险为 0.03% ~ 0.05%，髋臼内衬碎裂率为 0.013% ~ 0.017%。同时，最近的一项 Meta 分析表明，第三代、四第代陶瓷 - 陶瓷摩擦界面出现异响的总体发生率为 2.4%。第三代氧化铝陶瓷中加入氧化锆和氧化铬，使断裂韧性和抗拉强度分别提高 150% 和 210%。

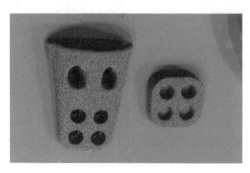

图 2-1　金属钽块

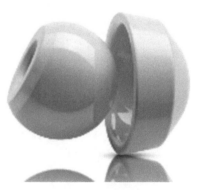

图 2-2　陶瓷股骨头和内衬

2. 氧化锆 是一种陶瓷材料，组分包括 97.5% 锆和 2.5% 铌。氧化锆陶瓷结合了金属和陶瓷的优点，氧化陶瓷表面形成低摩擦耐用层，而金属芯赋予强度，脆性降低，但仍保持良好的摩擦学特性。氧化锆陶瓷的机械强度是氧化铝的 2～4 倍，机械韧性约是氧化铝的 2 倍，在人工髋关节假体领域有很大的应用潜力。A.Derbyshire 等比较了不同直径的氧化锆股骨头和不锈钢股骨头与聚乙烯组成的摩擦界面的磨损情况，结果表明氧化锆显著降低了聚乙烯的磨损率，并且氧化锆股骨头直径越小，其磨损率越低。2012 年澳大利亚关节登记中心报道称，与其他摩擦界面材料相比，陶瓷对高交联聚乙烯摩擦界面的 7 年翻修率最低。

（三）超高分子量聚乙烯

20 世纪 60 年代，Charnley 第一次采用金属股骨头与聚四氟乙烯髋臼组合的人工髋关节假体，标志着人工关节假体正式进入高分子材料时代。但近 300 个聚四氟乙烯髋臼组件在体内的灾难性失效，产生的聚乙烯颗粒活化巨噬细胞导致骨溶解，几乎预示着其作为 Charnley 假体摩擦界面的终结。幸运的是，超高分子量聚乙烯的出现解决了这一难题，其与聚四氟乙烯相比，具有更好的耐磨性。尽管理论研究上超高分子量聚乙烯内衬的磨损率约为每年 0.1mm，然而由于其他第三方颗粒存在所带来的额外磨损，会增加超高分子量聚乙烯内衬的磨损率。20 世纪 70 年代后期研发出的高交联聚乙烯比原来的超高分子量聚乙烯具有更好的抗磨损能力。与传统的超高分子量聚乙烯相比，高交联聚乙烯的磨损率下降 60%～90%，内衬的磨损率为传统超高分子量聚乙烯的 1/10。当前，超高分子量聚乙烯已成为人工髋关节假体内衬的常用材料，具有良好的抗磨损性能、低摩擦系数、高冲击强度和韧性等特点。虽然交联程度越高，材料的耐磨性能越好，但是交联的过程中同时会产生自由基引起氧化降解，对于假体的韧度、延展性和抗疲劳能力都有不小的负作用。目前，临床应用的第二代、第三代超高分子量聚乙烯采用大剂量射线或电子束交联辐射超高分子量聚乙烯，提高耐磨性，减少磨损颗粒，并加入维生素 E，进一步提升耐磨与抗氧化特性。

二、人工髋关节假体的设计

（一）股骨柄的设计

1. 骨水泥固定和骨水泥柄设计的概念 在 1959 年首次使用聚甲基丙烯酸甲酯（PMMA）骨水泥来固定股骨柄假体。骨水泥通过灌浆的作用，与骨小梁交联，为股骨柄提供机械结合，从而在较大的表面积上实现更均匀的应力分布。经过长期的影像学检查和有限元分析，人们一致认为骨水泥柄最佳植入的特征应包括：①股骨柄与宿主骨之间无接触；②股骨柄尺寸占股骨髓腔的 50%；③在 Gruen 1 区和 7 区的骨水泥厚度为 4～7mm，在 2～6 区的骨水泥厚度为 1～3mm。理想状态下，股骨柄应将轴向载荷与扭转载荷传递到骨水泥和宿主骨上，而又不引起微动和应力集中。目前有两种设计，即"高抛光、双锥度、无颈领"（图 2-3A）和"表面粗糙、不规则形态、有颈领"（图 2-3B）。"高抛光、双锥度、无颈领"的股骨柄在多平面逐渐变细，并以楔形的形式置入水泥套中。这种设计将应力从假体传递到宿主骨，采用动态稳定理念，假体与骨水泥界面无交联可以相互移动，骨水泥与骨的交联界面由此得到了保护。"表面粗糙、不规则形态、有颈领"的股骨柄通过粗糙表面使得假体与骨水泥产生广泛交联，采用牢固固定理念，不允许假体与骨水泥界面产生微动，导致应力通过假体与骨的交联界面。由于发现粗糙表面会随着时间的推移而磨损水泥，导致颗粒碎片的快速产生，容易造成骨溶解

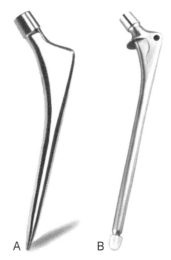

图 2-3 A. 高抛光、双锥度、无颈领骨水泥型假体柄；B. 表面粗糙、不规则形态、有颈领骨水泥型假体柄

及假体失效，因此，使用具有粗糙表面的股骨柄已不受欢迎。当前的骨水泥固定型股骨柄具有高抛光特点，可减少碎屑的形成，在翻修手术中易于移除。

2. 骨水泥股骨柄的设计   随着 Charnley 低摩擦型人工关节置换术的引入，丙烯酸骨水泥成为股骨假体固定的标准。柄的设计和骨水泥应用方面的进展极大地改善了骨水泥固定假体的长期寿命。根据全世界范围的注册中心数据显示，对于75 岁以上的患者，骨水泥固定股骨假体的固定效果更为优秀，主要是由于假体周围骨折风险较低。

骨水泥柄的某些设计特征已被广泛接受。柄应使用高强度超合金制作。大部分设计者选择钴铬合金，因其较高的弹性模量可以降低骨水泥套中的应力。柄的横截面应有一宽的内侧缘，其外侧缘也常加宽以向远端骨水泥套施加压力负荷。锐缘可造成局部应力升高而导致骨水泥套折断，故应避免。颈领可帮助确定置入深度并可减少颈内侧的骨吸收。

越来越多的证据表明骨水泥柄的松动开始于骨水泥 - 假体界面，开始时骨水泥与柄分离，继而发生骨水泥折断。该界面的结合强度可通过柄的各种类型多孔表面而得到加强。在骨水泥柄上预涂 PMMA 的做法比一些类型的柄具有更高的松动率，这种做法基本被淘汰了。非圆形，如圆角矩形或椭圆形；不规则表面，如钩或长轴方向的槽，也可增加柄在骨水泥套中的旋转稳定性。

然而人们担心即使对柄表面进行改良也可能无法维持其与骨水泥的结合，而一旦骨水泥与柄分离且在运动中，粗糙或有表面结构的柄将比光滑的表面抛光柄产生更多的碎屑。Exeter 型粗糙面柄的松动和骨吸收发生率比同一类型的光面柄高。将最初的抛光 Charnley 型柄与其后来的粗糙面改进型柄相比较，也有类似的发现。由于这一原因，抛光柄又重新在骨水泥固定关节置换中得到应用。Ling 推荐了一种无颈领、抛光、在两个平面逐渐变细的假体，它允许少量的下沉并可维持骨水泥套内的压应力。

柄应有多种尺寸（一般 4～6 个），以使其能占据近 80% 的髓腔横截面，并形成近端至少4mm、远端至少 2mm 厚的最佳厚度的骨水泥套。柄在髓腔内保持中心位可减少局部区域骨水泥套过薄的可能性，薄弱骨水泥可碎裂并引起柄的松动。

为了使柄位于股骨髓腔中心及骨水泥能形成较为均匀的套，在置入柄之前，许多假体在柄的远端和近端附加 PMMA 中位器，以使假体柄位于髓腔中央，并形成更均匀的骨水泥套。最后，柄的最佳长度取决于股骨髓腔的大小和几何形状。最初，Charnley 型假体柄长约 13cm，该长度足以使之在股骨干骺端及近端骨干内达到可靠的固定。较长的柄占据髓腔峡部，置入时不易出错或将柄置于内翻位。

3. 非骨水泥股骨柄设计   早期全髋关节的股骨柄采用骨水泥固定。至 20 世纪 70 年代，随着假体松动和骨丢失问题的逐渐出现，特别是在年轻、活动量大的患者中更为突出，骨科医师开始寻求骨水泥固定以外的新的固定方式，萌生了将假体直接固定在骨骼上的尝试，于是在 20 世纪 80 年代开始，非骨水泥柄大量使用。非骨水泥柄具有良好的临床和影像学检查效果，在美国每年非骨水泥固定的全髋关节置换术超过 90%。非骨水泥股骨柄的长期成功取决于宿主骨与假体表面的直接接触，即骨整合。为促进骨整合，植入物表面通常进行涂层处理。骨长入表面和骨长上表面是两种基本的生物固定涂层理念。目前有多种表面处理方法，使用不同材料可制造不同孔隙或粗糙程度的生物固定表面，如多孔涂层或小颗粒粗糙结构等。在良好的骨储备患者中，近端多孔涂层柄即可实现足够稳定；而在生物学上不利于骨整合的情况下（如严重骨质疏松症、代谢性骨病或股骨假体松动等），则必须使用全涂层非骨水泥柄。但是全涂层远期随访出现了大量近端应力遮挡。起初，应力遮挡被认为是不利的，但随后即被证明是非骨水泥柄稳定固定的标志，并且与疼痛或预后不良无关。初始稳定对于非骨水泥股骨柄实现长期固定至关重要。初始稳定性是通过股骨柄的外形实现的，股骨柄外形经过专门设计并在其表面进行多孔涂层，可以将非骨水泥柄大致分为3 种类型，即近端多孔涂层股骨柄、全多孔涂层股骨柄和组配式股骨柄。近端多孔涂层股骨柄通常显示为锥形或圆形近端和直的远端部分，这种柄是通过近端粗糙表面与整个近端股骨髓腔的贴合来获得初始稳定（图 2-4）。圆柱形全多孔涂层的股骨柄增强了骨整合能力，它通常还具有近端颈领结构，可增强轴向稳定性并能将部分应力传导至股骨矩（图 2-5）。组配式股骨柄由多个部件组成，允许远端和近端分别安装,组件之间形成组配式紧密连接。组配式股骨柄通常适用于股骨解剖结构异常或旋转畸形患者,如代谢性骨病、髋关节发育不良和髋关节翻修患者(图 2-6)。组配式股骨柄与近端多孔涂层股骨柄共有的一个特点是,在远端有凹槽、键槽或纵向沟槽等。这些特征提供了一定的旋转稳定性,但是主要用于降低柄体远端的硬度,可以最大程度地减少远端的应力遮挡和大腿疼痛。

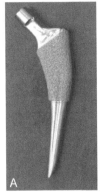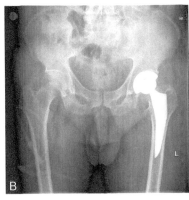

图 2-4　A 近端多孔涂层股骨柄假体;B. 使用近端多孔涂层股骨柄假体术后影像

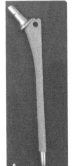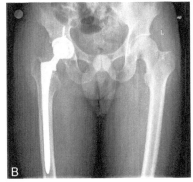

图 2-5　A 圆柱形全多孔涂层股骨柄假体;B. 使用圆柱形全多孔涂层股骨柄假体术后影像

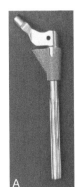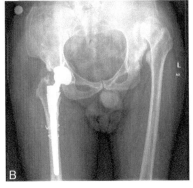

图 2-6　A 组配式股骨柄假体;B. 使用组配式股骨柄假体术后影像

(二)髋臼假体设计

全髋关节置换髋臼假体可以是一个整体,也可以是具有多个可换组件的组配式髋臼假体。一体化髋臼杯可以由金属、陶瓷或聚乙烯材料制成,内表面光滑,与股骨假体连接。组配式髋臼假体通常由一个金属外壳配伍组配式聚乙烯或陶瓷内衬组成。起初外科医师使用 PMMA 骨水泥将髋臼假体固定在骨盆上,但是由于担心增加髋臼松动的发生率及外科医师偏好,导致非骨水泥固定型组配式髋臼假体成为首选。非骨水泥固定型髋臼假体主要通过其表面形貌,植入方法和辅助固定实现初始稳定性。几乎所有非骨水泥固定型髋臼假体的表面均采用高孔隙率的金属涂层。除了具有生物相容性外,还对这种复杂的表面形貌进行了精心设计,以产生特定的金属孔隙和深度,从而最大程度地增加骨长上能力,这种技术被称为"生物固定"。除了需要特定的表面特征,宿主骨直接附着在假体表面上还取决于髋臼假体的初始稳定,40μm 的微动是骨整合能够正常发生的临界阈值。初始稳定可以通过两种方法实现,一种是使用栓、棘或螺钉等辅助固定器械来固定,另一种方法称为"压配"固定,植入的髋臼假体通常比使用髋臼锉锉好的髋臼直径大 1 ～ 2mm,从而实现髋臼假体的压配。尽管在不进行辅助固定的情况下进行压配固定髋臼假体是十分可靠的,但若不能确定髋臼假体的稳定性,则应该考虑使用螺钉固定。

三、小　结

未来人工髋关节将继续发展,甚至在将来会带来重要的革新。我们相信,大多数的进展将是在设计、仪器、手术方法和机器人领域,而不一定是新材料。新材料的研发是一项昂贵的冒险,并且随着人工关节置换术数量的不断增长,似乎很难快速引入除金属以外的其他新材料。目前金属合金的使用效果很好,植入失败和植入测试不断发展,必将对未来的全髋关节置换术生存率产生积极影响。

在设计新的人工髋关节假体时一个关键的原则是利用股骨颈的附加支撑来增加承载能力。承载分担概念使设计人员能够最大限度地利用金属合金的承载能力。这种假体在设计上与其他现代假体相似，但是在股骨准备过程中，股骨颈保留更多宿主骨，希望为可能的翻修留出余地。近端多孔涂层和锥形设计有助于保留更多宿主骨，从而在需要时更容易进行翻修手术。

然而，自全髋关节置换术引入以来，有关设计、结构完整性、稳定性和磨损碎屑生成的问题一直被诟病。历史回顾和临床前期测试可能符合监管机构为实现市场发布而制订的标准，但这些标准通常不考虑假体所面临的日益增加的体力活动和负载。骨科医师需要深刻了解人工髋关节股骨柄的设计和安放的原理，根据患者的特点选择合适的股骨柄，是获得良好临床疗效的重要基础。

（秦彦国）

第二节　人工髋关节摩擦界面

20 世纪 70 年代，Charnley 推广了金属 - 聚乙烯人工关节置换术，金属 - 聚乙烯摩擦界面也是美国目前最常用的摩擦界面。尽管已有约 50 年的手术历史，假体材料、组件设计和固定界面有所改进，但颗粒磨损仍然是传统全髋关节置换术的主要限制之一。近年来，人工关节的发展很大程度集中于对摩擦界面的改进。摩擦界面在某种程度上来说决定着人工关节的使用寿命。随着新技术、新产品的出现和概念的更新，人工关节的摩擦界面也有了明显的进展。目前，有多种摩擦界面可供外科医师选择，如金属 - 高交联聚乙烯、陶瓷 - 陶瓷和金属 - 金属摩擦界面等。

一、促使假体界面改进的因素

人工髋关节作为一种植入物，其表面材料不仅需要长期耐受体液的腐蚀作用，而且承受着患者自身重力及运动时来自不同方向的拉力、压力、扭转和界面剪切力，这些应力所造成的反复磨损和疲劳，给人工髋关节表面材料带来了巨大挑战。未来全髋关节置换的手术量仍将不断增长，年轻患者占比不断增大、术后活动量不断增加和预期寿命的不断延长，都对髋关节假体提出了更高的要求。因此，不仅需要进一步提升全髋关节置换手术技术，更需要不断提高人工髋关节表面材料的耐用性，以尽可能地提高假体性能和延长假体使用年限。另外，人工髋关节假体之间的磨损所产生的颗粒可以诱导假体周围骨溶解的发生，从而影响假体使用寿命。因此，如何减少由于假体材料表面磨损所产生的颗粒、防止人工髋关节假体的无菌性松动、增加人工关节假体的耐用性，对于人工关节材料和摩擦界面的选择提出了更高的要求。

二、摩擦界面分类

（一）金属 - 金属摩擦界面

在现有的摩擦界面中，金属 - 金属摩擦界面的临床历史最长。Phillip Wiles 于 1938 年在英国为 6 名患者植入不锈钢假体，这是金属 - 金属全髋关节置换术的首次尝试，但植入物固定不良、股骨头和髋臼假体之间的设计特征不准确及不锈钢的高磨损率导致其早期失败。随着 McKee-Farrar 假体、Sivash 假体的发展和钴铬钼作为耐磨材料的使用，金属 - 金属摩擦界面在 20 世纪 50 年代和 60 年代得到快速发展。

Dobbs 在对 173 例金属 - 金属人工关节置换术的研究中，发现使用 Stanmore 金属 - 金属髋关节假体的年翻修率为 5.5%，11 年后总生存率为 53%。由于高摩擦率导致早期假体松动、致癌和过敏的风险及低摩擦金属 - 聚乙烯人工关节置换术的同期发展，第一代金属 - 金属摩擦界面在 20 世纪 70 年代早期退出。尽管金属 - 聚乙烯摩擦界面取得了巨大成功，但在年轻和活跃人群中，磨损导致的骨溶解、无菌性松动和低存活率导致了对替代摩擦界面的研究。

对第一代金属 - 金属全髋关节置换术的检索分析中发现，假体植入准确时，假体可以长期生存且几乎没有磨损。在一项针对 129 例患者的 McKee-Farrar 假体关节置换术的研究中，Brown 报道了 20 年和 28 年的累计无菌生存率分别为 84% 和 74%。同样，Jacobsson 在 20 年的随访中报道了使用 McKee-Farrar 假体累计的无菌生存率为 77%。由此人们对全髋关节置换中硬对硬摩擦界面概念重新审视，促进了第二代金属 - 金属摩擦界面的发展。

在 20 世纪 80 年代后期，这些由高碳钴铬合金锻造而成的摩擦界面又得到了较为广泛的应用。

随着金属 - 金属界面在临床的应用，由此产生的高失败率引起了人们的担忧。2007 年澳大利亚骨科协会国家关节置换登记处首先报道了 11 年的硬对硬界面的失效率为 14.1%，金属 - 聚乙烯界面失效率为 8.9%。英国国家关节登记处在平均 8 年随访中指出，非骨水泥金属 - 金属界面的失效率为 12.5%，而传统的金属 - 聚乙烯界面的失效率为 3.6%。来自全球国家注册机构的结果数据及文献中发表的多项研究报道最近指出，现代金属 - 金属全髋关节置换中的失效率是传统金属 - 聚乙烯的 2 ～ 3 倍。此外，假体周围的局部组织不良反应或对金属碎片的不良反应已成为导致界面失效的常见原因。据报道，这些软组织病变发生于各个系列的受试者中，占 0.1% ～ 4%，女性发病率更高，占 6% ～ 13%。

与金属 - 金属界面相关的其他问题包括金属过敏和理论上的致癌风险。金属 - 金属界面磨损过程中产生的 Cr^{4+} 是潜在的致癌物。然而，许多研究发现金属离子的升高与癌症的发展之间没有相关性。Mäkeläet 评估了来自芬兰国家癌症登记处和关节登记处的数据，发现接受金属 - 金属关节置换的人群与普通人群罹患癌症的概率无明显差异。Cr^{4+} 通常被红细胞还原为 Cr^{3+}，以进一步用于人体的细胞代谢过程；这可能是尽管金属离子浓度很高，但研究未能最终证明直接作用的原因之一。但担忧仍然存在，因为大多数评估癌症风险的研究都是短期随访，而接触金属离子的毒性水平与癌症的发展之间通常存在很长的延迟。此外，在假体周围组织骨髓和血液细胞中发现较高的染色体畸变率，这表明不能完全排除恶性肿瘤的风险。

当前，金属 - 金属全髋关节置换受到很大限制。在最近的文献中发现较高的无菌失效率，金属过敏及其他与金属有关的并发症使得金属界面失去吸引力。尽管不良的局部组织反应仍然是髋关节置换术的关注点，但区分金属过敏和导致这些软组织病变的界面磨损仍然很重要。总之，现代人工髋关节摩擦界面得到快速发展，但颗粒磨损仍然存在，尤其是对于接受全髋关节置换术的年轻患者，未来需继续寻求更多耐磨界面。

（二）陶瓷 - 陶瓷摩擦界面

类似于金属 - 金属假体摩擦界面，陶瓷 - 陶瓷假体摩擦界面是全髋关节置换术中使用最广泛的摩擦界面之一。随着制作工艺的进步，陶瓷假体的材料和各种参数得到了不断的优化和改进，陶瓷 - 陶瓷摩擦界面表现出优异的耐磨性能、高亲水性和高存活率，使得其应用愈发广泛。

1970 年之前，全髋关节置换术主要使用的是金属 - 金属界面，由于高磨损率和继发的假体松动常导致失败。Charnley 将这种失效归咎于快速磨损，并认为使用低摩擦率的关节表面便可以改善这种结果。法国的 Pierre Boutin 发现陶瓷的低摩擦和高硬度特性可以显著减缓磨损速度，并提出将氧化铝陶瓷用作人工髋关节的摩擦界面可以降低炎症发生的风险。这为陶瓷 - 陶瓷摩擦界面的使用奠定了基础。

第一代陶瓷 - 陶瓷摩擦界面是氧化铝陶瓷，其纯度低、晶粒大，碎裂和磨损概率较高。1985 年，一种更硬的陶瓷——氧化锆的引入产生了第二代陶瓷 - 陶瓷界面。通过在陶瓷表面形成保护性阻隔涂层，减小晶粒尺寸和加入稳定剂，从而大大提高了材料的稳定性，但其股骨头碎裂率依旧很高。第三代陶瓷 - 陶瓷界面，称为 BIOLOX forte，主要由强化的氧化铝制成，这种氧化铝陶瓷在制造、设计和质量控制方面得到了改进。最新一代的陶瓷 - 陶瓷摩擦界面是一种以氧化铝为基质的复合材料，如 BIOLOX delta，是将小晶体的氧化锆加入氧化铝陶瓷基质中，使其具有集氧化锆的高强度和氧化铝的热稳定性于一体的特点，耐磨性进一步得到了提高。大量研究表明，在初次或翻修关节置换中使用 BIOLOX delta 假体，在 3 ～ 4 年的随访中少见磨损或骨溶解。

陶瓷 - 陶瓷摩擦界面自 1970 年推出以来发展迅速。早期的陶瓷受到高碎裂率的困扰，降低了整体存活率。新一代陶瓷，如 BIOLOX forte 和 BIOLOX delta，在短期至中期存活率研究中显示出良好的结果。理论上新一代陶瓷临床碎裂率应该更低，但是目前还没有文章报道。

陶瓷 - 陶瓷界面假体具有目前为止最低的容积磨损和线性磨损，并且磨损颗粒的生物学反应也最低。但陶瓷假体也存在一些不足之处，主要包括异响、碎裂、磨损与骨溶解及条纹磨损。异响是硬对硬界面特有的并发症之一。具体原因还有待于进一步研究，0.5% ～ 7% 的患者在接受陶瓷 - 陶瓷假体置换后会在活动或特定姿势时出现异响。异响可以使患者心神不宁，但很少有必要翻修。股骨头假体和髋臼内衬碎裂一直是陶瓷 - 陶瓷界面的主要问题。早期的陶瓷材料晶粒大、密度小，降低了材料的力学性能。随着热等静压陶瓷制作工艺的突破，陶瓷的品质得到了显著的提升，陶瓷的抗碎裂性能显著提高。据报道，第二代股骨头假体碎裂率为 0.014%，第三代股骨头假体（如 BIOLOX forte）碎裂率为 0.004%。股骨头碎裂主要与应力集中、股骨头结构的弱化有关，而内衬碎裂主要与假体的撞击和关节脱位有关。人工髋关节翻修最常见的原因是磨损继发的骨溶解。而陶瓷优异的耐磨性能使得磨损率大大降低，在中长期随访研究中骨溶解的报道很少。此外，陶瓷的生物惰性也是骨溶解很少发生的原因。条纹磨损是陶瓷 - 陶瓷界面的另一个缺点，常见于股骨头假体的前上侧和后下侧。最常见的原因是日常的步态周期中出现髋臼的边缘接触。

（三）陶瓷 - 聚乙烯界面

陶瓷 - 高交联聚乙烯界面是另一种临床选择较多的类型。与传统的金属 - 聚乙烯界面相比，陶瓷 - 高交联聚乙烯界面可以实现更低的磨损率，同时避免了陶瓷 - 普通聚乙烯或金属 - 金属带来的潜在风险。历史上，金属 - 聚乙烯关节具有良好的长期效果，但聚乙烯的磨损限制了人工髋关节假体生存率。目前人们已开发出可替代的摩擦界面，尝试改善传统聚乙烯的局限性。

关于陶瓷 - 聚乙烯与金属 - 聚乙烯的磨损率，目前文献报道并不一致。Urban 等报道了 64 例骨水泥固定型陶瓷 - 聚乙烯界面假体的 17 ～ 21 年的随访结果，发现聚乙烯的平均线性磨损率和容积磨损率分别为每年 0.034mm 和每年 28mm^3，20 年生存率为 79%。Kim 等报道了 114 例氧化铝陶瓷 - 聚乙烯髋关节置换，发现 10 年生存率为 97.8%，平均线性磨损率为每年 0.07mm。然而，另有研究发现，与金属 - 聚乙烯关节相比，陶瓷 - 聚乙烯界面的磨损率略高。

聚乙烯分子接受 γ 射线照射会释放自由基，相邻的聚乙烯分子则通过释放自由基后的位点进行连接，形成交联聚乙烯，随着交联程度的不断提高逐渐形成高交联聚乙烯，而高交联聚乙烯可以显著降低磨损。随着高交联聚乙烯的质量改进，陶瓷 - 高交联聚乙烯摩擦界面越来越受青睐。Wroblewski 等在报道 19 例陶瓷 - 高交联聚乙烯界面中，发现 22.225mm 陶瓷股骨头的磨损率为每年 0.022mm。在同一研究中，髋关节体外模拟试验显示陶瓷股骨头在高交联聚乙烯上的磨损率不足金属股骨头的 1/2。Meftah 等对使用大号陶瓷股骨头 - 高交联聚乙烯患者进行至少 2 年的随访中发现，陶瓷 - 高交联聚乙烯磨损率较低，无骨溶解或其他并发症，32mm 陶瓷股骨头平均磨损率为每年 0.007mm，36mm 陶瓷股骨头平均磨损率为每年 0.006mm。

目前临床上有许多摩擦界面组合正在使用，包括金属 - 金属和陶瓷 - 陶瓷在内的其他摩擦界面已被用于尝试降低磨损率，但相关并发症限制了它们的广泛使用。陶瓷 - 高交联聚乙烯仍然是一种可行的摩擦界面组合，可实现低磨损率，同时将硬对硬界面的风险降至最低。

（四）金属 - 聚乙烯界面

半个世纪以来，金属 - 聚乙烯摩擦界面一直被用作全髋关节置换术的摩擦界面。在此期间，材料进行了许多处理或修饰，但并非所有方法都能成功。通过 γ 射线照射使聚合物链交联形成交联聚乙烯，可显著降低磨损，但也会降低机械性能。采用高交联超高分子聚乙烯锁扣机制的内衬应低于位于其外的白杯，由此可尽量避免股骨颈假体的撞击导致损坏。组配式植入设计的改进大大降低了碎裂的风险，最大程度地减少内衬锁扣机制处的应力上升及内衬的薄弱的无支撑区域。第一代高交联超高分子聚乙烯用 5 ～ 10 Mrad 的 γ 射线照射，并在略高于或低于熔点（135℃）的温度下退火，由此得到的高交联超高分子聚乙烯性能良好，许多仍在使用中。亚熔融退火高交联超高分子聚乙烯保持了比熔融退火材料更好的力学性能，尽管所有的高交联超高分子聚乙烯的力学性能都比传统未处理超高分子聚乙烯低。然而，γ 射线照射后的聚乙烯分子会残留自由基，自由基会导致聚乙烯氧化，使其变得容易碎裂。此外，还有研究开发了亚熔融退火的高交联的超高分子聚乙烯，并进行二次处理（应用 VE、机械变形或顺序照射），以降低自由基的浓度和氧化的风险。然而，尚未明确这些材料的长期耐久性和体内氧化的风险。自 21 世纪初以来，高交联超高分子聚乙烯被大量应用，是目前人工全髋关节置换中最常用的摩擦界面材料。高交联超高分子聚乙烯在 10 年随访中具有良好的耐磨性能，骨溶解和碎裂风险较低。目前已成为全髋关节置换术中最常用的摩擦界面。

三、双动全髋关节

尽管假体设计和手术方法日益复杂，不断精进，但全髋关节置换术后关节脱位仍是重要的并发症之一。在 20 世纪 70 年代，Gilles Bousquet 博士和 AndréRambert 博士设计双动全髋关节，旨在提高植入物的稳定性，减少磨损，并恢复接近正常的运动范围。双动型假体由钛或钴铬髋臼组件和含有聚乙烯衬垫的双极股骨头组成，该组件在髋臼外壳中自由旋转并与假体的股骨头相结合。这就允许了两个不同的关节表面共享同一个运动中心。与传统的髋关节植入物相比，双动型假体具有许多优点。目前已被证明其可以降低脱位率，有效降低摩擦界面的磨损率。双动全髋关节在预防全髋关节置换术后脱位方面具有明显的优势。良好的磨损性能和双动性轴承模式进一步扩大其适应证。

（秦彦国）

第三节　人工髋关节固定界面

一、生物固定

当前生物型人工髋关节假体由于操作简便，更有助于保留骨量而在临床应用中占有越来越重要的份额，目前在人工关节置换领域得到了广泛的应用，并获得了良好的临床效果。生物固定型人工关节的表面涂层直接影响到假体和宿主骨之间的固定情况。目前各种表面处理技术和生物增强技术不断发展，对于如何实现快速骨整合及改善骨科植入物的生物相容性的研究依旧是研究热点。如今，髋关节假体研究仍集中在设计改进上，这些改进促使骨科医师能够以更快的方式实现可靠的骨整合，并能够改善生物相容性。

从本质上说表面处理通常是指采用机械、化学或生物学改性来实现。尤其是口腔领域的创新性研究和应用直接推动了植入物材料表面处理和生物增强技术的改进。增强骨整合的表面处理分为三类，包括改变基质表面、改变基质本身和增强基质表面生物活性。

（一）表面处理

1. 喷砂处理　是一种将硬化的小颗粒（砂砾）推进并轰击到金属基材中，从而形成粗糙表面的过程。砂砾通常是氧化铝或刚玉，而基质材料通常是钛。该过程也被称为刚玉化，其结果是纹理化的表面有利于骨长上。粗糙表面对于小尺寸的植入物具有重要价值，也同样适用于较大关节的假体。喷砂处理的缺点是易引入污染物，导致术后早期磨损及假体松动。目前，某些植入物设计仍在使用喷砂处理，但人们更倾向于将喷砂技术与其他表面处理方法结合，以此增强骨整合能力。

2. 纤维网　是一种早期技术，其生产工艺是将细的金属丝（钛或钴铬）编织并压缩成薄层，然后将其沿环向形式锻造在金属基材的表面上（图 2-7）。金属网与基体的耦合过程称为扩散连接。典型的孔隙率表面粗糙度为 80 ～ 250μm。环向纤维网已显示出良好的应用效果，并可以防止磨损颗粒迁移到关节腔的密封作用。

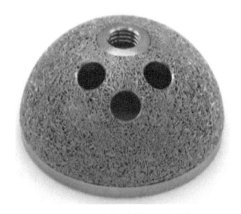

图 2-7　纤维网锻造的髋臼假体表面

3. 烧结珠涂层　烧结是一种将粉末状物体加热到各自熔点以下，直到颗粒相互黏附的过程。20世纪70年代末80年代初，烧结多孔涂层工艺被用于骨科植入物。钴铬钼合金、316L不锈钢和钛合金（Ti6Al4V）的金属合金粉末通常用于在植入物基质上形成多孔涂层。在适宜的环境下，钴铬钼合金和Ti6Al4V显示出优异的骨长入能力。研究发现，当孔径大于100μm时，植入物-骨界面的相对运动最小，这种烧结处理可以优化骨生长。然而，烧结过程需要热处理，这会影响金属基质的微观结构。该工艺的早期应用涉及约1300℃的温度，容易导致植入物裂纹扩展和失效。后来，利用特定的加热和冷却程序可以提高植入物的延展性，从而降低裂纹和失效的风险。

目前，烧结的多孔涂层多应用于钴铬钼合金和钛合金植入物。这种表面涂层的理想的孔隙率是100～400μm，可以为新骨形成提供三维交锁，尤其是多层涂层。另外，骨整合的深度及质量取决于宿主骨血供情况及植入物的孔径和初始稳定性。

4. 等离子喷涂　最早出现于20世纪70年代，现已成为骨科植入物表面处理的主要形式之一。等离子喷涂技术过程涉及使用超高温等离子体射流，极端温度有助于将高熔点的耐火材料（如氧化物和陶瓷）喷涂到指定的基质材料上（图2-8）。但是，与烧结工艺不同，仅涂层经受极度高温，并不影响基质材料。因此，等离子喷涂工艺中基质材料弱化程度降低。等离子喷涂的宏观性能包括孔隙率、硬度和机械强度，它们在很大程度上取决于沉积颗粒的微观结构。等离子喷涂涂层通常厚50～150μm，具有高度不规则形貌，并含有孔隙，为新骨向内生长提供了理想条件。同时，在早期愈合过程中提供微动，有利于新生血管形成。

5. 钴铬钼表面铸造　植入物涂层的一个显著问题是涂层可能碎裂或分层。一旦发生，碎裂颗粒迁移到关节腔中，则可能导致颗粒碎片和宿主异物反应，甚至导致植入物早期磨损。为了避免这一潜在风险，钴铬钼直接铸造方法已被开发用于加强假体固定和骨长入。这项技术最初是在20世纪70年代和80年代引入的，它制造的植入物具有粗糙、不规则的基底纹理，而不是真正的多孔结构。尽管临床应用不多，但骨整合效果令人满意。

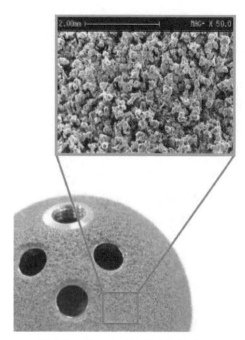

图2-8　等离子喷涂髋臼假体表面

（二）基质处理

基质处理是指改变整个植入体本身的特性。基质处理不但有利于骨长上，在特定情况下还可以促进骨长入。

1. 多孔钽　20世纪90年代中期，多孔钽作为一种具有独特物理和力学性能的替代生物材料被引入骨科领域。与其他材料相比，钽的孔隙率更高，摩擦系数也更高（图2-9）。它可以直接作为植入物的结构基质，无须表面改性，即保留其独特表面涂层的功能。组织学上，钽可以促进骨和纤维组织的向内生长。最近的研究表明，多孔钽具有良好的生物相容性，可以促进成骨反应。钽金属的一系列特性使其在骨科领域中具有多种

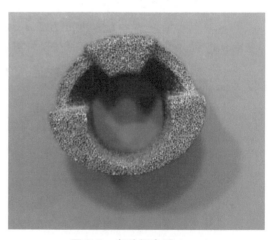

图2-9　多孔钽金属cone

用途，尤其适合人工髋关节翻修患者，不仅可以提供更好的骨整合和生物学固定潜能，还能增加骨长入的速度和深度及改善初始稳定性，甚至可以重建髋臼骨缺损。

2. 泡沫钛　泡沫钛的概念是在 20 世纪 90 年代初发展起来的，该材料具有高度多孔特性。孔隙宽度为 1 ~ 8mm。其制造过程复杂且昂贵。钛泡沫与其他金属泡沫一样，是基质本身处理的一个示例。泡沫金属的独特特征是其高孔隙率，孔隙通常占金属基质体积的 75% ~ 95%。动物研究表明，多孔金属植入物可以形成与多孔金属整合的脉管系统。高度多孔金属也被称为类骨样材料，可作为重建严重骨缺损的支架。由于具有良好的机械性能和出色的生物相容性，泡沫钛作为纯钛和钛合金的替代材料具有较好的应用前景。

（三）生物增强处理

1. 羟基磷灰石（HA）　自 20 世纪 80 年代中期以来，等离子喷涂的 HA 涂层已被广泛用作金属植入物的表面处理。HA 涂层会产生不规则的表面形貌，从而在骨整合过程中允许骨骼与植入物机械交锁，并可加速骨 - 植入物界面的结合（图 2-10）。HA 涂层还被证明可以促进骨与植入物之间 1mm 间隙中新骨的生长，有助于防止聚乙烯颗粒迁移，从而降低骨溶解的发生率和植入失败率。另外，HA 涂层在体内形成可溶性钙 - 磷（Ca-P）相使其具有生物活性，允许骨向植入物生长，使胶原蛋白结合 HA 晶体，形成更牢固的骨 - 植入物界面。等离子喷涂的 HA 涂层具有高度不规则的形貌，并包含一些孔隙。这种高度不规则表面及宿主骨 - 植入物之间的适度微动为骨长入或骨

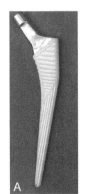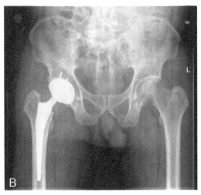

图 2-10　A. 羟基磷灰石处理的股骨柄假体表面；B. 使用羟基磷灰石股骨柄假体的术后影像

长上提供了理想条件。

2. 生长因子　如骨形态发生蛋白质（BMP）和骨形成蛋白 -1（OP-1）是被认为是软骨和骨的形成过程的关键信号分子。BMP 和 OP-1 作为一种潜在的生物涂层在骨科植入物方面被研究，以促进和增强骨整合。Cole 等于 1997 年对 BMP 作为促进骨整合的佐剂的潜在作用进行了第一次研究，发现 BMP-2 处理的钛植入物周围的骨形成明显增多。2000 年，Lind 等报道了当 OP-1 用作佐剂时，植入物周围的机械固定和骨整合增强。然而，最近研究报道结果并不一致，关于 BMP 和 OP-1 的使用需要进一步的研究来评估。

其他已被证明能改善骨整合的生长因子还包括血小板源性生长因子、胰岛素样生长因子和转化生长因子 β_1。这一研究领域非常复杂，需要进一步研究以确定适当的剂量和合理性成本。

3. Ⅰ型胶原　最新的还有使用胶原蛋白作为表面生物增强剂。Ⅰ型胶原蛋白是在肌腱和骨骼中发现的主要胶原蛋白，对于骨骼的最终抗张强度至关重要。同时，它还显示了骨骼重塑的有益特性，并且此功能使其成为骨整合的另一种潜在佐剂。

4. 小结　表面处理仍然是一个复杂且有趣的研究领域，在改善目前使用的植入物的有效性方面具有巨大的价值。正如已经证明的，有许多方法可以改善或增强骨科植入物的骨整合。工业和材料业的发展也会极大促进生物型固定假体的发展，甚至在将来会带来重要的革新。

二、骨水泥固定

骨水泥技术

PMMA 骨水泥是临床应用中使用最持久的生物材料之一。在骨科领域，PMMA 是现代髋关节置换术实践的基础，骨水泥固定技术在骨科人工关节应用中已取得了长足的进步。骨水泥不是一种黏合剂，固定依靠交联。大多数商业化的 PMMA 骨水泥成品通常由聚合物粉末和单体液体以 2∶1 的比例混合。甲基丙烯酸甲酯的乳液聚合后所形成 10 ~ 60μm 的 PMMA 微球与甲基丙烯酸甲酯液体混合后可固化。骨水泥调制过程必须经过糊状期、拔丝期、成团期和硬固期四个阶段，每期之间没有明确的界限，是一个连续发生的过

程。固化过程需要 10～20min，会受到环境温度、粉液比和额外的抗生素粉等变化的影响。然而，只有拔丝期到成团期过程中的 60～120s 是适合人工关节假体植入的。这段时间内的骨水泥仍较稀薄，注入骨内并施加压力，稀薄的骨水泥如半流体浆状，容易在加压后嵌入骨小梁和骨血窦腔隙内，起到良好的锚固作用。

目前制造商已生产出各种黏度的骨水泥，由于其黏度特性，它们被大致分为低黏度、中黏度和高黏度。低黏度水泥的等待时间长（3min）。在工作阶段，黏度迅速增加，而硬化阶段则需要 1～2min。中黏度水泥的等待时间长（3min），但是在工作阶段，黏度只会缓慢增加，硬化需要 1.5～2min。高黏度水泥显示出短暂的等待时间，随后是特别长的工作阶段，黏度保持恒定，直到工作阶段结束。硬化阶段为 1.5min。因此，高黏度水泥对外科医师而言是最具有广泛适用性的，其使用也占主导地位。

骨水泥固定型假体是一种复合结构，通过三层结构（金属、骨水泥和骨）和两个界面（金属-骨水泥、骨水泥-骨）传导体重。金属-骨水泥和骨水泥-骨界面对整个关节置换术至关重要。成功与否取决于手术技术、假体柄和髋臼杯的设计及水泥的性质。在股骨柄的开发中存在不同的设计理念，主要区别在于股骨柄的形状及其表面结构。不同的设计则会决定金属-骨水泥界面处所受力的性质和大小。

良好的骨水泥固定技术是保障骨水泥型股骨柄长期使用的关键，不好的骨水泥技术往往只能得到临时固定，一般短期内就会出现假体松动、下沉而导致失败。

（秦彦国）

第二部分

2 髋关节置换围手术期管理

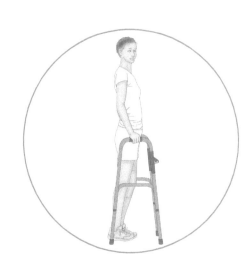

第3章

髋关节置换围手术期管理

第一节　围手术期镇痛

一、围手术期镇痛的意义

全髋关节置换术（THA）是骨科常见的手术类型，可以明显改善患者关节功能和生活质量。然而，THA 常伴有明显的术后疼痛，进而延缓术后康复。疼痛是机体对创伤或疾病的反应，它保护着机体免受进一步的伤害，同时给机体带来痛苦，影响患者的正常生活。术后疼痛是机体受到手术刺激（组织损伤）后出现的生理、心理和行为上的一系列反应，也是临床上最常见和最需紧急处理的急性疼痛。

积极处理术后疼痛不仅让患者感觉更舒适，同时也促进术后康复，提高患者满意度和生活质量，预防术后并发症，改善结局。随着快速康复理念的提出和发展，围手术期镇痛作为快速康复的重要环节，也越来越受到重视。

二、围手术期疼痛的评价

优化疼痛管理需要对疼痛进行评估。疼痛评估有助于确定疼痛治疗是否充分，是否需要改变镇痛计划或镇痛药物剂量。因活动时的疼痛常比静息痛更严重和难以控制，因此，需要同时评估静息痛和运动痛。常用的评估疼痛的方法包括数字分级评分法、视觉模拟评分法。对于老年人、文化程度较低或认知功能障碍者，可以采用 Wong-baker 面部表情量表法。

数字分级评分法（numerical rating scale, NRS）是将疼痛程度用 0 ～ 10 这 11 个数字表示。0 表示无痛，10 表示最痛。被测者根据个人疼痛感受在其中一个数字处做记号。

视觉模拟评分法（visual analogue scale, VAS）在临床使用较为广泛，基本的方法是使用一条长约 10cm 的游动标尺，一面标有 10 个刻度，两端分别为"0"分端和"10"分端，0 分表示无痛，10 分代表难以忍受的最剧烈的疼痛。

Wong-baker 面部表情量表包括一系列进行性痛苦的面部表情，大多为评估儿童疼痛强度而设计，或用于老年人、文化程度较低或认知功能障碍者。受试者选择代表其疼痛强度的面部表情。

三、围手术期镇痛的方法

（一）术前工作

术前需制订精准的术后镇痛方案。要对既往镇痛史（如曾使用何种镇痛药物、药物效果及不良反应）及疾病史（如是否合并消化道、心血管、肝肾、血液系统疾病）进行全面仔细地评估。既往镇痛史及合并疾病史将会影响术后药物的选择及镇痛方案的制订。

术前需进行疼痛宣教。术前宣教有助于减轻患者焦虑，减轻术后疼痛，降低术后并发症的发生率，加速患者康复，缩短住院时间，降低再住院率。术前宣教可能是一种有用的辅助工具，特别是在某些患者（如抑郁、焦虑患者等）中效果更好。

术前宣教的内容除手术过程、康复方案之外，还应包括疼痛相关知识的教育和普及。具体包括如何报告和评估疼痛（包括疼痛评估工具的使用）、疼痛的个体化治疗、疼痛控制的实际目标、药物不良反应及疼痛控制对术后康复的重要性等。要纠正患者对疼痛和镇痛药物的错误认识，改变患者疼痛观念，让不愿意报告疼痛、害怕成瘾的患者解除疑虑和担忧。除此之外，还应对患者强调术后定期评估和随访的重要性。

术前使用非甾体抗炎药进行超前镇痛，可以减轻术后疼痛评分、加速关节功能的康复、增加患者满意度。

（二）术中镇痛

术中采用鸡尾酒疗法能够有效缓解早期术后疼痛，促进术后早期活动，减少吗啡的使用量，而不会增加并发症如感染的发生率。目前鸡尾酒疗法镇痛混悬剂中所使用的药物、最佳剂量及注射技术尚无定论。常用的药物包括布比卡因、罗哌卡因、吗啡、非甾体抗炎药和激素等。激素类药物可以有效延长关节周围注射的持续作用时间，但对于高感染风险患者如糖尿病和免疫功能低下者应谨慎使用。

（三）术后镇痛

术后采取多模式镇痛（multimodal analgesia）的方法。所谓多模式镇痛，就是联合应用不同作用机制的镇痛药物，或不同的镇痛措施，通过多种机制产生镇痛作用，以获得更好的镇痛效果，而使不良反应降到最低。常用的镇痛药物包括：局部麻醉药，如利多卡因、布比卡因、罗哌卡因等；阿片类药物，如吗啡、芬太尼、舒芬太尼等；非甾体抗炎药，如布洛芬、塞来昔布、依托考昔等。通过不同种类的镇痛药联合、阶梯使用来达到更好的镇痛效果，同时因所用药物剂量较小，故其副作用较小。

患者自控镇痛（patient controlled analgesia, PCA）指患者感觉疼痛时，主动通过微量泵按压按钮向体内注射事先设定的药物剂量进行镇痛。其优点包括：①使用镇痛药物能真正做到及时、迅速；②基本消除不同患者对镇痛药物需求的个体差异，具有更大的疼痛缓解程度和更高的患者

满意度；③减少剂量相关性不良反应发生；④减少医护人员工作量。静脉 PCA 是最常用的方法，具有卓越的镇痛效果，并能够减少药物注射，提高患者满意度。然而，选择不适当的药物反而会产生如恶心、呕吐、头晕、呼吸抑制等不良反应。由于阿片类药物有过度镇静和呼吸抑制的风险，因此，在接受全身阿片类药物治疗的患者应该在最初几小时和剂量变化时密切监测。这种监测应包括肺换气不足或缺氧的症状和体征的评估。呼吸抑制的危险因素包括阻塞性或中枢性睡眠呼吸暂停史，以及应用其他中枢神经系统抑制剂。大多数研究表明，和单用阿片类药物相比，对乙酰氨基酚或非甾体抗炎药联合阿片类药物可以更有效减轻术后疼痛，改善关节活动度，并能减少阿片类药物用量及相关的不良反应。非甾体抗炎药通过抑制体内前列腺素的合成而发挥解热镇痛和抗炎作用，可能增加胃肠道出血和溃疡、心血管事件和肾功能不全的风险，因此在选择药物时应考虑这些因素。在有消化性溃疡史、高龄（年龄≥60岁）、幽门螺杆菌感染及服用抗凝药、糖皮质激素、阿司匹林的患者中，发生胃肠道不良反应的危险性较高，应使用选择性环氧酶-2（COX-2）抑制药或新型非选择性非甾体抗炎药加胃肠道保护剂。

周围神经阻滞是关节置换术后有效的辅助镇痛方法。周围神经阻滞包括股神经阻滞、坐骨神经阻滞、收肌管阻滞等方法。周围神经阻滞和局部麻醉联合使用可以有效治疗术后疼痛，改善术后功能。

总之，髋关节置换围手术期镇痛是改善患者术后疼痛症状、促进患者快速康复、提高术后功能状态的重要环节。要对疼痛程度进行适当的评价，针对患者既往镇痛药物使用情况及合并疾病情况制订个体化的镇痛方案，术前进行疼痛宣教、超前镇痛，术中采用鸡尾酒疗法在关节周围注射，术后采用多模式镇痛、PCA、周围神经阻滞等方法镇痛，能够在减少药物不良反应的同时，获得更好的镇痛效果，改善患者的术后疼痛，提高手术效果及患者的满意度。

（唐一仑）

第二节　围手术期血液管理

髋关节置换术属于骨科大手术范畴，手术时间相对较长，出血较多。THA 术中出血可达 300 ～ 2200ml。因而，血液管理应贯穿整个围手术期。我国的研究表明，26.1% 的 THA 患者术前存在贫血，43.9% 的股骨头置换患者术前存在贫血。导致这一现象的原因可能是股骨头置换患者的平均年龄显著大于 THA 患者，从而股骨头置换患者更容易发生贫血。

髋关节置换术后，患者的血红蛋白（Hb）平均下降 30 ～ 40g/L。对于无血液科基础疾病的患者而言，Hb 在术后 3 ～ 5d 达到谷底，之后缓慢回升。长时间的贫血会对术后康复产生诸多不利影响，包括功能康复不良、感染风险、压疮、肺部疾病等。约有 44% 的 THA 患者术后需要异体输血。需要注意的是，异体输血对于髋关节置换的患者是把双刃剑。其虽然能快速纠正贫血，但却增加了感染风险。因而，围手术期的血液管理就显得尤为重要。

充分的术前评估是血液管理的第一步。贫血的高风险因素包括：①高龄；②营养不良；③ Hb 及血细胞比容（hematocrit, Hct）降低；④术前使用抗凝 / 抗血小板药物；⑤血液系统或循环系统相关疾病，如心功能不全、慢性阻塞性肺疾病、肝衰竭、肾衰竭、凝血障碍等；⑥翻修术或复杂的初次置换术。

对于贫血风险较高的患者，应于术前及时干预。男性 Hb < 130g/L，女性 Hb < 120g/L 者，即应处理。可应用的药物包括铁剂、叶酸、维生素 B_{12} 等。其中铁剂应作为首选药物。Elvira 等的研究表明，骨科术前贫血的患者，约 1/3 为缺铁性贫血，补充铁剂可有效提高术后 Hb 含量，减少输血，改善功能康复。此外，研究表明术前应用重组人红细胞生成素（EPO）也可有效提高患者对手术的耐受能力，减少术后输血。

Hb < 70g/L 即达到输血标准（表 3-1）。对于髋关节手术，建议患者术前应达到男性 Hb > 100g/L，女性 Hb > 90g/L。

表 3-1　各种血液制品围手术期输注指征

血液制品	输注指征
红细胞	Hb < 70g/L 或 Hct < 21%
血小板（PLT）	PLT < 50×10^9/L
新鲜冷冻血浆	PT 或 APTT > 1.5 倍正常值
冷沉淀	纤维蛋白原 < 1g/L

注：PT. 凝血酶原时间；APTT. 活化部分凝血活酶时间

术中血液管理的目的是减少血液流失，包括提高手术技巧、改良手术方案、提高麻醉水平等。一些改良的手术入路可以明显减少术中的显性出血量。文献表明，采用直接前入路（direct anterior approach, DAA）的 THA 术中出血量比传统前外侧入路减少 200ml 左右。与麻醉师紧密合作，在患者身体条件允许的情况下，通过控制性降压，也可显著减少术中的显性出血量。建议术中收缩压控制在 100mmHg 左右。

对于复杂的髋关节置换，如 DDH、强直髋、髋翻修等预计手术时间较长、出血量较多的手术，可于术中行自体血回输，以实现血液资源的合理化应用。

术后对于总出血量的精确评估是一项重要的工作。一般临床工作中，往往仅评估显性出血量，即术中出血量 + 术后引流量。事实上，总出血量的评估还应包括隐性出血量。笔者建议采用 Gross 方程及 Nadler 公式，一种基于 Hb 及 Hct 的改变来计算总出血量的方案，来对其进行精确评估。计算方式如下。

理论总失血量 = 总红细胞丢失量 / 术前 Hct，总红细胞丢失量 = 术前患者血容量（patient blood volume，PBV）×（术前 Hct － 术后 Hct）；术前 PBV = $K_1 \times h^3 + K_2 \times W + K_3$，其中 h 为身高，W 为体重，K 为常数，男性 K_1=0.366 9、K_2=0.032 2、K_3=0.604 1，女性 K_1=0.356 1、K_2=0.033 1、K_3=0.183 3。

这一计算结果包含了显性出血量及隐性出血量之和。若术中曾进行异体输血，还应减去异体输血量，按 1U=200ml 计。

文献报道，按此方法计算，显性出血量约占总出血量的 60%，也就是说，在临床工作中，

40% 的隐性出血量是被忽略的。这往往导致患者术后血容量不足，从而带来一系列不利影响。笔者建议，患者手术当天的输血量应至少为总失血量的 1/3 ～ 1/2，之后的失血量应在术后 3 ～ 5d 补齐，同时严密监测 Hb 及 Hct，以及时进行调整。

总而言之，髋关节置换围手术期的血液管理是为了更精确地评估患者的失血量、更有效地规避围手术期的血液风险及更合理地应用血液资源，对于髋关节手术成败具有重要意义。

（张子琦）

第三节 老年性骨质疏松的防治

骨质疏松症是一种因骨量低、骨组织微结构损坏而导致骨脆性增加，从而易发生骨折的全身性骨病。原发性骨质疏松症主要包括绝经后骨质疏松症（Ⅰ型）、老年骨质疏松症（Ⅱ型），为老年人高发疾病，随着人口老龄化日趋严重，我国 50 岁以上人群骨质疏松症患病率女性为 20.7%，男性为 14.4%；且骨质疏松性骨折发病率也逐年攀升，女性高达 24.43%，男性达 15.58%。但部分骨质疏松症缺乏特异症状，临床医师应当关注骨质疏松症的高危人群，及时诊治。目前临床医师包括社区医务人员对骨质疏松症重视程度不足，对骨质疏松症诊断标准及相关药物治疗知识缺乏了解。此外，提高临床医师对骨质疏松症的诊治能力，对全髋关节置换患者的术前准备、术中操作、术后康复都有重要作用。本节内容对老年性骨质疏松的防治思路做简单阐述。

一、骨质疏松症诊治思路

1. 骨质疏松症的风险评估

对于老年患者，怀疑有骨质疏松时，应首先对患者骨质疏松危险因素进行评估。表 3-2 列出了骨质疏松患者相关危险因素。目前，同时建议患者使用国际骨质疏松症基金会（IOF）骨质疏松症风险一分钟测试题（表 3-3）进行自我评价。

表 3-2 骨质疏松症的危险因素包括可控因素和不可控因素

可控因素	不可控因素
低体重	人种
性腺功能减退	老龄化
吸烟、过量饮酒	绝经女性
饮过多咖啡	母系家族史
体力活动缺乏	
制动	
饮食营养失衡	

续表

可控因素	不可控因素
蛋白摄入过多或不足	
高钠饮食	
钙和（或）维生素 D 缺乏（光照少或摄入少）	
有影响骨代谢的疾病	
影响骨代谢药物	

表 3-3 国际骨质疏松症基金会骨质疏松症风险一分钟测试题

1. 父母曾被诊断有骨质疏松症或曾在轻摔后骨折
2. 父母中有一人驼背
3. 实际年龄超过 40 岁
4. 是否成年后因轻摔后发生骨折
5. 是否经常跌倒，后因身体虚弱而担心跌倒
6. 40 岁后的身高是否减少超过 3cm 以上
7. 是否体重过轻（体重指数 < 19kg/m²）
8. 是否有激素用药史，连续应用超过 3 个月
9. 是否患有类风湿关节炎
10. 是否曾被诊断出甲状腺功能亢进或甲状旁腺功能亢进、1 型糖尿病、克罗恩病或乳糜泻等胃肠疾病或营养不良
11. 女性是否在 45 岁以前停经
12. 女性是否有超过 12 个月的停经史（除外妊娠、绝经或子宫切除）
13. 女性是否在 50 岁前切除卵巢且未服用雌孕激素补充
14. 男性是否出现过阳痿、性欲减退或其他雄激素过低相关的症状
15. 是否经常大量饮酒
16. 目前习惯吸烟，或曾经吸烟
17. 每天运动时间少于 30min
18. 是否不能服用乳制品，且未服用钙片
19. 每天从事户外活动时间少于 10min，且未服用维生素 D

2. 骨质疏松症的进一步诊断

目前公认的骨质疏松症诊断标准是基于双能 X 线吸收测定法（DXA）测量的结果。DXA 常规检测部位是 $L_{1\sim4}$ 后前位和左侧股骨近端各部位，包括股骨颈、大转

子、Ward 三角区和全髋部，骨密度单位为 g/cm²，一般选用 T 值（或 Z 值）判断骨密度水平，T 值 =（骨密度实测值 − 同种族同性别正常青年人峰值骨密度）/ 同种族同性别正常青年人峰值骨密度的标准差，主要用于判断骨质疏松症的风险。Z 值 =（骨密度实测值 − 同种族同性别同龄人骨密度均值）/ 同种族同性别同龄人骨密度标准差，主要用于判断是否有异常的骨丢失。骨密度分类标准见表 3-4。

表 3-4　基于双能 X 线吸收测量法的骨密度分类标准

诊断	依据
正常	T 值 ≥ − 1
骨量低下	− 2.5 < T 值 < 1
骨质疏松症	T 值 ≤ − 2.5，或有脆性骨折史
重度骨质疏松症	T 值 ≤ − 2.5 合并一处或多处骨折

拿到骨密度报告首先要观察报告测量部位是否正确、完整，完整的腰椎 DXA 测量包括两侧第 12 肋、T_{12}、$L_{1\sim4}$ 和骶髂关节，以帮助医师准确定位 $L_{1\sim4}$。同时可以观察到椎体和骶髂关节处有无异常韧带钙化、骨赘形成等退行性骨关节病，因为骨关节病的存在，骨密度异常假性增高，从而使结果出现误差。完整的股骨 DXA 测量包括全髋部、股骨头、大小转子、股骨颈、股骨干，一般统一选用中立位或内旋 15° 进行髋部骨密度测量，因下肢旋转角度的不同可以改变髋部骨密度、骨矿含量的测量值，因此保证下肢体位的一致性对提高髋部测量精度具有重要意义。诊断骨质疏松症感兴趣区为 $L_{1\sim4}$、股骨颈和全髋部，以上述部位最低 T 值或 Z 值作为诊断标准，特别强调 Ward 三角区不能作为诊断部位。对于绝经后女性、50 岁以上男性，骨密度水平建议使用 T 值判断，将 T 值 ≤ −2.5 作为骨质疏松症的诊断标准，同时观察 Z 值与同龄人相比是否过低。对于儿童、绝经前女性和 50 岁以下男性，其骨密度水平的判断建议用同种族的 Z 值判断。将 Z 值 ≤ −2.0 视为

"低于同年龄段预期范围"或低骨量。

二、骨质疏松症的治疗：生活方式的调整和药物治疗

1. 生活方式调整措施　包括锻炼、戒烟、预防跌倒和避免大量饮酒。①均衡膳食：摄入富含钙、低盐和适量蛋白质的均衡膳食，推荐每天蛋白质摄入量为 0.8 ～ 1.0g/kg，并每天摄入牛奶 300ml 或相当量的奶制品。②充足日照：建议 11：00 ～ 15：00 尽可能多地暴露皮肤于阳光下 15 ～ 30min，2 次 / 周，以促进体内维生素 D 的合成。③适当的锻炼：存在骨质疏松症（或正在试图预防骨质疏松症）的女性应该每周适当锻炼 3 次，每次至少 30min。有研究表明，锻炼可降低年龄较大女性髋部骨折的风险。

2. 药物治疗　给予患者补充充足的钙和维生素 D。《2017 年原发性骨质疏松症治疗指南》推荐，50 岁及以上人群推荐的每天钙摄入量为 1000 ～ 1200mg。此外，尽可能通过饮食摄入充足的钙，饮食中钙摄入不足时可补充钙剂。维生素 D 用于骨质疏松症防治时，剂量为 800 ～ 1200U/d。双膦酸盐为目前临床上应用最为广泛的抗骨质疏松症药物。对于重度骨质疏松症患者，也推荐重组甲状旁腺激素特立帕肽治疗，其可以增加患者的骨密度并降低骨折风险，但存在治疗花费较高、需皮下给药和长期安全性的顾虑，故社区中应用较少。

骨质疏松症为常见病和多发病，但临床表现缺乏特异性，致残率、致死率高，给国家造成巨大的经济负担和社会负担。在临床实践中，老年性骨质疏松患者占据全髋关节置换手术病例的很大一部分。对该类患者的术前治疗、术中手术技术选择及术后康复治疗目前仍缺乏高级别的研究。重视老年性骨质疏松的诊治，对提高全髋关节置换手术近期及远期效果、患者满意度都有重要意义。

（田　润）

第四节　深静脉血栓形成的防治

深静脉血栓形成（deep venous thrombosis，DVT）是指由于血小板的活化和凝血因子被激活导致血液在深静脉腔内不正常凝结，阻塞静脉

腔，不仅导致静脉回流障碍，而且引起静脉壁的炎性改变。深静脉血栓形成可发生于全身主干静脉，尤以下肢最常见。根据大量文献报道，下肢

深静脉血栓形成的患者发生在左侧的约占70%以上，其中接受取栓手术或下肢导管溶栓治疗的患者，术中均证实存在髂静脉狭窄，其原因是左髂总静脉在前方受到右髂总动脉的压迫，在后方又受到第3腰椎的推挤，因此构成了左髂总静脉病变的解剖学基础。下肢深静脉血栓如不及时处理可引起严重的并发症，静脉血栓栓子脱落后，可沿静脉回流进入右心室，最后进入肺动脉或其分支阻塞肺循环，称为肺栓塞（pulmonary embolism，PE），肺栓塞是下肢深静脉血栓形成最严重的并发症，据报道51%～71%的下肢深静脉血栓患者会发生肺栓塞。肺栓塞易造成血流动力学不稳定，最终导致休克，病情凶险。深静脉血栓形成及肺栓塞是静脉血栓栓塞症（venous thromboembolism，VTE）的两种类型，是同一疾病的两种不同阶段。

一、病因及危险因素

经典的Virchow理论认为，血流缓慢、血管壁损伤和血液凝血功能异常是引起动脉栓塞的3个主要原因。

1. **静脉壁损伤** 常见的损伤因素：①静脉内注射各种刺激性溶液和高渗溶液导致静脉炎和静脉血栓形成；②静脉局部挫伤、撕裂伤或骨折碎片创伤均可导致静脉血栓形成。各种原因导致的静脉壁损伤，尤其是内皮损伤后显露出内皮下胶原，激活血小板和凝血因子Ⅻ，启用内源性凝血途径，同时，损伤的内皮细胞释放组织因子，激活凝血因子Ⅶ，启动外源性凝血途径。两种凝血途径激活凝血酶原，使纤维蛋白原转换为纤维蛋白，最终形成血栓。

2. **静脉血流缓滞** 当血流缓滞时，血小板进入边流，与内膜接触和黏附的概率增加，同时血流缓滞导致内皮细胞缺氧，内皮细胞胞质出现空泡，最后坏死脱落，显露其下胶原，出发内、外源性凝血过程。血流缓滞是诱发下肢深静脉血栓最常见的原因。长期卧床者缺乏下肢肌肉对静脉的挤压作用使得血流缓滞；脊髓麻醉或全身麻醉导致周围静脉扩张，静脉流速减慢，麻醉下下肢肌完全麻痹，失去收缩功能，术后又因切口疼痛或其他原因卧床休息，下肢肌肉处于松弛状态，使得血流缓滞，因此下肢静脉血栓常发生于术后患者，比目鱼肌静脉窦是血栓发生的起始部位。

3. **血液高凝状态** 人体内抗凝血酶Ⅲ（AT-Ⅲ）、蛋白C（PC）和纤溶系统异常均可导致体内生理性抗凝机制损害，造成血液高凝状态。就骨科患者而言，各种大型手术是引起血液高凝状态的最常见原因，术后及术后组织损伤引起血小板黏聚能力增强；术后血清前纤维蛋白溶酶活化剂和纤维蛋白溶酶两者的抑制剂水平均增高，从而使纤维蛋白溶解减少，造成血液高凝状态。

依据《预防骨科大手术深静脉血栓形成指南》，根据患者群体特征及骨科特点等，将深静脉血栓的危险因素分为继发性危险因素和原发性危险因素。前者包括手术、创伤、既往VTE病史、高龄、瘫痪、制动、术中运用止血带、全身麻醉、恶性肿瘤、中心静脉插管、慢性静脉功能不全等，其中骨科大手术是VTE的高危因素；后者包括抗凝血酶缺乏症、纤溶酶原缺乏症、凝血因子缺乏及突变、高半胱氨酸血症等。骨科手术患者伴有其他危险因素时发生VTE的危险性更大，详见表3-5。

表3-5 **骨科手术患者VTE危险分度**

危险度	危险因素
低度危险	手术时间 < 30min，无其他危险因素，年龄 < 40岁
中度危险	手术时间 < 30min，无危险因素，年龄40～60岁，或 手术时间 < 30min，有危险因素，年龄 < 40岁，或 手术时间 > 30min，无危险因素，年龄 < 40岁
高度危险	手术时间 < 30min，有危险因素，年龄 > 60岁，或 手术时间 > 30min，有危险因素，年龄40～60岁
极高度危险	骨科大手术、重度创伤、脊髓损伤，或手术时间 > 30min，有多项危险因素，年龄 > 40岁

二、流行病学

查阅现有文献可发现，全球每年VTE负担有数百万例。这些病例的发病率和死亡率也很重要。

仅在美国，每年就报道有 10 万～ 30 万例与 VTE 相关的死亡。普通外科手术患者深静脉血栓发生率约为 25%，其中骨科、妇产科、泌尿外科等患者是深静脉血栓的高发人群，其发生率分别高达 45%～ 51%、14%～ 22%、9%～ 32%，由此对住院患者进行深静脉血栓预防势在必行。因急性 VTE（尤其是 PE）入院并患有多种合并症（包括心力衰竭和心房颤动）的患者在住院的前 30d 内死亡率可高达 4.5%。患有不稳定 PE 的患者住院前 30d 的病死率高达 14%。

三、临床表现及分型

（一）临床表现

血栓阻塞深静脉时可引起远端静脉回流障碍等症状，典型的临床表现是一侧肢体突然肿胀疼痛，如血栓延及下腔静脉可引起双下肢肿胀。但很大部分的下肢静脉血栓患者起病隐匿，往往无任何症状。1994 年，Geerts 等对 349 例未接受任何预防措施的受伤患者在住院期间进行了一次静脉造影。349 例患者中有 201 例（58%）检测到 DVT，但近端 DVT 的发生率仅为 18%。Swann 和 Black 报道 85% 的创伤患者 DVT 是无典型临床症状的，因此 2/3 以上的 VTE 患者被漏诊。常见的下肢静脉血栓形成的临床表现如下。

1. 患肢肿胀　是下肢静脉血栓形成的最常见的症状。患肢组织张力增高，呈凹陷性水肿，皮色泛红，皮温较健侧高（图 3-1）。肿胀严重时，皮肤可出现水疱。根据血栓部位不同，肿胀部位也有差异，髂股静脉血栓形成的患者，整个患侧肢体肿胀明显，而小腿静脉丛血栓形成的患者，肿胀仅局限于小腿；下腔静脉血栓形成的患者，双下肢均出现肿胀。血栓若起始于髂股静脉，则早期即出现大腿肿胀。如起始于小腿静脉丛，逐渐延伸至髂股静脉，则患者先出现小腿肿胀，再累及大腿。肿胀大多在起病后第 2 天、第 3 天最重，之后逐渐消退。消退时先表现为组织张力减弱，再表现为患肢周径逐步缩小，但很难转为正常，除非血栓被早期清除。血栓形成后期，下肢静脉瓣膜功能被破坏，故下肢静脉压仍较高，其临床表现类似于原发性下肢深静脉瓣膜功能不全。

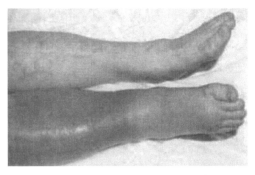

图 3-1　**下肢深静脉血栓发生时下肢肿胀**

2. 疼痛和压痛　疼痛主要的原因有两个方面：①血栓在静脉内引起炎症反应，使患肢局部产生持续性疼痛；②血栓堵塞静脉，使下肢静脉回流受阻，患侧肢体胀痛，直立时疼痛加重。压痛主要局限于静脉血栓产生炎症反应的部位，如股静脉行径或小腿处。小腿腓肠肌压痛又称 Neuhof 征阳性。由于挤压小腿有使血栓脱落的危险，故检查时用力不宜过大。

3. 浅静脉曲张　主干静脉堵塞后，下肢静脉血通过浅静脉回流，浅静脉代偿性扩张。浅静脉曲张在急性期不明显，是下肢静脉血栓后遗症的表现。

4. 长期症状　下肢深静脉血栓形成的长期症状以下肢营养性病变为主，包括：①营养性改变，表现为患肢皮肤光薄，色素沉着，伴有皮炎、湿疹。②溃疡和坏疽，营养性改变再发展，可表现为溃疡和坏疽，其好发于小腿下 1/3（足靴区），尤以小腿内侧多见。初期溃疡浅，类圆形，后期可较大且不规则。③感觉异常，慢性静脉功能不全而肿胀时间较长者，皮肤感觉往往减退。

5. 肺栓塞的临床表现　特征性表现为胸痛、咯血及呼吸困难，被称为"三联征"，此外，有的患者可有濒死感、发绀、右心功能不全、低血压、循环不良等症状。一般栓塞面积在 20% 以下，患者可无任何临床症状和体征；栓塞面积在 50% 以上，患者可有不同程度的上述症状；栓塞面积达 80% 以上者，患者可能立即死亡。

（二）分型

根据下肢深静脉血栓形成部位其可分为以下几型（图 3-2）。

（1）周围型：指腘静脉以下的小腿深静脉血栓形成，主要表现为小腿肿痛，下肢肿胀往往不严重，主要体征为足背屈时牵拉腓肠肌引起疼

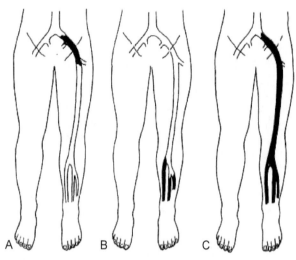

图 3-2 下肢深静脉血栓分型
A. 中央型；B. 周围型；C. 混合型

痛（Homans 征阳性）及腓肠肌压痛（Neuhof 征阳性）。

（2）中央型：指髂总静脉至股静脉血栓形成。主要临床表现为全下肢明显肿胀，患肢有疼痛和压痛，浅静脉扩张，深静脉走向压痛，左侧多见。血栓可向上延伸至下腔静脉，向下可累及整个下肢静脉，成为混合型。

（3）混合型：即全下肢深静脉血栓形成。主要临床表现为全下肢明显肿胀、剧痛，股三角区、腘窝、小腿肌肉可有压痛，常伴体温升高和脉率增快。当全下肢深静脉血栓广泛而迅速形成时，下肢水肿在数小时内发展迅速且严重，下肢严重肿胀，皮肤张力极高，且早期伴有下肢动脉痉挛时，还可伴有皮肤苍白和皮下小静脉的网状扩张，此种情况称为股白肿。当全下肢深静脉血栓更为严重时，下肢静脉完全阻塞，下肢静脉血液回流障碍，加之下肢动脉痉挛，肢体淤血与缺血同时存在，表现为患肢剧烈胀痛，整个下肢广泛性严重肿胀，呈青紫色，称为股青肿。除上述表现外，股青肿发生时有时可伴有瘀斑、水疱，肢体发凉，股动脉搏动减弱，足背动脉和胫后动脉搏动消失，全身反应严重，发热在 39℃ 以上。由于大量血浆、组织液潴留在患肢，患者可出现低血容量性休克及静脉性肢体坏疽，若不及时处理，最终可引起多器官功能障碍综合征（MODS），导致患者死亡。

四、诊 断

（一）体格检查

1. 多普勒听诊器血流测听法 测听静脉血流时多普勒听诊器可听到静脉呼吸样起伏声，挤压远端肢体静脉血回流声增强。静脉多普勒闻及血流音缺乏呼吸样波动及屏气（valsalva 试验）时血流音不增强或比健侧减弱，是急性深静脉血栓形成的典型表现。

2. 体位色泽改变 又称 Buerger 试验，其诊断动脉供血不足有较大的意义，诊断深静脉血栓栓塞时有一定的参考意义，下肢持续下垂，正常人至多有轻度潮红，凡出现明显潮红或发绀者，提示为静脉逆流或回流障碍。

3. 静脉测压 站立位时，足背静脉压力一般为 130mmH_2O，踝关节屈伸活动时，因下肢静脉血加速回流，足背静脉压下降至 60mmH_2O，当踝关节停止活动后，压力回升，一般时间超过 20s。当深静脉血栓形成时，站立位无论静息或活动时，压力均明显增高，且停止活动后，静脉压回升时间增快，一般为 10s 左右。

4. 肺栓塞 肺栓塞的临床症状和体征无特异性，往往出现特征性"三联征"时，要引起临床医师的高度重视。

（二）实验室检查

1. 血液 D- 二聚体（D-dimer）浓度测定 D- 二聚体是纤维蛋白复合物的降解产物，静脉血栓形成的同时体内纤溶系统被激活，血液中 D- 二聚体浓度上升，但手术后及重症患者 D- 二聚体浓度也有所升高，故阳性意义不大。如果 D- 二聚体浓度正常，其阴性价值更高，基本可以排除急性血栓形成的可能，准确率可达 97% ~ 99%。D- 二聚体值为 1.5mg/L 时，预测静脉血栓形成的灵敏度为 88.9%，所以 D- 二聚体 > 1.5mg/L 时应引起临床医师的重视，早期临床干预，有助于 DVT 的发现和诊疗。

2. 动脉血气分析 主要用于肺栓塞的诊断，但很多肺栓塞的患者血气分析可以不发生变化，而有变化者可表现为低氧血症、低碳酸血症,肺泡 - 动脉氧分压差增大等。

（三）影像学检查

1. **彩色多普勒超声**　为诊断下肢深静脉血栓形成的首选辅助检查手段（图3-3）。利用多普勒效应，可闻及或描记血流音，如该部位无血流，可判断静脉血栓形成。利用新型显像仪器还可观察静脉直径及腔内情况，可了解栓塞大小及其所在部位。其对深静脉血栓的诊断有很高的敏感度和特异度，但对于小腿和髂总静脉敏感度较差。

优点：①无创伤；②分辨率较高的超声设备可鉴别静脉阻塞是来源于外来压迫还是静脉内血栓形成；③对有症状或无症状的患者都有较高的准确率。

缺点：由于超声检查时，受检查者的检查方式、对局部解剖的熟悉程度等影响，超声检查往往主观性较强，而影响检查的准确率。

2. **下肢静脉造影**　此法被认为是诊断下肢静脉血栓形成的金标准。由于显影剂的作用，此检查能明确静脉腔内是否存在血栓，血栓大小、形态、位置及侧支循环情况等，后期逆行造影还能了解瓣膜功能情况。有下列征象提示下肢深静脉血栓形成：①静脉主干存在造影剂充盈缺损；②造影剂在正常静脉内截断，侧支显影；③小腿静脉丛反复造影而同一静脉始终不显影，提示可能有静脉血栓形成。

优点：准确性高，可明确血栓大小、形状、位置、累及范围及侧支循环建立情况等。

缺点：①有创性检查，操作较为烦琐，给患者带来一定痛苦；②造影剂本身会损伤静脉壁，有引发静脉血栓的危险；③造影剂过敏反应及肾

毒性作用。因此，目前逐步利用超声检查替代静脉造影。

3. **磁共振静脉显像（MRV）**　由于血液的流空效应，血管在磁共振检查中有较好的显影效果。MRV 对下腔静脉、髂静脉、股静脉等部位血栓的诊断有很高的准确率。

优点：MRV 为无创检查，无造影剂过敏及肾毒性等不良反应，图像更清晰。

缺点：容易受金属异物影响，因此，下肢骨骼中有金属植入物或安装心脏起搏器的患者无法行此检查。

4. **放射性同位素检查**　放射性纤维蛋白原试验是应用 ^{125}I 标记人体纤维蛋白原，能被正在形成的血栓所摄取，每克血栓中含量要比等量血液高 5 倍以上，因而形成放射性浓聚现象，再结合下肢静脉扫描，即能判断是否有下肢血栓形成。

优点：该法操作简单，创伤小，正确率高，是无损伤检查法，能发现其他检查难以发现的细小血栓，尤其适合小腿静脉丛静脉血栓检测，灵敏度高。

缺点：不能诊断陈旧性血栓，不适于盆腔部位的静脉血栓（含有核素的尿液在膀胱内聚集，难以与血栓鉴别），此外，下肢若有炎症、血肿、创伤等也会造成核素聚集而难以鉴别。

5. **CT 静脉造影（CTV）**　通过此检查，下肢静脉横断面或部分下腔静脉横断面的造影剂充盈缺损是最明确的直接征象，而在下肢深静脉远端可有特征性的"指环征"出现。

优点：①可重建图像，更清晰明确地显示下肢深静脉血栓；②对下肢肿胀患者行 CTV 检查可鉴别是否为 DVT 或淋巴结病、大范围软组织肿胀、腹膜后纤维化或腘窝囊肿等其他原因引起；③显著减少碘造影剂的用量，这对肾功能差的患者十分重要。

缺点：腓静脉水平以上的深静脉扫描间距过大，会造成小的 DVT 被遗漏。

6. **肺栓塞**　①肺动脉造影可见肺动脉内充盈缺损、肺动脉分支完全阻塞，肺野无血流灌注，肺动脉分支充盈和排空缺损（图3-4）。此检查手段被称为诊断肺栓塞的"金标准"；②相比肺动脉造影，增强螺旋 CT 血管造影（CTA）及磁共振

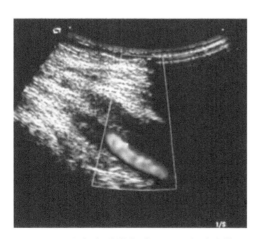

图 3-3　彩色多普勒超声显示深静脉血栓

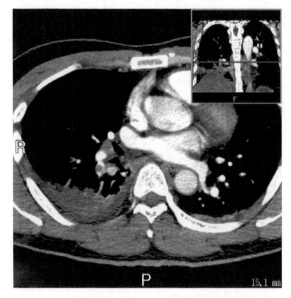

图 3-4　CT 肺动脉造影（CTPA）显示肺动脉血栓

血管造影（MRA）因无创等优势被广泛用于临床诊断肺栓塞，CTA 可见肺动脉内充盈缺损，MRA 对肺动脉内栓子诊断的敏感度和特异度均较高；③胸部 X 线平片、超声心动图及心电图等在肺栓塞的检查中都有非特征性的表现，往往可作为肺栓塞诊断的辅助依据，在这里不再赘述。

五、预　防

（一）急性下肢深静脉血栓形成

下肢深静脉血栓形成的预防措施主要是抗凝疗法，目的是降低体内血液的高凝状态，预防血栓发生，虽然抗凝疗法不能直接溶解血栓，但可以使已经形成的血栓不再发展，急性深静脉血栓栓塞或肺栓塞，推荐初始治疗采用胃肠外抗凝药物（1B 级）或口服利伐沙班抗凝。推荐使用低分子肝素或磺达肝癸钠，优于静脉用普遍肝素(UFH)（2C 级）或皮下注射 UFH（2B 级）。预防措施主要如下。

1. 基本措施　①手术操作轻巧、精细，避免损伤静脉内膜；②规范使用止血带；③术后抬高患肢，防止深静脉回流障碍；④对患者进行预防静脉血栓知识教育，鼓励患者勤翻身、早期功能锻炼、下床活动及做深呼吸（吹气球）和咳嗽动作；⑤术中和术后适度补液，避免脱水而增加血液黏度。

2. 物理预防　足底静脉泵（VFP）、间歇充

气加压装置（IPC）（图 3-5）及梯度压力弹力袜（GCS），均利用机械性原理促使下肢静脉血流加速，避免血液滞留，降低术后下肢 DVT 发病率，与药物预防联合应用疗效更佳。单独使用物理预防适用于合并凝血异常疾病、有高危出血因素的患者。对于患肢无法或不宜采取物理预防的患者，可在对侧肢体实施预防。建议应用前筛查禁忌证。

以下情况禁用物理预防措施：①充血性心力衰竭、肺水肿或腿部严重水肿；②下肢深静脉血栓、血栓（性）静脉炎或肺栓塞；③间歇充气加压装置和梯度压力弹力袜不适用于腿部局部情况异常（如皮炎、坏疽、近期接受皮肤移植手术）、下肢血管严重的动脉硬化或其他缺血性血管病、腿部严重畸形者。

3. 药物预防　有出血风险患者应权衡降低 DVT 的发生率与增加出血危险的关系。

（1）常用药物

1）低剂量普通肝素：肝素的抗凝血作用如下。①抑制活性凝血活酶的形成；②灭活凝血酶；③抑制纤维蛋白生成；④与血管内皮细胞吸附，促进内源性氨基多糖释放，组织血小板释放血小板第 4 因子（PF$_4$）而达到抗凝作用。具体用法：

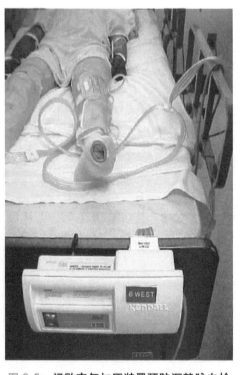

图 3-5　间歇充气加压装置预防深静脉血栓

0.8 ～ 1mg/kg 体重，术前 2h 注射 1 次，术后每 8 ～ 12 小时注射 1 次，连用 7d。普通肝素可以降低 DVT 和 PTE 的发生率，但应高度重视以下问题：①肝素会延长活化部分凝血酶原时间（APTT），增加出血并发症和严重出血的危险；②需要监测以调整剂量；③肝素会造成血小板计数减少，甚至会导致血小板减少症（HIT）；④长期应用肝素会导致骨质疏松。

2）低分子肝素：相较于普通肝素，低分子肝素的特点如下。①较少与血浆蛋白结合，生物利用度接近 90%，结果预测性更好；②严重出血并发症较少，较安全；③无须常规监测。目前临床常用的药物及用法：速避凝（第一代），0.4 ～ 0.6ml，每 12 小时 1 次，皮下注射；诺易平（第二代），0.25ml，每 6 ～ 8 小时皮下注射 1 次；博普青（第三代），4100U 皮下注射，每 6 ～ 8 小时注射 1 次。

3）口服抗凝药：①华法林钠，是维生素 K 拮抗药，是目前最常用的口服抗凝药，首日剂量 10 ～ 15mg，次日 10mg，以后每天维持量 2.5 ～ 5mg；②利伐沙班，新型口服抗凝药，可选择性抑制凝血因子 X a，用法为口服 10mg，每天 1 次，如伤口已经止血，术后 6 ～ 8h 开始使用首剂；③双香豆素，首日剂量 150 ～ 200mg，次日 75 ～ 100mg，以后每天维持量 50 ～ 100mg，根据凝血酶原百分比加以调整。

4）祛聚疗法：防止血小板聚集，作为抗凝治疗的辅助治疗手段，包括以下药物。①阿司匹林：口服 100mg 阿司匹林作用时间可达 5d 之久；②低分子右旋糖酐：一般情况下，用量为 500ml，静脉滴注，每天 1 ～ 2 次，14d 为 1 个周期；③氯吡格雷：每天 1 次，每次 75mg。

（2）药物预防禁忌证

1）绝对禁忌证：①大量出血，指能够改变患者治疗过程和治疗结果的出血，对于大量出血病例，如未开始抗凝，应推迟，如已经开始，应立即停止，同时停止康复训练，并予以制动。明确的活动性出血或多发创伤病情不稳定的患者是抗凝的禁忌证。②骨筋膜室综合征。③肝素诱发血小板减少症（heparin-induced thrombocytopenia, HIT）。④孕妇禁用华法林。⑤严重头颅外伤或急性脊髓损伤者。

2）相对禁忌证：①既往颅内出血；②既往胃肠道出血；③急性颅内损害 / 肿物；④血小板减少（thrombocytopenia）或凝血障碍（coagulopathy）；⑤类风湿视网膜病患者抗凝可能眼内出血。

4. 注意事项　值得注意的是，《预防骨科大手术病人深静脉血栓形成指南》针对全髋关节置换术（THA），提出了如下的预防方案。

（1）手术 12h 前或术后 12 ～ 24h（硬膜外腔导管拔除后 2 ～ 4h）皮下给予常规剂量低分子肝素；或术后 4 ～ 6h 给予常规剂量的 1/2，次日增加至常规剂量。

（2）磺达肝癸钠：2.5mg，术后 6 ～ 8h 开始应用。

（3）术前或术后当晚开始应用维生素 K 拮抗药（华法林），用药剂量需要进行监测，国际标准化比值（INR）维持在 2.0 ～ 2.5，勿超过 3.0。

上述任一种抗凝方法的用药时间一般不少于 7 ～ 10d，联合应用会增加出血并发症的可能性，故不推荐联合用药。不建议单独应用低剂量普通肝素、阿司匹林、右旋糖酐、物理预防，也不建议预防性置入下腔静脉过滤器。

（二）肺栓塞

因为肺栓塞是一种继发性疾病，所以对于肺栓塞的预防包括主动预防与被动预防，主动预防主要是预防下肢深静脉血栓形成，被动预防则是对于形成的肢体血栓并且已经导致或者可能导致的肺栓塞的病例进行腔静脉栓子脱落拦截。早在 20 世纪 50 年代就有下腔静脉结扎术、下腔静脉内球囊阻断术、下腔静脉格状缝合术、下腔静脉夹及下腔静脉过滤器等被动预防手段。尤其是下腔静脉过滤器的出现有着划时代的意义。但是近年来血管外科等科室的飞速发展已经使得介入手术的门槛大大降低，因此笔者认为，肺栓塞预防以主动预防为主，一旦出现下肢深静脉血栓，如不存在抗凝治疗与介入手术禁忌证的情况下应立即行静脉溶栓或取栓治疗，避免给患者造成不可挽回的损失。

六、治　疗

（一）急性下肢深静脉血栓形成

1. 一般治疗　限制活动、卧床休息，严禁肢体按摩以减少血栓脱落引发肺栓塞的概率，抬高患肢以利于血液回流,适当应用利尿药以减轻肢体肿胀。卧床 7d 后可穿下肢梯度弹力袜或用弹力绷带下地活动。

2. 药物治疗

(1) 链激酶 (SK):使具有丝氨酸蛋白酶活性的纤溶酶能降解构成血栓骨架的纤维蛋白,从而起到溶解血栓的作用。用法:①预防过敏,用链激酶前需肌内注射异丙嗪 25mg 或静脉滴注地塞米松 10mg。②首次用量,90% 的正常人体内有 SK 抗体,为中和抗体,首次剂量因人而异,可测定 SK 抗体值再决定首次用量。一般选择 25 万~ 50 万 U 溶于 5% 葡萄糖溶液 100ml,30min 滴完,或 100 万 U 溶于 100ml 葡萄糖溶液 100ml,1h 滴完。③维持用量,首次用药后改用 50 万 U/h 连续 18 ~ 24h,之后用 50 万 U 溶于 5% 葡萄糖溶液 250ml,6h 滴完。一般疗程 3 ~ 5d。超过 5d 则产生抗体。④ SK 治疗结束后应协同其他抗凝药物维持治疗,以防止静脉血栓再次形成。

(2) 尿激酶 (UK):直接作用于内源性纤维蛋白溶解系统,裂解纤溶酶原为纤溶酶,溶解血栓。常用首次剂量 25 万~ 50 万 U 溶于 5% 葡萄糖溶液 100ml 中,10min 滴完,维持量 40 万~ 60 万 U/d,5 ~ 10d 为 1 个疗程。

3. 介入治疗 包括经导管溶栓法、机械血栓消融术及下腔静脉过滤器置入等方法。

(1) 经导管溶栓法

1) 经静脉溶栓法:通过足背静脉、胫后静脉或腘静脉直接将溶栓药物滴入血栓中。操作方法:①血管造影明确血栓部位与范围;②插入导丝或导管;③溶栓过程中血管造影监测;④停止溶栓指征。血栓已基本溶解或完全溶解;出现严重并发症如大出血;连续溶栓 24 ~ 48h 仍未见血栓溶解。

2) 搏动性喷射药物机械性溶栓:适用于导丝导管能够通过血栓部位或能进入血栓一段距离的深静脉血栓。该方法能够使血栓浸于高浓度溶栓药液中,获得较好的溶栓效果,并且此法与抗凝药物可以混合使用。

3) 经动脉插管溶栓:当血栓广泛形成时,预动脉插管溶栓可使得药物均匀到达每一处深浅静脉,尤其是小腿肌肉丛、股深静脉和髂内静脉属支均有足够的药物到达。

(2) 机械血栓消融术:①超声血栓消融术,引用低频高能量超声波在血管内直接消融斑块和血栓;② Amplatz 血栓消融器,又称血栓切割器,导管头端安装有高速旋转的叶轮,利用其旋转时的动能打碎血栓;③ Oasis 血栓消融术,利用负压吸引,将血栓吸入高压盐水中,使其崩解;④ Rotarex catheter (Straub),结合了 Amplatz 血栓消融器和 Oasis 血栓消融术的特点,先将血栓负压吸引回腔内,再利用螺旋状不锈钢丝将血栓打碎崩解。

(3) 下腔静脉过滤器的置入 (IVCF):适用于下腔静脉、髂静脉及下肢静脉存在游离悬浮的较大血栓;下腔静脉系统内存在血栓。对于急性下肢 DVT 的患者,应使用抗凝治疗,不推荐置入下腔静脉滤器 (1B 级)。但对于急性下肢近端 DVT,并有抗凝治疗禁忌证的患者,推荐采用 IVCF (1B 级)。

4. 外科手术治疗 直接手术有经股静脉直接切开取栓术、经股腘静脉顺行取栓术、经股部切口挤压下肢联合取栓术。为预防取栓术后近期血栓形成,增加远期通畅率,可选择于股动静脉间做临时动静脉瘘。

(二) 肺栓塞

1. 一般处理 对高度怀疑或确诊的患者,应紧急转至重症监护治疗病房 (ICU),严密监护呼吸、血压、静脉压、心电图及血气变化。为了防止栓子脱落,患者需绝对卧床、保持大便通畅、避免用力,同时给予镇静、止咳、镇痛等对症治疗,必要时应该给予吸氧、机械通气、降低肺动脉压,纠正右心衰竭等支持治疗。

2. 抗凝治疗 可参考下肢深静脉血栓形成的抗凝治疗,值得注意的是,运用肝素时,由于其要与多种血浆蛋白结合,因此会导致肝素抗凝作用的不可预测性和肝素的抵抗,诱发血小板减少症 (HIP) 及血栓形成综合征 (HITTS) 及骨质疏松等,尤其应注意 HIP 的发生,当既往没有接受过肝素治疗的患者使用肝素 5d 后,血小板下降 50% 即可诊断 HIP,一旦发现应立即停药,给予阿加曲班等凝血酶抑制剂替代。无论是哪种肝素,通常应用 1 周后停用而改用华法林及阿司匹林口服,时间至少为 6 个月。《中国骨科大手术静脉血

栓栓塞症预防指南》建议对于急性肺栓塞的患者，早期使用维生素 K 拮抗剂（VKA）（如在胃肠外抗凝治疗的当天开始），优于延迟使用 VKA。建议胃肠外应用抗凝药物至少 5d，直到 INR 达到 2.0 或 2.0 以上至少 24h（1B 级）。对于急性肺栓塞患者，建议给予低分子肝素或磺达肝素治疗，效果优于静脉注射 UFH（低分子肝素 2C 级，磺达肝素 2B 级）或皮下注射 UFH 治疗（低分子肝素 2B 级，磺达肝素 2C 级）。

3. 溶栓治疗　依然使用链激酶与尿激酶，在这里不再赘述。

4. 介入治疗　近几年出现的肺动脉血栓消融（ATD），与前面介绍的集中下肢深静脉血栓介入治疗的方法有相似之处，这种方法对不能溶栓治疗的患者非常有效。对于肺栓塞的介入和手术治疗给予了严格的限制，并要求有丰富经验的专业团队才能进行上述操作。《中国骨科大手术静脉血栓栓塞症预防指南》建议急性肺栓塞合并低血压的患者，存在溶栓禁忌证、溶栓治疗失败、在全身溶栓起效前很可能发生致死性休克（如在数小时内），如果具备相当的专业经验和人员，建议导管辅助血栓去除术（catheteras sisted thrombus removal）优于未行该介入治疗（2C 级）。急性肺栓塞合并低血压的患者，如有溶栓禁忌证，溶栓治疗或导管辅助血栓去除术失败及在全身溶栓起效前很可能发生致死性休克（如在数小时内），如果具备相当的专业经验和人员，建议行外科肺动脉血栓清除术，优于未行该介入治疗（2C 级）。对于抗凝治疗的急性肺栓塞患者，反对置入下腔静脉过滤器（1B 级）。急性肺栓塞合并抗凝禁忌证的患者，推荐置入下腔静脉过滤器（1B 级）。对于急性肺栓塞和下腔静脉滤器置入以替代抗凝治疗的患者，如果出血风险去除，建议常规抗凝治疗（2B 级）。

5. 手术治疗　因手术难度高、风险大及要求体外循环等原因已不常用，主要用于慢性肺栓塞的治疗，手术方法包括肺动脉切开取栓、内膜切开成形术及血栓内膜剥脱术（PEA）。部分慢性肺栓塞患者，病变位于中央，有经验丰富的肺动脉血栓内膜剥脱术（PEA）治疗团队提供服务，建议 PEA 治疗，优于非 PEA 治疗（2C 级），急性肺栓塞患者通常丧失了手术时机。

（张　晨）

第4章

髋关节置换术后评价与康复

第一节　人工髋关节置换术后患者评价与随访方法

人工关节不同于其他内植物，需长期留存患者体内并发挥功能。随着人工关节置换术累计数量不断增加，如何开展完善、优质的术后评价和随访工作，是关节外科医师所面临的一个重要课题。良好的术后评价与随访体系，能够早期发现潜在问题，改善患者疗效和安全性，也有助于改善患者体验和满意度；同时，术后评价和随访可以为医疗团队提供宝贵的反馈信息，以改进治疗措施；术后评价和随访，是人工关节相关临床研究的必要组成部分，是业界提高治疗水平的重要基础。

人工髋关节置换术主要目标包括缓解疼痛、改善畸形、重建稳定的生物力学环境、改善术后功能等方面内容。因此，关节置换术后随访的内容主要包括疼痛、畸形、功能、假体稳定性、假体磨损及相关并发症等方面评估内容。笔者将按照北京积水潭医院矫形骨科患者术后随访工作的经验对此进行介绍。

一、疼痛评估

疼痛是关节置换术后的最常见主诉，术后残余疼痛也是导致术后患者不满意的重要原因之一。随访医师需要详细询问患者疼痛的诱因、发生时间、缓解方式、部位、性质、严重程度、伴随症状等方面，可按照图4-1所示流程图，以快速有效地鉴别引起疼痛的原因。

对于疼痛的部位，一般推荐采用疼痛地图的方法进行记录，以提高记录的准确性和可靠性。Pang-Hsin Hsieh 等建议使用图 4-2 所示方法来记录髋关节疼痛部位。

二、畸形评估

关节置换术后固定畸形会导致患者功能受限，并对治疗效果不满意。恰当地评估畸形，并与术前畸形程度相比较有无改善或加重，是随访的重要方面。

检查髋关节是否有明显畸形，特别需要关注是否存在对患者功能影响显著的固定屈曲畸形、固定内旋畸形和短缩畸形（肢体不等长）等。固定屈曲畸形和固定内旋畸形需要通过准确的查体来判断。准确评估双下肢长度，通常需要结合双下肢全长片分析和测量。

双下肢不等长（leg length discrepancy，LLD）是中国患者术后不满意的重要因素。发现 LLD 时，需要进一步鉴别 LLD 的来源部位，通过在双下肢全长 X 线片上比较双侧下肢的髋臼旋转中心高度，比照双侧股骨近端骨性标记（小粗隆或大粗隆）相对于骨盆骨性标记（常采用泪滴连线）的距离可分析是否存在髋关节所致的不等长；进一步测量股骨及胫骨绝对长度和相对长度，以及评估膝关节、足踝部有无畸形，可鉴别有无来自髋关节以远部位的不等长。

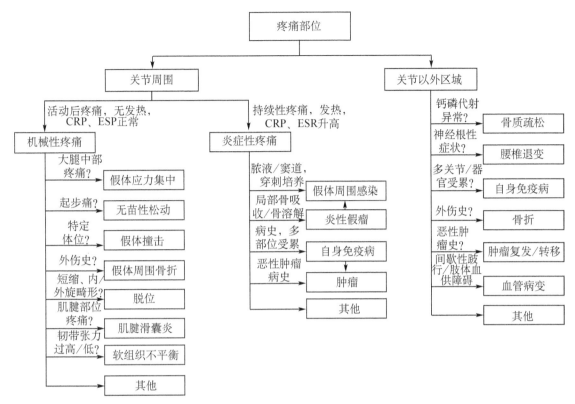

图 4-1　疼痛原因评估流程

CRP.C 反应蛋白；ESR. 红细胞沉降率

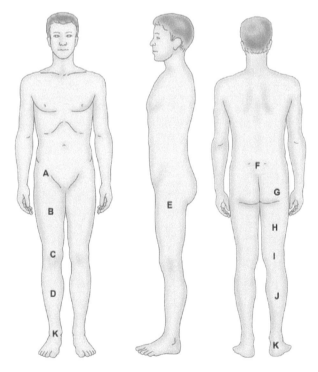

图 4-2　髋关节术后关注的疼痛部位记录方法

A. 腹股沟区；B. 大腿前方；C. 膝前区；D. 小腿前方；E. 大转子；F. 下腰部；G. 臀部；H. 大腿后部；I. 腘窝；J. 小腿后方；K. 足部

三、假体稳定性及假体位置评估

良好的假体稳定性是术后获得满意功能的前提。髋关节假体的稳定性主要取决于假体位置、软组织张力、关节畸形、腰椎骨盆关系（spine hip relation, SHR）、假体限制性等因素。关节置换术后常规随访时，尤其在患者有活动受限、关节疼痛、外伤、自觉脱位等情况出现时，对假体位置和稳定性的评估非常重要。

髋关节假体位置评估主要依靠影像学进行，传统 X 线平片（双髋正侧位片）可以评估是否存在脱位或半脱位，股骨柄的内外翻、上下移位，髋臼杯的外展角、前倾角及假体移位，以及髋臼内衬的磨损等。当怀疑脱位时，必要时可以借助 CT 等进一步检查判断关节面情况，如是否存在聚乙烯内衬脱位等。在 SHR 越来越受到关注的今天，功能位拍摄的腰骶联合 X 线片 [如腰椎及骨盆侧位，或电子光学系统（EOS）正交全长影像]，对进一步判断假体功能位置及其对关节稳定性和活动范围的影响大有裨益。

四、功能评估

1. 步态评估　平地行走功能是影响关节置换术后患者满意度的重要因素，因此查体时应观察患者有无明显的步态异常，包括短肢步态、臀肌步态、避痛步态、跨阈步态、股四头肌步态、拖行步态等。

2. 活动范围　检查并记录髋关节的屈曲、后伸、内收、外展、内旋、外旋6个方向的被动活动范围。髋关节内外旋可分为伸直位和屈曲位检查，由于对应运动场景不同，其各具有不同的意义。

3. 肌力评估　肌力是关节活动的动力，对良好的术后关节的活动能力和髋关节稳定性至关重要。应常规评估并记录臀中肌、髂腰肌、臀大肌、股四头肌、腓肠肌的肌力等级。其中臀中肌的评估对髋关节功能和稳定性至关重要。

五、问卷工具

问卷可以帮助我们快速准确地采集和记录随访资料，方便学术交流，是现代关节置换领域最常用的标准化评估工具。

在介绍各项评分工具之前，需要特别提醒的是，很多现行常用的工具原版都是英文版。按方法学严格要求来讲，不可自行翻译后直接应用于临床。评估工具的性能评估有成熟的方法，必要时可经相关组织认证后再使用。未经检验的自行翻译版本，在使用时可能带来不确定性，其结果置信度可能会受到挑战。

常用的关节置换随访问卷包括：总体生活质量评定量表 SF-12（short form-12 survey）和 SF-36（short form-36 survey）、WOMAC（Western Ontario and McMaster Universities osteoarthritis index）患者主观问卷、牛津髋关节患者主观问卷、Harris 髋关节临床评估问卷等。

不同问卷在侧重点、简洁程度等方面有差异，适用于不同研究和不同人群，在选择时需谨慎、科学地考量。

六、随访时间

术后第1次随访通常应安排在术后3个月以内进行，通常在术后第6周，此时患者伤口已愈合，经过康复训练肌力基本恢复，而对于可能发生的术后问题，如关节活动受限、术后早期感染、软组织不平衡、肌力及步态等方面的问题，此时进行干预效果较好。

其后的随访策略，不同病种、不同医院、不同研究的流程可各不相同，北京积水潭医院建议患者术后每年进行1次常规复查，以观察假体的状态。对于那些有危险因素，如术后>10年、糖尿病、既往感染病史、肥胖、骨质疏松、异位骨化病史等，应向其强调规律随访的重要意义，取得患者理解，以便早期发现可能出现的问题。

（杨德金　周一新）

第二节　人工髋关节置换术后功能锻炼与康复

人工髋关节置换术被誉为近一个世纪以来最成功的外科手术，是治疗晚期髋关节疾病的金标准。人工髋关节置换术可以有效地缓解疼痛，改善功能，使患者恢复活动能力。康复锻炼是影响人工髋关节置换术后效果的重要因素之一。髋关节置换术后患者常面临的问题包括疼痛、活动受限、肌肉无力、术后保护性限制（包括姿势和负重的限制）等。通过科学的康复治疗，患者可以尽早恢复最大的功能状态。

一、术前宣教和术前锻炼

很多学者发现术前宣教和功能锻炼对术后康复的影响。所以在介绍术后功能锻炼与康复之前，需强调术前宣教与锻炼的重要性。

对患者进行术前教育可能具有以下好处：防止髋关节置换术后早期脱位；鼓励患者早期活动，从而预防深静脉血栓和肺栓塞；降低患者的焦虑；通过术前课堂的集体宣教，有助于患者之间建立友谊，互相交流经验，互相鼓励和支持。

但是也有研究指出，术前教育仅仅可以降低患者术前的焦虑程度，对术后的功能、术后疼痛、住院时间及术后的焦虑程度都无显著影响。术中及术后对疼痛、并发症的有效控制，进行科学的康复指导，才是患者消除焦虑、快速优质康复的关键。

术前，手术团队（尤其是术者）应与患者进行有效沟通，以降低患者的顾虑；同时，也可以进一步了解患者的预期，因为患者对手术的预期是影响术后满意度的重要因素。髋关节置换术之前，患髋常由于疼痛导致功能受限。术前关节功能越差的患者，术后关节功能也相对较差。术前锻炼的目的在于增加髋关节活动度，增强肌力，提高整体的关节功能。但是，术前锻炼的效果在不同的研究中仍存在争论。术前功能锻炼是否有效，在相关研究中为何会出现相反的结果，可能与下列因素有关：术前功能锻炼的时间长短不一，可能未达到锻炼效果就已经手术；髋关节置换术取得的显著功能改善可能掩盖了由于术前功能锻炼所取得的较小程度的功能改善；关节置换术后患者要适应新的关节，可能抵消了术前功能锻炼的效果。

二、术后功能锻炼需特别注意的事项

（一）预防关节脱位

教育和指导功能锻炼可以降低关节置换术后的脱位率。预防髋关节脱位的注意事项与手术入路相关，更重要的是与手术技术和术中测试结果有关。

在下文介绍常规（略微保守）方案之前，需要强烈建议术者在手术时注意通过手术技术改进（如适当调整假体位置和关节张力），尽可能为患者赢得更大的安全活动范围，以减少术后对患者活动的限制。笔者在多年临床实践中发现，在外科技术满意的前提下，无论采用何种入路，都能让绝大多数患者在术后返回病房时，无须特别告知患者限制下文介绍的所谓危险活动。

但出于对本书适用范围的考虑，以及为更广大医师和护士提供更安全的指导，下文介绍几个术后早期（特别是 6 周内）不建议患者尝试的动作。通过建议患者避免这几个动作，可以降低脱位可能性。

后外侧入路术后早期，因后外侧软组织薄弱，术后早期脱位中以后脱位更见。采用后外侧入路的患者应避免患者过度屈曲内收内旋（如未于两腿间夹气垫或枕头保护情况下患髋在上的侧卧）（图 4-3），避免患髋过度屈曲（如深蹲）（图 4-4）。其中，最常见的脱位姿势包括弯腰提鞋系鞋带（图

4-5）、髋关节内收内旋位从矮凳子或马桶上起立、坐位或站立位向患侧扭转躯干。采用直接外侧入路的患者理论脱位率最低，但由于可能导致术后较长时间的外展肌无力，需要根据术中测试情况决定术后安全活动范围。经粗隆截骨入路要避免主动外展髋关节的动作以免影响截骨处的愈合。采用直接前方入路或前外侧入路的患者，由于前关节囊受到影响，因此应避免关节过伸，避免髋关节极度外展外旋的动作，以防发生前脱位。

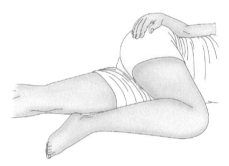

图 4-3　避免无保护情况下患髋在上的侧卧

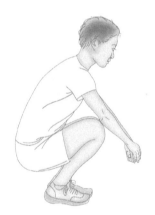

图 4-4　避免深蹲

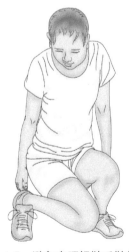

图 4-5　避免弯腰提鞋系鞋带

传统上髋关节置换术后限制活动的时间一般是 6 周；然而，过分强调预防脱位而限制活动，会使大量患者产生对脱位的恐惧，不敢进行下蹲、穿鞋穿袜等功能训练，在 3 个月返院随访时常发现关节活动度大量丢失。为了避免这种情况的发生，笔者反对传统上常规限制患者术后 6 周内下蹲、穿鞋穿袜等做法。

如前所述，在快康复方案中，笔者建议手术医师尽可能获得术中大范围活动的安全性，并要求记录术中活动的安全范围。于术后将安全范围如实告知患者及康复人员，并以此为界限制患者过度活动。对于安全范围内的动作，应该鼓励（至少不限制）患者去进行。

有人倾向于应用限制工具来防止脱位，如在床上应用外展鞋或楔形枕、应用高的椅子和马桶坐垫、避免出入低座汽车等。但是，目前没有证据证明这些措施可以有效地预防关节脱位。同时，常规应用这些限制工具会给患者的正常康复带来障碍。对于术后穿戴外展支具是否能有效预防关节脱位，业内也存在争论。所以，笔者反对术后常规应用支具等工具防止关节脱位。仅对于部分软组织条件极差或术中损伤臀中肌／大粗隆并进行外展位修复或者需外展位防止内收挛缩的患者，才需要使用外展支具保护（图 4-6）。

（二）负重

从历史上讲，骨水泥髋关节置换术后可以即刻完全负重，应用非骨水泥假体则需要限制负重 6 周等待骨长入或骨长上。但是多项研究表明，

应用非骨水泥假体术后即刻负重并不影响骨愈合。即使假体有轻度的下沉，骨愈合仍非常好。延迟负重只会减慢患者的康复，延长患者的康复时间。部分负重还可导致患肢的肌肉萎缩，导致上肢及对侧下肢应力增加。

仅对于术中出现骨折或采用粗隆截骨的患者，需要限制负重，直至骨折或截骨部位愈合。在此期间患者可采用足尖点地部分负重。要避免完全不负重，因为在完全不踩地的情况下，患者只能抬起患肢使其处于悬垂位置，这样的姿势中肌肉收缩导致通过假体的应力与完全负重几乎没有区别。

（三）步态辅助工具的应用

恢复步态和平衡能力是髋关节置换术后康复的基本要求。髋关节置换术后，由于本体感觉通路的变化使得患者的平衡能力减退。这主要是由于关节囊周围的本体感受器在术中受到切开及缝合的影响、外展肌力减退、外展力臂的变化、关节活动度受到限制及可能存在的肢体长度变化。步态辅助工具是患者术后康复的常规用品，包括拐杖、助行器和手杖等。它们可以帮助患者保持平衡，增强患者活动的信心、安全性和活动能力。辅助工具的选择应考虑：患者的平衡性、配合度、精神状态、力量、年龄、负重要求、其他关节情况及应用目的。

手杖是最常用的辅助工具。手杖较为轻便，可以增强患者的平衡性，并较为真实地感受地面的情况，减少关节假体的应力，辅助外展肌肉。但是，应用手杖需要较好的上肢肌力，一个手杖仅能分担患者 15%～20% 的体重。正确应用手杖的方法为患肢对侧上肢持杖拄地，肘关节屈曲 15°～20°，肩关节处于中立位置。

双拐具有多种用途，可以辅助上下楼梯，增加步速，并且可以支撑患者全部体重。其缺点如下：不容易掌握平衡，导致跌倒；使用不当可导致臂丛神经麻痹。双拐一般适用于具有较好的灵活性及操控能力的年轻患者。正确使用拐杖应注意拐杖的高度，高度合适的拐杖应使其顶端距腋窝 2～3cm（图 4-7）。持拐站立时，肘关节应屈曲 15° 左右。

助行器最常应用于关节术后的最初阶段。助行器具有良好的稳定性，可适用于双下肢手术的

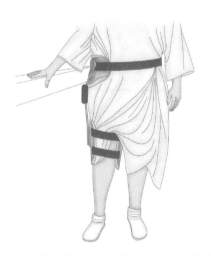

图 4-6　对于需维持在外展位的患者可应用外展支具

患者、虚弱的患者或平衡性不好的患者。助行器的四脚可以有 2 个、4 个或没有轮子。没有轮子的助行器可以提供最大的稳定支持，但在使用时需要更多的能量。具有 2 个轮子的助行器是最常用的（图 4-8）。助行器的高度调节可参考手杖的使用。

如果需要使用外展支具，也需根据患者的身高、体重、腰围、腿围等量身定做。通常将支具限制设定为外展 15°，允许 70° 前屈，防止过伸。根据需要可加用膝 - 足踝限制肢体的旋转。外展支具应在患者下床后佩戴 6 ～ 12 周。外展支具使

用的具体方案应根据术中情况特别是测试所得的安全范围来确定。

三、术后康复的时间、目标及注意事项

髋关节置换术后康复重点包括：减轻疼痛，增强肌力和关节柔韧性，恢复患者移动性，告知患者牢记禁忌动作，训练日常生活活动和培训患者家属。

（一）术后康复第一阶段：急性治疗期（术后第 1 ～ 2 周，特别是第 1 ～ 4 天）

1. 康复的目标

（1）了解有关知识，并遵守全髋关节置换术后的活动禁忌，防止脱位。

（2）早期活动，防止卧床并发症。

（3）锻炼肌肉力量，能够对抗重力。

（4）工具辅助下实现日常生活自理：①工具辅助下行走 100m；②独立床椅转移；③独立出入卫生间；④工具辅助下穿脱裤袜鞋；⑤工具辅助下上下一级台阶。

2. 康复的注意事项

（1）避免长时间站立、坐位或行走，以免出现肢体肿胀。

（2）应用适当的镇痛方案避免锻炼时出现严重疼痛。

（3）身体虚弱的患者可延迟康复进程。

（4）避免髋关节过度活动导致脱位（需参考术者根据术中测试的安全范围而给出的建议）。

（二）术后康复第二阶段：早期柔韧性锻炼及肌肉力量强化锻炼（术后第 2 ～ 8 周）

1. 康复的目标

（1）正常步态行走。

（2）日常生活自理。

（3）根据术中稳定性情况逐步增加髋关节的活动度。

（4）可在工具辅助下连续上下 4 级台阶至一层楼。

2. 康复的注意事项

（1）如果步态不稳定，不要尝试脱离助行器。

（2）不要久坐和长时间行走，避免肿胀。

（3）适当应用镇痛药物，避免功能锻炼时出现疼痛。

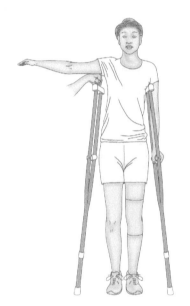

图 4-7　应用双拐时，顶端需距腋窝 2 ～ 3cm

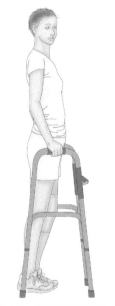

图 4-8　助行器辅助行走

（4）患肢力量完全恢复前，避免两腿交替连续上下台阶。

（三）术后康复第三阶段：后期强化训练及功能恢复（第8～14周）

1.康复的目标

（1）脱离辅助工具以正常步态行走。

（2）可连续上下台阶。

（3）锻炼平衡性回归社会。

（4）恢复特殊的功能性活动。

2.康复的注意事项

（1）如果还存在疼痛或步态不协调，不宜双腿轮换上下台阶。

（2）不要进行跳跃等剧烈运动，直到得到医师的允许。

（3）最终的关节活动度范围要遵从手术医师的建议。

四、功能锻炼的方法

（一）肌力锻炼操

笔者为术后早期肌力锻炼设计了一套动作操。

第一节，勾足运动（图4-9）：仰卧位，足尖朝天。主动勾足（背伸），小腿绷紧5～10s后放松；主动踩足（跖屈），小腿绷紧5～10s后放松。重复锻炼，可早期恢复下肢肌肉泵的作用。

第二节，压腿运动（图4-10）：仰卧位，想象膝关节下方有手放置，主动将膝盖压向后方与假想手对抗，保持大腿绷紧，坚持5～10s，再放松，重复运动可锻炼大腿前方股四头肌的力量。

第三节，屈膝滑足运动（图4-11）：膝平放于床面，主动屈膝，足底在床面滑向近端，再主动伸膝，足底滑向远端。此运动适于膝关节屈伸活动好、肌肉力量相对较强的患者。可根据实际情况进行锻炼。也可以应用吊带辅助进行此运动。

第四节，直腿抬高运动（图4-12）：膝盖足尖朝天绷直，主动抬高整个下肢至30°～40°，坚持5～10s，缓慢放松并放下患肢，重复锻炼可有效锻炼股四头肌的力量。

有精力、体力的患者应重点锻炼压腿运动和直腿抬高运动，以达到迅速恢复股四头肌力量的目的。但应注意，伴有腰痛的患者可能会因直腿抬高动作造成腰部不适，这种情况下应适量减量降低难度，以不出现腰痛为原则。

除了进行术后早期阶段的肌力锻炼操之外，笔者推荐进行下列进阶运动，包括站立外展运动、抗阻外展运动、仰卧提腰运动等。

（二）站立外展运动

站立外展运动（图4-13）：健侧下肢站立，双手扶稳墙面或桌椅等固定物件，患侧膝关节伸直并外展整个患肢，到达最大程度后，坚持5～15s再放松，根据自身情况每天可间断锻炼100～300次。该运动可增强髋关节外展肌的力量。

（三）抗阻外展运动

抗阻外展运动（图4-14）：仰卧位，屈髋屈膝，带有弹力的带子捆绑于双膝关节部位，患者做抗

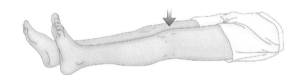

图4-10 膝关节伸直时压腿运动

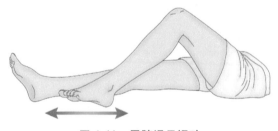

图4-11 屈膝滑足运动

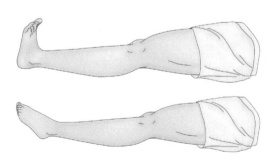

图4-9 膝关节伸直时踝关节屈伸练习

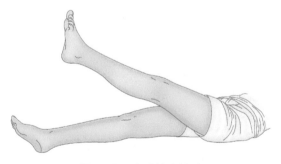

图4-12 直腿抬高运动

阻力的外展运动。该运动可增强髋关节外旋肌及外展肌的力量。

（四）仰卧提腰运动

仰卧提腰运动（图 4-15）：仰卧位，屈髋屈膝，双足着床支撑，主动做提臀动作使髋部及腰部向前挺起，坚持 5～15s 后再放松。反复练习可增强臀肌及腰部肌肉力量。

五、业余爱好及其他活动

髋关节置换术后患者的预期一般围绕着疼痛缓解、心理的良好状态及关节功能的恢复。随着时间的推移，患者对于关节置换术后的功能活动有着更高的要求。

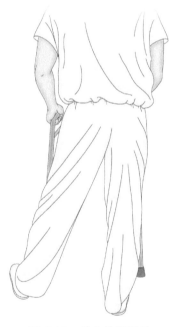

图 4-13　站立外展运动

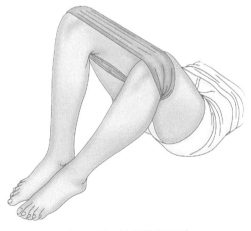

图 4-14　抗阻外展运动

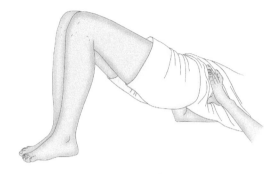

图 4-15　仰卧提腰运动

（一）髋关节置换术后可以参加的体育运动

髋关节置换术后患者可以参加的体育运动包括散步、高尔夫球、游泳、快步走、保龄球、低强度的有氧运动、力量训练、徒步旅行、攀爬锻炼、椭圆机、室内或公路自行车、自行车及双人网球。不赞成参加的运动包括越野滑雪、滑冰、单排轮滑、举重、跳舞和高山滑雪。高强度的运动可能缩短髋关节的使用寿命或导致早期失败。这些活动包括慢跑、身体接触性运动、棒球、垒球、高强度有氧运动、回力网球及壁球。

（二）可以开车时间

开车是现代日常生活的重要活动，也是很多患者术后独立生活的必要技能。髋关节置换术后何时可以开车是患者最关心的问题之一。影响患者开车的因素包括：手术的侧别，在出入汽车时能否保持髋关节姿势不越过安全范围，患者驾驶汽车的种类和汽车是否为自动挡。传统上，医师要求患者在术后 4～6 周，软组织愈合后再尝试开车。但是这一要求是没有科学依据的。驾驶反应时间是评价患者驾车能力的客观指标。Ganz 及其同事利用刹车反应时间来测试 90 名髋关节置换患者的驾驶反应时间。所有患者在髋关节置换术前 24h 及术后 1 周、4～6 周、26 周和 52 周分别进行测试。结果显示，不同的手术侧别得出了不同的结果。左侧髋关节置换的患者在术后的任何时间点的测试都优于术前。右侧髋关节置换的患者在术后 1 周的测试中比术前差，但是在后续的测试中都优于术前。据此得出结论，行右侧髋关节置换的患者应等到术后 4～6 周再开始开车。左侧置换患者则可较早的恢复驾驶。有些特殊的患者可能需要专业人员在测试驾驶反应时间后才允许恢复驾驶。另外，术后合适驾车还需考虑相关法律法规的限制。

（三）髋关节置换术后恢复性生活的时间

慢性髋关节疼痛可以使 60% ～ 75% 的患者性生活受到影响。髋关节疾病的患者性生活障碍是源于关节的疼痛和关节活动受限，而与性欲无关。髋关节置换术后性生活的质量将有显著的提高。髋关节置换术后应等到关节囊、肌肉组织、伤口愈合后再进行性生活，这样感觉会更加舒适，也降低了关节脱位的风险。一般认为，患者可以在术后 1 ～ 3 个月恢复性生活。

（杨德金　周一新）

第三部分

3

髋关节置换手术操作与技巧

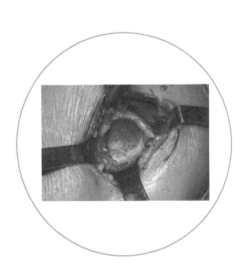

第5章

人工股骨头置换术

第一节　适应证及禁忌证

人工股骨头置换术（artificial femoral head replacement）是以人造股骨头替代患者本身病变的股骨头以达到解除股骨头病变的一种手术，也被称为半髋关节置换术（hemiarthroplasty of hip），已有100多年的历史。人工股骨头置换术根据使用股骨头的活动类型可再细为单极股骨头置换术（unipolar hemiarthroplasty）和双极股骨头置换术（bipolar hemiarthroplasty）。人工股骨头置换术具有手术操作简单、手术时间短、手术创伤小、医疗费用低等优势，在临床工作中被广泛应用，尤其适用于高龄、健康状况较差、手术耐受能力差、术前活动能力低的患者。但与此同时，人工股骨头假体与患者的骨性髋臼并不完全匹配，容易出现负重区应力集中、软骨磨损和股骨头中心性移位等并发症。Susanne Hansson等对瑞典髋关节注册系统中符合设定条件的2902名患者进行回顾性分析发现，与全髋关节置换术相比，人工股骨头置换术除在脱位的发生率具有优势以外，在术后活动能力、死亡率及远期再手术率方面均明显处于劣势。J.Kasetti等将271位65岁以上的头下型股骨颈骨折的患者随机分为内固定组、人工股骨头置换组及全髋关节置换组，随访13年，发现相对于人工股骨头置换组和内固定组，全髋关节置换组患者在术后功能、疼痛及再手术率方面具有明显优势。那么，人工股骨头置换术是否就不再具有临床应用价值了呢？并不然，由于人工股骨头置换术固有的优势，在严格把握适应证的前提

下，该术式可以达到事半功倍的效果，可解决临床上棘手的问题。现归纳人工股骨头置换术的适应证及禁忌证如下。

一、适应证

1. 伴有移位、高龄、术前活动能力较差的新鲜或陈旧性股骨颈骨折患者　此类患者是目前公认的人工股骨头置换术的最佳适应人群。人工股骨头置换术在治疗此类患者中具有以下优势：①避免骨折部位不愈合；②早期下床活动，避免了长期卧床并发症；③相对于全髋关节置换，手术时间短，创伤小，术后短期并发症发生率较低。虽然这一适应证已被广泛认同，但是对于高龄的定义并没有一个确定的标准。事实上，在选择此术式时，术者应当同时考虑患者的年龄、健康状况、摔伤前的活动能力等多方面因素，最终的目的是降低患者生存期内的再手术率。S.W.Wachtl等对162例因股骨颈骨折接受单极人工股骨头置换术的女性患者进行了长达10年随访，发现术后10年假体生存率仍可达94%，但这很有可能与10年时94%的患者已经去世有关。在另一项研究中，Tetsutaro Abe对336例因骨关节炎及类风湿关节炎接受双极人工股骨头置换的患者随访长达20年，发现10年后，假体生存率显著下降，但这并不排除与患者原发病有关。因此，年龄是术式选择的重要因素，但并不是唯一标准，高龄患者需结合多方面因素，综合考虑，降低患者生存期内

需接受翻修手术的风险。

2.**不稳定的转子间骨折的高龄患者**　目前，对于是否应该将此类患者列为人工股骨头置换术的适应证，在专业上是有争议的。传统观点认为，转子间骨折患者如无明显累及髋关节关节面的病变，应先行切开复位内固定术，如出现股骨头缺血坏死或骨折骨不连等再考虑行人工髋关节置换。但也有学者认为，人工股骨头置换术可允许患者早期负重行走，有效地避免了长期卧床并发症及骨折不愈合等风险。张晓岗和王亮等报道，应用人工股骨头置换术治疗不稳定型高龄转子间骨折患者，均取得了良好的近期疗效。Adem Cobden 等对122例不稳定型转子间骨折的患者进行平均25个月的随访，得到了良好的影像学结果及功能评分，认为人工股骨头置换术是治疗高龄患者合并不稳定型转子间骨折的良好治疗方式。临床医师应当综合考虑患者身体健康状况、骨折类型及术者所擅长的手术技术等因素，决定患者是否适合行人工股骨头置换。

3.**高龄的转子间骨折或股骨颈骨折内固定术后失败、髋臼侧无明显退变的患者**　对于此类患者的补救手术，全髋关节置换及人工股骨头置换均可选择，但都需先取出内固定物。内固定术后患者局部瘢痕组织粘连严重，故术中损伤较大，手术时间较长。在高龄患者中，如髋臼侧无明显退变，则人工股骨头置换术可有效减少手术时间及术中出血，比全髋关节置换术对患者身体影响更小。A.Tyler 对

6篇文献进行分析，其中包括188位高龄的转子间骨折内固定术后失败的患者，发现全髋关节置换与人工股骨头置换在术后并发症发生率、假体生存率等方面无明显区别，仅在 Harris 髋关节临床评估问卷评分稍高，且无统计学差异。

4.**高龄股骨头坏死或仅累及股骨头的良性病变、髋臼侧无明显退变及累及的患者**　此类患者病变局限于股骨头侧，髋臼侧无明显退变，人工股骨头置换术可以更小的手术创伤解决患者的病痛。

5.**其他适应证**　也有将人工股骨头置换术应用于髋关节骨关节炎及类风湿关节炎累及髋关节的报道，但有学者发现假体生存率在术后10年出现明显下降，故建议谨慎使用。但此类患者如身体健康状况较差且合并人工关节脱位高危因素风险，如偏瘫、帕金森病或精神疾病的患者，可酌情考虑。另外，对于股骨颈原发性或转移的恶性肿瘤或致病理性骨折，作为一种姑息性手术，为减轻患者痛苦，也可以考虑手术置换。

二、禁　忌　证

绝对禁忌证：①身体健康状况无法耐受麻醉及手术；②髋关节及身体其他部位存在活动性感染；③骨关节炎、炎性关节炎及其他关节疾病累及髋臼侧。相对禁忌证：病态肥胖、严重认知功能障碍、严重酒精及烟草依赖、严重骨质疏松及严重的皮肤疾病等。

（曹　力）

第二节　手术操作及技巧

人工股骨头置换术可以选择多种入路，如后外侧入路（posterolateral approach）、直接外侧入路（direct lateral approach）及直接前方入路（direct anterior approach,DAA）等。每一种入路及技术都有其各自的优缺点，具体选择以术者的教育经历及临床经验为准。原则是选择自己最擅长的入路及技术，熟悉每种假体、工具的使用方法及特点。目前国内外应用最广泛的是后外侧入路及直接前方入路，笔者无丰富的直接前方入路的应用经验，故详细介绍后外侧入路手术操作及技巧。

1.患者取垂直侧卧位，体位固定可靠，以大

转子尖为中心做一直行或近端略弧向后方的切口，长8～10cm，视具体情况可以向近端及远端延长，切口切勿过度偏前或偏后，否则影响术区显露（图5-1）。

2.锐性切开皮肤、皮下至阔筋膜层，适当钝性剥离阔筋膜上附着的脂肪。以大转子尖为中心，锐性切开阔筋膜，臀大肌可做钝性分离（图5-2）。

3.极度内旋下肢，使后方外旋肌群及关节囊紧张，触摸大转子尖，其上附着的就是臀中肌腱，进而向近端辨认臀中肌后缘及梨状肌、闭孔内肌的腱性附着部位（图5-3）。

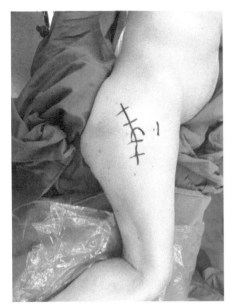

图 5-1　术前标记切口

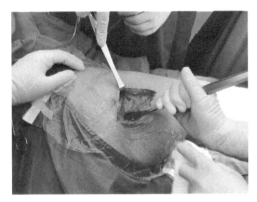

图 5-2　切开与显露

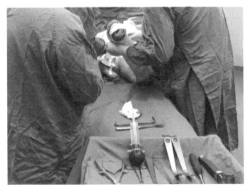

图 5-3　极度内旋患髋，使外旋肌群紧张

4. 助手保护坐骨神经，沿臀中肌后缘，紧贴股骨附着处切断短外旋肌群及股方肌的上部（图5-4），梨状肌腱用粗线标记，以便缝合时修复。此处，如患者不是较肥胖，且肌肉张力不高，可考虑保留梨状肌腱。

5. 钝性剥离附着在后关节囊表面的臀小肌及外旋肌群，充分显露髋关节后方关节囊（图 5-5）。

沿股骨转子区取附着处"T"形切开后方关节囊，将关节囊向上方及下方牵开，显露股骨颈部，此时应特别注意保护坐骨神经。

6. 此时，如不是股骨颈骨折，可屈髋、内旋，使髋关节脱位。如股骨颈骨折，则无法使髋关节脱位，在骨折残端上下各放置一个 Hoffmann 拉钩，可将股骨颈残端先截除 0.5 ～ 1cm 骨片，并取出，以便股骨头取出（图 5-6）。

7. 应用电凝在股骨颈部标记预定的截骨线，应用摆锯截断股骨颈，取下股骨头，测量股骨头直径（图 5-7），需取股骨头最大直径，多处测量反复确定，选择假体直径不可比实测股骨头直径大，但不得小于 2mm。

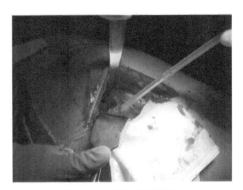

图 5-4　保护坐骨神经

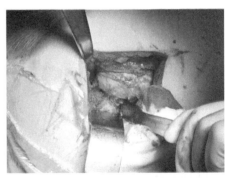

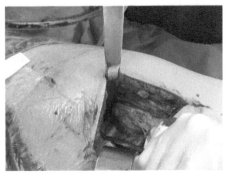

图 5-5　显露髋关节后方关节囊

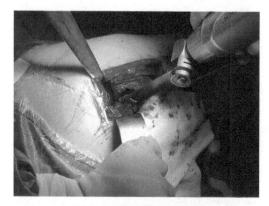

图 5-6　**股骨颈残端截骨**

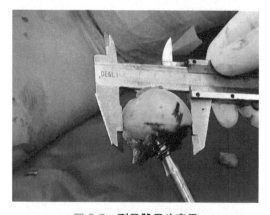

图 5-7　**测量股骨头直径**

8. 用骨钩向前方牵开股骨近端，将后方关节囊牵开显露髋臼侧，切除卵圆窝内残留组织，偶有盂唇异常增生、肥厚、返折的患者，需将盂唇切除（图 5-8）。

9. 极度屈曲、内旋髋关节，使胫骨与地面垂直。

10. 在股骨近端下方、大转子及小转子处各放置一 Hoffmann 拉钩，显露股骨近端，注意保护臀中肌，切除梨状窝内残余软组织，此时可以检查股骨颈保留部分，如保留过多，可追加股骨颈截骨。

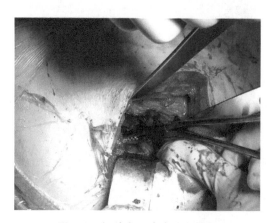

图 5-8　**切除卵圆窝内残留组织**

11. 用盒形骨刀切除梨状窝处骨皮质及大转子内侧的骨松质，此处需切除足够的骨质，否则易造成股骨柄内翻，但同时需防止大转子骨折（图 5-9）。

12. 自梨状窝处，用手钻行股骨髓腔扩髓（图 5-10）。

13. 先用最小的髓腔锉扩髓，给予适当前倾，保持中立，避免内翻位，平稳锤击，逐渐增大髓腔锉，直至髓腔锉完全充满股骨髓腔，锤击髓腔锉不再前进，此时髓腔锉在股骨髓腔内应具有良好的轴向稳定性，髓腔锉的肩部应当在骨性大转子尖下方大约 1.0cm（图 5-11）。如术者选用的股骨柄系统可允许适当调整股骨侧假体前倾，则术者可适当增大股骨柄侧假体前倾（图 5-12）。

14. 组装假体试模，复位髋关节，测试双下肢长度、髋关节各向稳定性及有无撞击。

15. 如无异常，可使髋关节脱位，取出试模，冲洗术区，安装股骨柄假体及相应直径股骨头假体。安装股骨柄假体时，可先用把持器将股骨柄

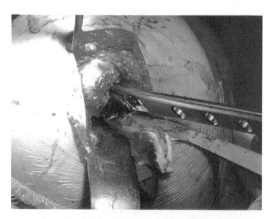

图 5-9　**用盒形骨刀切除梨状窝处骨皮质及大转子内侧的骨松质**

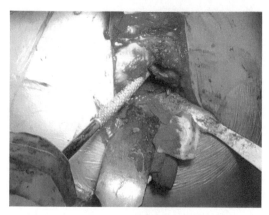

图 5-10　**股骨髓腔扩髓**

节各向稳定性及有无撞击，此时需要特别检查有无关节囊及其他软组织嵌入髋臼中（图 5-15）。

17. 修复后方关节囊、修复梨状肌腱，缝合阔筋膜、皮下及皮肤（图 5-16）。

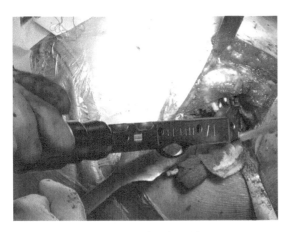

图 5-11　髓腔锉扩髓

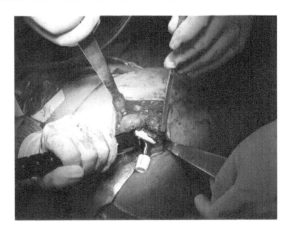

图 5-13　安装股骨柄假体

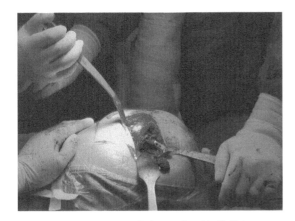

图 5-12　可适当增大股骨柄侧假体前倾

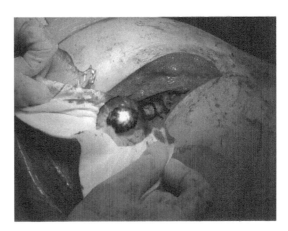

图 5-14　安装双极头

假体推至无法继续进入的位置，检查假体是否维持在髓腔锉所确定的前倾角度，平稳锤击，将股骨柄假体坐实（图 5-13，图 5-14）。

16. 复位髋关节，再次检查双下肢长度、髋关

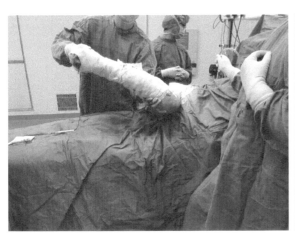

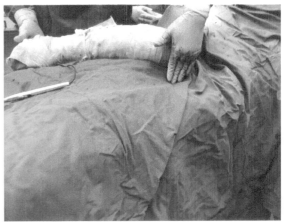

图 5-15　复位、检查

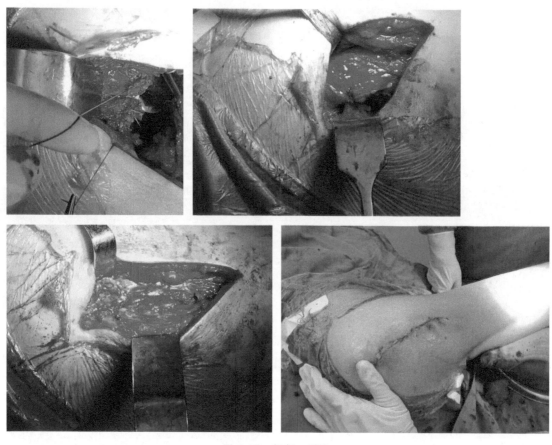

图 5-16　修复、缝合

（曹　力）

第6章

初次全髋关节置换术

第一节 适应证与禁忌证

全髋关节置换术是现代医学所取得的一项巨大成功，也是近 30 年骨科投资最大、发展最快的领域之一。随着各种生物材料、假体设计、制造业、技术方法等诸多方面取得快速发展，全髋关节置换术也得以日趋完善。

全髋关节置换术从早期的探索阶段至如今的较成熟发展阶段已有很长的一段历史。19 世纪以来世界各地的学者便已经开始对人工髋关节的发明进行探索，直到 20 世纪人工髋关节的理论已初步形成。1923 年，Smith-Peterson 设计使用玻璃、酚醛塑料等人工合成材料行关节成形术，被认为是髋关节置换术的鼻祖，并在之后用了很多其他不同的材料，然而临床效果均欠佳。直到 1938 年，Smith-Peterson 发现将钴铬钼合金材料制成金属假体，并完成了 1000 例髋关节成形术，初始成功率达 82%，然而长期效果不好。同年，Phillip Wiles 在 6 例 Still 病的患者中植入了不锈钢制成的髋臼和股骨头假体，被公认为是第一位施行真正全髋关节置换术的术者。1940 年，Haboush 首次在实验室对人工关节的磨损情况进行研究。1940 年，Valls 和 Townely 在美国施行了短弯柄股骨头假体的半关节置换术。1941 年，美国的 Moore 和 Bohlman 分别设计了自锁型长柄股骨头假体和实心弯柄股骨头假体。1946～1958 年，Judet 兄弟在法国利用甲基丙烯酸甲酯热压成形制造的短柄股骨头假体行半髋关节置换术，这在当时的欧洲特别流行，术后早期疗效满意，但由于假体松动、

磨损、断裂等术后并发症，长期疗效欠佳。1957 年，Thompson 和 Moore 设计了带髓腔柄的金属人工股骨头，髓腔柄可沿股骨纵轴传导应力，且与周围骨质紧密压配，沿用至今。20 世纪 50 年代，英国的 McKee、Farrar、Ring 及美国的 Haboush、Urist、McBride 等均开展了金属对金属界面的人工髋关节的研发工作，但是由于假体松动、假体磨损及加工工艺不够精良等缺点未能推广。

进入 20 世纪中期，人工关节领域取得重要进展，现代人工关节之父 John Charnley 进行了关节摩擦和润滑机制的研究，通过反复实验确定了人工关节低摩擦理论，认为应当寻求低摩擦系数的生物材料来制作假体。Charnley 又进行了关于甲基丙烯酸甲酯的生物学、材料学特性及用以充填假体 - 骨间隙系统的实验室与临床研究，规范了骨水泥应用技术。1961 年，Charnley 将超高分子聚乙烯引入人工关节的制作，研制出超高分子量聚乙烯髋臼假体，最终采用直径 22.5mm 的金属股骨头和超高分子量聚乙烯髋臼组合的低磨损人工关节，并用骨水泥固定。1966 年，Charnley 首先使用空气层流净化手术间、个人空气隔离系统及预防性抗生素，从而大大降低关节置换术的术后感染率。经过 Charnley 的不断研究，人工全髋关节置换术的成功率明显提高，再加上陆续有技术和方法的不断改进，人工全髋关节置换术的手术指征也逐渐放宽。

全髋关节置换术的出现给医师和患者都带来

了一种可靠的治疗髋关节疾病的方法，许多原来最终需要拄拐行走或借助轮椅生活的患者从此可以得到治疗。随着疼痛的缓解和功能的重建，绝大多数患者重新获得了独立生活的能力，为家庭和社会减轻了负担。人工全髋关节置换术不仅可以达到解除髋部疼痛、改善关节活动的目的，还具有保持髋关节稳定及调整双下肢长度的优点。其手术效果，尤其是近期效果往往优于其他手术，对患者及医师都有很强的吸引力。但全髋关节置换术需切除部分骨质，术后并发症较多且复杂，关节假体有一定的使用年限，因此，全髋关节置换术这些缺点在选择病例时均应考虑到。

既往认为年龄 60～75 岁、髋关节疼痛、非手术疗法不能有效缓解疼痛、只能行髋关节切除术（Girdlestone 切除成形术）的患者最适合做全髋关节置换术。首要的手术目的是减轻患者疼痛，其次才是改善髋关节功能。然而髋关节置换术在类风湿关节炎、退行性关节炎、股骨头缺血性坏死及股骨颈骨折不愈合等疾病中取得巨大成功以后，手术指征被进一步放宽至其他髋关节疾病。同时，由于医疗技术的提高、器械和假体设计的不断改进及对于失败机制的更好的理解，近远期手术效果不断提高，适应证和年龄的范围的限制也逐渐放宽。高龄本身并非手术禁忌证，手术效果不佳除与年龄有关外，与其他伴随疾病的关系更大。

1994 年美国国立卫生研究院（National Institute of Health，NIH）关于全髋关节置换术的共识中指出全髋关节置换术几乎适用于所有因患髋关节疾病而引起慢性不适和显著功能障碍的患者，然而对于患有髋关节疾病引起关节疼痛和功能障碍的年轻患者，原则上如果能用其他手术方法较好解决，那么全髋关节置换术不应成为解决髋关节疼痛的唯一手术选择。Charnley 曾指出：①适于老年患者的手术方式不一定适于年轻患者；②双侧疾病的问题与单侧疾病不同；③治疗活动度良好的髋关节炎与活动度差的髋关节炎不同；④体力劳动者对髋关节的要求比坐位劳动者要高。需要注意的是，年轻患者行全髋关节置换术，术后存在发生假体松动和骨溶解等并发症的可能，必要时需行翻修术，其发生感染及其他并发症的

危险性也会增加。因此年轻患者如发生股骨头坏死可以考虑采用髓芯减压、截骨术、带血管骨移植，髋臼发育不良半脱位者，可以采用骨盆截骨术等，这些手术也可获得较好效果，但并发症与全髋关节置换术相比要少很多，而且这些手术至少可达到推迟行全髋关节置换术时间的效果。有些其他手术不能解决或临床疗效不佳的髋关节疾病，如强直性脊柱炎髋关节强直、先天性髋关节脱位继发严重骨关节炎、严重股骨头坏死等，可行全髋关节置换术。因此对于髋关节病变的患者，应结合患者全身健康状况、患者的要求及其他手术方法的优缺点综合考虑是否适合全髋关节置换术。

"适应证"与"禁忌证"的概念实际上代表的是医疗决策必须由医师、患者及其家属来共同完成。任何医疗决策过程都需要认真考虑特定操作的潜在风险和益处，对于外科手术来说尤其如此。医患双方都必须认真评估手术治疗可能出现的结果，在病情复杂的情况下，更需要医师有良好的沟通和教育能力，来向患者告知特定手术操作的风险和益处，使患者能够积极地参与到手术的决策过程中来。

一、适 应 证

适应证的定义是患者能够从手术中获益，同时又能够保证与手术相关的特定风险足够低的情况。全髋关节置换术首先是为解决患者的髋关节疼痛，其次是改进关节功能。医师在准备施行大的髋关节置换术之前，应先采取非手术方法治疗，包括减轻体重、药物镇痛、适当限制活动及使用助行器等，这些措施常能缓解症状而使患者不再需要手术或至少将手术推迟很长一段时间。对于从事体力活动的年轻患者，预计需要手术时，可建议患者先从事一段时间的文书工作，待患者对髋关节的要求降低后，患者有可能会推迟手术，甚至在理想状况下患者术后仍能维持之前的工作。如果已采取了上述非手术治疗措施，但患者仍有夜间痛、活动和负重后疼痛，严重影响到工作和日常生活，则应考虑手术治疗。疼痛伴髋关节呈进展性破坏影像学改变为手术的首要指征。如患者有活动受限、跛行或双下肢不等长，但无疼痛或疼痛轻微，不适合行全髋关节置换术。60 岁以

上髋关节病变引起髋关节疼痛，不能应用其他手术的患者，是全髋关节置换术的主要适应证。对于严重影响日常生活及关节功能、要求改进髋关节负重及活动功能的较年轻患者也可考虑全髋关节置换术。具体适应证如下。

1. 炎症性关节炎　包括类风湿关节炎、少年型类风湿关节炎、强直性脊柱炎等。患者常较年轻，由于髋关节畸形常引起其他关节的并发畸形，不可耐受的髋部疼痛或因强直而髋关节活动严重受限，患者个人生活受到严重影响，髋部关节囊及肌肉等软组织挛缩和纤维化，关节活动范围较小，无法进行剧烈活动，尤其是双髋及脊柱受累的患者，应适当放宽年龄限制，提早行全髋关节置换术，术后即使关节活动恢复有限，也可极大给予患者方便。

2. 退行性关节病（骨关节炎、肥大性关节炎）有原发性和继发性之分，继发性包括先天性髋关节脱位/发育不良、扁平髋（Legg-Perthes 病）、创伤性髋关节脱位、股骨头骺滑脱、髋臼骨折、Paget 病、血友病、髋关节结核、化脓性关节炎等继发的骨关节炎。原发性骨关节炎多见于老年人，对于严重疼痛的原发性骨关节炎，人工股骨头置换术的效果不佳；对于髋臼已受累、有较严重疼痛及功能障碍者，可行全髋关节置换术。髋关节继发性骨关节炎患者相对年轻，临床表现与原发性无差异。对于年轻的肥大性关节炎患者，若关节无严重不匹配且活动满意，则应考虑采用股骨或髋臼周围截骨术。对于髋关节发育不良行髋臼周围截骨术的患者，日后有必要转为全髋关节置换术时可减少髋臼结构性植骨的需要；若截骨能减轻症状，10 年或 10 年以上才需要行髋关节置换术，患者早期就能从事更多的体力活动，则骨质也得以保留。随着年龄增长，活动量减少，需要使用人工关节的年限也缩短。高位先天性髋脱位，由于髋臼小而浅，股骨头小而变形，位置上移，股骨髓腔变细，周围软组织挛缩，置换手术较困难。高位髋脱位并有严重继发性骨关节炎，髋关节疼痛者可能需要应用特制的人工关节和手术技术进行全髋关节置换术。

3. 缺血性坏死　包括特发性、骨折后或脱位后、激素性、酒精性、血红蛋白病（镰刀细胞病）、肾病性、沉箱病（Caisson 病）、狼疮、家族性脾性贫血（Gaucher 病）、股骨头骺滑脱的股骨头缺血性坏死。对于特发性股骨头坏死患者，尤其是受累范围有限的情况下，应考虑髓芯减压、带血管的腓骨移植和截骨术。对于股骨头已塌陷变形，髋臼已有破坏者，可行全髋关节置换术。

4. 陈旧性股骨颈骨折　陈旧性股骨颈骨折、股骨头及髋臼均已出现破坏并有髋关节疼痛而影响关节功能的患者。早期行全髋关节置换术适用于既往有明显类风湿关节炎、缺血性坏死、骨关节炎造成关节破坏的患者。对于年轻的新鲜股骨颈骨折患者，应尽量行内固定术以保留股骨头。内固定术后患者可早期部分负重下地活动，因此全髋关节置换术的优点不明显。高龄新鲜股骨颈骨折患者可行人工股骨头置换术，不应强求全髋关节置换术。

5. 髋关节强直　髋关节痛是最主要的手术指征。单侧髋关节生理位置强直而无疼痛者并非手术指征。未完全骨性强直、有疼痛及畸形的髋关节可行全髋关节置换术。完全骨性强直的髋关节，由于髋关节畸形位置可引起邻近关节的退化性骨关节炎，进而引起疼痛和不稳定。

6. 骨肿瘤　位于股骨头颈部或髋臼的低度恶性肿瘤，如巨细胞瘤、软骨肉瘤等，可考虑行全髋关节置换术。

7. 其他重建术失败　如截骨术、髋臼成形术、股骨头置换术、截骨矫形术（Girdlestone 切除成形术）、表面髋关节置换术失败的病例。

二、禁　忌　证

禁忌证的定义指的是手术的风险或失败的可能性超过手术预期的益处。禁忌证包括绝对禁忌证和相对禁忌证。

全髋关节置换术的绝对禁忌证不多，包括髋关节或其他部位存在活动性感染，或存在其他任何可增加致死率或致残率的不稳定疾病。

相对禁忌证：①病态肥胖症；②无法配合术后功能康复，如严重的痴呆、Parkinson 病等；③香烟成瘾；④严重骨质疏松；⑤皮肤存在未处理的疾病，如银屑病；⑥外展肌肌力缺失或相对不足；⑦神经营养性关节病（Charcot 关节病）；

⑧曾有髋关节化脓性感染或结核病史，没有足够的随访证据证实病变已静止1年以上。

值得补充的是，Charnley认为，即使对侧髋关节存在慢性低毒感染也可行全髋关节置换术。

另外，尽管术前血糖控制极为重要，但糖化血红蛋白A1c的水平在预测术后感染时并不可靠；无症状菌尿与手术相关感染间无明显关联，也不应作为禁忌证。

第二节　非骨水泥固定初次全髋关节置换术

一、术前准备

1. 综合分析　除常规体格检查外，应注意脊柱有无畸形、髋关节周围软组织有无炎症，对比患髋关节与健髋关节，对比下肢长度，观察有无屈曲、内收、外展或旋转畸形等。例如，患髋同侧膝关节有屈曲挛缩畸形，最好先进行膝关节矫形手术。

2. X线检查　术前应拍摄包含双髋关节在内的骨盆正位及髋关节侧位像，以对比两侧髋关节的差异，必要时拍摄腰骶部或膝关节X线片（图6-1）。

3. 假体选择　将假体的模板在患者等大的X线片上测量，选择合适的假体（图6-2）。

二、手术操作与技巧

1. 术前操作　必须严格执行无菌操作，避免感染发生，参加手术者除常规按刷手步骤清洗手部外，还应用碘酊或乙醇溶液擦涂手部，穿手术衣后戴双层橡胶手套，以防止术中手套破裂。

2. 体位　采用髋后侧切口者采用垂直侧卧位，患侧在上，对侧下肢置于伸直位，体位固定牢靠。并用负压体位垫固定（图6-3）。若采用髋前侧切口或侧方切口，则采用仰卧位，患髋垫高30°。

3. 皮肤灭菌及铺巾　对髋关节强直于内收位的病例，因常需内收肌切断术，所以应特别注意腹股沟及会阴的皮肤灭菌。髋内收畸形会造成铺巾困难。铺好无菌巾后，连接好手术器械装置，贴手术胶膜。

4. 切开　髋后外侧切口，于髂前上棘水平，沿平行于大粗隆后缘方向切开，切口向远端延长至大粗隆中心，然后沿股骨干切至大粗隆以远10cm（图6-4）。皮肤皮下组织及筋膜均在同一切口切开，至阔筋膜及覆盖于臀大肌上部表面的薄层筋膜，纱布侧底止血，尤其对于肥胖患者应该更加注意，避免用牵引器粗暴牵拉皮下组织，不进行脂肪层及筋膜层的潜行分离。将皮下组织从筋膜表面向前、后各解剖1cm宽，以便缝合时易于确认该层。然后在大粗隆中心表面沿皮肤切口切开筋膜（图6-5）。

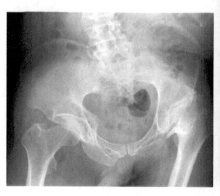
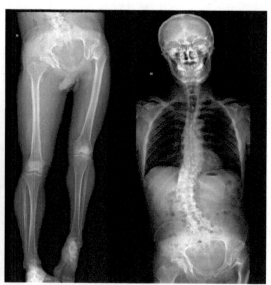

图6-1　术前X线检查，包括骨盆正位片，必要时拍摄腰骶部或膝关节X线片

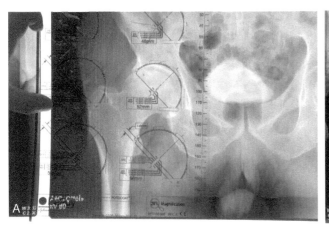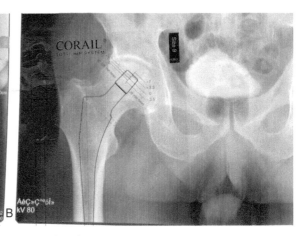

图 6-2 术前在 X 线片上测量假体尺寸

A. 髋臼假体测量；B. 股骨假体测量

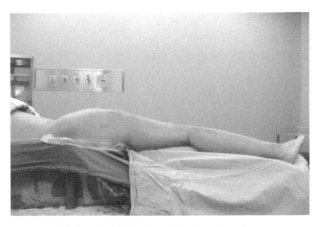

图 6-3 后外侧入路髋关节置换体位的摆放

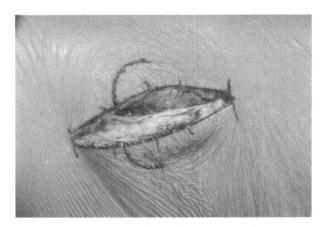

图 6-5 切开皮肤、皮下组织及筋膜

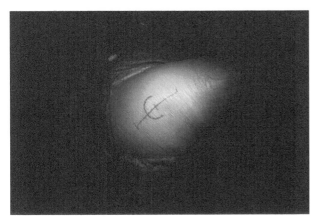

图 6-4 后外侧切口标记与设计

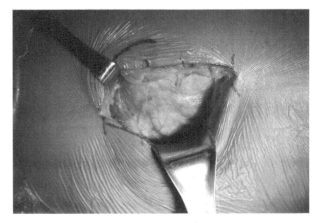

图 6-6 臀大肌切开与分离

5. 切开臀大肌 在近大粗隆处沿臀大肌方向切开一个小口，此处臀大肌很薄，较容易切开全层肌肉，进行全层肌肉的钝性分离（图 6-6）。沿臀大肌方向切开臀大肌筋膜，然后钝性切开臀大肌肌肉纤维，并予以电凝止血。此时可见坐骨神经位于臀大肌深面，应加以保护。向远端充分延长筋膜切口以显露股骨后缘的臀大肌附着点。钝

性分离筋膜前后缘与附着于该筋膜内面的臀中肌纤维，可将湿巾或腹腔纱布垫缝于筋膜的前后缘以隔开皮肤。

6. 切断外旋肌群及打开关节囊 分离粗隆滑囊及髋关节后方脂肪垫，并将其向后钝性剥离以显露短外旋肌群及臀中肌的后缘（图 6-7），需注意臀中肌的后缘几乎与股骨干成一直线，而其前

缘则向前呈扇形展开。在进行后侧解剖时保持髋关节伸直位，屈膝并内旋伸直的髋关节以紧张短外旋肌群。在闭孔内肌表面可扪及由此通过的坐骨神经。除非髋关节结构紊乱，否则没有必要显露坐骨神经。显露梨状肌及闭孔内肌的腱性附着点，电凝沿梨状肌肌腱走行的血管及股方肌内的旋股内侧动脉终末支，然后沿梨状肌腱上缘紧贴股骨颈"L"形切开附着于股骨颈后缘的梨状肌、上下孖肌、闭孔内肌、股方肌及关节囊，向后翻转短外旋肌群，显露股骨头颈（图 6-8）。

7. 切除股骨头颈　将髋关节屈曲、内旋、内收使髋关节后脱位，圆韧带通常从股骨头附着点处撕裂下来，在小粗隆水平股骨颈下插入宽的 Hoffmann 拉钩，拉钩将臀中肌向前方牵开，清晰显露股骨颈，股骨颈截骨平面通常根据术前模板测量决定，股骨内侧通常以小转子上缘为参考，依据测量结果选择小转子上缘近端具体截骨部位，股骨外侧通常以梨状肌窝为截骨点，垂直切断股骨颈。

对于股骨颈骨折患者，应用摆锯修整股骨颈残端、股骨头圆韧带附着，用取头器将股骨头撬拨取出。

如髋关节不能脱位，则用两把 Hoffmann 牵开器紧贴股骨颈骨面插入，保护关节前面软组织。利用摆锯联合骨刀将股骨颈切断，内旋并向前方牵拉股骨干显露髋臼，再取出股骨头或者必要时用骨刀将股骨头劈开分块取出。如股骨头已与髋臼骨性愈合则需要仔细找出髋臼边缘，并加以保护，切除髋臼以外的股骨头颈部，再用髋臼锉去髋臼内骨质。

股骨颈截骨平面高低有时与髋关节周围软组织是否挛缩有关，并影响术后肢体长度。一般建议术前模板测量决定肢体长度，根据测量结果决定股骨颈截骨平面，选用不同颈长的人工股骨头进行调节（图 6-9）。

在股骨颈截骨时，常犯的错误如下：①截骨平面与股骨颈纵轴不垂直，股骨颈后缘比前缘长；②股骨颈切除不当而影响术后的肢体长度；③在髋关节强直的情况下，用骨刀截骨时将股骨颈后缘劈裂。

8. 修整髋臼　为了明确观察髋臼深度及便于磨锉髋臼，必要时充分显露髋臼。妨碍髋臼显露的因素主要是股骨上端受周围软组织牵拉，若前关节囊过于紧张，可切断前关节囊。正常情况下需避免前关节囊切除。主要原因：①可保护髋关节前方的血管神经束；②便于安放 Hoffmann 牵开器；③切除后易造成出血。将宽的 Hoffmann 牵开器尖端插入髋臼后下方的外缘，将已截断的股骨上端压向后方，用尖的 Hoffmann 牵开器插入显露髋臼上缘，应用弯的 Hoffmann 牵开器拉开显露髋臼前缘。

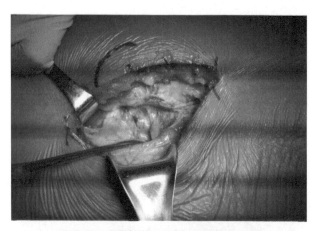

图 6-7　显露短外旋肌群及臀中肌后缘

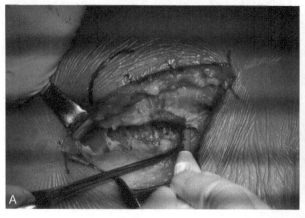
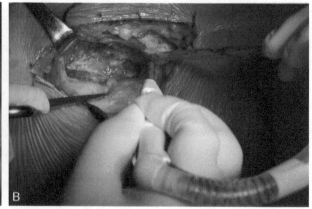

图 6-8　显露股骨头颈部
A. 切开外旋肌群及梨状肌；B. 切开关节囊

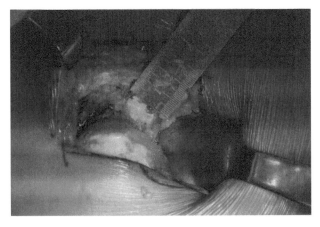

图 6-9　测量股骨颈截骨平面

髋臼唇应予以切除，如髋臼边缘有骨质增生可将其切除以利于判断髋臼深度及内壁角度。髋臼切迹窝底面相当于髋正位 X 线片"泪滴"的外侧缘即髋臼最深的部位，其可作为加深髋臼最大深度的参考标志，髋臼切迹窝内常被脂肪或圆韧带充满，这些组织均需清除（图 6-10）。

9. 加深髋臼　用髋臼锉磨锉髋臼软骨，因

髋臼边缘处软骨较厚，应特别注意予以清除。可先用最小号髋臼锉开始向内侧磨锉，将内侧壁磨锉至髋臼窝处。使用髋臼锉时需与髋臼开口方向相一致，接触髋臼底，并保持合适的方向。髋臼磨锉方向十分重要，需保持外展 45°，前倾 20°～ 25°。为了避免过度加深髋臼，应随时冲洗残存于髋臼窝内碎骨，然后逐步换用较大号的髋臼锉直到磨锉时有较大阻力、髋臼均匀渗血，并且外观呈圆形可置入髋臼假体为止（图 6-11）。髋臼顶部骨质保留十分重要，这样可保持髋臼杯完整的覆盖和负重，同时对于假体安放位置判断也非常重要，如旋转中心定位、髋臼假体外展角等，应避免将髋臼上缘锉成向外成角的斜坡状。打磨髋臼时需要反复冲洗髋臼以判断磨锉程度及方向，确保髋臼周围均匀磨锉、髋臼软骨完全去除、髋臼呈圆形，并且均匀渗血为止，有新鲜出血的软骨下骨床需尽可能保留（图 6-12）。

置入髋臼假体之前确保患者处于正确体位。

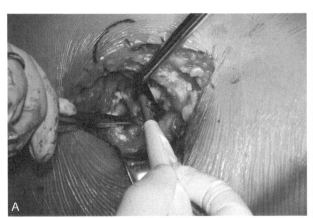
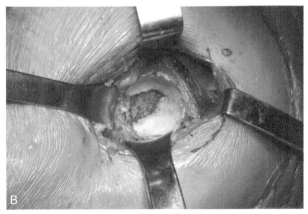

图 6-10　修整髋臼
A. 切断前关节囊；B. 切除髋臼切迹内组织后外观

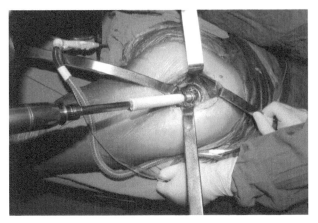

图 6-11　髋臼锉磨锉髋臼

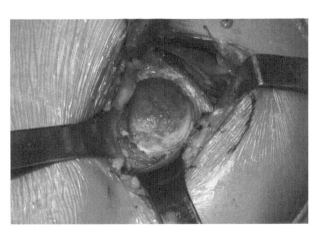

图 6-12　磨锉完成的髋臼

如果用力向前牵开股骨时已致骨盆向前旋转，则易将髋臼假体安置于后倾位，这样容易发生术后脱位，髋臼试模使用非常重要，可以检查髋臼骨床是否呈球形，如果呈橄榄球形则需要重新磨锉髋臼，试模同时可以帮助手术医师判断假体型号、匹配度、假体覆盖程度等，帮助手术医师对最终置入假体位置进行初步判断。

10. 非骨水泥髋臼假体的置入　在确保患者维持完全侧卧位的情况下，清晰显露髋关节周围结构，将髋臼假体装配于全髋系统内的定位器上，明确定位器调整髋臼假体的方向，通常需将定位器上的定位杆调整至与地面平行或垂直来确定髋臼假体合适的外展角。用定位器的延长柄，参照患者躯干轴线确定髋臼假体的前倾角，臼杯的最佳外展角为40°～45°，最佳前倾角为20°～25°。压紧髋臼假体之前再仔细检查其位置，因为取出或改变错位的假体位置会十分困难。将假体打入髋臼时应保持定位器的方向。当假体坐实到软骨下骨时敲击声音会发生改变。通常，通过假体上的孔隙探查软骨下骨，确保假体与骨质密切接触。如果用螺钉辅助固定，最好放在髋臼后上象限。用软钻及万向改锥从金属臼的钉孔中拧入螺钉。如果钻孔偏心或过度成锐角，则拧入螺钉时其螺纹可咬合金属臼中钉孔的边缘，并且继续拧入螺钉时可将金属臼顶离骨床，这样就需要复位并重新打入髋臼假体。用一带角度的测深器确定螺钉长度，可首选6.5mm的螺钉。螺钉入丝后，要用持钉器把持螺钉方向，万向改锥不能保持螺钉的拧入方向。确保螺钉帽完全置于钉孔内并没于金属臼内表面下，以免阻碍聚乙烯内衬的完全嵌入。

如果从髋臼后下象限打入螺钉，则应触摸髋臼后壁并将一手指置于坐骨切迹内以保护坐骨神经。如果钻头出口离坐骨神经很近，可选用比测量长度稍短的螺钉或另选一钉孔。如果必须从前区打入螺钉以固定髋臼，那么钻孔及拧入螺钉时需十分小心。用最短的钻头钻孔时，轻轻施压以避免穿透对侧骨皮质时突然陷落。反复停钻并轻推钻头，确保其仍在骨质内。避免将测深器插入过深，该象限常用的螺钉长度为20mm或过短，除非螺钉可打入耻骨上支。

拧入螺钉后，测试髋臼假体的稳定性，假体

和骨质之间无活动（图6-13），如果固定不可靠，需要重新打磨髋臼，更换髋臼假体。用弧形骨刀切除突出于髋臼假体边缘外的骨赘，在髋关节屈曲和内旋时可与股骨发生撞击，减少关节活动度并易致脱位，然后需将金属臼内的所有碎屑冲洗干净，确保聚乙烯内衬与金属外壳之间未嵌入软组织，否则将妨碍内衬与金属臼杯锁定，然后敲击置入内衬，反复检查核实内衬锁定牢固（图6-14）。

11. 非骨水泥股骨假体的置入　在梨状窝相对应的位置插入最小号的髓腔钻。插入点位于股骨颈截骨面的后外方（图6-15）。插入点定位错误则不能进入髓腔中心，甚至造成股骨近端骨折。扩髓器由最小型号开始逐渐加大扩髓，尤其注意磨锉靠近大转子侧骨松质，必要时开槽器或骨刀去除大转子内侧与股骨颈移行处骨皮质，防止股骨假体内翻位置入。逐渐加大扩髓器型号，直到接触坚硬的骨皮质为止，扩髓器在腔内的轴向和旋转稳定性良好（图6-16）。

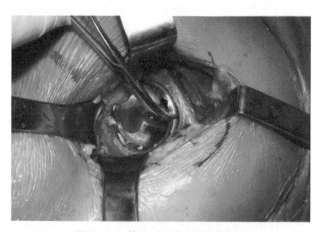

图 6-13　检查髋臼假体的稳定性

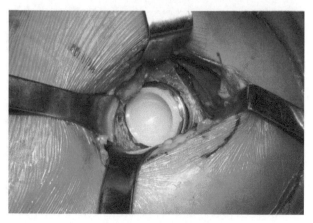

图 6-14　放置聚乙烯内衬后

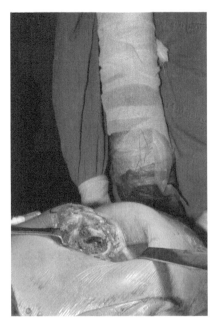

图 6-15　显露股骨髓腔

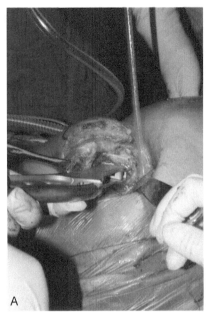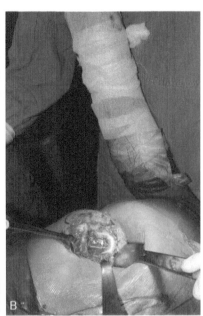

图 6-16　股骨侧处理

A. 扩髓器磨锉髓腔；B. 去除扩髓器把手后

　　如果采用广泛全涂层直柄型假体，需磨锉股骨干髓腔，但磨锉髓腔钻直径应比股骨柄直径小0.5mm，以便股骨假体与股骨干有 10 ～ 40mm 的长度紧密压配，然后处理股骨近端，用髓腔锉清除股骨颈内侧残留的骨松质，按假体使用操作说明依次扩髓。在磨锉髓腔时将手柄向外侧推移，同时维持前倾 15° 左右，以确保去除外侧足够的骨质，避免假体柄内翻位。均匀用力击入髓腔锉，使其缓慢进入髓腔，若前进阻力较大，而髓腔锉型号与术前测量假体型号相差较大，应再仔细检查近端开口是否靠内导致股骨柄内翻位置入，当轴向稳定性良好后，需再检查旋转稳定性，握住手柄试着将髓腔锉前后方向旋转，并仔细检查髓腔锉在股骨髓腔内有无松动旋转，如有旋转活动，需选用大一号的髓腔锉继续扩髓直至同时活动良好的轴向和旋转稳定性，最后修平股骨颈截骨面。锉的锯齿缘应处于股骨颈预先的截骨平面，或者当采用带颈领的假体柄时恰好低于预先的截骨平面，以利于对剩余股骨颈进行精细处理。判断锉在髓腔内的匹配情况，髓腔锉应与大部分髓内皮质密切接触，特别是后侧与内侧。

　　选择术前模板测量所确定的股骨头颈试模。多数全髋假体中的头颈试模均可安装在髓腔锉柄相连的耳轴上，否则，需要使用适配不同颈长的柄进行试模。根据大粗隆顶点高度评判股骨头中心位置，并与 X 线模板测定的平面进行比较。如果颈长满意，冲净髋臼内所有碎屑。髋关节略屈曲，牵引下肢，轻微将股骨头提过髋臼上缘和已置入聚乙烯的隆起部。如果复位困难，检查有无残留紧张的关节囊，特别是前关节囊，若有则应将其切断。如果仍不能复位，则需改用较短的试模，并将内衬隆起转至另一位置或将其全部去掉。

　　另外，可用带塑料垫并与股骨头相匹配的挤压器将股骨头推入髋臼。注意髋关节复位时勿过度用力或过度扭转股骨，否则可发生股骨骨折。据此前钉在髋臼附近的克氏针来判断肢体长度，并做相应调整。各方向活动髋关节，注意在极端位置时股骨与骨盆间或假体之间有无发生撞击的区域。如果髋臼、大粗隆或股骨颈前方的骨赘或骨水泥未被清除，则髋关节屈曲、内收和旋转时发生撞击。同样，若外旋时发生撞击则需要切除大粗隆后方、髋臼缘或坐骨的骨质。如果假体颈与聚乙烯内衬的突出部相撞击，则稍转动其位置或完全将其取出。

　　如果髋关节很容易脱位并且股骨头牵离髋臼超过数毫米则应改用加长颈。若使用加长颈后下肢过长，如有可能则改用偏距较大的假体柄。改用这种假体可减少骨性撞击并增强软组织张力，避免下肢过长。宁可选择下肢轻度延长也不要冒关节不稳定的危险。如果髋关节不能完全伸直，应改用短颈假体；若术前存在严重的屈曲挛缩，则松解所有残留的紧张的前关节囊组织；若对假体的型号、位置或肢体长度感到不明确，则应行术中 X 线检查。

再次显露股骨近端，清除股骨髓腔内的碎屑，勿损害已处理好的骨床。置入大小合适的股骨假体。用手将假体柄插入至完全坐实前几厘米的范围内。确保假体维持在髓腔锉所确定的前倾度。然后用全髋系统中提供的打入器或带塑料垫的挤压器将柄轻轻地击入髓腔，用均匀的力量将假体击打到位。假体接近完全到位时，每击打一次前进的幅度逐渐变小。勿使用暴力，否则易导致骨折。击打假体不再前进为止，假体置入完成（图 6-17）。

用旋转和牵引力检查置入假体柄的稳定性，如果柄确实不稳定，则需决定是否更换大号的柄。如果在打入的过程中发生骨折，则应立即停止操作，向远端完全显露骨折，取出假体柄；若仅为小粗隆以上的不完全骨折，可在小粗隆上方绕股骨做一环扎钢丝固定，再次置入假体柄；若为小粗隆以下的不全骨折，则需更换更大范围远端固定的长柄。大粗隆发生骨折并不稳定时可按粗隆截骨的方法固定。最后全方位活动关节，证实人工髋关节的稳定性（图 6-18）。

12. 软组织修复与关闭切口　髋关节复位后应修复后方的软组织（图 6-19）。将关节囊联合梨状肌肌腱、闭孔内肌肌腱缝合到股骨大转子骨松质上，如果骨质坚硬，可先行用克氏针在大转子上钻孔，然后再缝合。修复后方结构时需要特别注意勿损伤坐骨神经，缝合在腱性结构上操作，进针和出针均在直视下完成，勿缝合脂肪或肌纤维组织，

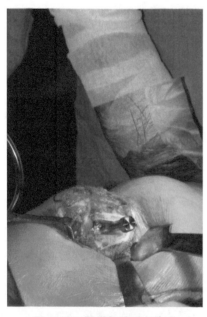

图 6-17　股骨假体置入完成

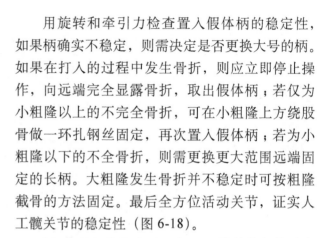

图 6-18　假体安装完成并复位后的假体状态

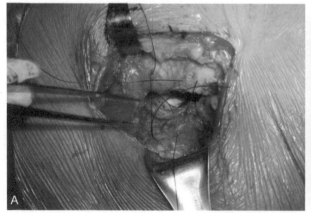

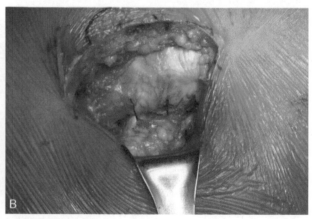

图 6-19　软组织修复

A. 正在缝合关节囊外旋肌群；B. 软组织修复完成

对于部分解剖结构欠清晰的病例，可以不用修复后方关节囊等稳定结构。如果切断了臀大肌股骨止点，需进行缝合修复，阔筋膜层是防止关节腔与浅层相通的重要屏障，需要严密缝合，最后逐层缝合皮下组织和皮肤。

第三节　骨水泥固定初次全髋关节置换术

人工全髋关节置换术是解除中老年髋关节疼痛和功能障碍最有效的手术方式之一。随着外科技术、假体技术和材料的日益完善，影响人工髋关节长期效果的因素较多地涉及人工关节的固定技术。尽管近年来非骨水泥固定技术得到了快速发展并获得非常优异的效果，但是骨水泥固定技术仍然是全髋关节置换假体固定的重要方式。

骨水泥固定是假体与骨床之间充填骨水泥，形成假体 - 骨水泥 - 骨两个界面；骨水泥是一种化学聚合制剂，其单体是甲基丙烯酸甲酯，聚合后成为聚甲基丙烯酸甲酯高分子聚合物，其弹性模量界于骨松质与金属之间，有助于人工关节骨内部分的稳定性。骨水泥并不是黏合剂，它对假体的固定作用是通过大块充填和微观的机械交锁实现，其显著的特点是假体可以获得即刻的固定。其优点如下：①由于骨水泥向骨小梁中渗透，骨松质得到加固后可以更好地承受形变；②能使假体 - 骨之间的应力分布均匀，不良应力减小，避免应力的集中；③扩大假体应力传导范围；④提高对医师技术变差和骨骼质量的容忍度。骨水泥固定后，人工关节长期稳定取决于骨水泥与骨之间的交锁维持、骨水泥与假体之间的固定质量和骨水泥本身的强度。任何一个环节薄弱则会导致整体的固定失败；理想的骨水泥 - 骨界面为骨水泥连续存在并均匀一致地渗入周围骨松质中，气泡和液体完全排除。骨水泥和骨之间的结合强度取决于骨水泥进入骨小梁间隙的程度，增加骨水泥 - 骨界面压力，能够增加两者之间的结合力，提高假体的固定效果。影响骨水泥 - 骨界面压力的因素包括骨水泥峰压、压力维持时间、骨质疏松程度、液体和骨组织碎片的干扰及假体插入时骨水泥的黏滞程度。骨水泥峰压是影响骨水泥 - 骨界面压力的关键因素，而假体插入时骨水泥的黏滞程度又是影响骨水泥峰压的重要影响因素。

一、骨水泥固定型假体设计

（一）骨水泥固定股骨柄假体设计

随着 Charnley 低摩擦型人工关节置换术的引入，丙烯酸骨水泥成为股骨假体固定的标准。柄的设计和骨水泥应用方面的进展极大地改善了骨水泥固定假体的长期寿命。尽管骨水泥固定有很多优点，但过去 10 年来骨水泥固定的股骨柄假体的应用却急剧减少，最近骨水泥假体柄的设计也少有革新。

骨水泥固定柄的某些设计特征已被广泛接受。柄应使用高强度超合金制作。大部分设计者选择钴铬合金，因其较高的弹性模量可以降低近端骨水泥套中的应力。柄的横截面应有一宽的内侧缘，其外侧缘也常加宽以向近端骨水泥套施加压力负荷，锐缘可造成局部应力升高而致骨水泥套折断。颈领可帮助确定置入深度并可减少颈内侧的骨吸收。越来越多的证据表明骨水泥型柄的松动开始于骨水泥 - 假体界面，开始是骨水泥与柄分离，继而发生骨水泥折断。该界面的结合强度可通过柄的各种类型巨孔表面而得到加强。非圆形，如圆角矩形或椭圆形，不规则表面，如沟或长轴方向的槽，也可增加柄在骨水泥套中的旋转稳定性。然而人们担心即使对柄表面进行改良也可能无法维持其与骨水泥的结合，一旦柄与骨水泥分离，则在运动中，粗糙或有表面结构的柄将比光滑的表面抛光柄产生更多的碎屑。使用 Exeter 型粗糙面柄其松动和骨吸收发生率比使用同一类型的光面柄高。将最初的抛光 Charnley 型柄与其后来的粗糙面改进型柄相比较，也有类似的发现。由于这一原因，抛光柄又重新在骨水泥固定关节置换中得到应用。Ling 推荐了一种无颈领、抛光并在两个平面逐渐变细的假体，它允许少量的下沉并可维持骨水泥套内的压应力。

柄应有多种尺寸以使其能占据近 80% 髓腔横

截面，并形成近端至少 4mm、远端至少 2mm 厚的最佳厚度的骨水泥套。柄在髓腔内保持中心位可减少局部区域骨水泥套过薄的可能性，薄弱骨水泥可碎裂并引起柄的松动。为了使柄位于股骨髓腔中心及骨水泥能形成较为均匀的套，在置入柄之前，许多假体在柄的远端和近端附加聚甲基丙烯酸甲酯（PMMA）中位器，以使假体柄位于髓腔中央，并形成更均一的骨水泥套。中位器也与骨水泥掺和，并融入骨水泥套。

最后，柄的最佳长度决定于股骨髓腔的大小和几何形状。最初，Charnley 型假体柄长约 13cm，该长度足以使之在股骨干骺端及近端骨干内达到可靠的固定。较长的柄占据髓腔峡部，置入时不易出错或将柄置于内翻位。然而，由于股骨髓腔存在正常的前弓，故柄的末端可能撞击前方骨皮质甚或在皮质较薄时将其刺穿。另外，骨水泥要充分填塞峡部水平以下的髓腔在技术上仍有一定的困难，其结果可能是柄周围及柄尖端以远的骨水泥填入量不足。目前柄长设计一般在 120 ~ 150mm。对于骨皮质已穿破、骨折或因螺钉孔或其他内固定物引起皮质薄弱者，可用更长的柄，尤其是翻修手术。

（二）骨水泥固定型髋臼假体设计

最初用于骨水泥固定的髋臼假体为厚壁的聚乙烯帽。其外表面常有垂直和水平的沟槽以增加髋臼在骨水泥套内的稳定性，并在塑料内埋入金属线以便在术后 X 线片上更好地判断髋臼假体的位置。这些设计中有许多仍在常规使用。最近的设计加入了一些改进，可确保获得更为均匀的骨水泥套。增加 PMMA 小垫，一般为 3mm 高，以保证骨水泥套均匀，从而避免髋臼底突出导致骨水泥套局部薄弱或中断的现象。假体周边增加凸缘，可在将髋臼挤压至正常位置时对骨水泥产生额外的压力。尽管假体设计有所变化，骨水泥固定髋臼假体的长期使用寿命却并未得到实质性增加。于是临床实践中开始倾向于在大多数患者中采用非骨水泥固定髋臼假体。全聚乙烯假体使用简单、价格低，使之在老年人及对活动要求较低的患者中成为较为理想的选择。骨水泥固定型髋臼假体也可用于一些肿瘤术后重建及术中发现手术部位的情况使骨长入多孔表面不太可能时，如

髋臼需要广泛植骨的翻修手术。在这些情况下，金属加强环常与骨水泥固定髋臼假体一同使用。

二、骨水泥固定型假体的置入

（一）术前准备、体外摆放与显露等步骤

这些步骤与非骨水泥固定假体（第 6 章第二节）完全一致。

（二）骨水泥固定型髋臼假体的置入

骨水泥固定型髋臼假体的设计特点已在前面进行了讨论。大多数假体表面带有数个预制的 PMMA 突起以保证假体周围形成一层 3mm 厚的骨水泥套。虽然有些设计使聚乙烯臼带有偏心距或边缘隆起，但其假体不是组配式，必须作为一个整体置入，因此必须在用骨水泥固定假体之前选定偏心的旋转位置。全聚乙烯臼常仅有几种尺寸，随髋臼大小的不同，其周围骨水泥套的厚度也不同。假体的大小既可用聚乙烯臼外径表示，又可用聚乙烯臼外径加上 PMMA 占位突起垫的距离表示，通常这可使假体外径增加 6mm。磨削后髋臼的大小应与包括占位突起垫在内的假体外径一致。否则假体不能完全坐入髋臼。

（三）骨水泥固定型股骨假体的置入

骨水泥混合与充填方法的改进及对假体设计的改良，使骨水泥固定型股骨假体的使用寿命得到了显著延长。骨水泥固定尤其适用于股骨皮质薄或骨质疏松及预期不能获得可靠压配固定的患者，骨水泥置入前，彻底冲洗髓腔和用纱布干燥骨面有利于完整骨水泥袖套形成。

三、骨水泥固定效果评价

成功的骨水泥固定取决于骨水泥应用技术，骨水泥的应用技术已从 20 世纪 70 年代的第一代发展到现在的第三代，在置入骨水泥之前，骨松质面需要用脉冲反复冲洗，并用干纱布擦拭以保持骨面干燥，确保骨水泥均匀渗入骨小梁间隙，并且无血液在骨水泥中形成局部孔隙，降低骨水泥固定强度。第一代骨水泥技术，又称指压法，将骨水泥调至面团期时，术者用手指将骨水泥塞入骨髓腔和髋臼窝粘合假体。此方法由于在骨小梁中可能存在许多气泡和间隙，假体上的骨水泥覆盖厚薄不均，时有中断，因而失败率很高；第

二代骨水泥技术，即骨水泥枪的使用。在注入骨水泥之前，股骨髓腔远端放置髓腔塞以形成封闭的近端腔隙，注入骨水泥时，该腔隙压力增高，利于骨水泥进入骨松质间隙，假体周围骨水泥均匀分布，提高了成功率；第三代骨水泥技术在第二代技术的基础上，采用股骨假体柄中位技术、骨水泥真空搅拌技术等，以保证骨水泥均匀分布。理想的骨水泥厚度一般应为 2mm，骨水泥过薄或过厚都会造成骨水泥断裂。确保骨水泥厚度均匀的方法有骨水泥枪的使用和假体的中位技术。骨水泥搅拌技术是影响骨水泥中气泡含量的重要因素，真空搅拌是降低骨水泥中气泡的有效方法。使用骨水泥枪注入骨水泥，一定要把骨水泥枪的枪口插到髓腔栓近侧，然后边退边注骨水泥，以保持骨水泥的连续性，防止空气和血液等掺入骨水泥。

另外，现代骨水泥技术还包括假体材料优化选择、假体设计与骨水泥材料理化性能等多方面的革新。目前骨水泥型假体分 3 种，即光面、粗糙面和骨水泥预涂面。粗糙柄和骨水泥预涂柄在骨水泥固化早期，其抗张力和抗剪力明显高于光柄，但光柄潜在的锁定作用比粗糙柄强。骨水泥搅拌后，何时应用骨水泥要根据假体情况而定，如果使用的是光面假体，则在面团期使用，以利于加压。如果使用预涂面假体，骨水泥应在湿砂期应用，以利于再聚合，增加假体和骨水泥之间的结合。改变骨水泥的成分，特别是在聚甲基丙烯酸甲酯的基础上，掺入生物活性颗粒如羟基磷灰石和生物玻璃等，制成部分生物活性骨水泥，也是改变骨水泥强度和固定方式的有效途径。

骨水泥固定型定制假体柄设计要符合股骨解剖曲度的特性，以使得骨髓腔内假体周围的骨水泥达到均匀厚度。骨水泥在周期性负荷下易发生疲劳断裂，其对骨组织的热损伤或微动产生的碎屑激活巨噬细胞造成假体周围骨溶解、假体松动及应力遮挡。采用 Cochrane 系统对人工髋关节置换术中股骨柄各种骨水泥固定技术及非骨水泥固定技术的效果进行统计分析发现：①在第一代和第二代骨水泥技术应用于人工髋关节置换术股骨柄固定时，其栓塞发生率高于非骨水泥组；但应用第三代骨水泥技术固定，骨水泥组与非骨水泥组在栓塞发生率上没有明显的差异。②骨水泥组的股骨柄下降和股骨皮质增生发生率要明显低于非骨水泥固定组。但在术后大腿痛、股骨柄假体翻修及异位骨化等术后并发症发生率等方面，仍有待进一步研究。

（康鹏德）

第7章

髋关节表面置换术

第一节　适应证与禁忌证

髋关节表面置换术的适应证尚存在争议，目前多数医师认可的适应证包括骨质较好、股骨近端结构较为完整、年龄 < 65 岁的非感染和毁损性髋关节疾病患者。临床具体病种可包括骨关节炎、股骨头无菌性坏死、Crowe Ⅰ 型和 Ⅱ 型髋关节发育不良、创伤后股骨头坏死等。部分特殊病例如股骨近端解剖异常、骨折史等，应根据具体情况决定是否合适行髋关节表面置换术。另外，行髋关节表面置换术者，头颈比应大于 1 : 1.2。如股骨侧存在囊性变、骨坏死或骨肿瘤者，位置不应在头颈交界区，以免出现术后股骨颈骨折，且应保证股骨头修形后，股骨头 3/4 以上区域完整，以保证股骨侧假体牢固安装。男性患者较女性患者更适合行髋关节表面置换术。报道显示，女性患者髋关节表面置换术后股骨颈骨折发生率高于男性患者。此外，当股骨头直径小于 50mm 时，血清金属离子浓度显著升高，而女性患者股骨头平均直径小于男性患者，且女性患者金属过敏发生率高于男性。

目前认为不适合行髋关节表面置换术的患者包括：股骨侧严重骨质疏松者；存在活动性感染者；骨骺未闭的年轻患者；已知金属离子过敏者；头颈比小于 1 : 1.2 或头颈交界区存在骨质破坏的患者。除此之外，骨坏死、囊性变、骨肿瘤等各种原因导致股骨头、股骨颈或髋臼缺损或破坏过多的患者，以及存在双下肢显著不等长的患者应当慎行髋关节表面置换术。

第二节　手术操作与技巧

髋关节表面置换假体有多个种类，以下来自 Amstutz 教授使用的美国 Wright 公司的 Conserve® PLUS 假体的手术操作。许多手术操作原则在不同假体之间是相通的，建议读者参考各自的技术指南。

1. 模板测量股骨假体大小。将模板覆盖在股骨近端正侧位片上，依照股骨假体中立位或稍外翻位置入，应用模板测量确定假体的大概型号。置于侧位片上，检查股骨假体前倾、假体大小及股骨前侧骨赘情况。在侧位片上测量时主要参照相对平坦的股骨颈前方皮质，使假体柄位于股骨颈中轴线略前方。

2. 置患者于侧卧位，确保骨盆于中立位，骨盆冠状面、横断面呈垂直位，矢状面呈水平位。固定牢固后，应允许髋关节屈曲 90° 及充分内收，以保证术中股骨头脱位及显露。

3. 髋关节后外侧入路（图 7-1），常采用屈髋 45°，直行切口，钝性分离臀大肌肌纤维，松解远端臀大肌肌腱附着处，以便股骨容易向前牵开；自臀中肌和臀小肌深面插入一把弯的 Hoffmann 拉钩，显露梨状肌和短外旋肌群；切断股方肌，将梨状肌、短外旋肌群和后关节囊作为一层"Ⅱ"形切开。向后使髋关节脱位，松解前方、上方关节囊。

4.屈髋充分内旋股骨，显露股骨头。在对股骨头的操作过程中，始终注意保护股骨颈周围的软组织，内有供应股骨头颈的血管。清除股骨头颈部所有大的骨赘。测量股骨头与股骨颈直径，定位颈干角135°～140°，用股骨颈中心定位器与股骨颈纵轴相平行方向打入1枚导针。使用筒锉测量器检测中心定位针的位置及方向，围绕股骨颈转动筒锉测量器，如果测量器的尖端碰到一侧皮质，而在对侧存在较大间隙，说明中心定位针不在中心，应重新置入（图7-2）。沿中心定位针安装筒锉，从大号开始打磨股骨头，直至较术前确定的尺寸大2号时停止打磨（图7-3）。

5.处理髋臼，置入非骨水泥髋臼假体。操作类似于常规的全髋关节置换术。将一弯的Hoffmann拉钩置于髋臼前缘，轻度外旋下肢，将股骨头置于外展肌下，向前上牵开股骨完全显露髋臼。股四头肌腱反折端松解有助于髋臼显露。确定髋臼的前壁、后壁和下缘，显露髋臼窝，解剖重建旋转中心。磨锉髋臼，根据患者骨量磨锉大小可较最终置入假体少1mm或2mm，前倾

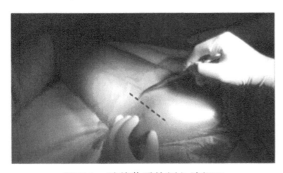

图 7-1　髋关节后外侧入路切口

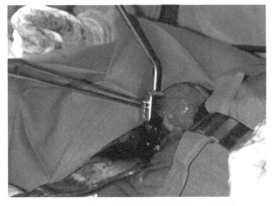

图 7-2　中心定位导针的位置可以调整

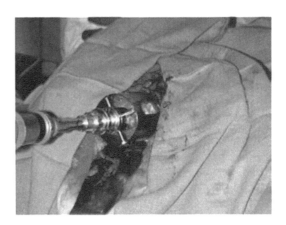

图 7-3　采用筒锉小心地进行股骨头磨削，避免股骨颈切迹

15°～25°、外展35°～45°置入髋臼假体。注意去除臼杯边缘周围的骨赘。

6.髋臼侧完成后，进行股骨头第二次锉骨，至最终尺寸。安装股骨头截骨导向器，使其完全覆盖打磨过的股骨头，用固定钉将其固定在股骨头上，用摆锯截除股骨头顶端（图7-4）。在股骨头截骨导向器表面安装假体柄导向器，沿股骨颈钻孔（图7-5）。置入锥形锉导向器，用锥形锉完成斜面骨床的准备。安装股骨假体试模，旋转试模，假体试模与骨床之间应有均匀一致的骨水泥间隙。彻底清理头部囊腔；用3.5mm钻头在骨床上打孔，以利于骨水泥嵌入骨孔固定（图7-6）。对有骨质疏松或有较多囊性变者，可用骨水泥固定股骨柄。磨锉后的骨面用脉冲冲洗干净，吸干后再置入股骨假体。采用低黏度骨水泥；在小粗隆处钻孔，置入负压吸引管，有助于彻底吸干骨面，从而使骨水泥能更好地渗入骨小梁间隙（图7-7和图7-8）。

7.复位后，检查髋关节的活动范围，检查有无撞击。修复后侧软组织，关闭切口。术后鼓励患者早期活动，患者手术当天即可行走。

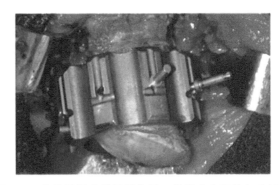

图 7-4　安装股骨头截骨导向器，使其完全覆盖打磨过的股骨头，用摆锯截除股骨头顶端

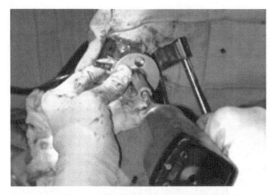

图 7-5　安装塔状假体柄导向器，沿假体柄导向器钻孔

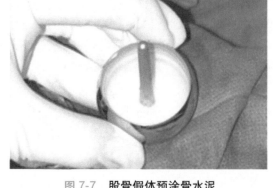

图 7-7　股骨假体预涂骨水泥

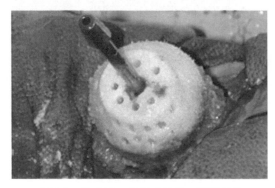

图 7-6　钻孔后，将骨床冲洗、吸引干净

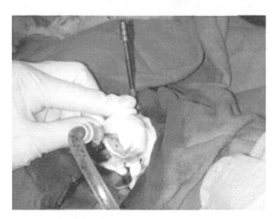

图 7-8　骨床上预涂骨水泥。可在小粗隆处钻孔，置入负压吸引管

8. 采用髋关节表面置换治疗 Crowe Ⅰ 和 Ⅱ 型 DDH 病例（图 7-9 和图 7-10）。

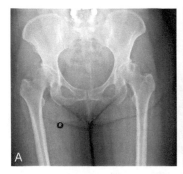
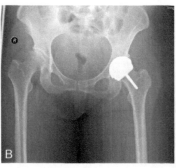
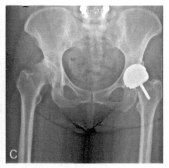

图 7-9　39 岁女性 Crowe Ⅰ 型 DDH 患者，采用髋关节表面置换手术治疗
A. 术前；B. 术后即刻；C. 术后 8 年时，假体在位稳定

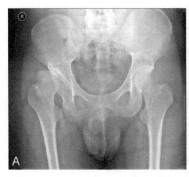
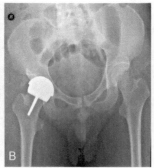
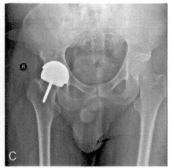

图 7-10　24 岁男性 Crowe Ⅱ 型 DDH 患者，采用髋关节表面置换手术治疗
A. 术前；B. 术后即刻；C. 术后 4 年时，假体在位稳定，髋臼上方植骨改建

第三节　髋关节表面置换术的并发症

髋关节表面置换术的并发症发生率与标准全髋关节置换术相比并无显著差异，但髋关节表面置换术的一些特殊并发症需要引起大家重视。

1. 股骨颈骨折　是髋关节表面置换术后最为严重的并发症之一，也是髋关节表面置换术失败的主要原因，发生率为 0% ~ 9.2%，影响因素主要为术者经验、适应证选择和手术技术等。股骨颈骨折大多发生于术后 2 个月左右，也可在术后的数天至数年，女性更为常见。有研究证实，股骨头成形的操作过程会增加股骨颈外侧缘和小粗隆的应力。股骨颈骨折更常见于股骨假体内翻的患者，因此，有学者建议将股骨假体放置于外翻位以降低骨折发生率，但有学者认为偏离解剖位置放置假体会增加股骨颈的局部应力。外伤或手术操作均可损伤股骨颈，并增加术后骨折风险。过量的骨水泥产生的热量也会造成骨坏死。也有学者认为手术操作增加股骨头血供损伤风险，进而增加股骨颈骨折的风险，但此观点需要更多研究支撑。

2. 无菌性松动　无菌性松动包括股骨侧假体松动及髋臼侧假体松动。股骨侧假体 5 年随访松动率为 0% ~ 1.3%。主要的危险因素为较小的股骨头直径，以及股骨头有大于 1cm 的骨缺损。髋臼侧为生物固定，相对股骨侧而言其松动率更低，文献报道 5 年松动率为 0% ~ 1%。髋臼假体设计缺陷会增加早期松动率。

3. 局部组织不良反应 (adverse local tissue reaction, ALTR)　磨损产生的金属颗粒及钴离子、铬离子长期存在于人体内所带来的潜在影响需要医师去关注。金属磨损颗粒可在假体周围募集活化巨噬细胞，形成局部炎症反应，加速骨溶解并形成炎性假瘤。有研究证实磨损产生的金属离子会进入患者血液和尿液。但体内增高的金属离子对人体各个系统代谢的影响如何，目前尚无结论。

4. 撞击和脱位　髋关节表面置换的股骨头直径较大，接近人体股骨头真实大小和自然解剖，脱位率低于全髋关节置换，为 0% ~ 1%。

5. 异位骨化　发生率报道不一，髋关节表面置换术引起异位骨化的发生率高于全髋关节置换术。病因并不确切，男性骨关节炎患者的发生率较高。术中肌肉牵拉，磨锉股骨头残留于软组织中的大量骨碎屑可能是异位骨化的危险因素。

6. 股神经麻痹　发生率较低，为 0% ~ 1.6%。股神经麻痹主要影响股四头肌的伸膝动作，大多数可以完全康复。

7. 血栓　髋关节表面置换和全髋关节置换的血栓发生率并无显著差异。

（李慧武）

第**8**章

特殊情况下的全髋关节置换术

第一节 股骨颈骨折与股骨转子间骨折

一、股骨颈骨折

股骨颈骨折可发生于任何年龄段，但以大于60岁的中老年人最常见，占该骨折的90%左右。随着我国进入老年社会，其发生率逐年增加。由于股骨颈特殊的解剖结构与血供特点，按常规的骨折治疗原则进行复位内固定手术，出现骨不连与股骨头坏死的概率很大，分别为15%～30%与11%～19%。现在越来越多的循证资料证实，人工关节置换术是解决老年股骨颈骨折的最好办法。

（一）手术适应证

1. 相对适应证

（1）年龄在65岁以上，Garden分型为Ⅱ～Ⅳ型。

（2）髋关节脱位合并股骨颈骨折，特别是股骨头严重粉碎性骨折。

（3）股骨近端重度骨质疏松，骨折难以牢固固定。

（4）预期不能再下床行走，其治疗目的主要为缓解疼痛并利于护理。

2. 绝对适应证

（1）无法满意复位及牢固固定的骨折。

（2）内固定失败的股骨颈骨折。

（3）陈旧性股骨颈骨折。

（4）髋关节患有适应人工关节置换疾病的股骨颈骨折。

（5）患有精神疾病或发作性、失控性疾病患者。

（6）无法耐受再次手术的患者。

（二）人工关节置换术式

1. 人工股骨头置换术（又称半髋置换术） 此类手术可应用单极和双极人工股骨头两种类型的人工关节假体。人工股骨头置换术最大的问题是对髋臼的磨损，导致使用年限受限。但与人工全髋关节置换术比较，其也具有创伤小、并发症少、恢复快等优点。因此，人工股骨头置换术主要用于预期寿命相对短的患者，如80岁以上的老年患者和基础性疾病多、手术耐受差的患者等。

2. 人工全髋关节置换术（THA） 人工全髋关节置换治疗股骨颈骨折取得了巨大的成功，使得老年股骨颈患者可以早下床、早复原，大大降低了股骨颈骨折固有的并发症和死亡率（图8-1）。但是人工全髋关节置换术也有其并发症和新的问题，如脱位、骨折、感染及晚期磨损与松动等。随着现代人工关节材料和设计的改进，微创化和智能化技术的广泛应用，人工全髋关节置换术越来越多地用于治疗老年骨折，且疗效确切（图8-2）。

3. 两种置换术式的随访结果与趋势 股骨颈骨折后，由于死亡率高、并发症多，传统的复位内固定术或保守治疗越来越少地被使用，故人工关节置换术已被广泛的接受。Cram等分析了加拿大曼尼托巴省在1990～2014年共19 626例股骨颈骨折的治疗方式（患者平均年龄为80.6岁，其中女性占72.3%）。结果显示，采用人工全髋关节置换与股骨头置换的比例均明显上升，而内

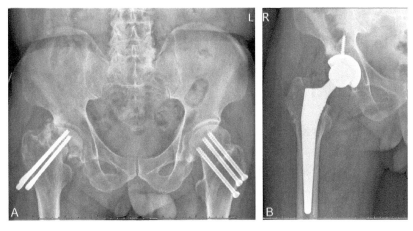

图 8-1　A. 股骨颈骨折内固定失败 X 线图像；B. 人工全髋关节置换术后 X 线图像

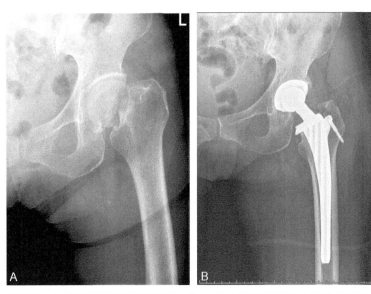

图 8-2　A. 股骨颈骨折 X 线图像；B. 人工全髋关节置换术后 X 线图像

固定术和非手术治疗比例明显下降。Ju 等分析了 2003 ～ 2013 年美国国家住院患者资料库中的股骨颈骨折治疗方式。结果显示，在大于 65 岁的股骨颈骨折患者中，人工全髋关节置换术治疗比例在上升，其平均年龄为 77.3 岁；人工股骨头置换术治疗比例在下降，其平均年龄为 83.2 岁。

（三）假体的选择

假体按固定方式分为生物固定和骨水泥固定假体，其各有优缺点。由于假体形态与表面涂层技术的改进，生物固定假体具有了优良的初始稳定性、易于骨长入及其良好稳固性等优点，在我国占主流；但是骨水泥型固定法仍有其优点，如即刻稳定的固定和术后允许早期负重行走等。因此，在假体选择时，必须综合各方面因素慎重选择，特别是要考虑股骨近侧髓腔形态。根据 X 线片上

的股骨近侧髓腔开口指数 CFI 值，髓腔形态分为三类，即正常型、烟囱型和香槟酒杯型。老年股骨颈骨折多为骨质疏松性骨折，股骨近侧骨皮质薄，髓腔大呈烟囱型。故在选择股骨柄时，应充分考虑此特点；否则会出现假体固定失效或假体周围骨折等并发症。Mayo Clinic 在 2016 年发表的一文中指出，生物柄术中发生骨折的概率是骨水泥柄的 14 倍，特别是在 65 岁以上的女性中更多，且术后生物柄发生骨折的概率也会增加。Inngul 等（2015 年）进行了一项前瞻性随机双盲对照临床试验研究。该研究共纳入 141 例因急性股骨颈移位骨折而住院治疗的老年患者，其中 67 例接受骨水泥髋关节置换术、74 例使用生物柄（羟基磷灰石涂层）髋关节置换术。主要评价指标包括术后髋关节评分、肌肉骨骼功能评分简表（SMFA）、

欧洲五维健康量表评分（EQ-5D）和影像学结果，均在术后 4 个月和 12 个月时进行数据收集。结果显示，骨水泥组与生物柄组髋关节置换术后患者死亡率无明显差异；骨水泥组的术后髋关节评分在术后 4 个月较生物柄组更高，术后 12 个月两组间差异无统计学意义；与生物柄组比较，骨水泥组 SMFA 功能障碍指数在术后 4 个月、12 个月更好。另外，1 年内骨水泥组的欧洲五维量表评分均优于生物柄组，包括术中并发症、术后疼痛、术后髋关节功能改善等方面。该研究组于 2018 年又发表了 4 年的随访结果，虽然术后 4 年骨水泥柄与生物柄结果相似，但笔者仍然不支持使用生物柄假体治疗老年股骨颈骨折。由于骨水泥固有的毒副作用、失败后取出困难等缺点，同时，生物型人工关节的设计与柄涂层的改进使其适应证越来越广，因此，在治疗老年股骨颈骨折方面，生物柄得到了广泛应用并取得了优良的疗效。总之，上述两种股骨柄均适用于股骨颈骨折的治疗，只是在选择人工关节假体方面更多地考虑股骨近侧髓腔形态、生物柄形态与涂层等因素，确保人工关节初始稳固，从而达到加速康复的目的。例如，烟囱型髓腔选择骨水泥型假体可获得更好的固定，而香槟酒杯型髓腔更适合于生物型假体等（图 8-3）。

二、股骨转子间骨折

股骨转子间骨折，也称为股骨粗隆间骨折，指小转子下方 1cm 水平以上至股骨颈基底部的骨折，好发于骨质疏松的中老年人，占成人骨折的 3.1%。股骨转子间骨折的治疗取决于骨折的类型与稳定性、患者的年龄、身体与精神状态等，骨折的稳定性主要取决于后内侧皮质支柱的完整性。股骨转子间骨折应首先考虑内固定治疗：钉板系统、髓内系统，术后可早期在床上进行功能锻炼。内固定术后需维持 6 ～ 8 周甚至更长的时间禁止下地完全负重，进而增加了患者下肢深静脉血栓形成、肺部感染、泌尿系感染等并发症的发生率。人工关节治疗股骨转子间骨折具有其优点，如早期下地活动、便于护理与功能康复及预防和减少内脏并发症等。

（一）骨折分型

股骨转子间骨折分型方法较多，如 AO 分型法，将其全部归纳为 A 类骨折，根据骨折线的走行与碎裂程度分为 A1、A2 和 A3 三种类型；临床常用 Tronzo-Evans 分型法（图 8-4）。

（二）手术适应证

1. 合并有髋部疾病者。

2. 股骨转子间骨折内固定失败。

3. 大于 80 岁的不稳定型股骨转子间骨折。

4. 陈旧性股骨转子间骨折。

5. 股骨近端重度骨质疏松，难以牢固固定的 Tronzo-Evans 分型Ⅲ、Ⅳ型骨折。

6. 因特殊原因需要尽早下地行走的高龄股骨

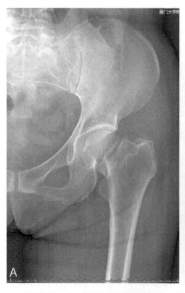
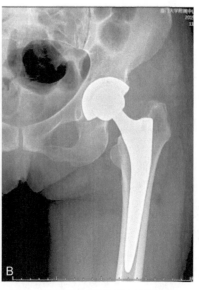

图 8-3　A. 香槟酒杯型髓腔；B. 人工全髋关节置换术后 X 线图像

转子间骨折患者。

（三）人工关节置换术式

基本类同于股骨颈骨折的术式选择。符合适应证的股骨转子间骨折患者相对较少，且这部分患者多呈现高龄、骨折粉碎与骨质疏松严重、体虚多病和早期行走需求等情形，故在选择人工关节置换治疗股骨转子间骨折时，股骨柄的选择有其独特性。

（四）假体柄的选择

应选择骨水泥型（图 8-5）、解剖生物型和远端固定型生物柄假体治疗股骨转子间骨折（图 8-6）。常规的近端压配型股骨柄不适合转子间骨折的治疗。

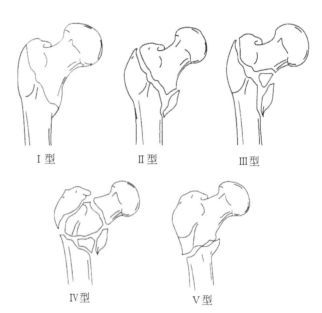

Ⅰ型　　Ⅱ型　　Ⅲ型

Ⅳ型　　Ⅴ型

图 8-4　转子间骨折 Tronzo-Evans 分型法

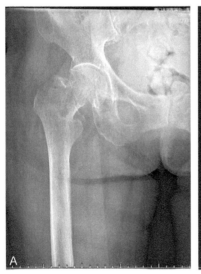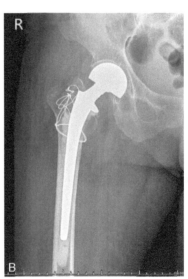

图 8-5　A. 转子间骨折 X 线图像；B. 骨水泥型双动头置换术后 X 线图像

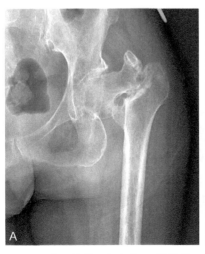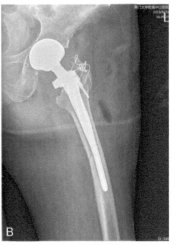

图 8-6　A. 陈旧性转子间骨折 X 线图像；B. 人工全髋关节置换术后 X 线图像

（五）股骨颈二次截骨法

由于转子间骨的形态与连续性已被破坏，不能通过常规髋关节脱位法取出股骨头。故在显露关节腔后，首先在股骨头颈交界处截断股骨颈，取出股骨头；明确股骨转子部结构或临时复位转子间骨折之后，再完成标准的股骨颈截骨。

（六）假体安放

骨质疏松型转子间骨折常为粉碎性，其股骨近端骨结构破坏严重，术中会出现骨性标志消失或改变，使安放假体的高度、前倾角方向及股骨长度确定困难。一般术者是根据下肢放置的位置，先将骨折进行适当牵拉，使股骨颈髓腔与股骨髓腔初步复位后（图8-7），逐级扩髓；在终极扩髓器击入后，再复位固定转子间骨折，拔出扩髓器并击入股骨柄。也有术者在股骨柄击入后，复位固定转子间骨折。对于线性或简单的骨折，可先复位固定转子间骨折后，直接扩髓击入股骨柄。总之，将大转子或小转子准确复位，并将其作为骨性标志安放假体、确定高度和恢复肢体的正常长度（图8-8）。

（七）骨折重建与固定

因股骨大转子与臀中肌相连，复位与固定大转子极为重要。目前固定大转子和小转子方法很多，多数采用金属钢丝或线缆交叉捆绑固定、带羽接骨板固定或两者结合固定技术。

（八）常见并发症

1.髋关节脱位。

2.转子间骨折对位不良或大转子上移。

3.双下肢不等长。

4.转子间骨折不愈合。

5.感染。

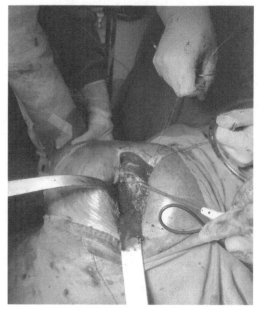

图8-7 术中临时固定辅助复位法

6.假体松动和下沉。

三、术后管理

（一）一般性人工关节术后管理

按照人工关节术后常规管理和预防并发症。

（二）特别管理

转子间骨折的老年患者年龄多大于股骨颈患者的年龄，并常患有多种内科疾病，与其说治疗骨折，不如说是治疗内科疾病。还有不少患者患有神经系统疾病，如帕金森病、痴呆等。患者依从性差，易发生术后脱位、假体周围骨折等再次创伤。因此，术后管理需要特别加强，既要确保患者能尽早进行适当活动，又要控制其做出有害的活动，如夜游、造成关节脱位等动作，必要时需要同时给予精神类药物治疗。

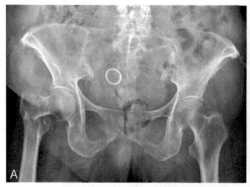
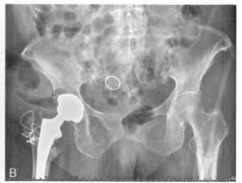

图8-8 A.转子间骨折X线图像；B.人工全髋关节置换术后X线图像

（夏 春）

第二节 股骨头坏死

股骨头坏死是髋关节置换的主要原发疾病之一，在我国和东亚地区是比例最高的全髋关节置换原发病。尽管全髋关节置换术是非常成功的手术，但相对于骨性关节炎的全髋关节置换，因股骨头坏死进行的全髋关节置换手术有更高的脱位率，更少的长期在体率，总体疗效低于因骨性关节炎所行的全髋关节置换术。对股骨头坏死患者的全身情况的分析，股骨头坏死病理特点的准确认识，注意技术细节将有助于提高股骨头坏死全髋关节置换术的疗效。

一、全身情况

股骨头坏死患者进行全髋关节置换术的年龄较其他全髋关节置换术患者平均年龄更小，有较高的运动要求和更长的生存预期，需要在选择假体和安装过程中注意。

股骨头坏死患者很多存在原发的自身免疫性疾病，进而影响心、肺、肝、肾功能，这些情况需要在术前、术中及术后注意。

股骨头坏死患者相对于正常人有更高的心脑血管疾病发生率，需要在术后抗凝和血液管理方面注意。

二、病理特点

1. 肢体短缩 股骨头坏死晚期患者会存在一定程度的股骨头塌陷，这将造成肢体短缩，多数患者的塌陷为 1～2cm，但有些长期塌陷的患者会有较大的肢体短缩（图 8-9），这会引起手术中的软组织平衡和松解，肢体长度的不平衡，需要进行相应的处理。对于单侧股骨头坏死塌陷的患者，需要以对侧为标准完成手术，对于双侧塌陷的患者，需要平衡双侧并以解剖位或接近解剖位完成手术。

2. 髋臼硬化和非包容性骨缺损 有些长期塌陷的股骨头坏死患者会存在髋臼软骨磨损和髋臼骨硬化的表现，在锉磨髋臼时，存在前后壁都已经到软骨下区，而臼顶仍处于硬化骨的状态，这种情况需要平衡前后壁的厚度、骨质疏松状态，臼杯试模的稳定性和臼顶的骨接触。可选择稍大假体，达到良好固定（图 8-10）；也可以接受一定程度的臼顶不全，可以钻孔并用骨碎屑或骨块填塞包容不全（图 8-11）；或者稍微向深部锉磨，达到良好包容（图 8-12）。

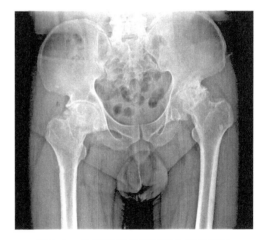

图 8-9 晚期股骨头坏死伴有肢体短缩

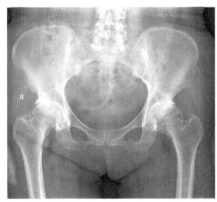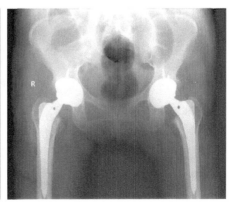

图 8-10 选择较大髋臼获得良好包容，术前及术后

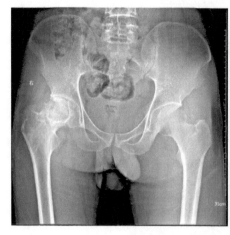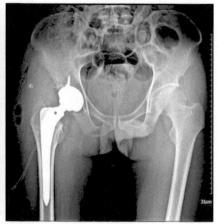

图 8-11　接受一定程度的臼顶骨覆盖不全，术前和术后

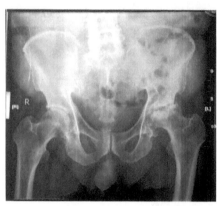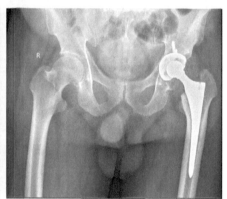

图 8-12　稍深锉磨获得较好骨覆盖，术前和术后

3. 髋臼囊性变　一些股骨头坏死的患者会存在髋臼部的囊性改变，在锉磨髋臼后有腔隙性骨缺损，这些骨缺损多为小囊腔，内部为软组织和死骨，需要进行刮除，并以骨碎屑填塞（图 8-13）。

股骨头坏死髋关节周围软组织存在严重不平衡，大多数晚期股骨头坏死患者存在屈曲内旋畸形，研究发现，其前关节囊存在明确的增厚现象，在手术中需要进行适当的松解，以平衡前后软组织，避免脱位（图 8-14）。

有些股骨头坏死患者曾经过保头手术治疗，包括有旋转截骨、骨移植、骨支撑材料移植等，这些手术改变了髋关节周围的软组织结构，有些改变了骨性标记，有些存在大量骨赘，有些并发严重骨质疏松，需要在术前进行细致的分析以确定手术方案（图 8-15 ～图 8-17）。

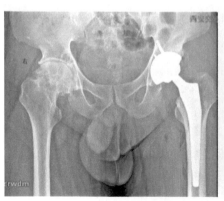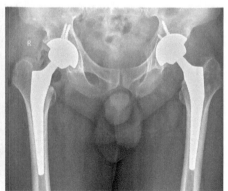

图 8-13　对髋臼囊腔进行刮除植骨，术前和术后

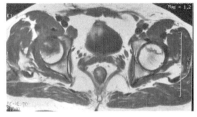
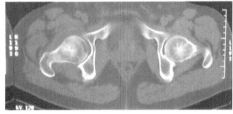
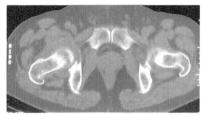

图 8-14　MRI 和 CT 上可见变性和增厚的前关节囊

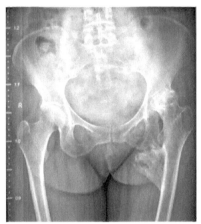
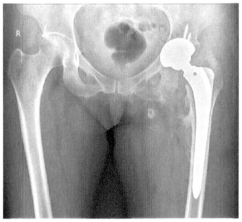

图 8-15　股骨颈骨折内固定术后，大量异位骨化形成，术前和术后

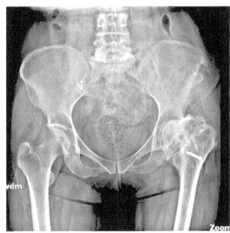
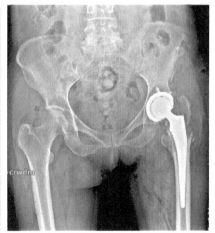

图 8-16　腓骨移植术后可见多发骨赘、肢体短缩、结构改变，术前和术后

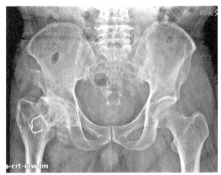
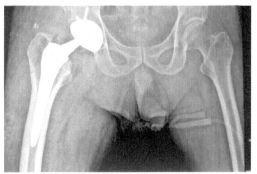

图 8-17　髂骨移植术后，可见大量骨赘、肢体短缩、结构改变，术前和术后

三、手术入路

各种手术入路都可以完成轻型的股骨头坏死全髋关节置换术，但对于有过保头手术病史，存在髋臼硬化或缺损，存在较僵硬的屈曲畸形，或较明确的肢体短缩患者，推荐选择后外侧入路，通过此入路可以充分松解软组织，处理髋臼的硬化和缺损，并更有利于平衡肢体。

四、假体选择

鉴于股骨头坏死行全髋关节置换术的患者平均年龄较轻、有更高的运动要求和更长的生存预期，建议选择近端固定的生物型假体、稍大的股骨头、较好的摩擦界面。应该进行术前规划以选择有较好髓腔占有率的假体。

五、术中要点

多数股骨头坏死患者的坐骨神经、股神经和股动脉都在标准的解剖位置，但对于进行过保头手术、塌陷严重或屈曲内收畸形严重的患者，这些重要的解剖结构会发生变异，或者处于瘢痕之中，因此在处理存在这些情况的患者时，可以先寻找到这些解剖结构。

鉴于股骨头坏死患者有较高的后脱位概率，建议保留后关节囊，可以行门帘样切开后关节囊，而后予以缝合。应尽量保留外旋肌群并予以充分缝合。

鉴于前关节囊的增厚和挛缩，可以在股骨侧紧贴骨面切断前关节囊，沿髋臼前缘紧贴骨面切断前关节囊，关节囊内切薄关节囊，如果经过此3个步骤仍不能达到功能后伸，可沿股骨侧前关节囊外壁推开，而后切除前关节囊，因股神经及股动静脉距离前关节囊较近，建议避免直接切除前关节囊（图8-18）。对于进行过保头治疗的股骨头坏死患者，在清理骨赘时，需要注意经常同时发生的骨质疏松和周围位置改变的神经血管等结构。

建议在进行股骨扩髓和髋臼锉磨前松解软组织，以利于股骨髓腔锉位于股骨髓腔中央，也可以避免髋臼前后壁锉磨不对称，同时可避免骨撬对髋臼缘和股骨的过度作用问题。

范围较大的股骨头坏死患者在股骨截骨面会有硬化，有时会缺少股骨髓腔对髓腔锉的自然生理引导，此时可透视确定股骨开口方向。

髋臼应尽量放置于生理位，应刮除臼壁内囊性组织，并植骨，对于臼顶方向少量的硬化和包容不全，可以接受，但需要钻孔并植骨。

六、术后护理

股骨头坏死患者全髋关节置换术后需要注意对并发的自身免疫性疾病的处理，需要注意这些自身免疫性疾病引起的心、肝、肺、肾的并发症情况。

鉴于股骨头坏死患者有较高的凝血问题，建议按标准早期抗凝，并早期下床活动。

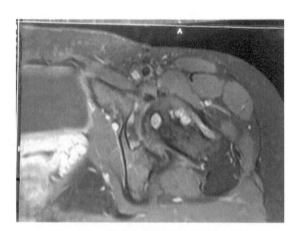

图8-18 可见股动静脉在关节囊前方

（王春生）

第三节　成人髋关节发育不良

成人髋关节发育不良（developmental dysplasia of the hip，DDH）是一种髋臼未能完全覆盖股骨头的病态，可以导致髋关节半脱位甚至全脱位，可以损伤盂唇、关节软骨，最后造成髋关节骨性关节炎，而需要行全髋关节置换术（total hip arthroplasty，THA）。髋关节发育不良患者行全髋关节置换有其特殊性，难度很大，并且并发症发生率很高。

由于脱位程度的不同，DDH 往往表现出多种不同形态，为了便于临床上区分不同患者病情的严重程度，也利于处理方法的选择、结果的对比等，常使用基于 X 线片的分型系统对其进行区分，目前临床上常用的分型主要包括 Crowe 分型和 Hartofilakidis 分型。

Crowe 分型是最早、最常见的分类方法，由 John F. Crowe 等于 1979 年在 *JBJS* 上发表的文章中提出，该分型根据股骨头相对骨盆的脱位高度进行分型，其测量方法为在前后位 X 线平片上，通过 3 个易识别的标志（骨盆高度；头颈交界处；两泪滴下缘连线）进行。将头颈交界处至两泪滴下缘连线的垂直距离视为股骨头半脱位的距离。通过测量后的股骨头脱位距离将 DDH 分为 4 种不同类型：Ⅰ 型，股骨头移位小于骨盆高度的 10%，或者髋关节半脱位小于股骨头高度的 50%；Ⅱ 型，股骨头移位为骨盆高度的 10%～15%，或者髋关节半脱位为股骨头高度的 50%～75%；Ⅲ 型，股骨头移位为骨盆高度的 15%～20%，或者髋关节半脱位为股骨头高度的 75%～100%；Ⅳ 型，股骨头移位大于骨盆高度的 20%，或者髋关节半脱位大于股骨头高度的 100%（图 8-19）。由于 Crowe Ⅲ 型及 Ⅳ 型在形态上分别存在不同的异常解剖结构，而 Crowe 分型对不同形态的表现存在缺陷，于是周勇刚在该分型的基础上改良出了周氏分型，周氏分型根据有无继发臼形成将 Crowe

分型中的 Ⅲ 型和 Ⅳ 型各自细分出 2 个亚型：Ⅲ A 型，无继发臼形成；Ⅲ B 型，有继发臼形成，且继发臼与真臼有一定的重合部分；Ⅳ A 型，无继发臼形成；Ⅳ B 型，有继发臼形成（图 8-20）。其中 Ⅲ 型的改进对指导 Ⅲ 型 DDH 患者行人工全髋关节置换术时髋臼的安放具有重要意义。而 Ⅳ 型的改进主要是对 Crowe Ⅳ 型 DDH 患者是否需要做股骨粗隆下截骨具有指导意义。

Hartofilakidis 分型由 Hartofilakidis 提出，并于 1996 年在 *JBJS* 上发表。该分型将 DDH 分为 3 种类型：Ⅰ 型，髋臼发育不良，股骨头一定程度的半脱位，但并未完全脱出髋臼，常存在髋臼变浅及髋臼上缘的骨质缺损。Ⅱ 型，髋关节低位脱位，股骨头脱位并在上方与假臼构成关节，且假臼与真臼有一定重叠。其常存在上壁、前壁、后壁的骨质缺损，且髋臼浅，开口小。Ⅲ 型，髋关节高位脱位，股骨头向后、向上明显移位，与真臼无任何接触。整个髋臼周围均存在部分骨质缺损，且髋臼浅，开口小，过度前倾、骨量非正常分布（图 8-21）。后来，Hartofilakidis 在 2008 年对该分型进行了改良，进一步增加了亚型。根据真臼和假臼的关系，将 Ⅱ 型分为 B1 和 B2。B1：假臼覆盖了超过 50% 的真臼，类似于髋关节发育不良；B2：假臼覆盖了少于 50% 的真臼，类似于髋关节高位脱位。根据是否存在假臼，将 C 型分为 C1 和 C2。C1：股骨头与假臼形成关节；C2：未形成假臼，股骨头悬浮于关节囊及肌肉组织中。

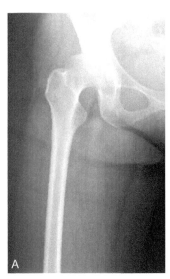
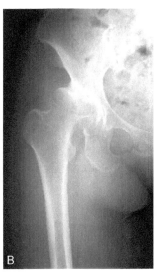
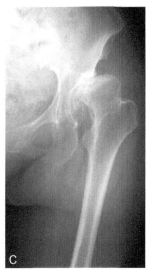
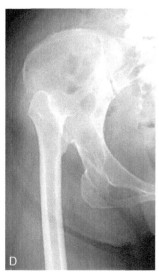

图 8-19　A.Crowe Ⅰ 型；B. Ⅱ 型；C. Ⅲ 型；D. Ⅳ 型

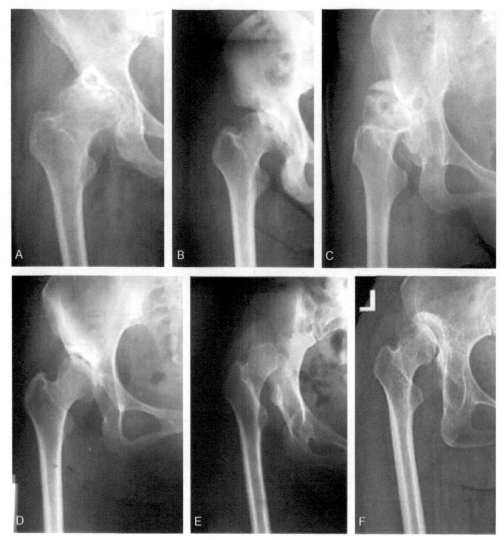

图 8-20　A. 周氏分型中的 I 型；B. II 型；C. III A 型；D. III B 型；E. IV A 型；F. IV B 型

一、成人发育性髋关节发育不良的髋臼处理

成人发育性髋关节发育不良（DDH）的髋臼侧形态千变万化，根据脱位程度的不同，可有多种表现，包括髋臼上方骨质缺损、假臼形成、不同程度的臼浅等，并且多数髋臼前倾角过大，同时也存在部分髋臼后倾。髋臼的处理是 DDH 中的两大难点之一，由于骨量少、宽容度低、容错性差，使 DDH 患者的 THA 具有很大的挑战。临床上，常根据不同的分型采取不同的治疗方法，本章将依据最常用的 Crowe 分型给大家逐一介绍。

（一）Crowe I 型

Crowe I 型 DDH 的髋臼表现为上方骨质的少量缺失，在髋臼重建的过程中无须使用特殊的手术技术及特殊假体，臼杯可以轻松达到解剖位安放，并获得足够的宿主骨接触。压配良好的普通生物臼杯在治疗 Crowe I 型 DDH 上成功率较高。

（二）Crowe II 型

Crowe II 型 DDH 的髋臼侧处理以大号臼杯为主，大部分情况下可达到解剖位安放，安放时应尽量使臼杯内移（图 8-22）。Dunn 等在 1976 年提出内壁截骨技术来增加臼杯的覆盖，其方法是使用骨刀打断髋臼内壁，并使臼杯内移越过髂坐线（图 8-23）。此方法的优点是增加臼杯覆盖的同时，保持了内壁的骨量，但该方法不适用于髋臼内壁过薄的病例，容易出现 Paprosky II C 型骨缺损，使臼杯进入骨盆。应用该方法时应注意尽量使用相对大的臼杯（图 8-24）。

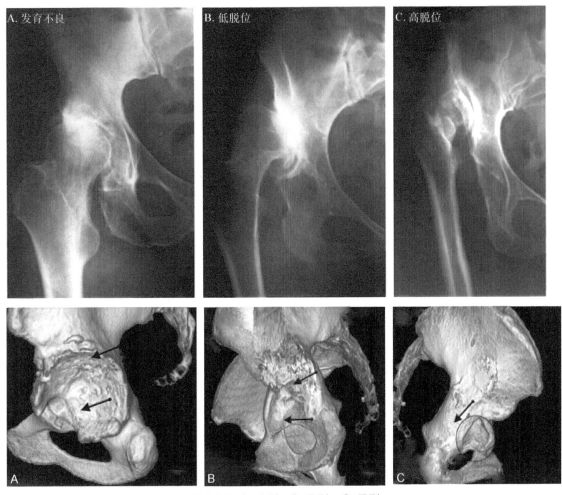

图 8-21 A. Ⅰ型；B. Ⅱ型；C. Ⅲ型

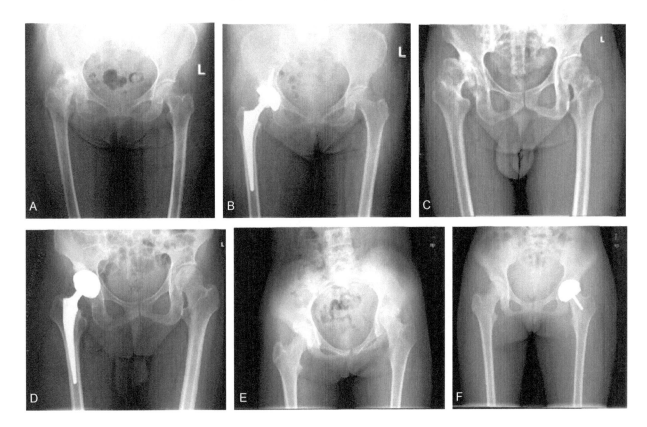

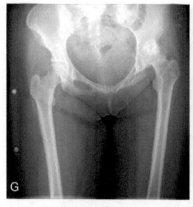
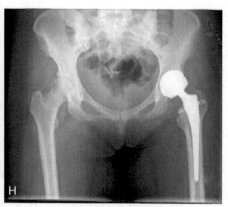

图 8-22　A 和 C. 右侧 Crowe Ⅱ 型 DDH，术前髋关节正位 X 线片；B 和 D. THA 术后，臼杯"解剖位"安放；E 和 G. 左侧 Crowe Ⅱ 型 DDH，术前髋关节正位 X 线片；F. 人工髋关节表面置换术后，臼杯"解剖位"安放，适当内移；H. THA 术后，臼杯"解剖位"安放，适当内移

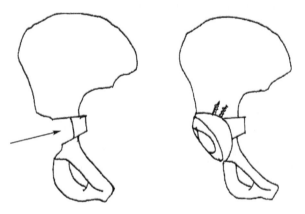

图 8-23　内壁截骨技术操作示意图

此外，Hartofilakidis 等于 1988 年提出了髋臼内陷技术，该技术同样可以增加臼杯的覆盖。髋臼内陷技术指将臼杯向内安放，从髋关节正位 X 线片上可观察到臼杯位于科勒线的内侧（图 8-25）。相比于内壁截骨技术，髋臼内陷技术则在操作上更加简单。并且使用耐磨界面不易出现骨溶解，不用担心翻修时骨量少的问题。Dorr 等报道了使用髋臼内陷技术的 24 例髋，平均随访 7 年，无一例翻修（图 8-26 和图 8-27）。

部分 Crowe Ⅱ 型 DDH 由于上方骨量的缺失导致臼杯需轻度上移安放以达到足够的臼杯覆盖，但上移的同时应适当内移，避免关节反应力增加导致各种并发症的发生（图 8-28）。

为增加臼杯的骨质覆盖，打压植骨也是髋臼重建的一种选择。但相比于其他重建方法，打压植骨较为复杂，在 Crowe Ⅱ 型 DDH 中应用较少（图 8-29）。

（三）Crowe Ⅲ 型

Crowe Ⅲ 型 DDH 的髋臼侧可分为两种形态，一种是无继发臼形成，即 Crowe Ⅲ A 型；另一种是形成继发臼，且继发臼与真臼有一定的重合部分，即 Crowe Ⅲ B 型（图 8-30）。两种不同髋臼形态在选择重建的方法时有一定的区别。

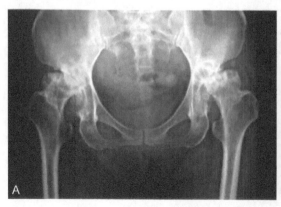
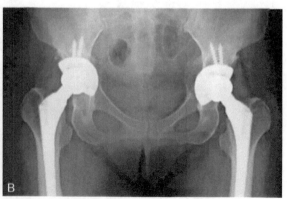

图 8-24　A. 双侧 Crowe Ⅱ 型 DDH；B. 采用髋臼内壁截骨技术行双侧 THA 术后

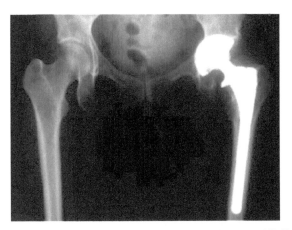

图 8-25　髋关节正位 X 线片上可观察到臼杯位于科勒线的内侧

1. Crowe ⅢA 型　对于 Crowe ⅢA 型 DDH 的髋臼重建，由于上方缺损较大，骨量丢失较多，为达到解剖位安放，可通过植骨技术有效增加臼杯覆盖且恢复部分骨量，包括打压植骨（图 8-31）和结构植骨。S.B.Bolder 等于 2001 年报道的 21 例 DDH 患者共 27 例髋，使用打压植骨技术重建髋臼，平均随访 7.6 年（5 ~ 15 年），共 2 例翻修，1 例因坐骨神经损伤，1 例术后 12 年因髋臼松动翻修，另外，有 2 例在 3 区有稳定性透光线，结果显示 5 ~ 10 年的假体在位率为 96.3%。M.P.Somford 等在 2008 年报道了同一组患者的后

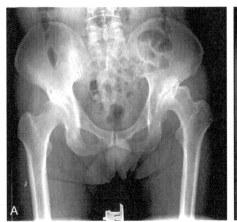
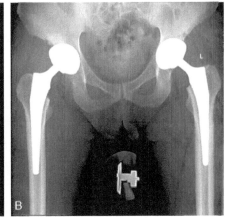

图 8-26　A. 术前髋关节正位片；B. 使用髋臼内陷技术行 THA 术后

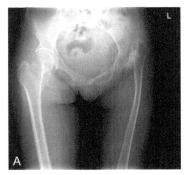
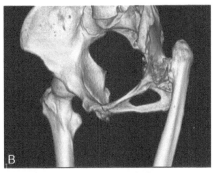
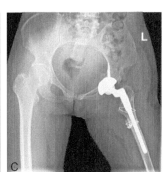
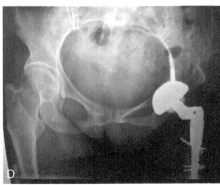
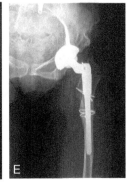

图 8-27　A. 术前 X 线片；B. 术前 CT 三维重建；C. 使用髋臼内陷技术，臼杯位于科勒线的内侧；D 和 E. 术后 6 年，臼杯稳定

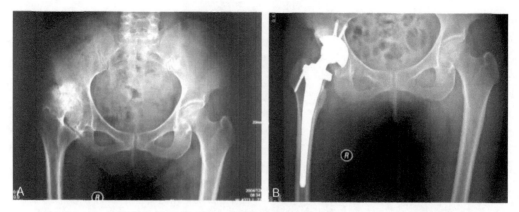

图 8-28　A. 右侧 Crowe Ⅱ 型 DDH 术前髋关节正位 X 线片；B. 术后：臼杯靠内上安放

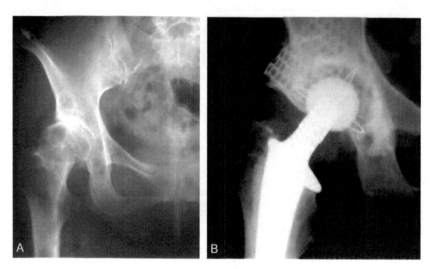

图 8-29　A. 术前；B. 打压植骨术后

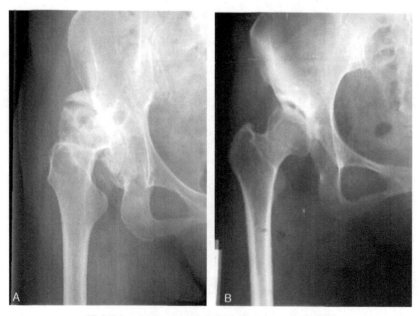

图 8-30　A. Crowe Ⅲ A 型；B. Crowe Ⅲ B 型

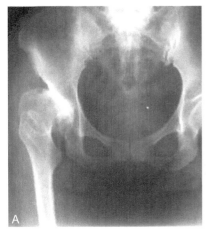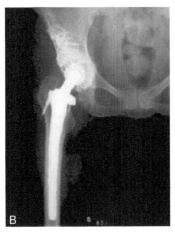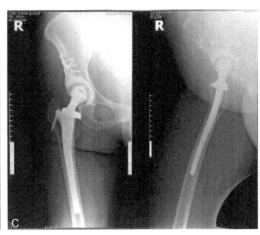

图 8-31　A. 术前；B. 打压植骨术后；C. 术后 8 年

续随访调查，最少随访 10 年，结果显示 10 年假体在位率为 96%，15 年假体在位率为 84%。虽然文献报道结果尚可，但打压植骨对技术要求较高，且手术时间长、出血多，目前已是非主流的髋臼重建方法。

　　Harris 等在 1977 年最早描述了使用股骨头制备植骨块填补髋臼骨缺损的方法（图 8-32）。使用水泥臼杯联合植骨块的结构植骨一度被用于 Crowe ⅢA 型 DDH 的髋臼重建，但植骨块易吸收，植骨块塌陷会导致臼杯松动。D.Delimar 等报道了 64 名 DDH 患者（72 髋）接受骨水泥臼结合自体或异体结构植骨重建髋臼，随访 10 年以上，通过测量髋臼角、髋臼覆盖、植骨的宽度和高度等指标，了解髋臼的稳定性和植骨的整合程度，结果显示这些指标都有明显的改变，并且这些改变与植骨失败和髋臼不稳是一致的。所以骨水泥臼杯结合结构植骨重建髋臼需谨慎应用（图 8-33）。

　　随着生物臼杯的普及，越来越多的临床医师使用结构植骨结合生物臼杯重建髋臼，植骨块有利于臼杯的安放，而且不需要额外的再植骨或使用金属加强块，相关文献证实该方法有效（图 8-34）。de Jong 等报道了 116 例 DDH 患者接受股骨头结构植骨的全髋关节置换术，平均随访 19.5 年，结果显示所有植骨均整合，因臼杯松动的翻修的占 12%。Saito 等研究了 80 例（87 髋）结构植骨结合生物臼杯的髋臼重建，其中有 32 例 37 髋获得 18.5 年的随访（15 ～ 24 年），结果无植骨塌陷或吸收的证据，18.5 年假体在位率为 94.5%。

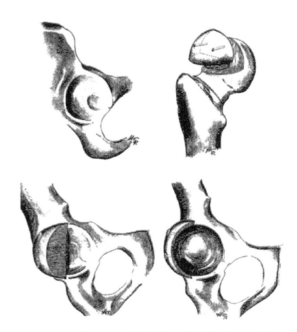

图 8-32　使用股骨头制备植骨块填补髋臼骨缺损

Abdel 等对 29 例 35 髋进行了平均 21.3 年的随访，所有植骨均愈合，20 年在位率为 66%，主要的翻修原因为内衬磨损碎裂或骨溶解（图 8-35 和图 8-36）。

　　自体股骨头结构植骨对手术技术要求较高，具体操作步骤及要点如下：①截取自体股骨头；②去除需植骨髋臼部位的软骨，硬化部分可钻孔；③按照既定部位磨锉髋臼到差 1 ～ 2 号；④将股骨头制成“V”形，骨松质面朝向髋臼；⑤一部分突进髋臼，一部分贴服于髋臼上方外缘；⑥使用 2 枚克氏针临时固定，然后用 2 根拉力螺丝钉固定；⑦螺丝钉要带垫圈；⑧螺丝钉要求，6.5mm，斜向骶髂关节方

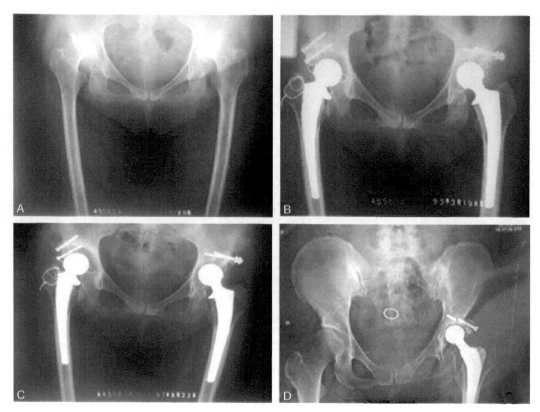

图 8-33   A. 术前；B. 术后：结构植骨＋水泥臼杯；C. 术后 4 年，植骨吸收；D. 另一例结构植骨＋水泥臼杯，术后 8 年，螺钉断裂

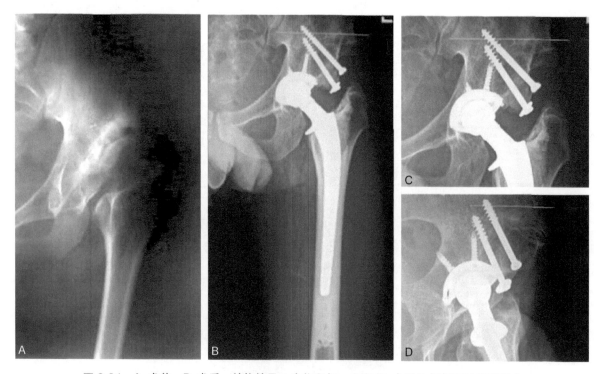

图 8-34   A. 术前；B. 术后：结构植骨＋生物臼杯；C 和 D. 术后 8 年复查时植骨整合

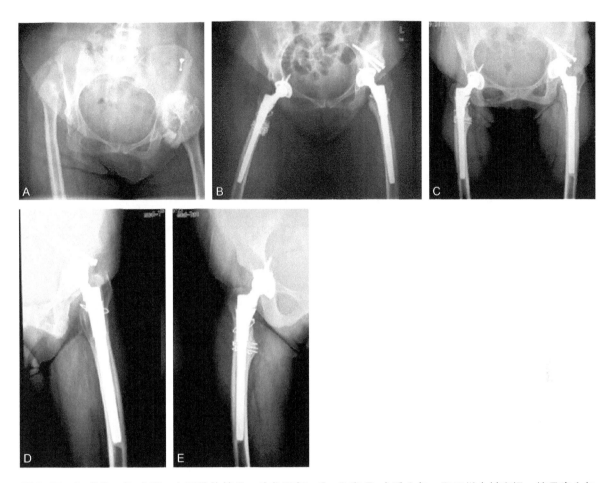

图 8-35　A. 术前；B. 术后：左侧结构植骨＋生物臼杯；C、D 和 E. 术后 8 年，聚乙烯内衬磨损，植骨完全与宿主骨整合

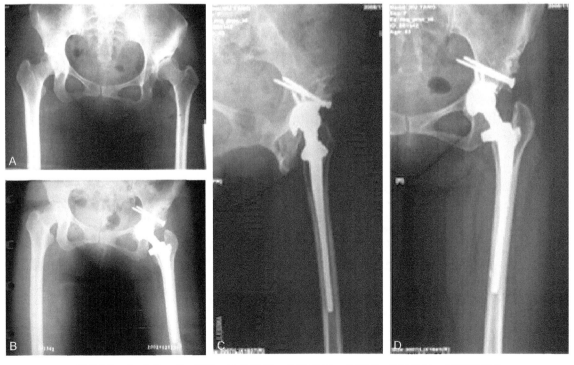

图 8-36　A. 术前；B. 术后：结构植骨＋生物臼杯；C 和 D. 术后 7 年，植骨已整合

向；⑨然后磨锉髋臼到最后大小；⑩固定髋臼螺钉时不要固定到植骨块上（图 8-37）。

需要注意的是使用结构植骨时，选用耐摩擦界面至关重要，聚乙烯内衬磨损产生的颗粒会导致植骨吸收（图 8-38），且有时会发生内衬偏心磨损或磨漏的情况（图 8-39 和图 8-40），而陶瓷 - 陶瓷界面耐磨性能更佳，是更好的选择（图 8-41）。

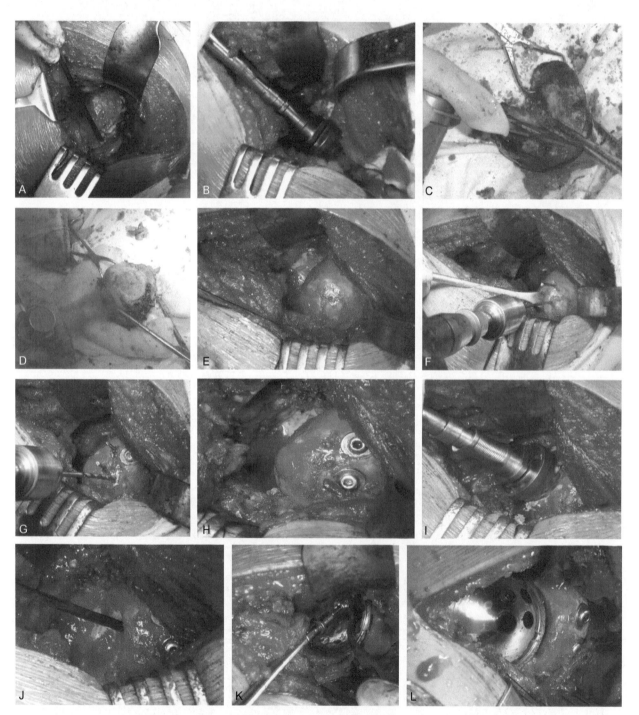

图 8-37　A. 去除需植骨髋臼部位的软骨，硬化部分可钻孔；B. 磨锉髋臼到差 1～2 号；C. 截取植骨块；D. 将植骨块制成 "V" 形；E. 骨松质面朝向髋臼，一部分突进髋臼，一部分贴服于髋臼上方外缘；F.2 枚克氏针临时固定；G.2 根拉力螺丝钉固定；H. 2 个螺丝钉均要带垫圈；I. 磨锉髋臼；J. 磨锉完成；K. 螺钉固定臼杯，注意不要固定到植骨块上；L. 臼杯安放完成

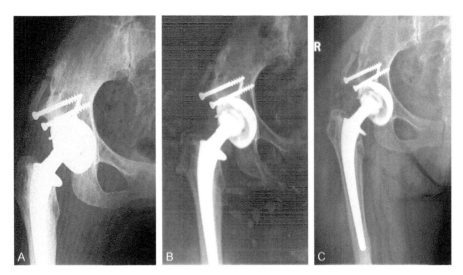

图 8-38　**结构植骨＋生物臼杯**
A. 术后 4 年；B. 术后 6 年；C. 术后 11 年，有植骨吸收

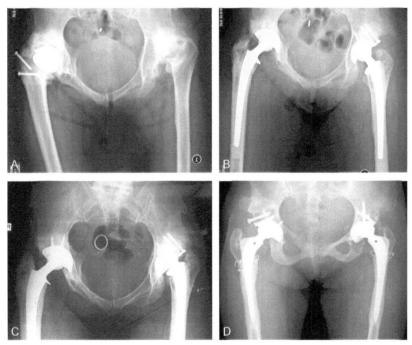

图 8-39　A. 术前；B. 结构植骨＋生物臼杯，术后 5 年；C. 术后 7 年，聚乙烯内衬磨漏，螺钉断裂；
D. 另一例双侧聚乙烯内衬均出现偏心磨损

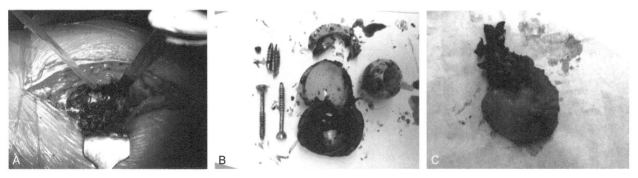

图 8-40　A. 结构植骨＋生物臼杯，术后 7 年，翻修术中；B. 术中取出的假体，可见内衬磨漏，螺钉断裂；C. 术中取出的假瘤

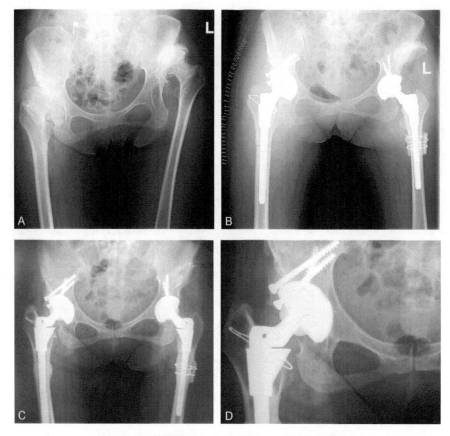

图 8-41 结构植骨 + 生物臼杯 + 陶瓷 - 陶瓷界面
A. 术前；B. 术后；C、D. 术后 9 年，无明显磨损

Russotti 和 Harris 于 1991 年首次提出将髋臼杯高位安放的概念，但在使用骨水泥臼杯情况下 10 年失败率达 47%。高位安放技术指通过上移臼杯而不外移来增加臼杯与宿主骨接触，其优点是可以利用自身的宿主骨，避免了复杂的植骨操作及相关的并发症，在技术难度上相对于真臼重建更加简单（图 8-42）。但是有研究认为高位安放技术在理论上会使外展肌的功能不全而导致术后跛行，并且异常的关节反应力增加了假体松动脱位的发生。为了探讨高位安放技术的临床效果，众多关节外科医师对此展开了研究。Kaneuji 等报道了采用高位安放技术的 30 例髋（臼杯高度为泪滴连线以上平均 26.8mm±4.8mm），平均随访 15.2 年，没有臼杯出现松动，仅 1 例因磨损和骨溶解而翻修。Nawabi 等研究了 27 例高位安放（臼杯高度为 13.6～38.7mm），平均随访 12 年，无臼杯松动发生，该研究认为上移臼杯的同时适当内移可以减少内衬的磨损。Takashi 等报道了 33 髋高位安放（平均 24.5mm），随访 15.3 年，无臼杯

松动，但 1 例在术后 11 年时因聚乙烯内衬磨损导致严重骨溶解而翻修。Traina 等对比了 44 例高位安放髋臼与 44 例解剖位安放髋臼，平均随访 9 年，无一例翻修，两组下肢不等长无差别。Fukui 等研究了 200 例 THA 治疗的 DDH 患者，希望确定采用高旋转中心技术最高能置多高而不影响步态，200 例患者中有 10% 术后 Trendelenburg 征阳性，结果显示 Trendelenburg 征阳性只与患者年龄大有关，与旋转中心位置、股骨偏距和外展力臂无关，研究表明，在使用合适的股骨假体重建股骨偏距、外展力臂及下肢长度的条件下，旋转中心可以上移至泪滴连线以上 30mm 而不影响步态。由此可见，大量文献结果证实了高位安放技术的可行性。需要注意的是，高位安放臼杯时应尽量内移，且最好使用螺钉予以固定（图 8-43）。

2. Crowe Ⅲ B 型　Crowe Ⅲ B 型 DDH 的髋臼重建有 3 种选择：①使用高旋转中心技术在继发臼位置安放臼杯；②在真臼位置安放臼杯，即"解剖"位安放；③在继发臼与真臼之间安放臼杯。

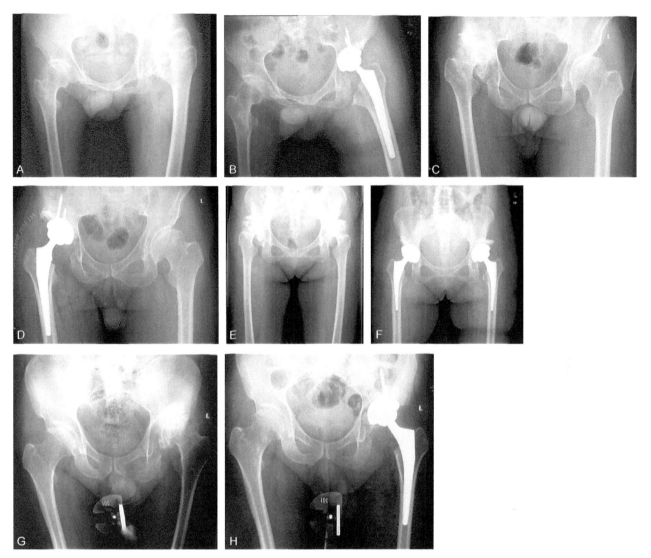

图 8-42　A、C、E、G. Crowe Ⅲ A 型 DDH，术前 X 线片；B、D、F、H. 采用高位安放技术重建髋臼术后

　　在继发臼位置安放臼杯有以下优点：①可使用高旋转中心技术，操作简单；②可以使用大号臼杯和大号球头；③无须植骨；④有足够的宿主骨覆盖；⑤不需要使用特殊的股骨假体；

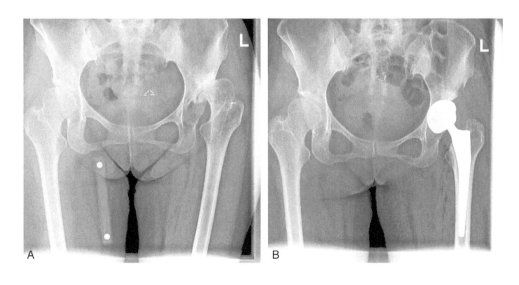

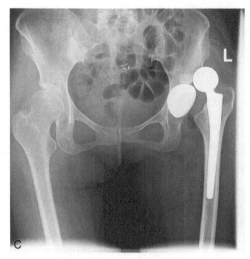
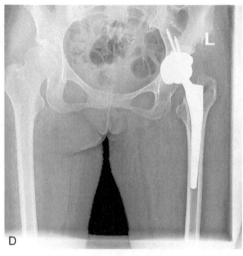

图 8-43　A. 术前；B. 高位安放重建髋臼，未使用螺钉；C. 术后脱位；D. 翻修时使用螺钉固定臼杯并复位

⑥下肢长短调节无困难。选择继发臼安放的最适宜情况是双侧均为 Crowe Ⅲ型 DDH，且双侧上方均有充足的骨量。此时，下肢长短容易调节，双侧重力臂易保持相等（图 8-44）。若一侧为 Crowe Ⅲ型，对侧为 Crowe Ⅳ型，则应避免在继发臼安放臼杯（图 8-45）。若为单侧 Crowe Ⅲ型病变，则在继发臼安放时一定要适当内移臼杯（图 8-46）。

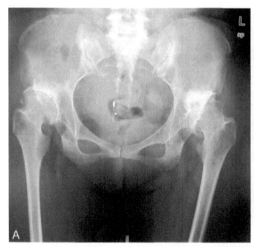
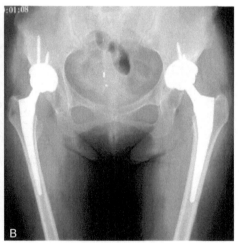

图 8-44　A. 双侧 Crowe Ⅲ型 DDH；B. 均采用高位安放重建髋臼

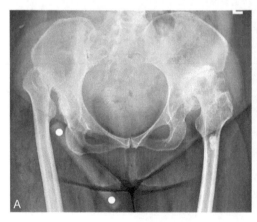
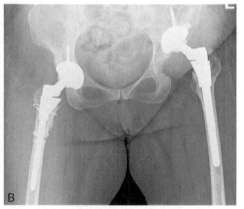

图 8-45　A. 右侧 Crowe Ⅳ型，左侧 Crowe Ⅲ型；B. 右侧真臼重建，左侧高位安放

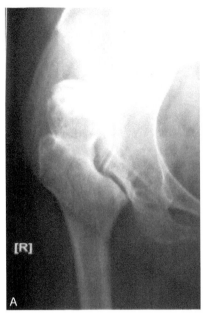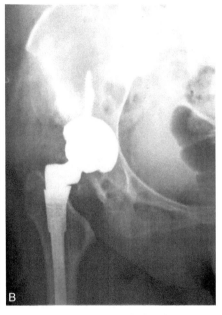

图 8-46　A. 右侧 Crowe Ⅲ B 型；B. 高位安放的同时内移臼杯

在真臼位置上安放臼杯，即"解剖"重建，仅适用于双侧病变且对侧为 Crowe Ⅳ 型的情况（图 8-47）。此时，只能使用小号臼杯和球头，如果使用聚乙烯内衬，则内衬过薄。并且真臼位置安放通常需要结构植骨（图 8-48），下肢长短调整

也相对困难，可能需要特殊的假体。

相比之下，在真臼和继发臼之间安放臼杯是更优的选择，前提是两臼交界处骨量充足，如果骨量足够，此方案应作为首选（图 8-49 和图 8-50）。两臼之间安放臼杯既避免了植骨，又容易调节下

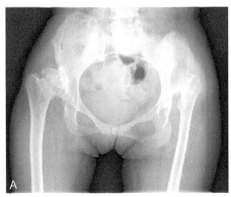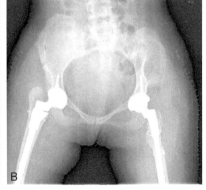

图 8-47　A. 右侧 Crowe Ⅲ 型，左侧 Crowe Ⅳ 型；B. 均于真臼位置重建

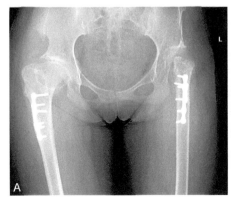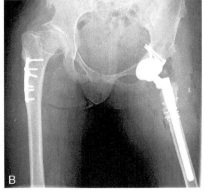

图 8-48　A. 左侧为 Crowe Ⅲ 型；B. 真臼位置重建，上方结构植骨

肢长短，且与对侧的旋转中心高度接近，尤其当对侧为 Crowe Ⅳ 型时。

此外，对于 Ⅱ 型和 Ⅲ 型，在术中安放臼杯时都存在一个问题，即部分臼杯上缘无宿主骨覆盖（图 8-51 和图 8-52）。对于这一问题，Kaneuji 于 2009 年提出采用颗粒碎屑植骨的方法予以覆盖（图 8-53 和图 8-54）。李慧武及朱振安教授等于 2013 年也报道了颗粒植骨增加臼杯外上缘覆盖的

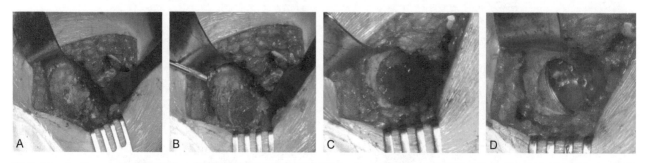

图 8-49   A. Crowe Ⅲ B 型髋臼，术中可见假臼与真臼部分重叠；B. 于骨量充足的继发臼与真臼之间磨锉髋臼；C. 磨锉完成；D. 臼杯安放完成

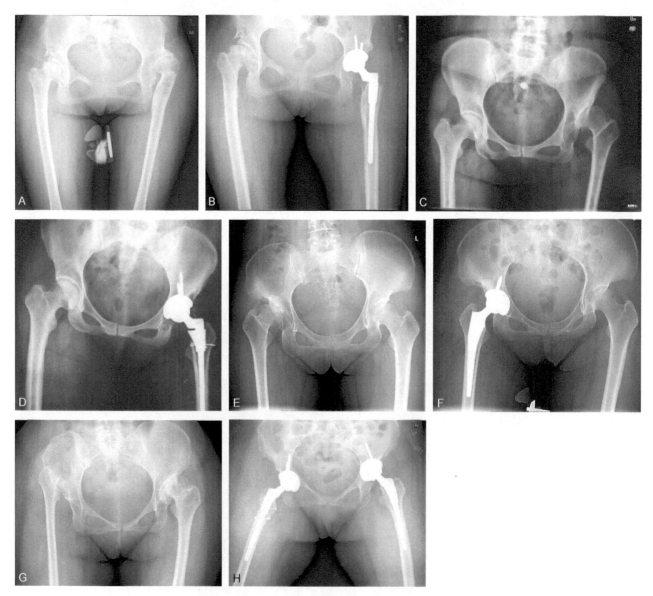

图 8-50   A、C、E 和 G. Crowe Ⅲ B 型术前；B、D、F 和 H. 在真臼与继发臼之间做臼

临床效果，共 78 髋，平均随访 5.5 年，无臼杯松动、翻修发生。颗粒植骨与宿主骨的界限在术后 6 周变得模糊，两者之间的骨小梁在术后第 12 周开始形成（图 8-55 和图 8-56）。而根据笔者的经验，可以接受部分臼杯不覆盖，未覆盖部分即使不采用植骨处理，也会随着时间推移慢慢被生长的骨质所覆盖（图 8-57）。

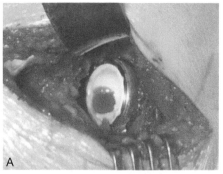
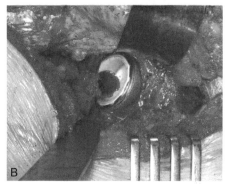

图 8-52　术中见高位安放臼杯外上缘较大面积未被骨质覆盖

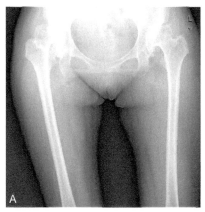
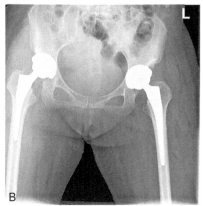

图 8-51　A. 双侧 Crowe ⅢA 型 DDH；B. 均高位安放，X 线片上可见臼杯外上缘未覆盖

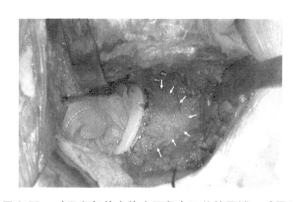

图 8-53　对于臼杯外上缘小面积未覆盖的区域，采用颗粒碎屑植骨

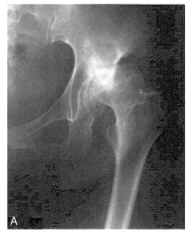
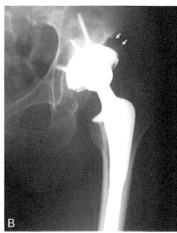
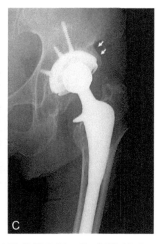

图 8-54　A. 术前；B. 臼杯外上缘小面积未覆盖的区域采用颗粒碎屑植骨术后 2 周；C. 术后 13 年，颗粒碎屑植骨已整合

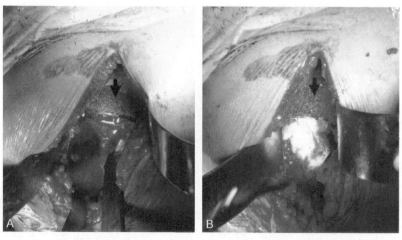

图 8-55 术中高位安放臼杯后外上缘未覆盖，遂采用颗粒碎屑植骨

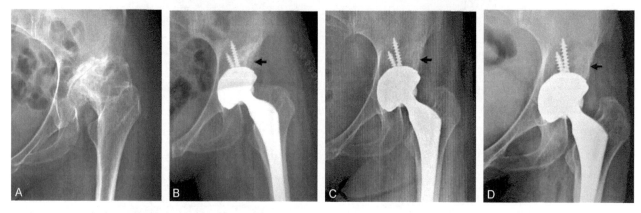

图 8-56 A. 术前；B. 颗粒碎屑植骨提供了 48% 的覆盖；C. 术后 1 年明显的骨小梁再生；D. 术后 3 年植骨完全整合

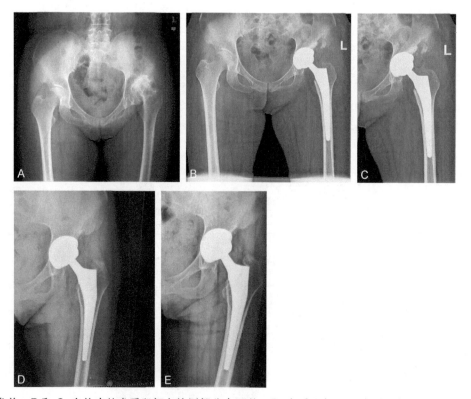

图 8-57 A. 术前；B 和 C. 高位安放术后臼杯上外侧部分未覆盖；D. 术后 1 年；E. 术后 4 年，可见外缘部分覆盖增加

（四）Crowe Ⅳ型

对于 Crowe Ⅳ型 DDH 髋臼侧的处理，过去曾在继发臼位置高位做臼，但此方法加大了重力的力臂，导致关节应力增加，髋臼受力加大，其失败率非常高，目前此方法已不再被使用（图 8-58）。在较少的情况下，结构植骨结合生物臼杯也被使用过（图 8-59）。而以往使用较多的"经典"方案是在解剖原位安放小号臼杯（图 8-60）。因为髋臼未发育，只能使用小臼和小头（22mm），与 22mm 的小头相匹配的普通聚乙烯内衬较薄，耐磨属性差，由于 DDH 患者相对年轻，活动量大，不耐磨的普通聚乙烯内衬使用寿命普遍较短，常出现内衬严重磨损的情况（图 8-61）。小头带来的弊端是无法调节下肢长度，且稳定性差。

可见，对于 Crowe Ⅳ型 DDH 患者来说，摩擦界面的选择至关重要。金属 - 金属界面也不是最佳选择。该界面的使用易导致血及尿中金属离子浓度升高，且不排除有致畸致癌的可能，所以肾功能不全者及妊娠妇女慎用。此外，金属 - 金属界面还有以下缺点：①有骨溶解发生的可能；②有时会产生假瘤，以女性为主（图 8-62）；③发生无菌性淋巴细胞性血管炎（ALVAL）；④金属过敏反应等。

相比之下，陶瓷 - 陶瓷界面磨损率极低，碎裂率低，可以使用 28mm 的球头，相对稳定性更好，且增加了颈长度的选择余地，此外，陶瓷 - 陶瓷界面没有金属界面的缺点，也没有聚乙烯界面易产生的骨溶解。但是在过去，可以使用陶瓷 - 陶瓷界面的臼杯直径最小为 46mm，对于 Crowe Ⅳ型 DDH 未发育的髋臼的来说，能否将髋臼磨锉到 44cm 以安放 46mm 的臼杯，是使用陶瓷界面的关键（图 8-63 和图 8-64）。

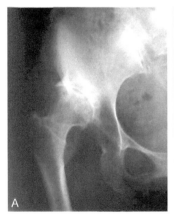 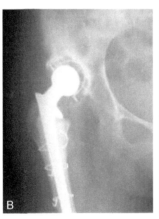 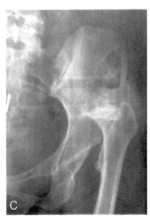 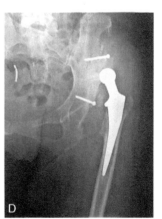

图 8-58　A 和 C. 术前 Crowe Ⅳ型；B 和 D. 继发臼位置高位做臼术后

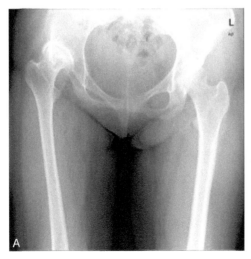 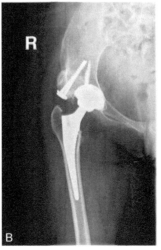

图 8-59　A. 右侧 Crowe Ⅳ型；B. 结构植骨结合生物臼杯解剖位重建术后

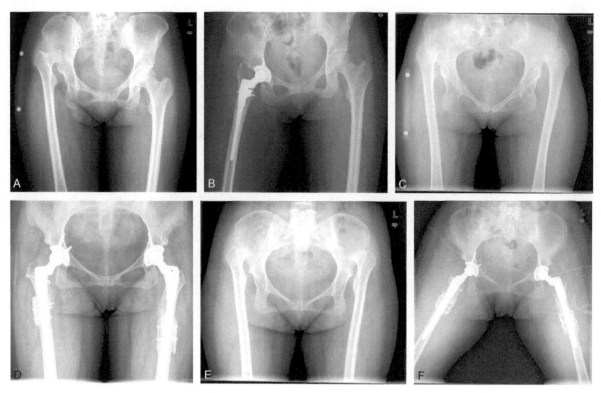

图 8-60　A、C 和 E. Crowe Ⅳ型术前正位片；B、D 和 F. 使用小臼解剖位重建术后

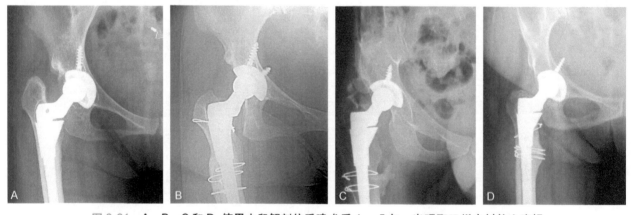

图 8-61　A、B、C 和 D. 使用小臼解剖位重建术后 4 ～ 5 年，出现聚乙烯内衬偏心磨损

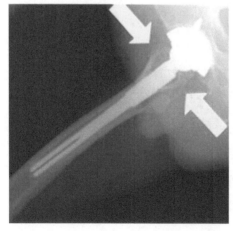

图 8-62　使用金属 - 金属界面产生假瘤

周勇刚等于 2012 年对 37 名 Crowe Ⅳ 型 DDH 患者的 CT 进行了测量，结果显示髋臼的最大高度平均为（36.7±9.3）mm，最大宽度平均为（29.3±8.5）mm。三维重建结果显示髋臼前壁较薄，但后壁骨量充足，可满足臼杯的安放，且无须植骨（图 8-65）。

随着第四代陶瓷的出现，44mm 的臼杯即可使用陶瓷 - 陶瓷界面，而髋臼的磨锉只需达到 43mm，这更加易化了陶瓷界面的使用（图 8-66 和图 8-67）。所以对于 Crowe Ⅳ型 DDH 的髋臼重建，最佳的选择是使用生物型臼杯结合陶瓷 - 陶

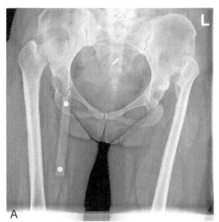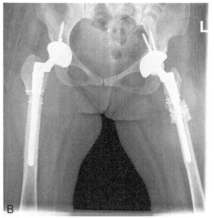

图 8-63　A. 双侧 Crowe Ⅳ 型 DDH；B. 采用陶瓷 - 陶瓷界面于解剖位重建

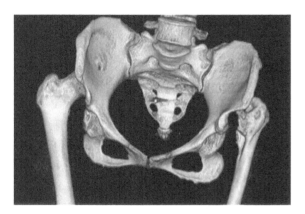

图 8-64　双侧 Crowe Ⅳ 型 DDH 术前三维重建

瓷界面于真臼位置重建髋臼。

二、成人髋关节发育不良的股骨侧的处理

　　总体来说，成人 DDH 股骨形态的变化不如髋臼形态变化多，对于 Ⅰ 型到 Ⅲ 型 DDH，其股骨颈前倾角度呈不断增大趋势，个别前倾角度过大的 Ⅲ 型需要使用特殊的股骨假体；对于 Ⅳ 型 DDH，其股骨侧较特殊，处理起来最为复杂。因此成人 DDH 的股骨侧处理将分两类介绍，即 Crowe Ⅰ ～ Ⅲ

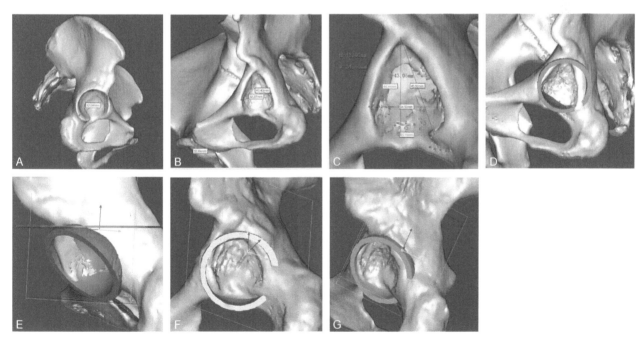

图 8-65　单侧 Crowe Ⅳ 型 DDH，两侧髋臼的尺寸

A. 正常侧尺寸；B. DDH 侧尺寸；C. 三维测量，最大横径和高度；D、E、F 和 G. 模拟臼杯安放，显示骨量足够，无须植骨

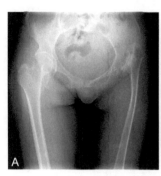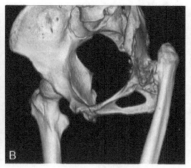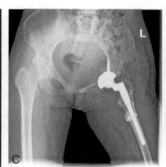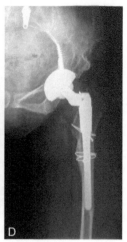

图 8-66 A. 术前；B. 三维重建；C. 术后；D. 术后 6 年，臼杯稳定

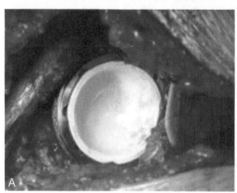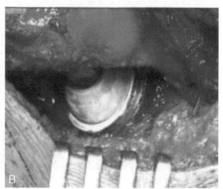

图 8-67 Crowe Ⅳ 型 DDH 于真臼位置安放 44mm 臼杯，使用陶瓷内衬

型股骨侧处理和 Crowe Ⅳ 型股骨侧处理。此外，对于以往做过旋转或外翻截骨的股骨也需要特殊注意。

（一）Crowe Ⅰ～Ⅲ型股骨处理

对于 Crowe Ⅰ～Ⅲ型 DDH，股骨侧多数可以使用普通生物假体（图 8-68）。

对于股骨截骨后股骨前倾角度较大的患者（图 8-69），在安放髋臼假体时，应该调整髋臼的前倾角度，避免股骨前倾角及髋臼前倾角均增加导致综合前倾角增加，从而导致前方不稳定，以致髋关节脱位。如果股骨前倾角较大，通过普通生物假体调节前倾角的空间有限，此时需要使用 S-ROM 假体（图 8-70）。对于原来做过外翻截骨的 DDH，也需要 S-ROM 假体（图 8-71 和图 8-72）。对于原来做过去旋转截骨的 DDH，也需要 S-ROM 假体（图 8-73 和图 8-74）。

（二）Crowe Ⅳ型股骨的处理

Crowe Ⅳ 型 DDH 患者的股骨存在较大的解剖变异：髋关节全脱位，导致复位困难、神经容易受损伤（图 8-75）；前倾角异常增大，调整困难；股骨髓腔直而狭窄，髓腔前后径往往大于左右径，从而导致假体选择困难，也影响复位（图 8-76）。针对股骨存在的解剖变异，在进行手术时需要解决以下几个问题：如何安全复位；如何调节前倾角；如何使假体适应异常髓腔等。

组配式 S-ROM 假体的存在（图 8-77），较好地解决了股骨存在的解剖异常，它有以下几种优点：可自由调整前倾角，而不会造成足趾内旋；组合方式多，假体组配后有 8000 多种组合，适应多种发育异常或畸形股骨，且最细假体直径可达 6mm；可进行粗隆下短缩截骨，可以为粗隆下短缩截骨提高足够的稳定，不必过分松解软组织；近端固定，力学传导合理，无应力遮挡，远端分

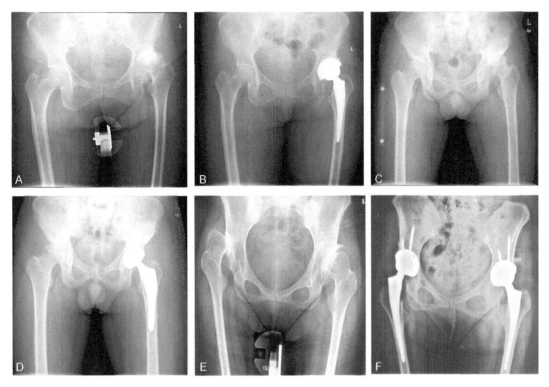

图 8-68 A 和 B. Crowe Ⅰ型 DDH 的髋关节置换；C 和 D. Crowe Ⅱ型 DDH 的髋关节置换；E 和 F. Crowe Ⅲ型 DDH 的髋关节置换

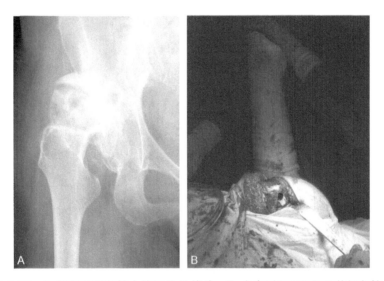

图 8-69 A. 股骨前倾角较大的正位 X 线片；B. 术中测量可见股骨前倾角较大

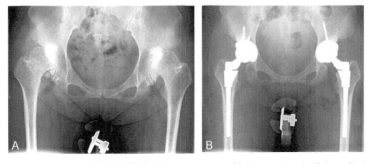

图 8-70 A. 股骨前倾角较大的 DDH；B. 需使用 S-ROM 假体行置换术

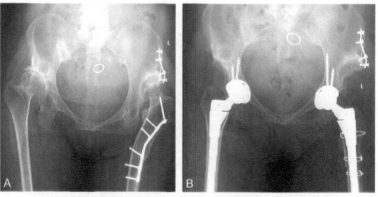

图 8-71　A. 有外翻截骨史的 DDH；B. 需使用 S-ROM 假体行置换术

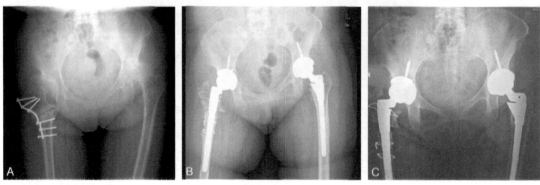

图 8-72　A. 有外翻截骨史的 DDH，显示截骨处不愈合；B. 需使用 S-ROM 假体行置换术；C. 置换后原来不愈合的部位仍然不愈合

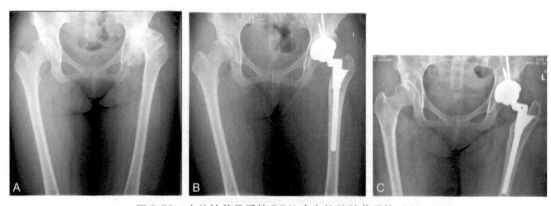

图 8-73　去旋转截骨后的 DDH 患者的髋关节置换（1）

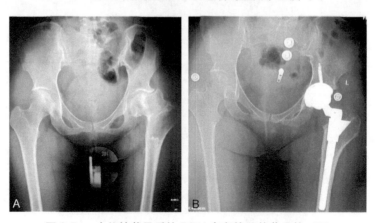

图 8-74　去旋转截骨后的 DDH 患者的髋关节置换（2）

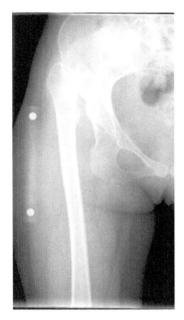

图 8-75　Crowe Ⅳ型 DDH 患者髋关节全脱位

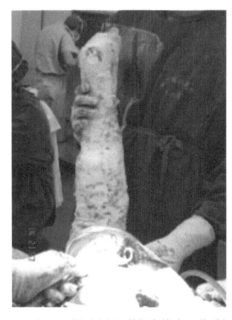

图 8-76　Crowe Ⅳ型 DDH 前倾角增大、前后径增大

叉，减少骨折概率、减少大腿疼痛。该假体适应所有类型的髋关节发育不良，因此，S-ROM 假体是 Crowe Ⅳ型 DDH 首选的股骨假体。

1. Crowe Ⅳ型 DDH 的股骨如何安全复位 Crowe Ⅳ型 DDH 的髋关节全脱位，导致复位困难，

强行复位神经容易受损伤，如何安全复位是手术的关键。高位脱位的复位方法：术前牵引，一期或二期置换；广泛软组织松解；股骨近端截骨；股骨大粗隆截骨；股骨粗隆下截骨；股骨远端截骨等。

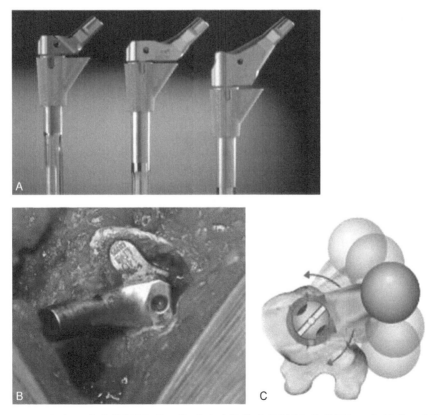

图 8-77　A. 组配式 S-ROM 假体；B. 在术中调节 S-ROM 假体前倾角；C. 调节示意图

（1）术前牵引，一期或二期置换：THA 术前的髂 - 股骨牵引最早由台湾的 Lai Kuo 等在 1992 年报道，是一种早期方法。Lai 采用 Wagner 装置（图 8-78），存在内收肌挛缩的需要先切内收肌，用 2 ~ 3 枚斯氏针平行经皮穿透髂嵴双皮质，保持腿部中立位，用 2 枚斯氏针经皮穿透股骨髁上区域，与上面的针平行。第 1 天牵引 1 ~ 2cm，之后每天牵引 4 次，每次 2mm。期间密切关注生命体征和神经、血管情况（图 8-79 和图 8-80）。到什么程度停止牵引？ Holinka 等提到需小粗隆通过泪滴连线。该方法理论上可以避免截骨及截骨相关的并发症（如复位困难、肢体短缩、神经损伤、骨折移位等），但是 Lai 等的报道中提到手术中同时运用了大粗隆截骨或小粗隆截骨。该方法主要存在以下缺点：该方法卧床时间长，患者往往较痛苦；斯氏针可能松动，钉道感染；同时也有神经、血管损伤的风险。这种方法已经很少有人使用。

（2）广泛软组织松解：该方法损伤大，适应证相对较窄，对于脱位太高的患者也不适合，如不结合使用下沉股骨假体的方法适应证更窄。同时广泛软组织松解易造成关节不稳（图 8-81），强行复位有患肢过长及损伤神经的可能。

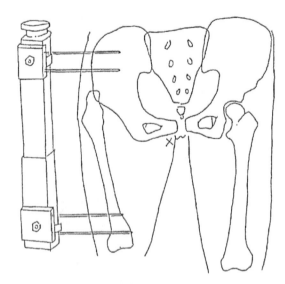

图 8-78　Wagner 装置行髂 - 股骨牵引示意图

（3）股骨近端逐级向下截骨：是使股骨假体下沉的方法之一，如果正确应用，可以取得良好的效果（图 8-82），但对于脱位太高的患者，有时难以实现；该方法往往被主张软组织松解的医师隐秘利用；对于 Crowe Ⅳ A 型患者，该方法易造成股骨近端骨折（图 8-83）；利用不彻底时该方法容易造成神经损伤（图 8-84），并且该方法存在大粗隆高悬问题（图 8-85）。

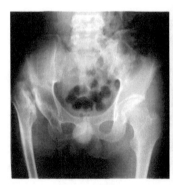
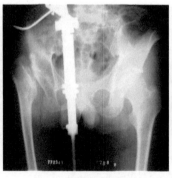
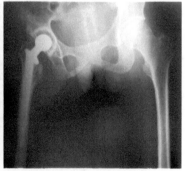

图 8-79　髂 - 股骨牵引后的 THA（1）

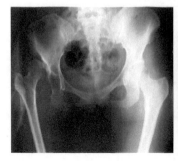
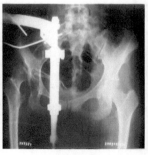
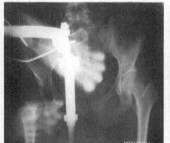
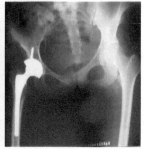

图 8-80　髂 - 股骨牵引后的 THA（2）

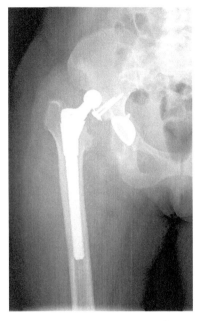

图 8-81　广泛软组织松解后关节脱位

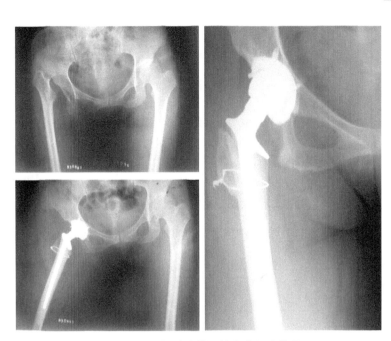

图 8-82　股骨近端截骨结合大粗隆前移

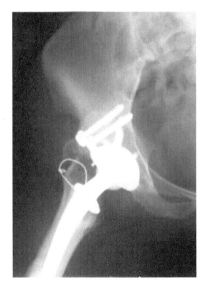

图 8-83　股骨近端骨折

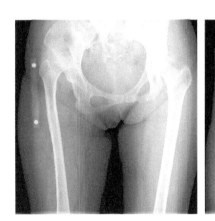

图 8-84　坐骨神经及股神经受损，8 个月部分恢复

（4）股骨近端截骨（图 8-86）：有截骨不愈合的问题（图 8-86A），假体下沉有限（图 8-86B）。

（5）股骨远端截骨：2008 年，Koulouvaris 等首次报道以股骨远端截骨进行股骨短缩，可以同时解决膝外翻的问题，但需要 2 个切口，且手术创伤大（图 8-87）。

（6）粗隆下截骨：适用于远端旋转稳定假体，相较于股骨近段及远端截骨，有以下几种优点。适应证广，效果满意；不受脱位高低的影响；不愈合率低；有多种截骨方式（图 8-88），但水平截骨简单有效，软组织剥离少（图 8-89）。如选择远端旋转稳定不足的假体，截骨处存在不愈合的风险（图 8-90）。

2. 粗隆下横行截骨的技巧

经典方法：先将股骨截断，然后做髋臼，髋臼磨锉完成后，分别做股骨截骨两端，安装股骨试模，试复位，截除重叠部分股骨（图 8-91），该方法有利于髋臼操作，但是先行股骨截骨后，髓腔出血多，且分别磨锉截开后的股骨，近端段不好把持，容易造成爆裂，骨折发生率高。

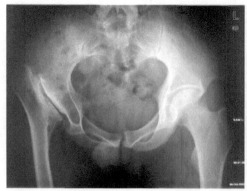
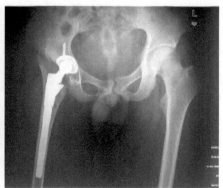

图 8-85 大粗隆高悬

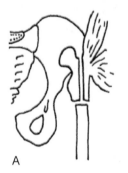
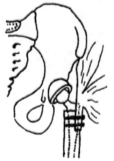
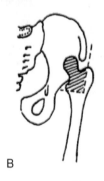
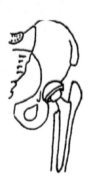

图 8-86 高位脱位的复位方法，股骨近端截骨
A. 有截骨不愈合的问题；B. 假体下沉有限

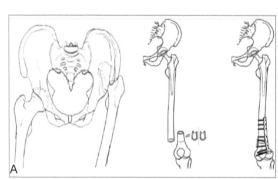
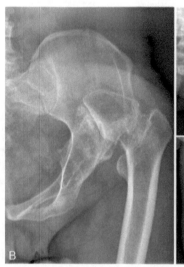
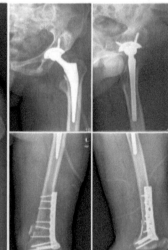

图 8-87 A. 股骨远端截骨短缩示意图；B. 远端截骨法术前及术后 X 线片

针对上述方法的缺点，笔者在此基础上进行改良，即先做髋臼，再做股骨，该方法因为未先行股骨截骨，髓腔未开髓，出血较少。实际操作过程中，未行股骨截骨并不影响髋臼操作。但在面临有股骨近端畸形或闭塞时，只能先行股骨截骨。

粗隆下截骨具体操作要点（图 8-92）：大多数情况应该先装试模，尝试复位前切除前方关节囊，安装减头试模后试复位，在助手强力牵拉情况下，测量头和臼中心垂直距离，该垂直距离减去 1～1.5cm，即为预截骨长度。用标记笔及刻度尺标记截骨位置，近端截骨位置尽量离金属袖套远端越近越好，先行近端截骨，为保证近端及远端截骨面平行，近端截骨一半后，插入锯片，

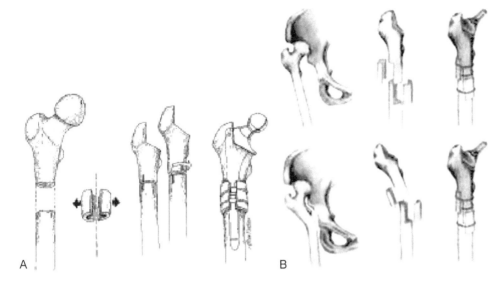

图 8-88　A. 粗隆下横行截骨；B. 粗隆下 Z 形截骨

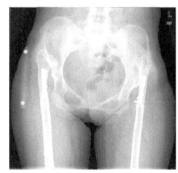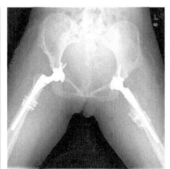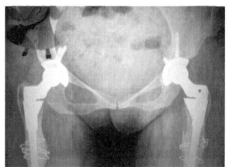

图 8-89　粗隆下横行截骨，远期效果良好

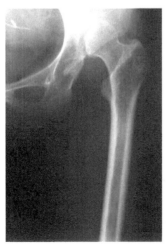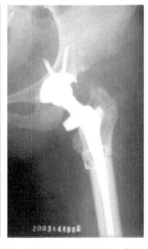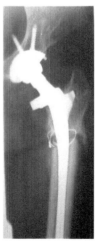

图 8-90　粗隆下截骨，远端稳定性不够，截骨不愈合

再行远端股骨截骨，截骨过程中注意保持两锯片平行，确保截骨面平行。截骨后再用髓腔锉确定远端髓腔粗细，如果原型号不稳，要加粗一号，选择最接近髓腔型号，截骨远端需等型号扩髓，不要加 0.5mm。否则容易造成远端旋转不稳定。

截骨完成后，安装股骨假体试模，确定股骨颈长短及股骨头大小，保证下肢长短一致。在安装真正假体之前，截骨端一定要应用钢丝或钛缆预扎。以防安装假体过程中，股骨近端及远端劈裂（图 8-93）。

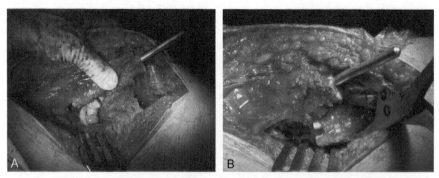

图 8-91　A.髋臼准备，安装股骨假体试模；B.截除股骨重叠部分

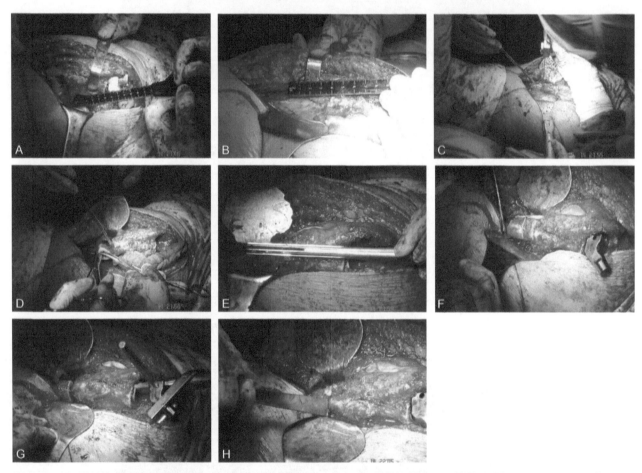

图 8-92　A.测量头和臼中心垂直距离；B.垂直距离减去 1 ～ 1.5cm 即为截骨长度；C.截骨近端插入锯片；D.剥离截骨段；E.确定股骨假体大小；F.钢丝捆扎截骨断端；G.安装股骨假体，保证前倾；H.确保截骨断端紧密贴附

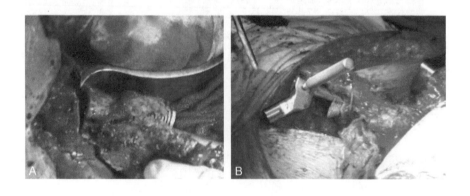

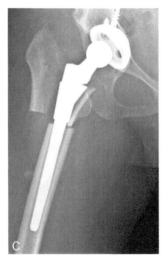
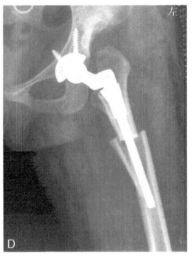

图 8-93　A. 钢丝未预捆，截骨近端劈裂；B. 钢丝捆扎后应用金属袖套稳定；
C. 钢丝未预捆，截骨近端劈裂；D. 钢丝未预捆，截骨远端劈裂

三、有关截骨的思考

（一）要截骨的原因

1. 三角形袖套无法深坐入狭窄髓腔，导致袖套高悬，置换后的头旋转中心高于原来。

笔者曾对自己做过的 82 名单侧Ⅳ型 DDH 患者进行总结，其中 49 例行粗隆下短缩截骨（SSTO），33 例未行 SSTO。测量袖套近端至大粗隆尖的距离，以身高校正，该距离代表袖套植入深度。其中 SSTO 组植入深度为平均为（1.08±0.33）cm，而未行 SSTO 组植入深度为（1.65±0.36）cm。当植入深度为 1.30 时，灵敏度 71.4%，特异度 87.9%，Youden 指数最大 0.593。假体植入深度大于 1.30cm 的有 29 髋未行 SSTO，占 67.44%；小于 1.30cm 的 35 髋行 SSTO，占 89.74%。该数据证明当植入深度较小时，袖套高悬，导致置换后头的旋转中心较高，难以复位，因而需要截骨。

2. 患侧髋臼小，术后患侧髋臼旋转中心低（图 8-94），并且袖套高悬使得置换后头的旋转中心高于原来，两者综合使患肢"变长"，不得不采用截骨的方法，截骨的原因并非患肢真正发育得长。

笔者测量 35 例有下肢全长片的单侧Ⅳ型 DDH 患者下肢长度，其中患健侧平均长度差为（1.10±0.01）cm（−2.25～3.02cm），患侧较健侧长大于 0.6cm 者 8 例（22.86%），患侧较健侧短大于 0.6cm 者 10 例（28.57%），患健侧长度差异在 0.6cm 以内者 17 例（48.57%）。该数

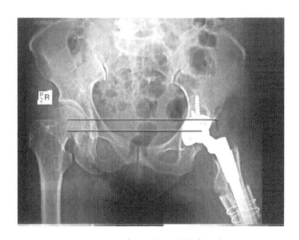

图 8-94　患侧髋臼旋转中心低

据说明，患肢发育并非较健侧长。但是对胫骨的测量却存在差异，其中患健侧胫骨平均长度差为（0.55±0.50）cm（−0.63～1.48cm），患侧较健侧长大于 0.6cm 者 15 例（42.85%），患侧较健侧短大于 0.6 cm 者 1 例（2.86%），患健侧长度差异在 0.6 cm 以内者 19 例（54.29%）。可见，患肢胫骨过长也是截骨的原因之一。

总之，截骨有以下几个目的：易化复位，减少坐骨神经及股神经的并发症；避免广泛的软组织松解，维持髋关节周围软组织完整，术后功能恢复好；减少手术时间；避免术后患肢过长。

（二）截骨选择的影响因素

1. 脱位高低　对于脱位较低的 DDH 患者，往往不需要或仅做近端截骨（图 8-95）；对于脱位较高的患者，应考虑进行粗隆下截骨。那么脱

位高低该如何界定呢？笔者曾对 112 例（145 髋，79 单，33 双）Crowe Ⅳ 型 DDH 的患者进行研究分析，其中男性 10 例，女性 102 例，平均年龄（38.96±11.20）岁（18～68 岁），均采用 28mm 头，摩擦界面均为陶瓷 - 陶瓷，股骨均为 S-ROM 假体。纳入研究的所有髋关节平均脱位高度（4.32±1.63）cm，87 髋采用粗隆下短缩截骨，髋关节平均脱位高度为（5.05±1.42）cm，58 髋未使用粗隆下短缩截骨，髋关节平均脱位高度（3.23±1.29）cm，两组之间具有显著性差异（P < 0.001）。旋转中心高度两组分别为（7.19±1.78）cm 和（5.04±1.64）cm，两组之间具有显著性差异（P < 0.001）（表 8-1）。受试者工作特征曲线（receiver operating characteristic curve，简称 ROC 曲线）显示，当脱位高度值作为指标，界定为 4.44cm 时，灵敏度 68.6%，特异度 88.1%，约登指数最大。

2. 周围软组织的松紧程度　髋关节周围软组织的松紧程度直接影响复位，对于软组织松弛的，往往不需要或仅做近端截骨，对于软组织较紧的，应考虑采取粗隆下截骨。对于有既往手术史的，髋关节周围软组织瘢痕化明显，软组织弹性相对差，有时即使截骨，复位依然困难。

表 8-1　粗隆下短缩截骨组（SSTO 组）与未做粗隆下短缩截骨组脱位高度和旋转中心高度

组别	例数	脱位高度（cm）	旋转中心高度（cm）
SSTO 组	87	5.05±1.42	7.19±1.78
未采用 SSTO 组	58	3.23±1.29	5.04±1.64
检验值		t= − 7.883	t= − 7.375
P 值		P < 0.001	P < 0.001

3. 是否形成继发臼　在笔者的研究中还发现，高位脱位、髋臼无假臼形成的患者，往往需要截骨（图 8-96）；而有假臼形成的患者，往往不需要截骨（图 8-97）。在笔者的统计中，有继发臼形成者 37 例，其中截骨 3 例，占比 8%；无继发臼形成者 108 例，截骨 84 例，占比 77.8%，两者相比具有统计学差异（P < 0.001）。

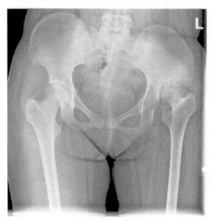
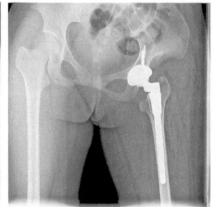

图 8-95　脱位低，未截骨

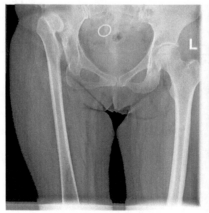
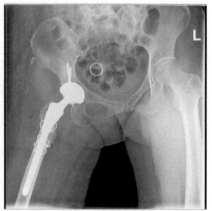

图 8-96　无假臼，需截骨

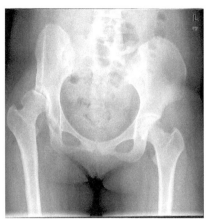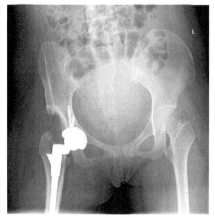

图 8-97　有假臼，无须截骨

4.股骨近端畸形或近端髓腔闭塞等　对于存在股骨近端畸形或者髓腔闭塞的患者，为了使股骨柄顺利插入髓腔，往往需要进行截骨（图 8-98）。在上述的研究中，145 例 DDH 中存在股骨近端畸形 13 例，其中 12 例采用粗隆下短缩截骨，占比 92.3%；132 例无股骨近端畸形，其中 75 例粗隆下短缩截骨，占比 56.8%，两者比较具有统计学差异（P=0.013）。

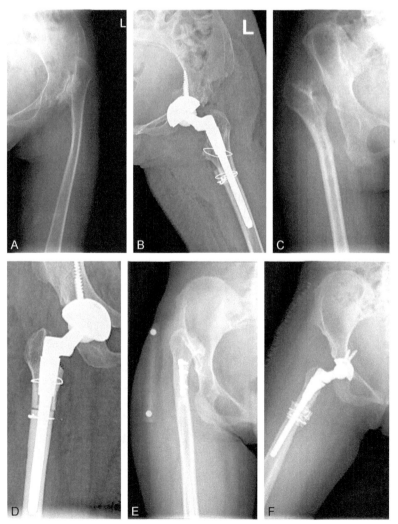

图 8-98　A 和 C.股骨近端畸形；B 和 D 截骨术后；E.股骨髓腔闭塞；F.截骨术后

5. 股骨假体的选择　也直接决定能否进行粗隆下截骨。如果采用骨水泥柄，则只能行近端截骨(图 8-99)。而对于远端抗旋转能力差的生物柄，也只能做近端截骨，如采用粗隆下截骨，则由于远端旋转稳定性差，活动时截骨远端的微动，往往截骨处难以愈合（图 8-100）。

6. Cone 可以避免一些粗隆下截骨　如何能减少粗隆下短缩截骨？使用 Cone 袖套近端（图 8-101）。Cone 袖套可以部分解决三角形袖套无法深坐入狭窄髓腔内而使股骨头旋转中心高悬的问题，结合近端截骨可减少粗隆下截骨，但 Cone 袖套轴向稳定性不如三角型袖套。在笔者的上述研究中，145 例 DDH 的患者中，其中使用 Cone 形 Sleeve（干骺端袖套）41 例，截骨 18 例，占比 43.9%；未使用 Cone 形 Sleeve 的 104 例，截骨 69 例，占比 66.3%，两者相比具有统计学差异（P=0.013）。

Cone 在 IV 型先天性髋关节发育不良翻修中也具有良好的应用效果（图 8-102）。

总体来说，髋关节脱位高低、周围软组织的紧张程度、髋臼侧是否有假臼形成、股骨近端是否存在畸形、是否采用 Cone 袖套及假体选择的类型，对是否行粗隆下截骨有直接的影响。笔者将脱位高度、是否有继发臼、是否有股骨近端畸形、是否用 Cone 袖套等因素与是否做 SSTO 进行

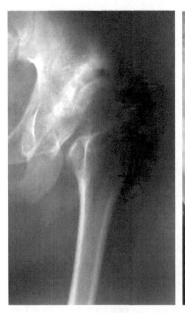
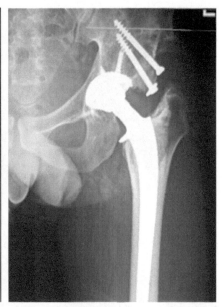

图 8-99　骨水泥柄，近端截骨

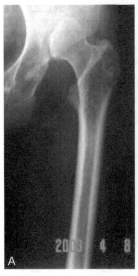
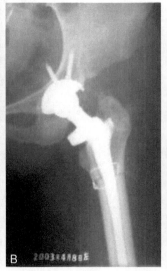
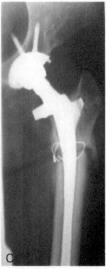

图 8-100　远端旋转稳定性差，截骨处不愈合

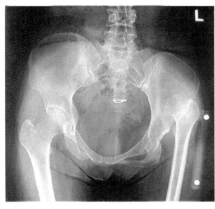
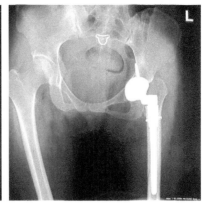

图 8-101　Cone 可以避免一些粗隆下截骨

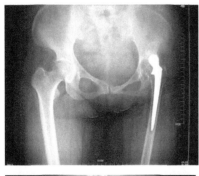
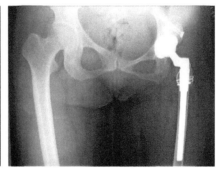
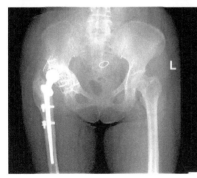
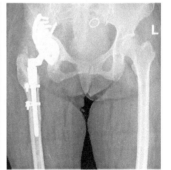

图 8-102　Cone 在 IV 型 DDH 翻修术中的应用

多因素回归分析（表 8-2），结果发现，存在股骨近端畸形的，粗隆下截骨的概率是不截骨概率的 8 倍（OR=8.035）；脱位高度大于 4.44cm 的患者截骨概率是小于 4.44cm 患者的 3 倍（OR=3.097）；而假白的形成（OR=0.033）与 Cone 袖套的使用（OR=0.209）明显降低了截骨的比例。

表 8-2　预测粗隆下截骨多因素的回归分析

变量	系数值	标准误	卡方	P 值	OR	OR 95% CI	
						低	高
使用 Cone 袖套	− 1.565	0.570	7.550	0.006	0.209	0.068	0.638
股骨近端畸形	2.084	0.963	4.682	0.030	8.035	1.217	53.054
假白形成	− 3.418	0.843	16.437	< 0.001	0.033	0.006	0.171
脱位高度	1.130	0.256	19.458	< 0.001	3.097	1.874	5.118
常数	− 2.321	1.703	1.858	0.173	0.098		

（沈俊民　周勇刚）

第四节　类风湿关节炎

一、概　　述

类风湿关节炎（rheumatoid arthritis, RA）是以对称性多关节炎为主要表现的慢性全身性免疫疾病，主要侵犯关节滑膜，以手、足等小关节好发（图8-103）；心、肺、肾、动脉、神经及眼等也可受累，中年女性好发，儿童和老年人也有发病。其发病率为1%～2%，男女比例为1∶2.5。

RA的病因和发病机制仍不明确，目前认为RA是一种系统性自身免疫性疾病。滑膜充血、水肿，T淋巴细胞浸润，多种炎性细胞因子（类风湿因子、金属基质蛋白、抗瓜氨酸肽抗体、抗角蛋白抗体、抗核周因子、抗聚丝蛋白抗体、抗突变型瓜氨酸波形蛋白抗体、抗RA33抗体、抗Ⅱ型胶原抗体、抗葡萄糖-6-磷酸异构酶抗体、钙蛋白酶抑素抗体）分泌介导的细胞免疫反应和体液免疫反应，对骨、软骨、关节囊、肌腱等破坏，导致关节的松弛、僵硬或强直，致残率很高。RA可伴有体重减轻、低热及疲乏感等全身症状。常见的临床表现如下。

（1）晨僵：是早晨起床时关节活动不灵活的主观感觉，是关节炎症的一种非特异性表现，其持续时间与炎症的严重程度成正比。

（2）关节受累的表现：①多关节受累，呈对称性多关节炎（常≥5个关节）。易受累的关节有手关节、足关节、腕关节、踝关节及颞颌关节等，其他还可有肘关节、肩关节、颈椎关节、髋关节、膝关节等。②关节畸形，手的畸形有梭形肿胀、尺侧偏斜、天鹅颈样畸形、纽扣花样畸形等，足的畸形有跖骨头向下半脱位引起的仰趾畸形、外翻畸形、跖趾关节半脱位、弯曲呈锤状趾及足外翻畸形。③其他可有正中神经/胫后神经受压引起的腕管/跗管综合征，膝关节腔积液挤入关节后侧形成腘窝囊肿（Baker囊肿），颈椎受累（第2、3颈椎多见）可有颈部疼痛、颈部无力及难以保持其正常位置，寰枢关节半脱位相应有脊髓受压及椎基底动脉供血不足的表现。

（3）关节外表现：①一般表现，可有发热、类风湿结节（属于机化的肉芽肿，与高滴度类风湿因子、严重的关节破坏及RA活动有关，好发于肘部、关节鹰嘴突、腰骶部等关节隆突部及经常受压处）、类风湿血管炎［主要累及小动脉的坏死性小动脉炎，可表现为指（趾）端坏死、皮肤溃疡、外周神经病变等］及淋巴结肿大。②心脏受累，可有心包炎、心包积液、心外膜、心肌及瓣膜的结节，心肌炎、冠状动脉炎、主动脉炎、传导阻滞，慢性心内膜炎及心瓣膜纤维化等表现。③呼吸系统受累，可有胸膜炎、胸腔积液、肺动

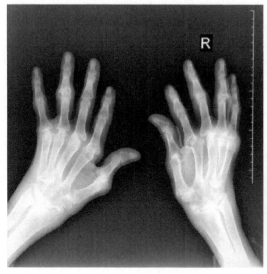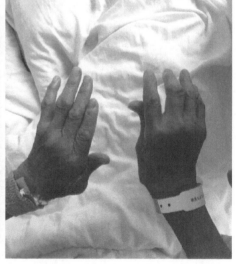

图 8-103　RA 患者手部关节病变

脉炎、间质性肺疾病、结节性肺病等。④肾脏表现，主要有原发性肾小球及肾小管间质性肾炎、肾脏淀粉样变和继发于药物治疗（金制剂、青霉胺及非甾体抗炎药）的肾损害。⑤神经系统，除周围神经受压的症状外，还可诱发神经疾病、脊髓病、外周神经病、继发于血管炎的缺血性神经病、肌肥大及药物引起的神经系统病变。⑥贫血，是 RA 最常见的关节外表现，属于慢性疾病性贫血，常为轻至中度。⑦消化系统，可因 RA 血管炎、并发症或药物治疗所致。⑧眼，幼年患者可有葡萄膜炎，成人可有巩膜炎，可能由血管炎所致，还可有干燥性结膜角膜炎、巩膜软化、巩膜软化穿孔、角膜溶解。

RA 还可表现为其他特殊类型，如 Felty 综合征，缓解性血清阴性、对称性滑膜炎伴凹陷性水肿综合征，幼年类风湿关节炎，老年发病的 RA 等。

药物治疗主要包括非甾体抗炎药、慢作用抗风湿药、免疫抑制剂、免疫和生物制剂及植物药等。

二、类风湿关节炎累及髋关节的特点

患病后多数关节呈对称性滑膜炎症，若症状进行性加重患者可出现关节活动受限或畸形。早期 X 检查可无明显骨质破坏，到达严重破坏期可见关节下骨破坏明显及关节间隙狭窄，进展至关节强直期时主要表现为关节畸形或纤维性强

直（图 8-104）。中早期的 RA 患者 X 线片显示骨赘形成和软骨下硬化较明显，晚期或重症 RA 患者 X 线片显示髋关节间隙消失、股骨头破坏严重和髋臼内陷畸形，其中髋臼内陷畸形比例可达 $5\% \sim 14\%$。正常髋关节中，股骨头受到的指向髋关节中心的力 R，可分解指向髋臼内壁的力 Q（使股骨头向髋臼底）及垂直方向的力 L（使股骨头轻度上移），R 使股骨头有向斜上移动的倾向（图 8-105A）。RA 患者，由于炎症反应及骨质疏松，髋臼内侧壁变得薄弱，随着负重，髋臼内壁受到的力 Q 增大（图 8-105B），逐渐出现髋臼内陷，一旦内陷过程出现，将快速进展，直至大粗隆顶部与髋臼边缘相抵才再次获得稳定。当股骨头内陷时，髋臼内壁受到的力随之下降，外展力也相应减少。

因髋关节活动受限、RA 原发疾病及内科应用激素治疗，髋部骨质疏松累及股骨，股骨骨髓腔形态通常也发生较大的改变，Dorr C 型烟囱状股骨髓腔并不少见（图 8-106）。另外，患者因 RA 的进展导致关节活动障碍而长期依靠轮椅或卧床加重多个关节的受限程度，常发生屈曲挛缩、伸直受限等软组织不平衡问题。

三、手术适应证

类风湿患者本身髋关节的病变，如间隙狭窄、骨质增生、骨质破坏严重、股骨头表面毛糙、股骨头变形等，疼痛严重、功能障碍、严重影响生

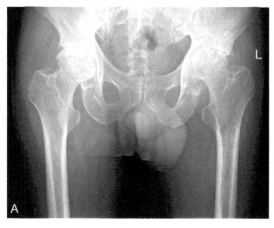
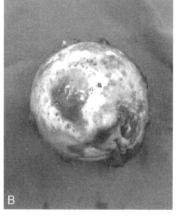

图 8-104　RA 累及双侧髋关节

A. X 线片显示双髋关节间隙狭窄，关节面呈虫蚀样改变，增生不明显；B. 术中取出股骨头可见股骨头上滑膜血管翳侵蚀软骨

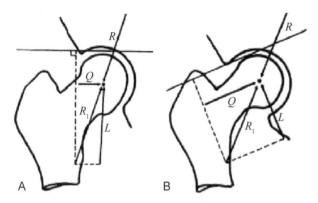

图 8-105　正常髋关节 (A) 与内陷髋关节 (B) 的受力示意图
R. 股骨头所受的合力；*Q.* 合力中指向髋臼内壁的分力；
L. 合力中指向髋臼上壁的分力

活质量等均是手术指征。但该类患者大多长期或曾用过激素或免疫抑制药，全身功能状况较差。必须排除心脏、肺、肾和周围血管功能不良的患者。

四、术前准备

1. 精神心理准备：类风湿患者由于患病时间长、体质差，情绪消沉、不稳定，存在所谓的"类风湿人格"。手术前，医师和患者要详细沟通，让患者充分认识术后的功能或可能发生的并发症。

2. 患者大多存在红细胞沉降率快、贫血、低蛋白血症、长期服用激素等问题，免疫能力和抗感染能力低下，应当常规使用广谱抗生素并适当

延长用药时间。

3. 类风湿关节炎患者，由于疾病本身所导致的红细胞沉降率增快和 C 反应蛋白升高，不要求其恢复到正常值才进行手术。

4. RA 围手术期用药：根据 2017 美国风湿病学会 / 美国髋关节和膝关节外科医师协会风湿性疾病患者择期全髋或全膝关节置换术围手术期抗风湿药物治疗指南，术前不必停用抗风湿药、免疫抑制药、糖皮质激素，但生物制剂需要停一个用药周期。

五、假体选择

由于骨水泥引起的高温可进一步损伤髋臼薄弱的内壁并可导致移植骨坏死，故骨水泥型假体置换治疗本病有较高的失败率。近年来多采用生物型髋臼假体置换治疗髋臼内陷，且骨移植重建髋臼后的假体生存率显著高于未植骨者。由于继发 RA 的髋臼内陷病例骨床质量不佳且有颗粒植骨，常选择表面粗糙和摩擦系数较大的钛粉涂层髋臼杯或钽金属臼杯，其表面高摩擦性可增加固定的稳定性。尤其骨小梁金属钽杯的良好生物相容性有助于骨长入，仅有 30% 的接触面积即能获得良好的初始稳定性和足够的骨长入（图 8-107 和图 8-108）。

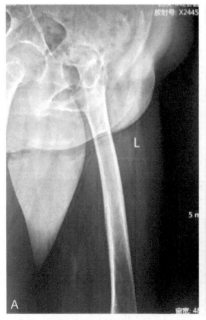
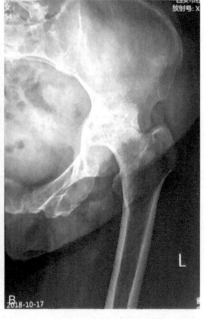

图 8-106　类风湿关节炎患者左髋关节正侧位片，可见左侧髋臼内陷，关节间隙消失，股骨头变形，股骨向内上方移位，骨髓腔呈 Dorr C 型

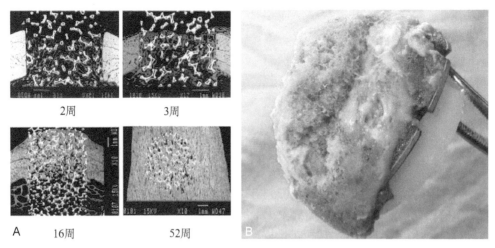

图 8-107　A. 2 周、3 周、16 周及 52 周骨长入情况；B. 骨长入良好的钽金属臼杯

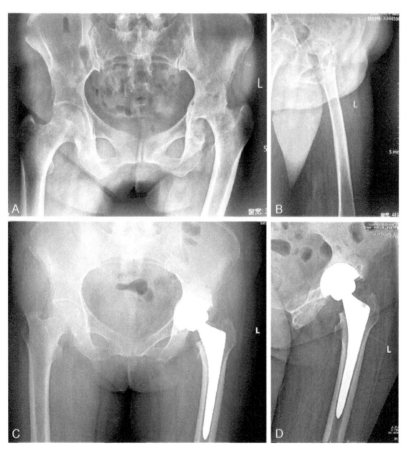

图 8-108　A 和 B. RA 患者的骨盆正侧位 X 线片，可见左侧髋臼内陷，关节间隙消失，股骨头变形，股骨向内上方移位，骨髓腔呈 Dorr C 型；C 和 D. 左侧全髋关节置换术后的正侧位 X 线片，臼底未植骨，假体选择钽金属骨小梁生物型假体

股骨假体柄需要根据患者的情况选择，Dorr C 型烟囱状股骨髓腔并不少见。因此，要根据骨质疏松情况及髓腔形态尽量选用匹配的生物型柄，带有抗旋转的矩形柄也可获得较满意的初期稳定性。而对于年龄大，髓腔较大，骨皮质及骨量较差的患者，可使用骨水泥柄，以获得满意的初期稳定性。

六、手术技巧

1. 手术入路　应根据患者的关节活动度、肌肉萎缩、张力对称及软组织挛缩情况做出评价，选择合理的切口。此类患者多伴有严重的骨质疏松，关节活动范围小，畸形严重，不宜采用小切口，以免影响手术操作，造成术中医源性骨折。

2. 手术要点　长期 RA 病史易导致局部或多部位的骨质丢失。晚期 RA 患者行关节置换难度较大，置换术中由于体位摆放不慎、操作手法粗暴或假体安放过程中打击力走向不当等都会造成骨折甚至二次骨折的发生。RA 伴骨质疏松的患者置换术中骨折的发生率为正常患者的 4 ~ 8 倍。预防医源性骨折贯穿整个手术过程。

（1）手术显露与股骨头脱出：臼内陷时通常伴有明显的髋关节活动受限，股骨头颈部显露困难。尤其重度髋臼内陷患者，其股骨头深陷于髋臼内，髋臼形态为口小底大的椭圆形，术中股骨头脱位极为困难。此外，RA 继发髋臼内陷时，髋臼壁及髋臼环骨质疏松、菲薄，暴力脱位极易导致髋臼壁或股骨干骨折。可采用股骨头逆行取出法，即先截断股骨颈，再将股骨头凿碎后分块取出。中度髋臼内陷者，股骨颈也部分陷入髋臼内，髋关节活动范围减小，使用摆动锯在进行保留 1cm 股骨距的股骨颈截骨操作时应小心谨慎，避免误截髋臼壁。而重度髋臼内陷者，股骨头连同股骨颈均深陷于髋臼内，除操作空间受限外，常规的股骨颈截骨也无法完成。可应用磨钻将内陷于髋臼的股骨头的外上部分逐步磨除，增加股骨头和股骨颈向髋臼外牵拉的幅度。

（2）髋臼重建：RA 继发髋臼内陷多合并髋臼环薄弱和髋臼内壁缺损，髋臼重建的关键是进行髋臼植骨、恢复髋关节旋转中心及实现髋臼杯的初始稳定性，而完整的骨性髋臼环能够提供箍应力，是髋臼杯最理想的支撑结构。髋臼环完整的髋臼内陷多为腔隙性骨缺损，使用自体颗粒骨充填打压植骨是目前最为有效方法。自体颗粒骨可选用髋臼磨锉下的骨泥及股骨头的骨松质（图8-109）。由于髋臼内壁菲薄和硬化，处理髋臼表面时采用刮勺去除表面部分硬化骨质并结合克氏针多点打孔方法以获得骨床出血点。颗粒骨植入髋臼底后用反锉结合打压器压实，自体股骨头骨量不够时可加用同种异体骨以使髋臼充填完善。如果髋臼壁有较大的结构性骨缺损，应将股骨头修整成相应形状后镶嵌植骨并辅以加强环固定。

（3）髋臼磨锉：RA 时对髋臼的磨锉不同于常规髋关节置换，一般不使用小号髋臼锉对髋臼底部进行磨锉，以免加重髋臼底部骨质缺损，仅去除髋臼底部结缔组织，臼底及周围硬化骨组织使用细克氏针钻孔直至渗血，避免大量冲洗，保留成骨因子。髋臼底移植骨反锉压实，髋臼环磨锉后，咬除髋臼周围缘的增生骨赘后，使用和髋臼底部相同直径的髋臼锉对髋臼周围缘进行磨锉，使用直径大 2mm 的髋臼假体，以压配的方式安放假体（图 8-110 和图 8-111）。

（4）股骨侧处理及假体选择：RA 患者因髋关节活动受限、类风湿原发疾病及内科应用激素治疗，髋部骨质疏松累及股骨，股骨髓腔形态往往也发生较大的改变，Dorr C 型烟囱状股骨髓腔并不少见。因此，术前要对股骨侧骨质疏松情况和髓腔形态进行综合判断，选用与股骨髓腔形态适配的生物型股骨柄，才能获得牢固的初始稳定性。骨质疏松严重者术中扩髓和植入股骨柄时要避免发生股骨劈裂骨折，必要时可使用钢丝进行预环扎。

（5）软组织平衡：不必刻意松解软组织。待安好试模复位后，活动髋关节查看髋周软组织张力情况，若过紧或复位困难，则需松解髋周软组

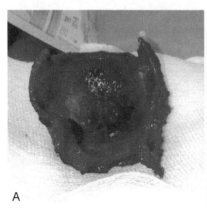
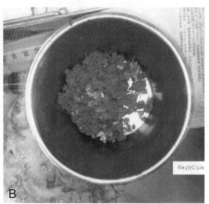

图 8-109　髋臼磨锉下的股骨头的自体颗粒骨

织，松解时也应逐渐松解，边检查边松解，对于肢体短缩及软组织挛缩的患者术中松解更应注意，术后要仔细修复髋周软组织。对于术前严重畸形的患者（髋屈曲畸形超过 60°），术中对关节囊及肌肉软组织的松解应该充分而有度，松解后小心拉伸患髋，不必完全伸直，以免引起股动脉、股静脉及股神经的牵拉伤，待麻醉恢复后，根据患者受牵拉的感觉逐渐将髋关节伸直，这样可以避免股动脉、股静脉及脉神经因受牵拉而损伤。

3. 手术时机　双侧髋关节病变均需手术治疗者，双侧同时手术和分侧手术均有报道。双侧同时手术，有利于降低医疗费用及缩短住院周期，甚至明显延长髋关节假体的使用寿命。是否双侧同时进行手术取决于患者的情况及术者的技术熟练程度。髋关节病变合并膝关节病变先行膝关节手术还是先行髋关节手术，这要根据患者两关节病变的不同程度、手术后假体牢固程度及术者手术经验等做出估计来判定。通常应先行髋关节置换，再行膝关节置换。

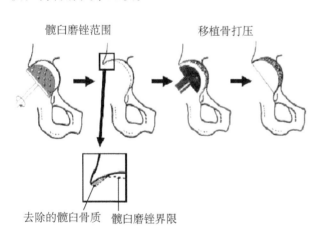

图 8-110　**髋臼内陷的髋臼处理示意图**

七、术后康复及治疗

建议扶拐行走 8 周后完全负重，这区别于其他疾病的人工关节置换术。由于 RA 患者存在骨质疏松，假体置入后只提供了初次稳定，而骨长入相对时间要长，所以需要更长的时间辅助负重，让自体骨长入，达到再次稳定。同时建议使用钙剂、维生素 D 及双膦酸盐等进行骨质疏松的治疗。

八、并发症及疗效

人工全髋关节置换术是目前公认的改善关节功能的有效方法。RA 是全身性免疫疾病，这一特点决定了其特殊性。对 1990 ~ 2011 年所有报道 RA 患者行髋关节置换术治疗的文献行 Meta 分析比较短期、中期及长期随访与骨性关节炎患者发现，RA 患者具有较高的术后脱位率，其原因可能和患者肌力较差假体周围软组织松弛及术后外展功能欠佳相关。在全髋关节置换术后小于 5 年的假体翻修率方面 RA 患者翻修率较高，年龄、性别及并发症并未影响术后翻修率。但术后中期、长期随访，其与骨性关节炎的翻修率差异无统计学意义。

RA 患者关节置换术后感染风险较大，是非类风湿关节炎患者的 2 倍。术前可通过加强患者营养抵抗感染风险，并积极治疗伴发病症。其他可以增加感染概率的因素包括口腔卫生不良、吸烟、异体输血及使用免疫抑制药，可以从这几方面进行修正，降低感染概率。

总之，RA 可导致髋关节功能严重障碍，其致残率极高，全髋关节置换能有效缓解关节疼痛，改善关节功能。但该病患者在全髋关节置换术后，

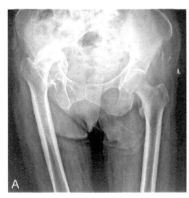
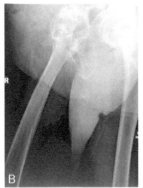
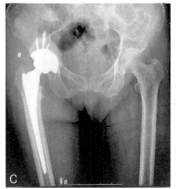
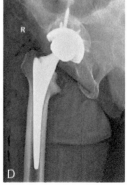

图 8-111　A 和 B. 类风湿关节炎患者的骨盆正侧位 X 线片，可见右侧髋臼明显内陷，关节间隙消失，股骨头变形，股骨向内上方移位；C 和 D. 右侧全髋关节置换术后的正侧位 X 线片，臼底及臼顶植骨以恢复髋臼的旋转中心

疼痛不能彻底消除，可能与关节周围残留的软组织病变有关。但明显改善功能，尤其是行走功能，能提高生活质量。

（许　鹏　许　珂）

第五节　强直性脊柱炎

一、概　　述

强直性脊柱炎（ankylosing spondylitis，AS）是一种以肌腱、韧带附着点等结缔组织慢性炎症为基本病理改变的脊柱关节病，属于风湿病范畴，目前病因尚不明确，它是好发于青少年男性的自身免疫性疾病，以男性为主，男女比例为 4：1。强直性脊柱炎与 HLA-B27 呈强关联，且具有明显的家族聚集性。常见症状为腰骶部僵硬和疼痛，晚期可发生脊柱强直及四肢大关节强直的改变。

目前针对强直性脊柱炎患者髋关节病变（疼痛及强直）的治疗主要采用人工全髋关节置换，但由于强直性脊柱炎特殊的病理改变及全身多系统病变使得其进行全髋关节置换具有特殊性和挑战性。

（1）患者年龄小，病变发展速度快，可多关节强直。

（2）患者很快出现胸廓的活动障碍及呼吸功能障碍。

（3）体内的炎症反应相对较重，可能有多器官的炎性病变。

（4）髋关节强直于非功能位，可发生严重的骨质疏松及关节周围肌肉的萎缩，为手术及术后康复锻炼带来影响（图 8-112 和图 8-113）。

二、手术时机

目前，大多数学者提倡早期即进行人工全髋关节置换来治疗 AS 合并髋关节的纤维性强直和骨性强直，术后可明显缓解关节疼痛，增加关节活动范围，提高患者生活质量。AS 病程越长，髋关节受累越严重者，髋关节挛缩畸形、强直及关节周围肌

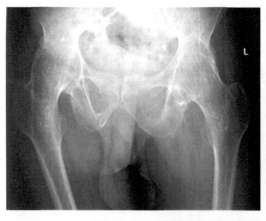
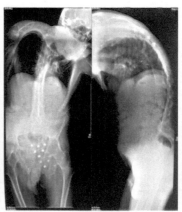
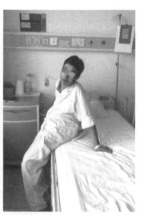

图 8-112　双侧髋关节骨性融合于非功能位，伴有脊柱的骨性融合及后凸畸形

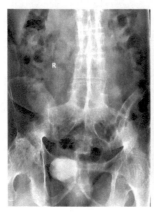
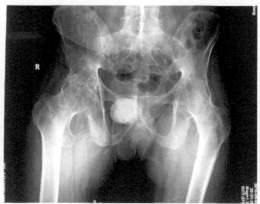
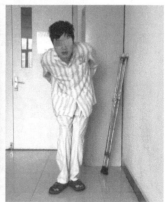

图 8-113　双侧髋关节骨性融合于非功能位，伴有脊柱的骨性融合及后凸畸形

肉失用性萎缩甚至纤维化越严重，可导致手术难度和手术创伤增大，术后髋功能恢复较慢，恢复满意度相对较差。而且在条件允许的情况下同期双侧髋关节置换可缩短患者住院时间、降低二次手术麻醉风险和减少住院费用，并且有利于双下肢关节功能的协调发展。即使条件不允许，需要进行分期置换，两次手术间隔的时间也不宜过长，应以 3 ～ 6 个月为宜，尽量不要超过 6 个月。

一部分 AS 患者病情发展迅速，在早期即可出现髋关节严重病变和畸形，非手术治疗无效。虽然髋关节病变较重的年轻患者行 THA 有磨损率和松动率高的风险，但临床发现年轻患者通常发病年龄为 15 ～ 30 岁，一般发病年龄越小，病变发展越快，疼痛和活动障碍的程度也越重。对 AS 伴髋关节病变的患者早期进行 THA 有利于最大限度地恢复功能和减轻疼痛，没有必要等待 THA 所谓的"最适年龄"。手术指征为严重的畸形、行动障碍和活动疼痛。年轻患者术后往往可以较快恢复工作和生活。但由于 AS 髋关节强直后肌肉失用性萎缩，且病程越长，萎缩越严重，手术难度越大，术后髋关节功能恢复越困难。AS 患者早期和晚期的 THA 疗效有显著差异。因此，AS 患者出现髋关节疼痛、僵硬而药物治疗疗效不确定即应行 THA，而红细胞沉降率及 C 反应蛋白升高、病变处于活动期都不是手术禁忌证。

三、关节假体的选择

由于 AS 患者髋臼和股骨近端常存在不同程度的骨质疏松，尤其是影响股骨负重的股骨矩。因此，关节假体的选择仍然存在争议。以往的观点认为骨质量差、骨质疏松及生存期较短的患者都是非骨水泥型假体的禁忌证。在髋臼侧生物固定的长期疗效优于骨水泥固定，而在股骨侧骨水泥固定要优于生物固定。基于此观点，有学者提出了混合型假体置入的方法，对髋臼侧采用生物学固定，而对股骨假体采用骨水泥固定。也有学者提出骨水泥假体和生物学假体都不能达到理想的固定效果，只是运用骨水泥技术效果相对较好而已。而随着人工关节假体材料学的飞速发展，各种有优良生物学结合能力的多孔金属假体开始广泛应用于临床，骨水泥假体的使用范围越来越

窄。由于 AS 患者存在骨代谢异常和失用性骨质疏松，骨组织很难长入假体的多孔层而达到生物固定的效果，这成为选择骨水泥固定型假体的理论基础。然而由于 AS 患者的预期生存时间比较长，患者接受初次全髋关节置换的时间比较早，因此，患者一生中有可能需要进行多次关节翻修术，选择骨水泥型假体势必会给关节翻修带来较大的麻烦，这也成为许多骨科医师选择生物固定型假体的原因。笔者对于 AS 患者的 THA 通常采用的是非骨水泥固定的方式，对于伴有骨质疏松的患者采用多孔钽金属臼杯及股骨假体固定（图 8-114），尽量使用陶瓷 - 陶瓷界面或陶瓷 - 高交联聚乙烯界面，以防止后期骨溶解，同时术后进行规范的抗骨质疏松治疗，随着关节功能逐步恢复，髋臼及股骨的骨密度逐渐变强，取得早期良好的生物学骨长入固定效果。

四、手术技巧

对于仅有髋关节疼痛，但还没有出现纤维性强直和骨性强直的 AS 患者，X 线片可能提示关节间隙还存在，此时，THA 就是一个标准和常规的手术，做法和普通的骨性关节炎的全髋关节置换一样。

但对于已经出现了髋关节强直（纤维性强直和骨性强直），尤其是骨性强直的 AS 患者，进行 THA 手术就有很多需要关注的特殊的地方，同时也存在很多的术中困难。

1. 麻醉　AS 患者通常存在脊柱各个部位的融合，这在选择麻醉方式上必须加以考虑，一般可以采用全身麻醉。尤其是对于颈椎、腰椎均存在骨性强直的患者，术前必须与麻醉医师沟通，要充分考虑插管过程的各种困难，准备细支气管镜插管，或者需要清醒插管（图 8-115）。由于 AS 患者较多髋关节融合于非功能性位置，术中患者有可能采用非常规体位，术前必须充分准备（图 8-116）。

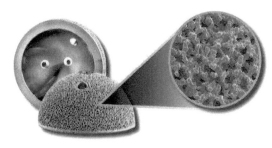

图 8-114　多孔钽金属臼杯（ZIMMER BIOMET）

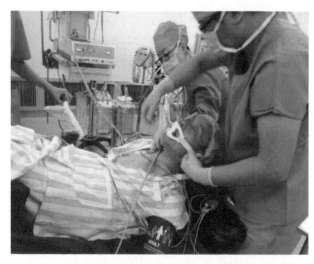

图 8-115　伴有颈椎融合的 AS 患者全身麻醉插管都很困难

2. 入路　AS 患者进行全髋关节置换时，由于其股骨头与髋臼之间存在骨性或者纤维性融合，以及髋关节周围肌肉尤其是内收肌的挛缩，导致

其显露困难。笔者通常情况下都采用后外侧入路，同时对存在髋关节屈曲畸形的患者进行髋关节周围肌肉包括髂腰肌、股直肌、髂胫束、缝匠肌等松解，可取得良好的效果（图 8-117）。对于髋关节强直于屈曲位者，后外侧入路可以更加清楚地显露股骨颈及髋臼，有利于股骨颈截骨。但如果髋关节强直于伸直外旋位，有时单纯采用后侧入路无法充分显露髋关节，如果对其他入路比较熟悉，也可以采用直接前入路或行大转子截骨以显露髋臼上方，能比较充分显露髋关节。

3. 关节显露和软组织松解　全髋关节置换术最困难的是骨性强直的处理。术中很难分辨髋臼和股骨头的真正界限。AS 患者晚期髋关节强直有 2 种。一种是纤维性强直，患者清醒时没有活动度，但全身麻醉后可有部分活动度，X 线检查可以看见关节间隙狭窄或消失，但没有骨小梁通过关节间隙；

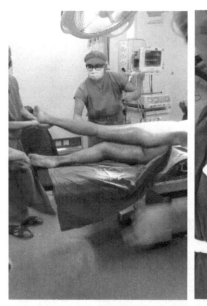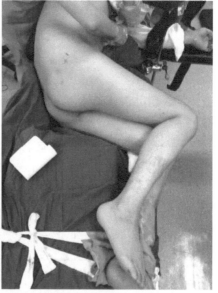

图 8-116　AS 患者骨性融合后的体位困难

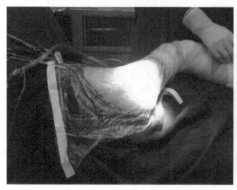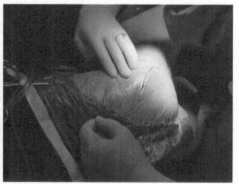

图 8-117　屈曲挛缩的后外侧入路

另一种是骨性强直，患者清醒和全身麻醉状态下均没有活动度，X 线检查可以看见关节间隙消失，有骨小梁通过。术中应该注意以下几个方面。

（1）关节囊打开后不要尝试去进行髋关节脱位，以防止脱位过程中股骨干骨折。只有股骨颈截骨后才能将髋关节脱位，在辨别股骨颈后，应及早截骨使髋关节具有活动性，手术中可采用股骨颈两步截骨法，先截断股骨颈，然后再于计划的截骨部位截骨。

（2）必须充分清理髋臼周围的软组织，才能看清头臼的关系。

（3）髋臼的定位可以选择闭孔的上缘，即为髋臼下缘来定位，或者沿残留股骨颈的中心位置进行髋臼成形再造。

（4）髋臼内软组织必须清理干净，即使是骨性融合，也能在髋臼内找到软骨痕迹或纤维组织。

（5）髋臼的深度很难掌握，真正骨性的深度只有依照术前测量的深度边磨边用臼试件试置，有时可以在髋臼底部找到卵圆窝的软组织，将它们磨平基本就达到要求的深度了。避免磨穿臼底、磨损髋臼前壁。

（6）术中软组织松解对于 AS 长期骨性或纤维性融合的髋关节，髋周韧带组织都有不同程度的挛缩、粘连。为了恢复患肢长度和活动度，需进行软组织松解。在髋关节强直于伸直位的少数患者，术中要求有限松解；但对于强直在屈曲位的，关节前方软组织必须进行松解。一般需要松解的组织有髂腰肌、股直肌、髂胫束及内收肌。对于患肢屈曲挛缩超过 45° 的，术中进行软组织松解后，可残留一些屈曲畸形，以免导致坐骨神经、股动脉、股静脉和股神经损伤。术后将患髋置于屈曲位，待麻醉苏醒后 3d 内逐步伸直。

AS 患者导致的非功能位的骨性强直使得股骨头与髋臼处于非功能位融合，区分髋臼和股骨头十分困难，给截骨和髋臼成形带来很大困难。为了便于手术操作，笔者常在术中进行二次截骨。首先松解髋臼周围的软组织，先确定小转子的位置，注意对周围组织进行保护，避免误伤，在显露股骨颈处进行第 1 次截骨，使髋关节脱位，而后在小转子上方保留 1cm 股骨距进行第 2 次截骨，截除股骨颈多余的部分以利于术野的显露（图 8-118 ～图 8-121）。

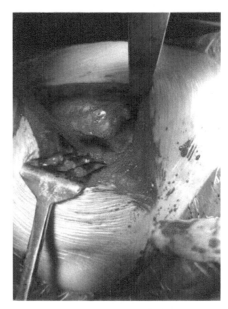

图 8-118　显露骨性融合的股骨颈

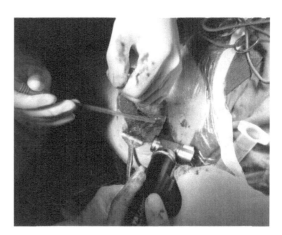

图 8-119　股骨颈第 1 次截骨

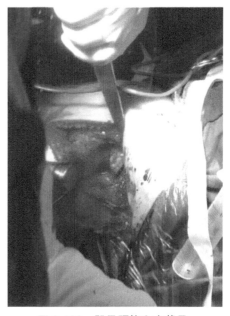

图 8-120　股骨颈第 2 次截骨

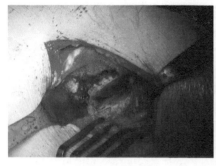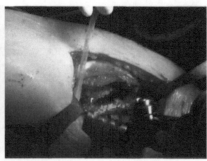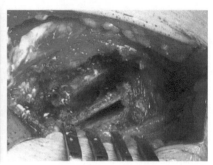

图 8-121　股骨颈 2 次截骨后获得满意的空间

4. 髋臼处理　术中髋臼的处理及定位为术中难点，髋臼准确定位对功能恢复至关重要。股骨颈截骨后显露的股骨头中心可参考髋臼中心，同时参考闭孔上缘及坐骨，以此 3 点结合患者体位定位髋臼，必要时透视（图 8-122）。骨性强直的髋关节术中很难分辨股骨头与髋臼的真正界限，给股骨颈截骨和髋臼成形带来困难。可采取先截骨后髋臼成形的方法：先行股骨颈截骨，尽量预留术前模板量预留的股骨颈长，注意髋臼前倾角，防止伤及髋臼下后壁。有时髋关节骨性强直，股骨头与臼缘已完全融合，可将关节囊彻底清除，显露关节缘骨赘，切除骨赘显露关节结合部。用髋臼锉结合髋臼凿逐步清除股骨头，可根据髋臼横韧带和闭孔上缘判断髋臼下缘和控制髋臼假体位置的高度。仔细寻找髋臼残余软骨和髋臼窝内的脂肪组织。由于髋臼内软骨下骨是固定髋臼假体的基础，因此术中尽量避免切除过多，否则术中打压髋臼杯时容易导致臼底骨折，或者术后易发生假体松动或中心性脱位（图 8-123）。

骨性融合的髋关节经常会伴有骨盆的旋转畸形（图 8-124），通常脊柱后凸畸形会造成 AS 患者的骨盆后倾，在 X 线片上可以看见闭孔增大。此时骨盆的旋转可能会引起髋臼前倾角的改变，所以需要注意髋臼假体的角度安装位置。假体置入的角度应根据术中脊柱畸形、髋关节强直的位置、骨盆倾斜程度等不同情况调整。由于存在脊柱后凸畸形及骨盆代偿性后倾，如果采用常规方法安装假体，术后易出现髋关节前脱位。若骨盆倾斜角度 < 20°，髋臼假体可按解剖位放置；若骨盆倾斜角度 > 20°，髋臼假体应按功能位放置。此外，需根据髋关节屈曲畸形的严重程度，适当调整假体的安放角度，根据联合前倾角放置假体（图 8-125）。

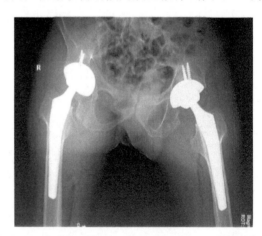

图 8-123　术后的 X 线片，假体位置良好，不受骨盆倾斜的影响

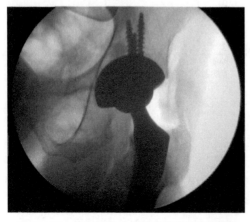

图 8-122　AS 患者术中最好进行常规透视

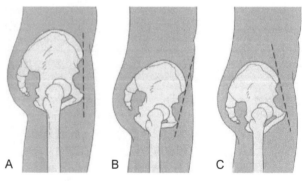

图 8-124　AS 患者骨盆旋转的图示
A. 正常骨盆；B. 前倾的骨盆；C. 后倾的骨盆

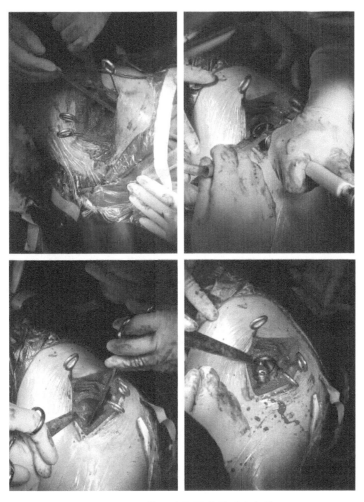

图 8-125　处理髋臼并安装髋臼假体

五、术后康复

AS 患者的病程较长,手术时病变多超过 10 年甚至 30 年,部分关节强直、肌肉萎缩明显,关节囊挛缩严重,术后功能恢复困难较大,耗时较长。由于关节周围肌肉萎缩和术中软组织大量松解,关节稳定性差,外加术中未松解的组织影响关节运动,使得人工关节随意运动无法控制,甚至站立不稳。为了防止术后关节再次挛缩,同时防止卧床并发症,术后第 2 天开始要求患者卧床适度屈伸和外展患髋并结合扶助行器部分负重练习行走功能锻炼。一方面要从精神上鼓励,另一方面医师在安全范围内适当手法帮助恢复一定的关节活动度,可松解关节粘连和挛缩,也可使患者树立主动运动恢复功能的信心。笔者对关节强直的患者均采用上述方法,患髋活动度恢复接近正常。

六、并发症的预防处理

AS 患者行人工全髋关节置换术具有所有常规全髋关节置换术的并发症,如感染、脱位、假体周围骨折、深静脉血栓、神经损伤、假体松动、异位骨化等。而对 AS 患者进行人工全髋关节置换术后需要特殊注意的并发症是异位骨化。通常认为 AS 患者人工全髋关节置换术后比普通患者更容易发生异位骨化。其病因和发病机制目前尚不明确,主要包括创伤后骨化、神经性骨化、遗传性骨化和其他特殊疾病术后导致的骨化。异位骨化的发生可能与人体功能失调、手术时所产生的骨诱导刺激的强度、手术创伤所致的炎症反应、术后感染、先前关节手术史等因素有关。积极的物理康复治疗和适当的关节主动、被动功能锻炼,服用非甾体抗炎药和双膦酸盐类药物及放射疗法等有助于防止异位骨化的发生和发展。因此,手术操作仔细、轻柔，术中关闭伤口前用脉冲枪大量冲洗，彻底清除骨碎屑，术后积极预防感染，术后早期进行髋关节功能锻炼，适当服用非甾体抗炎药，发生异位骨化的可能性也许会降低（图8-126）。

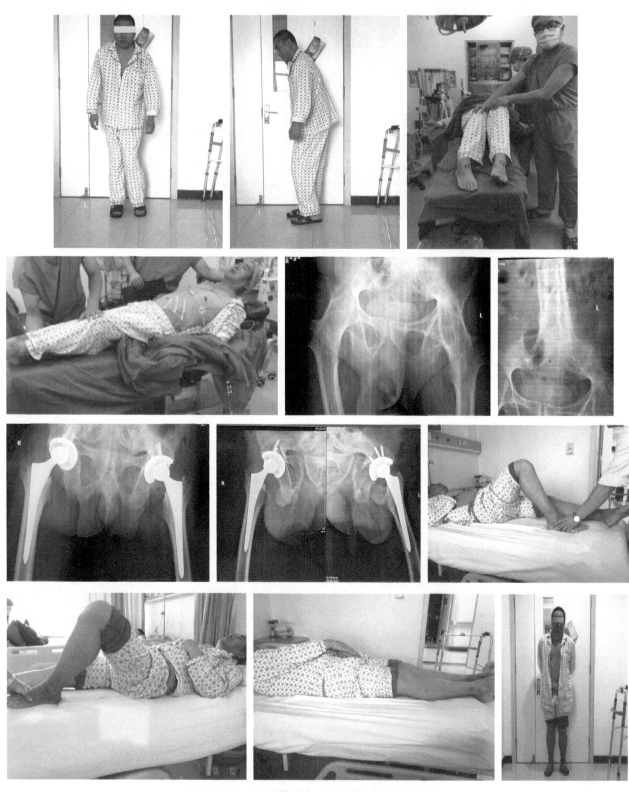

图 8-126　1 例骨性融合 AS 患者术前及术后变化

（许　鹏　彭　侃）

第六节　髋关节结核

髋关节结核位居人体骨关节结核的第二位，占骨关节结核的 15% ～ 20 %，好发于青壮年。关节结核总是在关节破坏后才被诊断，其手术指征明确。髋关节结核的手术方式包括病灶清除术、关节融合术、切除成形术和人工关节置换术 4 种。髋关节结核一旦发展到全关节结核期，其治疗仍是巨大的挑战。传统的保留关节的病灶清除术很难清理干净，进而导致复发率高、功能差和病程极长等缺陷；关节融合术导致髋关节功能完全丧失，难以被患者接受；切除成形术多在病损严重的病例中偶尔应用，其可以在有效缓解疼痛基础上，保留一定的髋关节活动度，但下肢不等长严重，也难以被患者接受。在现代抗结核基础上，彻底切除关节结核病灶加人工关节置换重建关节功能术式，已取得了成功。它既可以彻底切除股骨头、股骨颈和关节周围病灶，又能立刻重建关节功能并解除疼痛，是较理想的治疗髋关节结核的方式。

一、髋关节结核分期与人工关节置换术适应证

（一）髋关节结核愈合期

不论是自然融合或手术融合，虽然术中活检仍然可以观察到典型的组织病理学改变，但是这类融合髋均被视为骨关节结核愈合期。这类髋关节结核患者常有恢复关节活动功能的强烈愿望，故人工全髋关节置换术是其最佳的治疗方式。采用人工关节置换术治疗均可获得良好的疗效。术中建议：尽可能切除关节囊与瘢痕组织；二次截骨法截断股骨颈；其他过程按常规操作。术后是否抗结核治疗还有争议，多数医师建议术后抗结核治疗 3 个月，以防关节结核复发。

（二）髋关节结核静止期

静止期关节结核的患者被认为适合于全髋关节置换术。然而，现有的文献发现，静止期全髋关节置换术后患者结核复发率较高；甚至有在髋关节结核静止 40 年行全髋关节置换术后出现结核复发的报道。究其原因，除结核杆菌本身繁殖生长缓慢之外，其与结核杆菌耐药性和毒力强、患者自身的抵抗力低等相关，进而结核菌在人体长久生存，使髋关节结核长期处于静止期而不愈合。因此，静止期髋关节结核行人工全髋关节置换术，应在术前、术后进行有效的抗结核治疗，术中尽可能清除结核病灶及其瘢痕组织。

（三）髋关节结核活动期

此类患者通常有较明显的疼痛、功能障碍、结核中毒体征及炎症指标升高，进行人工关节置换术总是联想到有较高的术后结核复发。现有的文献显示，活动期髋关节结核全髋关节置换术后的结核复发率比静止期结核术后复发率更低，其原因主要是活动期病灶局限于关节囊内或周围，未扩散，术中易于较彻底清除。因此，部分医师主张在髋关节结核活动期进行人工关节置换手术。活动期髋关节结核全髋关节置换术治疗可分为一期置换术与二期置换术。

1. **一期置换术**　主要适应于病灶局限于关节囊内，术中可以彻底切除病灶，且现代抗结核治疗有效的病例。这类病例可以在病灶彻底清除后，同期行人工全髋关节置换术。其优点是容易彻底清除病灶、减少手术次数、术后疗效更优良等。结核杆菌在金属表面不会形成生物膜，有利于抗结核药物产生效能；特别是脊柱结核内固定后不会增加脊柱结核的复发率等事实，为活动期髋关节结核病一期置换的理论基础提供了有益的借鉴。同时，现有的临床资料也支持一期置换术，且术后关节结核的复发率不会增加。但是活动期结核一期全髋关节置换术病例数还不多，其真实复发率仍有待于观察。

2. **二期置换术**　主要适应于病灶已形成流脓窦道和扩散关节腔外或进入盆腔等难以清除的病例。方法：一期进行头颈切除等病灶清除术、放置骨水泥占位器；待患者炎症指标正常后，二期行人工全髋关节置换术（图 8-127）。其最大的优点是切除病灶同时防止肢体短缩；再次清创，理论上减少关节结核的复发率。缺点是多次手术。

二、手术关键点

第一，髋关节结核患者可能由于疼痛或僵直，处于畸形位，在显露中一定要细致和规范操作。
第二，在显露关节腔前应抽取脓液，显露关节后

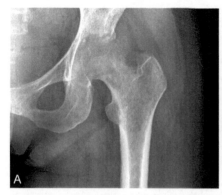 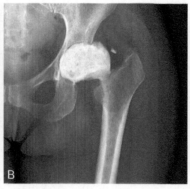 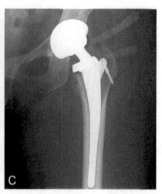

图 8-127　A. 活动期髋关节结核 X 线图像；B. 一期病灶切除＋占位器；C. 二期人工全髋关节置换术后 X 线图像

采集标本送检。第三，切除头颈后，应对髋臼病灶刮除，特别是坏死骨组织。第四，广泛切除关节滑膜和窦道组织及愈合的瘢痕组织。第五，待病灶彻底清理干净并冲洗好后，重新消毒铺单，再行人工全髋关节置换操作。

三、抗结核药物治疗

现代的抗结核药物治疗是人工关节置换术治疗骨关节结核的基础。一线抗结核药物：异烟肼、利福平、乙胺丁醇、链霉素等。髋关节置换术前、术后抗结核时间存在巨大的差异。活动期髋关节结核术前应抗结核治疗 2 周至 3 个月，术中可于关节腔使用抗结核药物；静止期髋关节结核术前可以不使用抗结核药。人工髋关节置换术后均要使用一线抗结核药至少 12 个月，或红细胞沉降率和 C 反应蛋白恢复正常后 5 个月停药，这是减少结核复发的最有效的方法。Neogi 报道的 12 例活动期结核全髋关节置换的病例中，有 1 例未遵从医嘱抗结核药物治疗，病灶复发形成流脓窦道合并混合感染，最终拔除假体。Kumar 报道了术后 2 例关节结核复发并形成流脓窦道的病例，都经过 1 年的抗结核药物治疗痊愈，未再做手术。可见，现代抗结核药物是人工全髋关节置换治疗结核的基础和预防复发的利器，特别是术后足量、足疗程的抗结核药物治疗尤为重要。

四、术后结核复发

术后结核复发是一个很受关注的问题，目前资料报道总计复发率约为 5.8%。2001 年，Kim 等报道了 60 例人工关节置换治疗关节结核的病例，在平均 16 年的随访中有 6 例复发，他指出复发的原因与结核杆菌耐药性、不规律和不适当用药及用药长短密切相关。术前有流脓窦道病史者也是复发的高危因素。关节结核复发率的高低与关节结核处于何种分期及其静止的长短关系不大，因此，主张一旦关节结核被诊断，无论处于何期，均可以进行人工关节置换术。关节结核复发并不是灾难性并发症，多数经过抗结核药物治疗或保留假体的病灶清除术治愈，只有少数需要拔除假体治疗。总之，彻底清除病灶与现代抗结核药物治疗是预防复发的关键。

（夏　春）

第七节　髋臼骨折内固定术后

髋臼骨折内固定术后的并发症很常见，如创伤后关节炎（PTA）、软骨溶解、股骨头坏死和医源性神经麻痹。2005 年，Giannoudis 等对 3670 例行切开复位内固定（AF）治疗的创伤后关节炎进行荟萃分析，发现 13%～44% 的患者患有创伤后关节炎。创伤后关节炎可能是髋臼骨折 AF 最严重的后遗症，全髋关节置换术（THA）对于创伤后关节炎的治疗非常必要。Sermon 等发现内固定手术后创伤后关节炎患者接受 THA 发生率为 22%。无论何时进行 THA，之前发生过髋臼骨折 AF 的病例会出现多种并发症。异位骨化（HO）、感染和假体松动是 AF 后 THA 的患者可能需要翻修的主要原因。多项研究表明，包括假体在位率和并发症发生率在内的各项指标上，AF 后 THA

疗效均不及非创伤性原发骨关节炎（OA）THA。许多研究样本量较小，并且就并发症而言，不同研究的并发症统计更不一致。总体而言，关于创伤后关节炎的可靠流行病学数据很少，但骨科正在寻找更多证据来帮助改善长期结果并减轻创伤后关节炎 THA 的并发症。自 Letournel 等在 30 年前率先开发了 ORIF 技术以来，髋臼骨折创伤后关节炎的管理已迅速发展。最近的研究表明，无论如何重建解剖结构，创伤后关节炎在这些骨折后都很常见。由于慢性疼痛、功能差和生活质量下降，骨科正在积极寻找基于证据的解决方案，以指导未来。创伤后关节炎潜在的病理机制可能是多因素的。Morison 等曾指出创伤后关节炎不仅可能是复位后关节不协调的结果，而且还可能源于最初创伤造成的关节软骨损伤。无论采用哪种机制，相关的疼痛通常需要 THA 来缓解，并且需要更多的汇总研究来评估创伤后关节炎人群 THA 临床结果。

一、髋臼骨折内固定失败后需要全髋关节置换术的原因

髋臼骨折内固定失败后需要 THA 的原因主要有以下几点：髋关节创伤性关节炎、股骨头坏死、骨折块移位及感染等。最常见原因是髋关节骨关节炎（20%～57%）和股骨头坏死（2%～40%）。切开复位内固定失败的危险因素包括骨折复位不完全、年龄＞40 岁、关节延迟复位、股骨头软骨损伤、髋关节前脱位或严重后壁受累。

Giannoudis 等报道 9% 的创伤后关节炎患者在初始骨折内固定手术后平均 2 年内再次接受 THA。局部组织的变化，包括瘢痕组织的发育、骨密度的变化和感染，导致 THA 是一项艰巨任务，并可能最终需要对 THA 进行翻修。Sermon 等发现内固定手术后创伤后关节炎患者接受 THA 发生率为 22%。

二、髋臼骨折内固定失败后行全髋关节置换术需面对的问题

髋臼骨缺损多为节段性骨缺损，原因在于髋臼骨折未固定或固定不确切；多残留有钢板或螺丝钉等内固定物；由于既往多次手术，原手术时间长、出血多及手术室的无菌条件差等导致髋臼周围感染发生率高（16%～52%）。注意坐骨神经损伤，外

伤时或上次手术时的坐骨神经损伤注意记录，避免二次损伤；手术复杂、出血多、并发症高。

Morison 等和 Berry 等在长期随访中，髋臼骨折内固定失败后 THA 的最高翻修率分别为 30% 和 32%。他们得出的结论如下：患者年龄更小、硬化骨的存在、创伤后的异常解剖结构、髋臼骨丢失和内植物本身并发症的发展均导致更高的翻修率。在这两项高翻修率的研究中，绝大多数（96%）患者在 THA 手术期间接受了非骨水泥髋臼假体组件。与骨水泥组件相比，这些非骨水泥组件的生存期有所改善，之前已证明其无菌松动的发生率较高，因此，需要更频繁地翻修。Morison 等和 Berry 等建议高（相对比较高）翻修率可能归因于假体周围的骨溶解、聚乙烯磨损和松动。聚乙烯内衬磨损的发生在单关节损伤的年轻患者人群中尤为重要，他们通常在手术后活动量较大，Morison 等认为以前的研究使用高边内衬的翻修率较低。Berry 等发现第一代和第二代非骨水泥髋臼杯的使用会导致更严重的聚乙烯磨损，从而导致更高的翻修率。相比之下，Chiu 等研究数据和张等报道的翻修率分别为 5% 和 2%。研究表明，臼杯材料和内衬的选择可能会影响创伤后关节炎后 THA 的耐久性。Chiu 等研究包括 8 例接受骨小梁金属（TM）杯治疗的髋关节，所有放置 TM 杯的患者均未出现假体机械失败。此外，Zhang 等的病例包括在超过 50% 的 THA 中使用陶瓷摩擦表面，进一步支持了在关节处使用这些材料界面的想法可抵抗髋臼周围骨溶解并减少翻修发生率。可能是 Chiu 等和张等的研究中降低翻修率的原因之一。经过分析，假设髋臼关节界面材料在减轻翻修发挥作用，考虑到用于 THA 的摩擦表面材料不断进展，创伤后关节炎的 THA 失效率会因表面磨损减少而下降。Chiu 等和张等的研究中缺乏对照组、随访时间短且时间不等，样本量较小而可信度不高。因此，需要新的研究来确定创伤后关节炎关节置换术假体是否比以前更耐用，翻修率下降。

异位骨化（HO）是 THA 远期的最常见的并发症之一。Morison 等研究 HO 发生率最高，为 43%，其中近 40% 符合 Brooker II 类标准。总体而言，HO 的范围为 28%～40%。Bellabarba 等报道接受过 HO 预防性治疗的患者只有 25%（2/8）

发生了并发症，而未接受 HO 预防性治疗的患者为 50%（11/22）。这表明吲哚美辛可能在减少 THA 后 HO 发生中起重要作用。前方入路和术前预防性放疗也减少了 HO 发生，特别是在延迟 THA 的情况下，需要进行广泛切除组织。需要更多有关术前放疗预防 HO 疗效的数据，以确定这种放疗对 THA 患者是否有益。

将创伤后关节炎的 THA 患者与原发性 OA 的 THA 患者进行比较时，创伤后病例表现出更大的手术挑战和更多的术后并发症。Khurana 等发现创伤后关节炎 THA 患者平均失血 360ml，与原发性 OA 的 THA 相比，需要输血更多（1.59U 对 0.85U）。这可能归因于创伤后 THA 病例手术时间增加，以及外科医师在遇到因创伤而改变解剖结构时所面临的固有挑战。尽管面临着越来越多的外科手术挑战，但髋臼骨折创伤性关节炎进行 THA 后，患者的 HSS 评分仍显著提高。术前 HSS 评分偏低表明这些患者在寻求 THA 之前，其日常功能明显受损。

因此，应权衡利弊，比较潜在并发症风险与获益，如疼痛缓解、运动范围和日常功能改善。

三、髋臼骨缺损的处理方法

1. 原位安放非骨水泥型髋臼杯　如果术前 CT 平扫显示髋臼骨缺损并不严重，可以通过加深磨锉内移髋臼杯来解决（图 8-128）。

2. 高位安放非骨水泥型髋臼杯　如果髋臼骨折造成了类似 DDH 的"继发臼"，并且上方"继发臼"骨量足够，可以选择上移内移髋臼杯的手术技术将手术简化，然后用锥形股骨柄假体调节下肢长度（图 8-129）。切记不要单纯上移，上移髋臼杯的同时一定要加深磨锉髋臼而内移髋臼杯。

3. 自体结构植骨加非骨水泥型髋臼杯　此方法常用于髋臼后上方缺损的病例，由于现在髋臼杯假体图层的改进更新和金属骨小梁垫块的出现及推广使用，该方法的使用率将越来越少（图 8-130 ～图 8-132）。

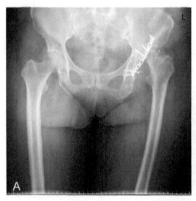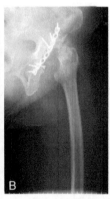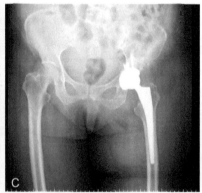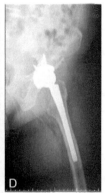

图 8-128　髋臼骨缺损不严重病例可通过内移髋臼杯解决
A. 术前双髋关节正位 X 线片；B. 术前左髋关节侧位 X 线片；C. 术后双髋关节正位 X 线片；D. 术后左髋关节侧位 X 线片

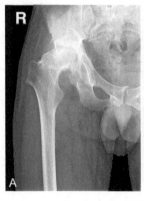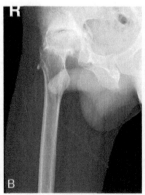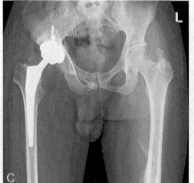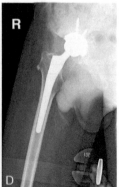

图 8-129　高位安放髋臼杯将手术简化，臼杯覆盖及初始稳定性良好
A. 术前右髋关节正位 X 线片；B. 术前右髋关节侧位 X 线片；C. 术后双髋关节正位 X 线片，可见双下肢等长；D. 术后右髋关节侧位 X 线片

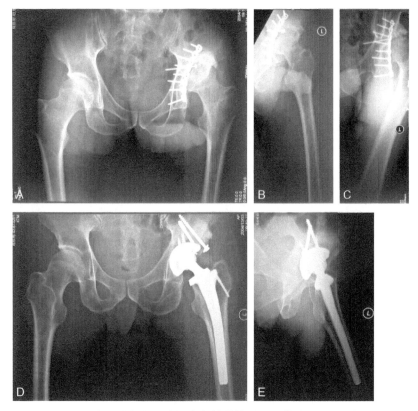

图 8-130　髋臼后上方骨缺损由自体结构植骨加非水泥型髋臼杯重建
A. 术前双髋关节正位 X 线片；B. 术前左髋关节侧位 X 线片；C. 术前左髋关节闭孔斜位 X 线片；D. 术后双髋关节正位 X 线片；E. 术后左髋关节侧位 X 线片

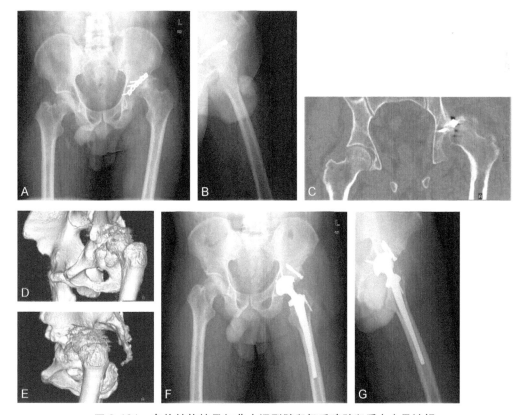

图 8-131　自体结构植骨加非水泥型髋臼杯重建髋臼后上方骨缺损
A. 术前双髋关节正位 X 线片；B. 术前左髋关节侧位 X 线片；C. 术前双髋关节 CT 平扫（冠状面）；D、E. 术前左髋关节 CT 三维重建；F. 术后双髋关节正位 X 线片；G. 术后左髋关节侧位 X 线片

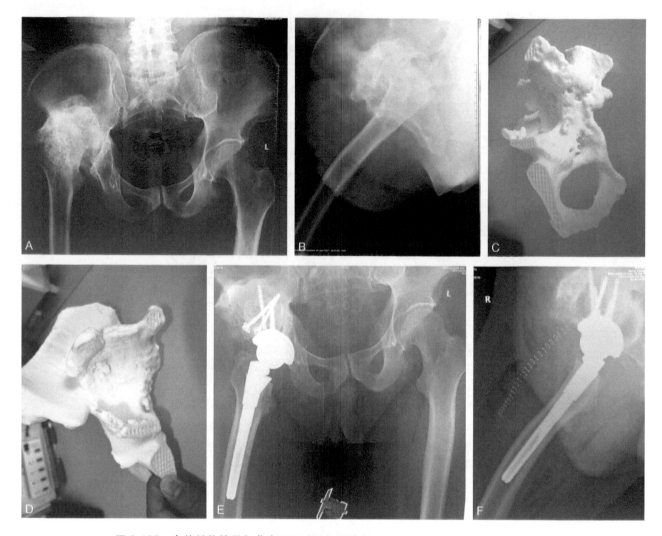

图 8-132　自体结构植骨加非水泥型髋臼杯重建髋臼，组配式股骨柄调节联合前倾角

A. 术前骨盆正位 X 线片；B. 术前右髋关节侧位 X 线片；C 和 D. 术前三维打印骨盆模型评估骨缺损的位置及大小；E. 术后双髋关节正位 X 线片；F. 术后右髋关节侧位 X 线片

　　4. 自体结构植骨加钢板重建　如果髋臼后上方骨缺损较大，自体结构植骨无法用螺钉固定，可以考虑用钢板在髋臼后上壁固定自体结构植骨块，重建髋臼后柱结构，再进行髋臼磨锉（图 8-133）。

　　5. 异体结构植骨　适用于自体股骨头缺如或髋关节感染行二期手术的病例（感染二期翻修异体结构植骨内容在后面有专题阐述）（图 8-134）。

　　6. 适当减小髋臼杯假体前倾角获得足够骨覆盖　如果髋臼骨缺损累及后壁，可以适当减小髋臼杯假体前倾角，避免结构性植骨，股骨侧选择组配式股骨柄假体，选择适当的联合前倾角（图 8-135 和图 8-136）。

　　7. 加强环重建　加强环是用于髋臼后壁完全缺损的方法之一，现在使用较少（图 8-137 ～ 图 8-139）。

　　8. 异体结构植骨加钢板重建　一般髋臼后壁严重缺损时，多采用自体股骨头结构植骨加钢板重建，但是对于髋臼骨折术后感染做二期翻修时，没有自体股骨头，只能选择异体结构植骨加钢板重建（图 8-140）。

　　9. 撑开 "内钢板" 技术　对于陈旧性髋臼骨折合并有髋臼上下不连续的病例，可以采用撑开 "内钢板" 技术。即通过反挫撑开髋臼后再置入具有多个螺钉孔的髋臼杯，在髂骨、坐骨、耻骨支方向上尽可能多地使用髋臼螺钉固定髋臼杯，将髋臼杯假体当成髋臼内的钢板，避免在髋臼外用钢板固定，简化手术操作，并且获得良好的假体初始稳定性（图 8-141）。

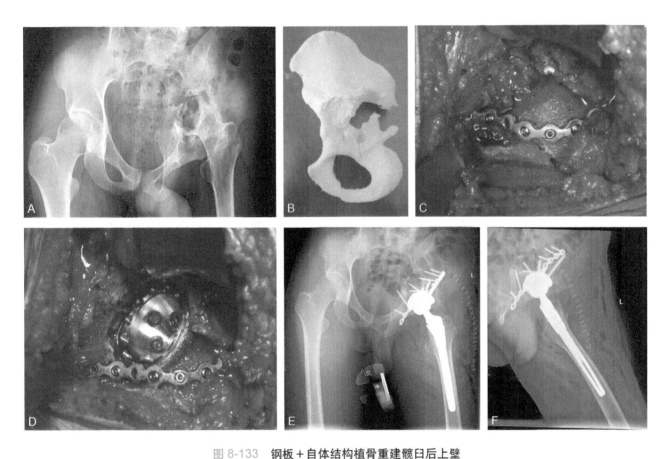

图 8-133　钢板 + 自体结构植骨重建髋臼后上壁

A. 术前骨盆正位 X 线片；B. 术前三维打印骨盆模型评估骨缺损的位置及大小；C. 术中用钢板固定自体结构植骨块；D. 植入多孔涂层的髋臼杯；E. 术后双髋关节正位 X 线片；F. 术后左髋关节侧位 X 线片

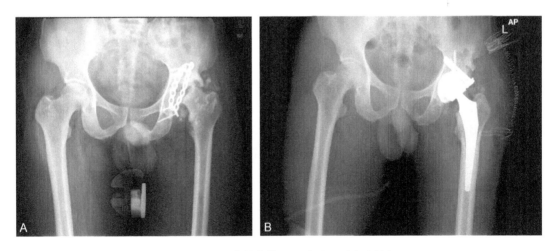

图 8-134　异体结构植骨重建髋臼后上方缺损

A. 术前双髋关节正位 X 线片；B. 术后双髋关节正位 X 线片

　　10. 双杯技术　对于髋臼骨折造成的髋臼内壁及后壁缺损，可采用双杯技术重建髋臼。即先用稍小号的髋臼杯填补髋臼内壁的骨缺损，然后再用稍大号的髋臼杯重建髋臼，尽可能多地使用髋臼螺钉获得良好的初始稳定性（图 8-142）。

　　11. 多孔骨小梁金属加强块　对于髋臼后上壁缺损也可以采用多孔金属骨小梁加强块及多孔涂层髋臼杯假体重建髋臼（图 8-143）。

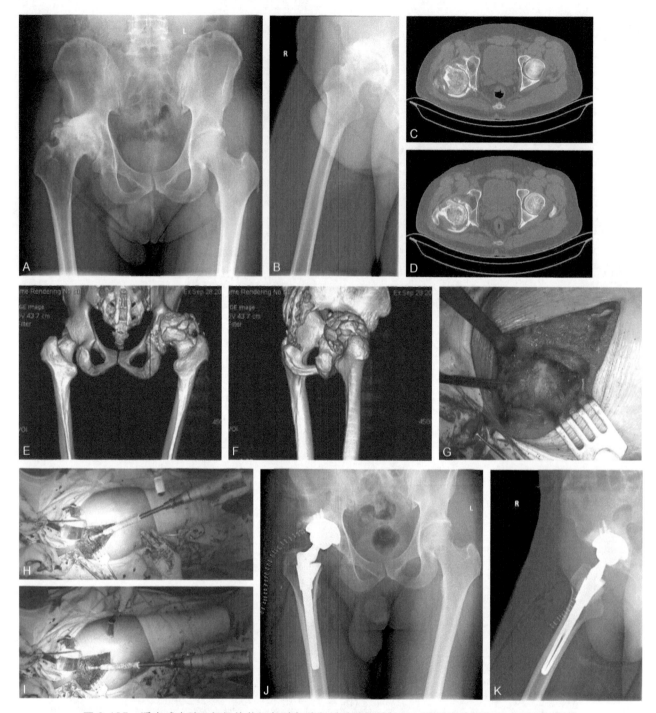

图 8-135　适当减小髋臼杯假体前倾角避免髋臼后壁结构性植骨，股骨侧选择组配式股骨柄假体
A. 术前骨盆正位 X 线片；B. 术前右髋关节侧位片；C 和 D. 术前双髋关节 CT 平扫显示髋臼后壁骨缺损；E 和 F. 术前双髋关节 CT 三维重建显示髋臼后壁骨缺损；G. 术中可见髋臼后壁骨缺损；H. 如果术中保持髋臼锉前倾 20° 磨锉可以看见髋臼后壁骨量覆盖差；I. 如果术中适当减少髋臼杯假体前倾角，甚至 0° 可以看见髋臼杯后壁骨量覆盖好；J. 术后双髋关节正位 X 线片；K. 术后右髋关节侧位 X 线片

四、髋臼骨折内固定物的处理

1. 如果内固定物少，并且容易取出，可以先取出所有内固定物，彻底清创后再行全髋关节置换术（图 8-144）。

2. 如果内固定物取出困难，并且不影响髋臼假体固定，可以不取，简化手术操作，减少手术创伤，缩短手术时间。但是不取出内固定物存在继发感染的可能（图 8-145 和图 8-146）。

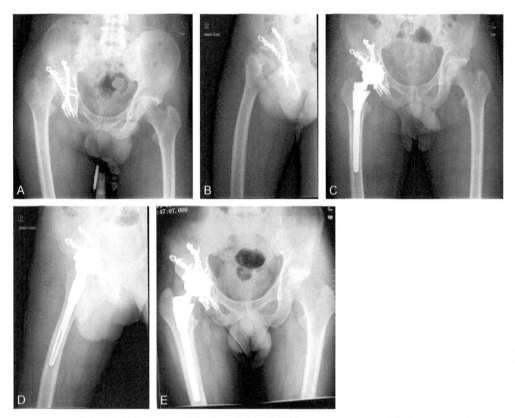

图 8-136　减小髋臼前倾角可以避免髋臼后壁结构性植骨，需要股骨侧选择组配式股骨柄假体

A. 术前双髋关节正位 X 线片；B. 术前右髋关节侧位 X 线片；C. 术后双髋关节正位 X 线片；D. 术后右髋关节侧位 X 线片；E. 术后 2.5 年复查 X 线片

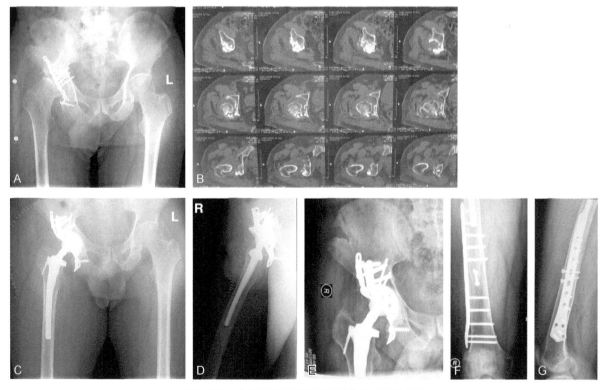

图 8-137　加强环用于髋臼后壁完全缺损的病例

A. 术前双髋关节正位 X 线片；B. 术前右髋关节 CT 平扫可见髋臼后壁完全缺损；C. 术后双髋关节正位 X 线片；D. 术后右髋关节侧位 X 线片；E. 术后 5 年复查右髋关节正位 X 线片；F 和 G. 术后 5 年复查股骨远端正侧位 X 线片，这期间又发生过股骨远端骨折，但并没有影响髋臼重建的稳定

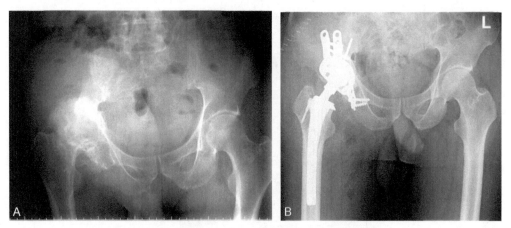

图 8-138　加强环适用于髋臼后壁完全缺损的病例
A. 术前骨盆正位 X 线片；B. 术后双髋关节正位 X 线片

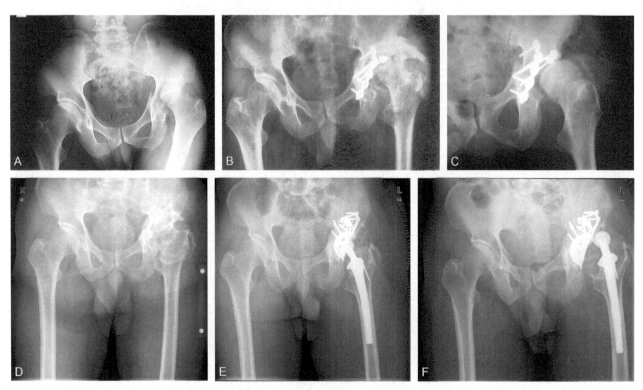

图 8-139　上壁及后壁缺损，加强环固定
A. 髋臼骨折后骨盆正位 X 线片；B. 髋臼骨折术后骨盆正位 X 线片；C. 髋臼骨折术后骨盆正位 X 线片；D. 术前双髋关节正位 X 线片；E. 术后双髋关节正位 X 线片；F. 术后双髋关节正位 X 线片，由于髋臼上壁及后壁缺损，臼杯安装时外展角过大前倾角偏小导致脱位

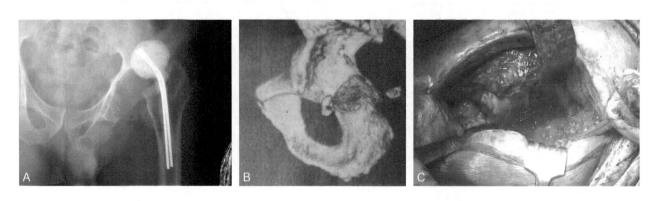

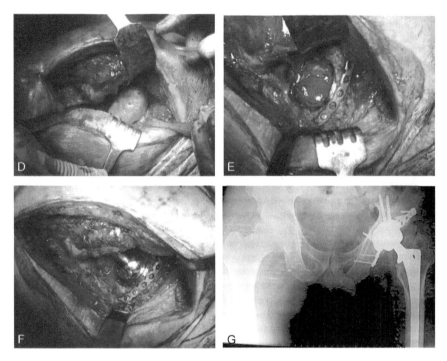

图 8-140　钢板加异体结构植骨处理髋臼后壁缺损

A. 术前左侧髋关节占位器植入术后；B. 术前 CT 三维重建显示髋臼后壁缺损；C. 术中可见髋臼后壁及后上壁骨缺损；D. 术中异体结构植骨重建髋臼后壁及后上壁；E. 术中通过钢板固定异体结构植骨后再植入髋臼杯；F. 术中复位后可见联合前倾角合适；G. 术后双髋关节正位 X 线片

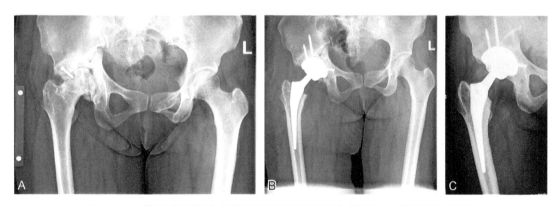

图 8-141　撑开内钢板技术处理陈旧性髋臼骨折合并髋臼上下不连续的病例

A. 术前双髋关节正位 X 线片；B. 术后双髋关节正位 X 线片；C. 术后 5 年右髋关节正位 X 线片显示骨折完全愈合，髋臼杯稳定

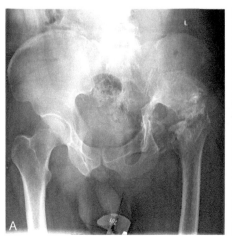
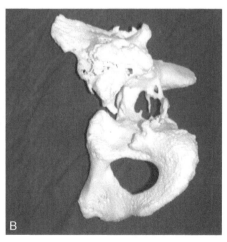

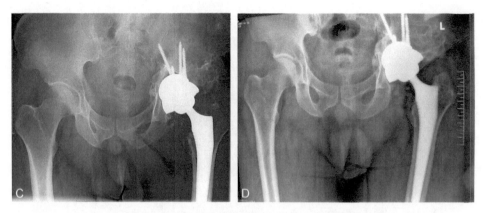

图 8-142　双杯技术重建髋臼内壁及后壁缺损

A. 术前双髋关节正位 X 线片；B. 术前 3D 打印模型显示髋臼内壁及后壁缺损；C. 术后双髋关节正位 X 线片；D. 术后 3 年双髋关节正位 X 线片

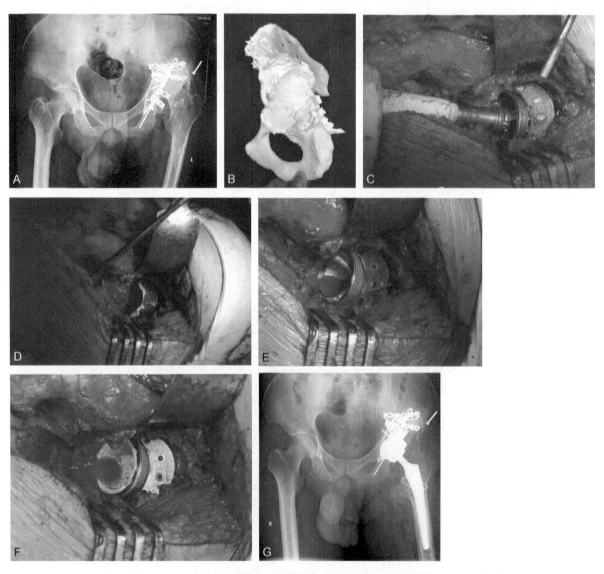

图 8-143　金属骨小梁加强块及多孔涂层髋臼杯假体重建髋臼后上壁缺损

A. 术前双髋关节正位 X 线片；B. 术前三维打印模型评估髋臼后上壁骨缺损；C. 术中先置入金属骨小梁加强块，再磨锉髋臼；D. 髋臼杯和金属骨小梁加强块之间采用骨水泥填补缝隙；E. 置入多孔涂层髋臼杯假体；F. 置入四代陶瓷内衬；G. 术后双髋关节正位 X 线片

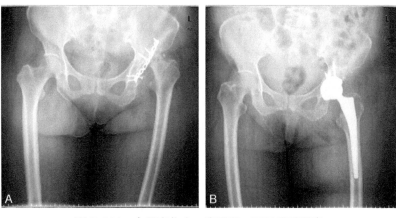

图 8-144　内固定物少，容易取，可以同时取出
A. 术前双髋关节正位 X 线片；B. 术后双髋关节正位 X 线片

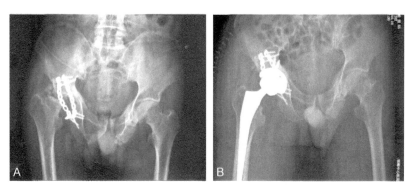

图 8-145　内固定物难取，并且不影响髋臼假体固定，可以不取
A. 术前双髋关节正位 X 线片；B. 术后双髋关节正位 X 线片

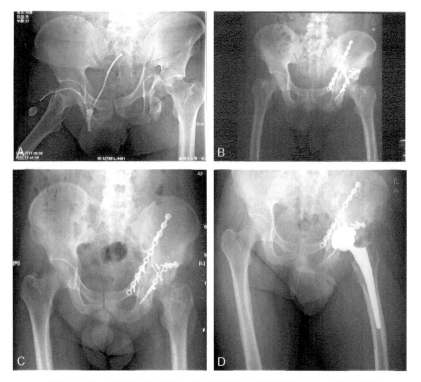

图 8-146　内固定物难取，并且不影响髋臼假体固定，可以不取
A. 髋臼骨折术前骨盆正位 X 线片；B. 髋臼骨折内固定术后骨盆正位 X 线片；C. 关节置换术前骨盆正位 X 线片；D. 关节
置换术后骨盆正位 X 线片

3. 如果髋臼内固定物影响髋臼假体的固定，可以将影响髋臼杯假体固定的部分内固定物取出，不影响的内固定物保留。部分取出内固定物的情形最常见，但是部分取出内固定物也存在继发感染的可能（图 8-147 ～图 8-149）。

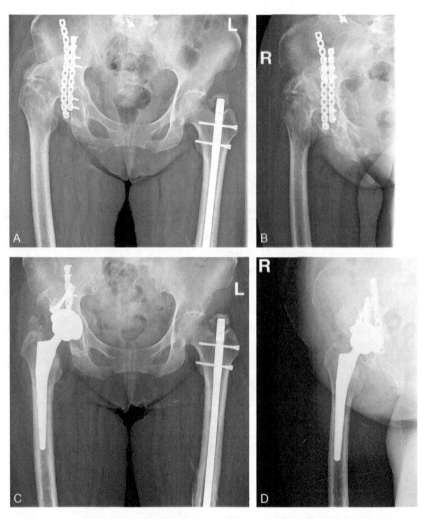

图 8-147 如果内固定物影响髋臼假体的固定，可以部分取出内固定物
A. 术前双髋关节正位 X 线片；B. 术前右髋关节侧位 X 线片；C. 术后双髋关节正位 X 线片；D. 术后右髋关节侧位 X 线片

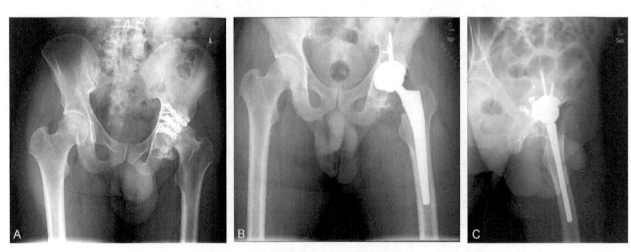

图 8-148 对于侵入髋臼的螺丝钉可以截断或倒打入骨质中保留
A. 术前双髋关节正位 X 线片；B. 术后双髋关节正位 X 线片；C. 术后左髋关节侧位 X 线片

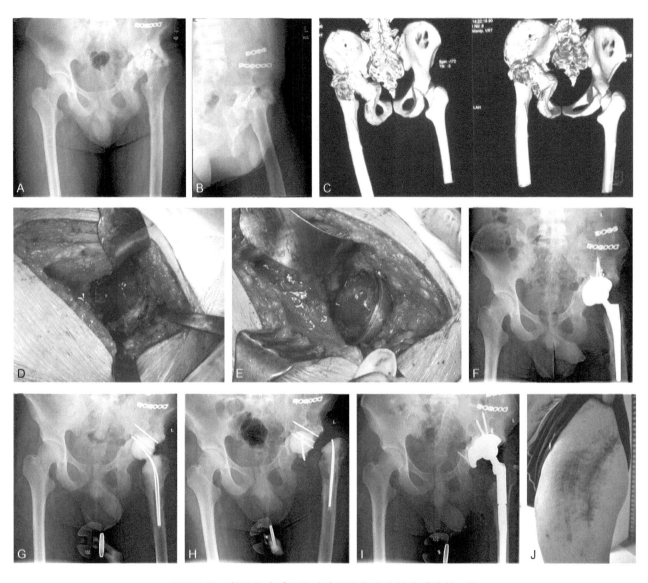

图 8-149 部分取出或不取出内固定物存在继发感染的可能

A. 术前双髋关节正位 X 线片；B. 术前左髋关节侧位 X 线片；C. 术前 CT 三维重建；D. 术中可见髋臼上壁缺损；E. 术中高位安放髋臼杯稳定性良好；F. 术后双髋关节正位 X 线片，可见部分内固定物保留；G. 继发假体周围感染后取出内固定物及髋关节假体，彻底清创后置入抗生素骨水泥占位器；H. 患者体重过大过度负重导致占位器断裂；I. 二期翻修取出占位器再次清创后植入髋关节假体，金属骨小梁加强块放到髋臼下方，高位安放髋臼杯假体，使髋臼杯获得更多的宿主骨接触面积；J. 术后外观可见切口愈合良好

五、存在感染的髋臼陈旧性骨折

1. 存在感染的病例一般需要分期手术（图 8-150），先取出内固定物，彻底清创，植入抗生素骨水泥占位器，等感染控制后二期手术再植入髋关节假体。对于髋臼陈旧性骨折病例，要时刻牢记感染的可能，术前尽可能多地搜集感染的证据以帮助诊断是否存在感染，切记术前、术中要排除感染的可能性。

2. 如果感染仅仅局限于关节腔内，并不侵犯股骨近端髓腔，那么抗生素骨水泥占位器也可不必侵袭髓腔。特殊情况下可以分次取出钢板（图 8-151）。

3. 早期的单纯股骨头抗生素骨水泥占位器，没有进行股骨颈截骨，没有使用克氏针，只是用骨水泥将股骨头包裹（图 8-152 和图 8-153）。

4. 改进的单纯股骨头抗生素骨水泥占位器，股骨颈截骨后用克氏针塑形成交叉拱形结构作为支架，然后再包裹抗生素骨水泥（图 8-154）。

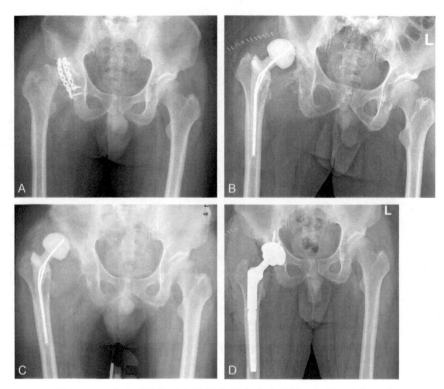

图 8-150 存在感染的髋臼骨折内固定失败病例一般需要分期手术

A. 术前双髋关节正位 X 线片；B. 一期清创置入抗生素骨水泥占位器术后双髋关节正位 X 线片；C. 由于髋臼上壁缺损导致抗生素骨水泥占位器脱位；D. 二期手术时可采用"小臼"内移技术，增加髋臼杯假体宿主骨覆盖避免植骨，简化手术操作

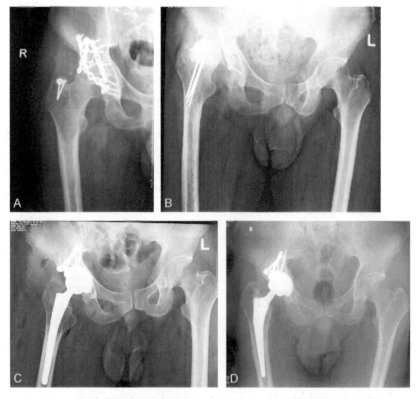

图 8-151 抗生素骨水泥占位器可不侵袭髓腔，特殊情况可分次取出钢板

A. 术前右髋关节正位 X 线片；B. 一期手术取出部分内固定物，彻底清创，单纯置入股骨头抗生素骨水泥占位器，术后双髋关节正位 X 线片；C. 二期手术取出剩余内固定物再次清创后，异体结构植骨重建髋臼后上方缺损，置入髋关节假体；D. 术后 5 年复查双髋关节正位 X 线片

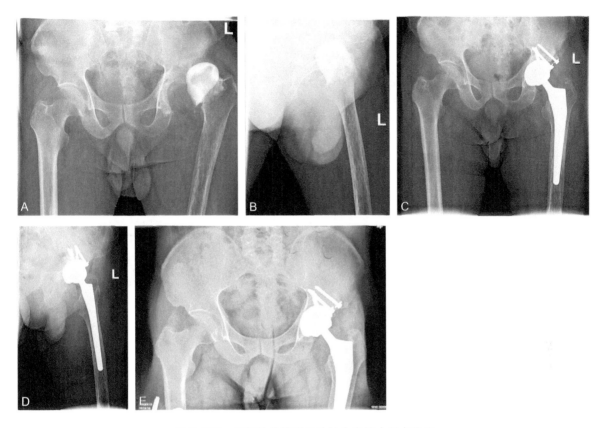

图 8-152　早期的单纯股骨头抗生素骨水泥占位器
A. 占位器植入术后双髋关节正位 X 线片；B. 占位器植入术后左髋关节侧位 X 线片；C. 二期手术取出占位器清创，异体结构植骨，术后双髋关节正位 X 线片；D. 二期手术取出占位器清创，异体结构植骨，术后左髋关节侧位 X 线片；E. 术后 5.5 年复查骨盆正位 X 线片

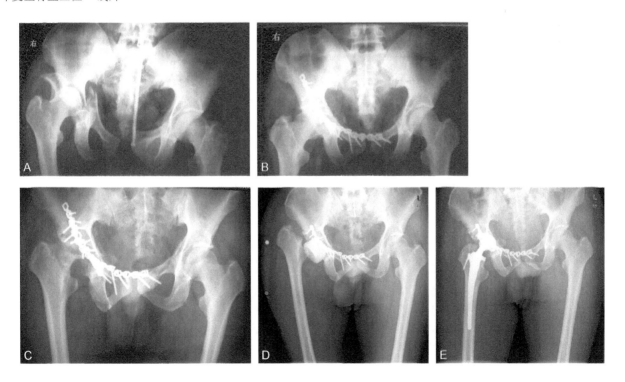

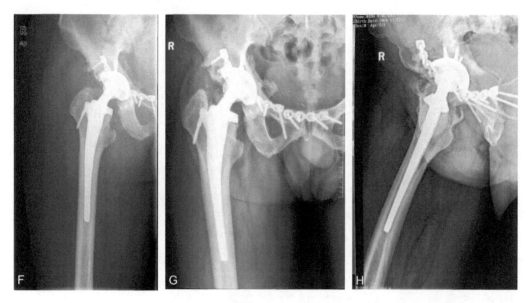

图 8-153　早期的单纯股骨头抗生素骨水泥占位器容易脱落

A. 髋臼骨折术前骨盆正位 X 线片；B. 髋臼骨折内固定术后骨盆正位 X 线片；C. 髋臼骨折内固定失败感染，术前双髋关节正位 X 线片；D. 占位器植入术后双髋关节正位 X 线片，占位器脱落；E. 二期手术取出占位器清创，植入髋关节假体，术后双髋关节正位 X 线片；F. 二期手术取出占位器清创，植入髋关节假体，术后右髋关节侧位 X 线片；G. 术后 10 年随访右髋关节正位 X 线片；H. 术后 10 年随访右髋关节侧位 X 线片

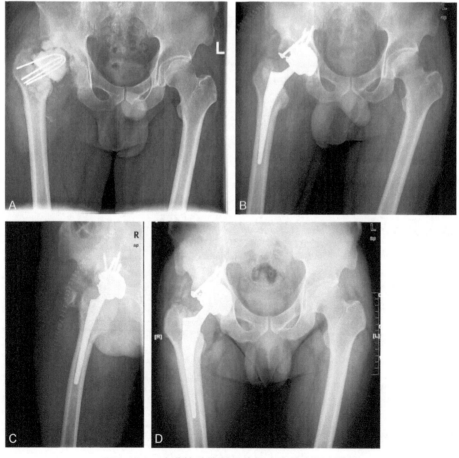

图 8-154　改进的单纯股骨头抗生素骨水泥占位器

A. 占位器植入术后双髋关节正位 X 线片；B. 二期手术取出占位器清创，异体结构植骨，术后双髋关节正位 X 线片；C. 二期手术取出占位器清创，异体结构植骨，术后右髋关节侧位 X 线片；D. 术后 4.5 年复查双髋关节正位 X 线片

影响 THA 治疗陈旧性髋臼骨折或髋臼骨折内固定失败的效果最主要的原因是髋臼假体的固定。1990 年 Romness 和 Lewallen 报道骨水泥固定假体 10 年随访失败率为 50%。2002 年 Berry 报道非骨水泥固定假体 10 年随访早期失败率为 26%，但是随着假体涂层的改进，效果明显得到改善。2001 年 Bellabarba 报道 5 年随访 30 例非骨水泥固定假体无失败。2009 年 Ranawat 报道 4.7 年随访了 32 例非骨水泥固定假体，其中有 2 例进行翻修手术。随着固定和摩擦界面的改进，假体在位率明显增加。2015 年 von Roth 报道 66 名患者在 1970 ～ 1993 年因髋臼骨折后接受 THA，同为前述早期失败率 10 年为 26% 的患者，20 年随访时已有 36 名患者死亡，19 名接受翻修。以无菌性松动为终点，假体生存率为 71%，以任何原因为终点，假体生存率为 57%。其中无菌性松动和骨溶解是最主要失败原因。10 年随访的对比研究表明，髋臼骨折组的假体生存率（70%）比对照组低（90%），髋臼骨折后保守和内固定后进行 THA 的假体生存率无差别，髋臼骨折组的感染率（7%）比对照组高（0），髋臼骨折组的脱位率（11%）比对照组高（3%），髋臼骨折组的异位骨化率也高（43% vs 16%）。

牢记"三大问题"：骨缺损的处理、内固定物的处理及感染的处理。掌握"十一种"处理方法：原位安放非骨水泥型髋臼杯、高位安放非骨水泥型髋臼杯、自体结构植骨加非骨水泥型髋臼杯、自体结构植骨加钢板重建、异体结构植骨、适当减小髋臼杯假体前倾角获得足够骨覆盖、加强环重建、异体结构植骨加钢板重建、撑开"内钢板"技术、双杯技术及多孔骨小梁金属加强块。内固定物如果不影响手术可以不取出或部分取出，但存在感染风险。如果有感染存在，一般建议分期手术，先取出内固定物，彻底清创，植入抗生素骨水泥占位器，等全身用药结束，感染控制后，二期行关节置换手术治疗。

（倪　明　周勇刚）

第八节　髋部肿瘤

髋部肿瘤按肿瘤发生部位分为髋臼侧肿瘤和股骨侧肿瘤（累及股骨头、股骨颈和股骨粗隆部位）。髋部较大的原发良性肿瘤病灶可能需要行肿瘤切除髋关节重建术，恶性肿瘤局部复发甚至转移风险很高，通常需要髋部肿瘤扩大切除髋关节重建术或人工半骨盆假体重建术，而转移瘤通常采用简单、迅速稳定的方法进行重建。本节主要介绍特殊情况下髋部肿瘤切除 / 刮除后的髋关节置换术。

一、髋臼侧肿瘤

原发的髋臼侧恶性骨肿瘤或侵袭性较强的良性肿瘤，根据肿瘤学切除原则临床上可以保留部分髋臼的病例很罕见，如可保留部分髋臼骨质考虑行髋臼骨缺损重建全髋关节置换术。但该种术式相对适应证较窄，术前及术中的影像学引导非常重要。

髋臼侧转移瘤的治疗目前尚无统一标准。患者预期生存期在 6 个月以上，髋关节功能明显受累，全身状况良好者最佳治疗选择是采用水泥型全髋关节置换术。1981 年 Harrington 首次提出将转移瘤髋臼部分骨缺损分为 4 型，并提出相应的肿瘤切除和重建原则（图 8-155），其中前三型骨缺损采用全髋关节置换术。

Harrington Ⅰ 型，髋臼下壁骨破坏，上壁及内外侧完整。采用骨水泥固定的普通全髋关节置换术已达到牢固固定。一般采用后外侧手术入路，不需要大转子截骨，可在髋臼深部放置金属网以加强骨水泥的固定效果，阻挡股骨头向内侧移位。

Harrington Ⅱ 型，髋臼内外侧壁骨破坏，上壁骨质完整。宜采用特殊设计的带翼髋臼网杯将应力引至髋臼缘（图 8-156）。安装时在保持髋臼假体正确解剖位置的同时需注意将网杯的翼放置在完整的髋臼缘，因为部分边缘可能存在破坏。采用后外侧入路，无须大转子截骨，尽量使用长颈人工股骨头，以防止粗隆部撞击网杯延伸缘。股骨粗隆部或股骨干存在骨折风险时，应使用长柄髓内针的人工股骨头。

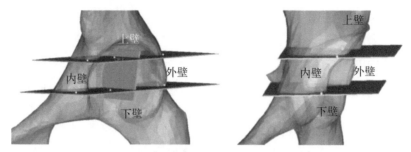

图 8-155　髋臼转移癌累及区域示意图

Harrington Ⅲ 型，髋臼上壁及内外侧壁均骨破坏。需要在骨盆缺损处放置数根斯氏针以便将位于解剖位置的髋臼假体承受的应力传导至脊柱（图 8-157）。采用扩大的髂股骨入路，以便探查骨盆内外侧区域。显露清楚以后，自髋臼缺损处沿着残留的正常髂骨向骶髂关节方向钻入 2～3 根斯氏针，并越过关节达到骶骨。需要 X 线检测以保证斯氏针位置。当髋臼缺损较大时，还可以自前部髂嵴向前柱的耻骨及后柱的坐骨钻入更多斯氏针以进一步加强。在髋臼假体顶部安装带翼网杯，在髋臼深部可用金属钛网加强骨水泥固定。术后患肢外展中立位约 4 周时间以防止脱位。因

此采用肿瘤刮除、骶髂关节处置入斯氏针、骨水泥填充髋臼上壁骨缺损及骨水泥型全髋关节重建髋关节。

Harrington Ⅳ 型：孤立性骨盆转移，以治愈为目的，采用肿瘤整块切除，重建方法采用人工半骨盆置换术。

二、股骨侧肿瘤

股骨侧少部分原发良性肿瘤和全部原发恶性肿瘤人工髋关节置换术分为半髋关节置换术和全髋关节置换术，需根据患者实际情况确定。半髋关节置换术适用于年龄较大、身体耐受条件较差、

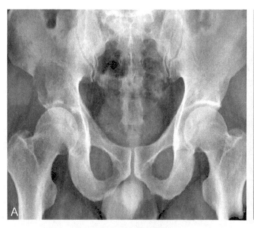
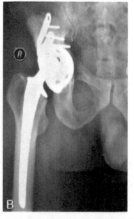

图 8-156　男，45 岁，肝癌骨盆转移，Harrington Ⅱ 型，带翼网杯髋关节重建术

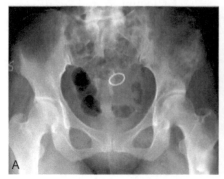
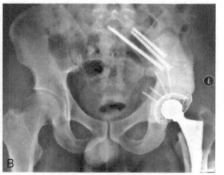

图 8-157　女，52 岁，乳腺癌髋臼转移，Harrington Ⅲ 型，螺丝钉骨水泥髋臼成形术

瘤段切除范围较大、假体周围肌肉附着差、预计远期生存率偏低的患者，尤其适用于股骨侧原发恶性肿瘤 Enneking Ⅱ、Ⅲ 期患者。全髋关节置换术适用于年龄较小、身体一般状况良好、对髋关节功能要求更高的患者，如股骨近端原发良性病变或交界性病变如软骨母细胞瘤、动脉瘤样骨囊肿和骨巨细胞瘤等，或者股骨近端原发恶性肿瘤 Enneking Ⅰ 期患者。

髋部股骨侧部分也是转移瘤好发部位，其外科治疗适应证：已发生病理性骨折；潜在骨折风险极高的病变（Mirels 评分≥ 9 分）；孤立性骨转移，同时未发现内脏和淋巴结转移；严重的静息或负重状态下疼痛，药物或放疗无法缓解。根据病变发生部位可采用股骨近端肿瘤整块切除，肿瘤半髋关节 / 全髋关节置换术。

股骨近端肿瘤无论是良性、恶性肿瘤，或者原发、转移性肿瘤，肿瘤手术切除均应按照肿瘤切除原则进行，在肿瘤周围正常软组织剥离，并将活检切口连同瘤段一起切除，良性骨肿瘤在肿瘤远端 1 ～ 2cm 切除，恶性骨肿瘤截骨平面在肿瘤上极或下极 3 ～ 5cm 处，且恶性肿瘤要切除反应区外 2cm 的软组织，取骨髓腔组织进行冷冻病理检查以确定切缘边界安全。

（一）股骨头和股骨颈部肿瘤

1. 股骨头和股骨颈部原发肿瘤　股骨头原发良性、交界性病变和原发恶性肿瘤 Enneking Ⅰ 期病例，病灶范围较小，术前设计瘤段切除仅限于股骨头至股骨小转子近端，可选择人工半髋 / 全髋关节置换术（图 8-158）。

手术操作及注意事项：手术入路同全髋关节置换术，可选择髋关节后外侧入路，按照肿瘤学原则切开关节囊，脱位髋关节，显露股骨头、股骨颈，根据 MRI 显示肿瘤范围切除股骨头，良性骨肿瘤在肿瘤远端 1 ～ 2cm 切除，恶性骨肿瘤在肿瘤远端 3 ～ 5cm 切除。病灶在股骨侧，髋臼未受累及，采用生物型髋臼假体。扩大股骨髓腔，安装生物型或骨水泥型股骨侧假体柄。

2. 股骨头和股骨颈部转移瘤　对于股骨头和股骨颈部位转移瘤，无论是否发生病理性骨折，应尽量选择双动型半髋关节假体；对于预期生存期较长的患者可以考虑选择全髋关节置换术（图 8-159），但手术时间会延长，同时增加髋臼侧肿瘤污染的概率。如果股骨远端同时存在病变，可以用弓形长柄假体进行远端髓腔固定。

3. 股骨近端或中上段恶性 Enneking Ⅱ、Ⅲ 期肿瘤　病变累及大粗隆，按照术前设计，瘤段切除范围较大，股骨近端各肌肉止点需要重建以稳定植入假体稳定性，对于该类患者大部分学者采用股骨近端肿瘤半髋关节假体置换术，也有少数学者采用全髋关节置换术，但由于股骨近端肿瘤术中髋关节周围韧带、肌肉等软组织切除范围较大，存在较大的术后关节脱位风险，同时也存在髋臼侧肿瘤污染的概率，常规情况下全髋关节置换术较少应用。

（1）典型病例

1）女性，54 岁，右侧粗隆间病理性骨折，乳腺癌骨转移。患者行双动型股骨上段肿瘤假体置换（生物型）（图 8-160 ～图 8-165）。

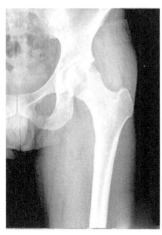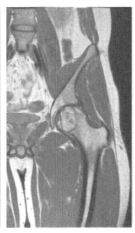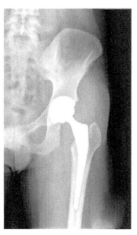

图 8-158　患者，22 岁，左侧股骨头软骨母细胞瘤，行瘤段切除全髋关节置换术

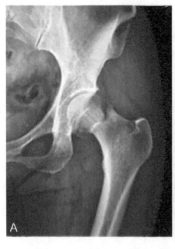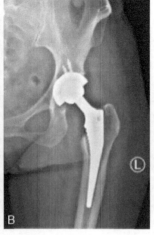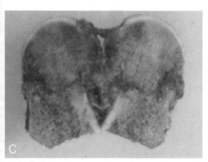

图 8-159　女性，47 岁，乳腺癌骨转移。患者左侧股骨颈病理性骨折，行左全髋关节置换术

A. 术前正位片；B. 术后正位片；C. 大体标本

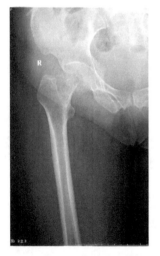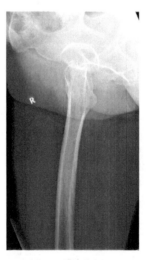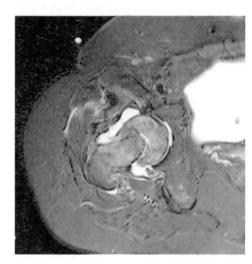

图 8-160　术前正位 X 线片　　图 8-161　术前侧位 X 线片　　图 8-162　术前 MRI

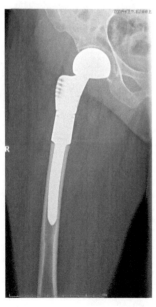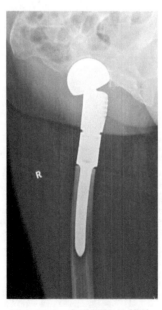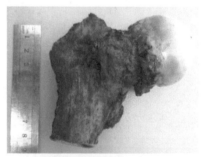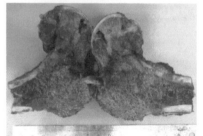

图 8-163　术后正位 X 线片　　图 8-164　术后侧位 X 线片　　图 8-165　大体标本

2）女性，65 岁，左股骨近端软骨肉瘤（Enneking ⅡA 期），行双动型半髋股骨上段假体置换（骨水泥型）（图 8-166～图 8-170）。

3）男性，28 岁，左股骨近端继发中分化软骨肉瘤（Enneking ⅡB 期），全身多发骨软骨瘤。左股骨近端瘤段切除行双动型半髋股骨上段假体置换（骨水泥型）（图 8-171～图 8-178）。

（2）手术方法

1）取外侧或后外侧入路，切除活检通道。

2）沿股外侧与大腿后肌群间隙向股骨前方翻开股外侧肌，按照肿瘤安全边界保留股外侧肌，

便于覆盖假体，切断 / 切除部分臀中肌、臀小肌止点，并缝线标记。

3）经关节囊游离股骨瘤段近端，标记髋关节周围各肌腱（外展肌、外旋肌、髂腰肌等）结构。

4）根据术前影像学检查，距肿瘤边缘 3～5cm 截骨。取远端骨干切缘骨髓腔组织进行冷冻病理检查以确定切缘是否彻底。

5）检查髋臼无肿瘤侵犯，应用双动型股骨近段骨水泥假体重建。

6）术中在假体股骨颈周围进行髋臼周围软组织（如关节囊、梨状肌等外旋肌）重建，将所标

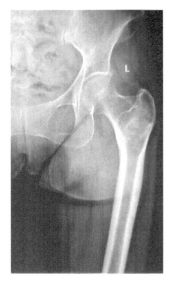

图 8-166　术前正位 X 线片

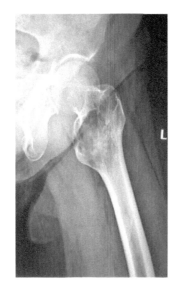

图 8-167　术前侧位 X 线片

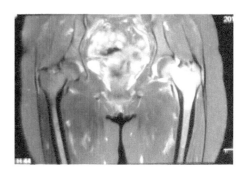

图 8-168　术前 MRI

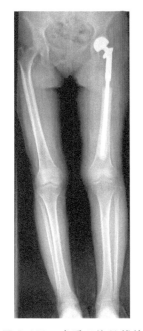

图 8-169　术后正位 X 线片

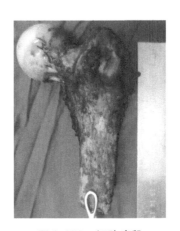

图 8-170　切除瘤段

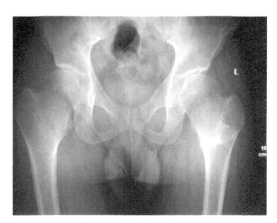

图 8-171　术前双髋关节正位 X 线片

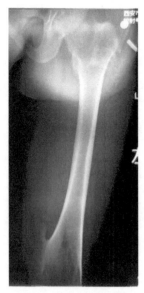
图 8-172　术前股骨全长
正位 X 线片

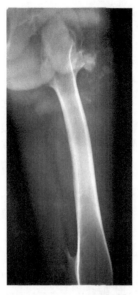
图 8-173　术前股骨全长
侧位 X 线片

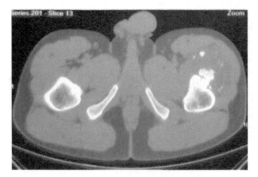
图 8-174　术前 CT

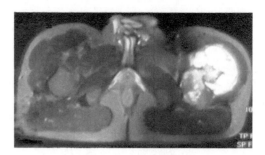
图 8-175　术前 MRI

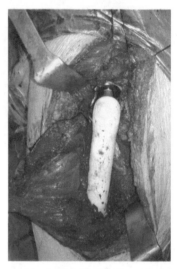
图 8-176　瘤段切除后，标记髋关节周围各肌腱

记的臀中肌、髂腰肌等肌腱缝合至假体相应的解剖位置，残留的股外侧肌尽量拉向近端覆盖假体，加强髋关节的稳定性及软组织平衡。

（二）股骨近端、中上段恶性肿瘤 Enneking Ⅲ 期肿瘤

股骨近端至部分股骨中下段原发恶性肿瘤，

由于肿瘤范围大，瘤段切除后，可用宿主骨较少，不足以稳定股骨近端肿瘤假体，如果切除瘤段部分骨质质量较好，可采用瘤段骨灭活回植复合股骨近端肿瘤假体进行髋关节重建，段骨灭活回植后可恢复宿主骨连续性、增加其骨储备量，愈合后会进一步增强植入肿瘤假体的稳定性，由于保留了自身膝关节，患者不仅达到良好的肿瘤控制，还可获得满意的髋关节功能。

典型病例（图 8-179 ～图 8-189）

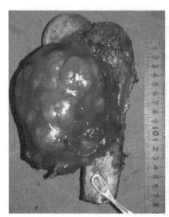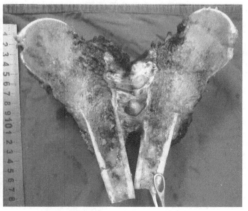
图 8-177　术后大体标本

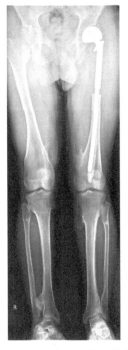

图 8-178　术后正位 X 线片

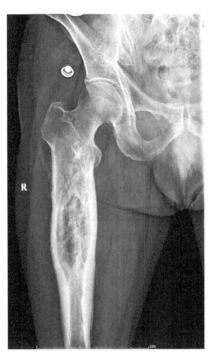

图 8-179　术前正位 X 线片

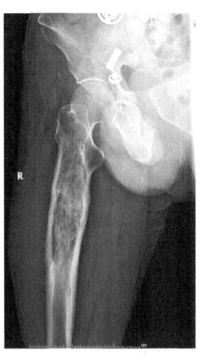

图 8-180　术前侧位 X 线片

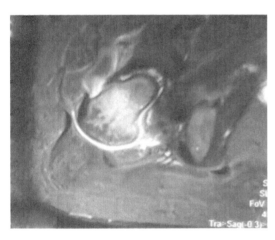

图 8-181　术前股骨颈 MRI

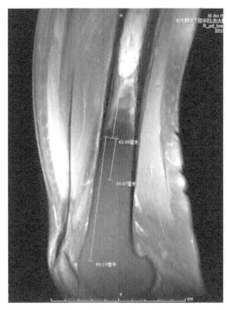

图 8-183　依据术前 MRI，确定截骨平面及灭活回植瘤段长度

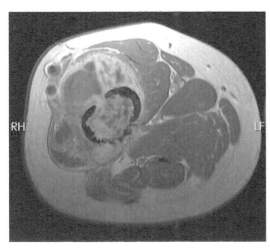

图 8-182　术前 MRI

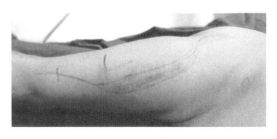

图 8-184　设计切口

1）男性，54 岁，主因右股骨软骨肉瘤术后 2.5 年，肿胀疼痛 2 年入院。2 年前因右大腿疼痛曾经行刮除植骨术，术后半年出现手术部位疼痛，1 年前出现右大腿包块，包块逐渐增大，伴疼痛加重。初次手术术后病理切片诊断为高中分化软骨肉瘤。

术前 X 线片显示为股骨中上段混合性病变。MRI 显示肿瘤部分反应区累及股骨头颈部至股骨中下段，股骨周围有较大软组织包块。术前仔细研判 CT/MRI 图像，设计肿瘤完整切除范围及软组织重建方式。术后病理结果为中低分化软骨肉瘤。

2）手术方法：①采用大腿前外侧经原手术切口手术（图 8-184）；②切除原手术通道、瘢痕及瘤段周围软组织包块（包括受侵犯的股四头肌群、股内收肌群部分肌肉），注意保护股三角内血管、神经结构；③安全边界外离断短外旋肌群、臀中肌和臀小肌，切开关节囊，离断髂腰肌止点；④按照术前 MRI 资料，保留股骨远端 6cm 宿主骨截骨（图 8-183），保护坐骨神经和内侧收集管内的股动脉；⑤切取瘤段远端 10cm 骨质较好的瘤段，清除髓内组织及周围软组织包块，尽可能保留瘤骨骨膜，应用 10% 氯化钠进行巴氏灭活；⑥瘤段远端 10cm 瘤段巴氏灭活后回植，半皮质螺钉接骨板固定（图 8-186）；⑦植入股骨近端骨水泥型肿瘤假体（图 8-186）；⑧灭活回植骨及假体周围包裹涤纶补片，缝合关节囊，进行股骨及髋关节周围的软组织重建（包括臀大肌、臀中肌、臀小肌、髂腰肌、外旋肌止点；股外侧肌及内收肌群附着点）（图 8-187）。

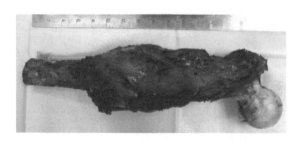

图 8-185　切除瘤段

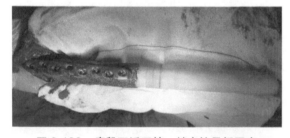

图 8-186　瘤段灭活回植，锁定接骨板固定

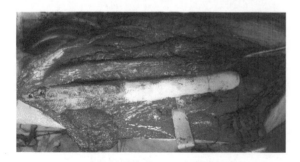

图 8-187　涤纶补片包绕，重建肌腱软组织平衡

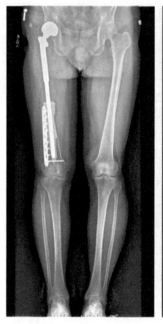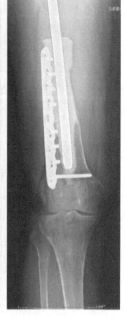

图 8-188　术后 14 个月，灭活骨与宿主骨完全愈合

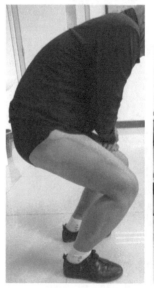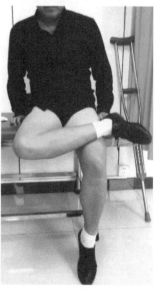

图 8-189　术后 14 个月，患者功能满意

3）注意事项：①切除瘤段时，注意保护宿主骨断端周围的骨膜；②灭活瘤段骨要求有较好的骨质，尽可能保留瘤段骨骨膜；③使用 10% 氯化钠进行巴氏灭活可以更好地保护骨蛋白；④植入骨水泥型肿瘤假体时，勿使骨水泥进入灭活骨与宿主骨间隙，以免影响骨愈合；⑤灭活回植骨及假体周围包裹涤纶补片，缝合关节囊，重建假体周围软组织平衡；⑥术后髋关节伸直位支具固定 5 周，术后 3 个月下地扶双拐部分负重，术后 10 个月扶单拐行走。

（同志超）

第9章

人工髋关节翻修术

第一节 假体失败的病因学

随着手术应用范围的扩大和术后随访时间的延长，人工髋关节置换术后由各种原因导致手术失败而需进行翻修的病例逐年增加。最常见的失败原因为无菌性松动、假体周围感染、脱位、骨溶解和磨损及假体周围骨折等。

一、无菌性松动

人工髋关节假体置换术后通常情况下可以取得近中期无痛、关节功能良好的疗效，但仍因为各种原因，一定比例的假体发生松动，最终导致临床症状出现，从而不得不进行翻修手术。目前临床上无菌性松动是导致翻修最常见的原因。

1. 病因

（1）骨质溶解的过程是从颗粒碎片开始的，

其中大部分由植入物的表面所产生。磨损颗粒可能包括聚乙烯、聚甲基丙烯酸甲酯、金属或陶瓷，这些颗粒的大小、形状、浓度和微动影响骨溶解的浓度（图 9-1 ～图 9-3）。

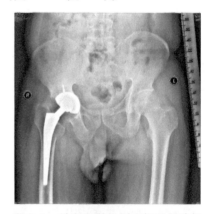

图 9-1 髋臼及股骨侧磨损及骨溶解

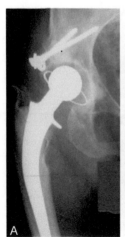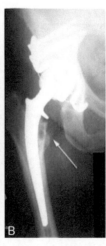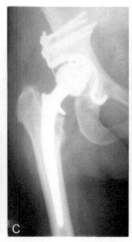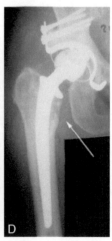

图 9-2 A. 预先 X 线摄片显示一位患者的髋部有 PE 杯的磨损和股骨骨溶解，股骨头是氧化锆（A）；B. 离体髋臼翻修术后 1 年，Calcar 骨溶解，股骨头为氧化铝；C. 卡尔卡骨溶解症在 10 年后出现；D. Calcar(箭头) 的骨溶解在 15 年后退步

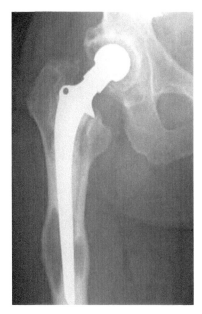

图 9-3　继发于骨溶解的骨缺损

（2）磨损微粒：局部积累的磨损微粒可以诱发体内的免疫反应，激活巨噬细胞吞噬所产生的微粒，释放出多种因子，激活破骨细胞，造成局部骨吸收，使得假体周围骨溶解，最后导致假体松动和置换术失败。

（3）应力遮挡效应：股骨近端应力遮挡效应导致股骨近端骨质疏松、骨皮质变薄和假体运动（图 9-4）。

2. 危险因素　基于本研究的结果认为体重指数、年龄、性别、吸烟是 THA 术后无菌性松动的独立危险因素。

3. 诊断

（1）病史及体格检查：大腿部疼痛通常与股

骨松动有关,腹股沟区或臀部疼痛与髋臼松动有关。

（2）放射学检查：主要利用 X 线检查判断假体松动程度，并将其分型。一般采用 Gruen 的股骨分区及 Delee 和 Charnley 的髋臼分区，以此来判定假体的移位及放射学上透亮带的范围和程度（图 9-5 和图 9-6）。骨水泥型髋臼假体根据 Hodgkinson 等的方法分型；骨水泥型股骨假体，根据 Harris 等的方法分型；非骨水泥型髋臼假体根据 Kawamura 等的方法分型；非骨水泥型股骨假体根据 Engh 等的方法分型。针对各种不同的分型结果，以此来判断假体松动情况。

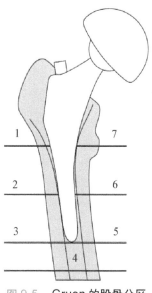

图 9-5　Gruen 的股骨分区

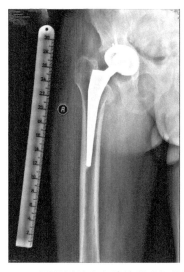

图 9-4　股骨近端应力遮挡所致假体松动

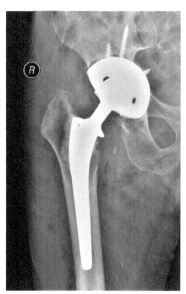

图 9-6　患者 82 岁，男性，13 年前行髋关节置换术，股骨柄出现无菌性松动

二、假体周围感染

目前临床上通过对手术部位进行严格无菌消毒、围手术期预防性使用抗生素、推广层流手术室、穿着全身洁净手术隔离衣等措施的推行，THA 手术的感染率从原来的 10% 降至不足 1%，但假体周围感染仍是其第二常见并发症。

1. 病因 感染最常见的原因是假体周围革兰阳性球菌聚集，它们与假体相互作用，通过产生生物膜多糖被而避免被免疫系统和抗微生物剂消除。耐药菌株不断积累，最终导致感染。

2. 危险因素 目前已经确定了一些假体周围感染的相关因素：较高的 ASA 评分、病态肥胖、既往人工髋关节翻修病史、既往人工髋关节假体感染病史、吸烟史、类风湿关节炎、肿瘤、免疫抑制、糖尿病。

3. 诊断

（1）病史及体格检查：采集病史和进行体格检查有助于大多数急性感染和有窦道引流的慢性感染的诊断（图 9-7）。

（2）放射学检查：对于与无菌性失败相重叠的症状和体征，慢性感染的确诊较为困难，此时需要结合放射学检查来明确诊断。X 线片诊断假体周围感染的灵敏度和特异度均较低（图 9-8），锝扫描可用于识别区域内的高代谢活动（图 9-9），铟 -111（^{111}In）可以识别炎症严重的区域。氟代脱氧葡萄糖 - 正电子发射断层成像（FDP-PET）在诊断假体周围感染方面具有 90% 的敏感度和 89% 的特异度。

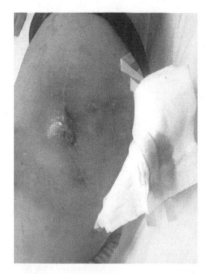

图 9-7 体格检查显示髋关节切口处窦道形成，明确诊断髋关节置换术后假体周围感染

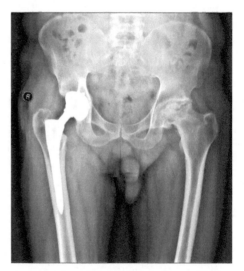

图 9-8 右髋关节 X 线检查显示无明显骨溶解及感染征象

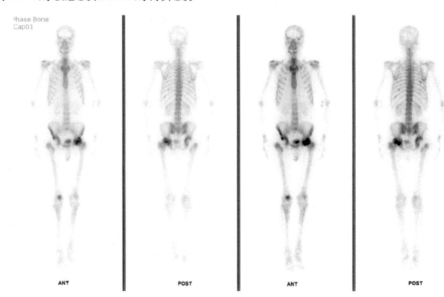

图 9-9 锝扫描显像提示右髋关节放射性浓聚

（3）实验室检查：红细胞沉降率（正常值 < 20mg/dl）和 C 反应蛋白（正常值 < 10mg/dl）是非特异性炎性标志物，它们对于感染筛查有很大的帮助。血清白细胞介素 -6（IL-6）升高通常也提示假体感染。术前髋关节穿刺行细胞计数和培养也是一个重要的方法，如果关节液检查结果显示白细胞计数为 2500 ～ 3000 个，且中性分类比例 > 60%，就应该考虑感染的存在，同时需行厌氧菌和需氧菌培养。

三、脱　位

尽管手术技术和假体设计不断发展，但 THA 术后脱位仍有发生。已经确定的原因包括患者因素、手术技术和假体因素，另一个原因是翻修术后无菌性松动。

1. 原因

（1）患者因素：THA 术后假体脱位与患者个体差异有关，有关文献表明，THA 术后 5 年女性发生脱位的概率是男性的 3 ～ 4 倍。这可能与软组织松弛、肌张力下降、骨密度降低等原因有关。另外，神经障碍性疾病、精神病、酗酒的患者也有较高的假体脱位发生率。

（2）手术因素：影响脱位的手术因素包括手术入路、术者的经验水平、假体放置的位置及软组织缝合情况。

（3）假体因素：评估不稳定的 THA 时，应考虑假体因素，包括股骨头的尺寸、股骨偏心距、股骨头与髋臼的比例及髋臼垫的轮廓等。

2. 危险因素

可以根据时间线（术前、围手术期、术后）或因果关系来确定 THA 脱位的危险因素。后者允许在风险可归因于患者、外科医师或植入体的情况下进行因果风险评估手术入路、髋臼和股骨假体的位置、软组织张力、外科医师的经验。

四、假体周围骨折

1. 病因

假体周围骨折往往发生于术后数月至数年。除因受到外力造成骨折外，骨质疏松、骨溶解和应力骨折也是导致假体周围骨折的常见原因。

2. 危险因素

在一系列的翻修术中，危险因素包括骨量减少、内固定物存在及挤压出骨水泥的骨皮质穿孔。

3. 诊断

（1）病史及体格检查：起始疼痛的病史有助于确诊股骨柄假体是否松动。患者术后突然不能负重行走及患肢畸形都提示有股骨假体柄周围的骨折。

（2）放射学检查：需要行髋关节正位、髋关节轴位、股骨正位全长数字化 X 射线摄影（DR）检查以排除假体周围骨折或骨溶解存在(图 9-10)。

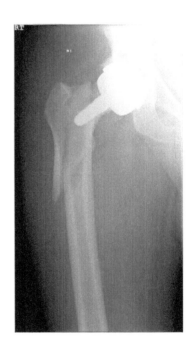

图 9-10　右髋关节正位 X 线片显示假体周围骨折螺旋状至股骨粗隆下区

第二节　术前计划与准备

一、术前计划

术前计划是全髋关节置换术的重要组成部分。它有助于确定正确的植入体大小，并有助于恢复生理、生物力学条件，如腿长、旋转中心和侧向。此外，术前计划改善了术后的运动范围和稳定性，缩短了手术时间，减少了植入体部件定位不良引起的磨损。术前计划是一个包含 5 个步骤的过程，这些步骤具体如下。

(1) 询问病史及体格检查。

(2) 影像学检查。

(3) 对患者进行风险评估。

(4) 影像学结果的测量与数字模板。

(5) 假体选择。

（一）询问病史及体格检查

1. 临床医师需要从患者的病史中了解患者所患有的内科疾病和使用药物，如糖尿病和免疫缺陷状态，类固醇激素使用，肝脏或肾脏疾病，因为这可能会严重影响手术的预后。

2. 任何已知过敏的药物病史都必须经过仔细的记录和评估。

3. 过去的麻醉手术史有助于进一步了解患者对先前麻醉药物的反应和耐受性。

4. 临床体格检查中，应当注意患肢的屈曲畸形 (FFD)，比较腿部长度差异 (LLD)，进行步态评估，包括 Trendelenburg 步态或 Antalgic 步态。

5. 腿部的皮肤状况是最重要的，任何提示严重湿疹或感染的迹象都应该在手术前得到解决。

6. 患者的体重指数 (BMI) 是一个重要的评估参数，因为肥胖人群在较高的风险假体关节感染 (PJI) 和其他伤口问题后。

（二）影像学检查，主要是 X 线片

术前标准数字化髋关节 X 线摄影采用前后位摄片。管与膜的距离为 1.15m，标准直径为 25mm 的金属射电不透明球作为测量放大系数的参考。这个金属射电不透明球被放置于大转子旁，必须全部投射出来。

（三）对患者进行风险评估

为确定麻醉剂的适用性，需对患者进行风险评估，术前需要进行包括全血细胞计数 (FBC)、肾功能、空腹血糖、凝血功能、肝功能在内的血液检查。

（四）影像学结果测量与数字模板

1. 测量结果比例选取　使用一个已知大小的物体（作为参照物）放置于臀部附近，以确定髋关节在 X 线检查中的放大比例。当适当放置时，参照物与髋关节的大小比例呈一对一关系，从而使术前模板测量准确。

2. 解剖标志识别　在髋臼侧，髋臼屋顶和泪滴是很明显的标志。泪滴是由髋臼最内侧部与髋臼前角和后角重叠而成的 X 线标志物。泪滴的主要解剖学概念是，它实际上对应于髋臼的最远端和内侧部分，位于髋臼横韧带 (TAL) 的后面和闭孔 (Of) 的上缘（图 9-11）。

3. 分析 X 线片的质量　正确曝光、高质量的标准 X 线片和固定放大镜是髋关节模板制作的先决条件。虽然这看起来很简单，但在我们的实践中，获得合适的曝光率是一项真正有挑战性的任务。髋部模板选择以耻骨为中心的低骨盆 X 线片。此方法可获得整个股骨近端的 1/3。骨盆在理想的 X 线片中应该呈正方形。为了解小腿长度的差异，需要观察额面和矢状面的骨盆倾斜情况。为了排除这一影响，将 X 线片保持在同距离双侧髂嵴的站立位置。为计算矢状位倾斜，需要计算骶尾部关节与耻骨联合上侧面的距离。

4. 股骨偏移的测量　测量的第一项任务是确定股骨颈长度（股骨偏移）。要获得真正的测量，两个股骨应保持 15° ～ 20° 的内旋转 (IR) 对应的股骨前倾。这将突出实际股骨颈长，从而有助于获得正确的股骨偏移。当 X 线片对股骨颈的真实长度有所低估时，股骨颈偏距也会受到一定程度的影响。Hananouchi 等强调股骨旋转可以通过测量小转子投影来估计。使股骨颈与平片平行，小转子平均宽 (2.3±3.1) mm。这意味着在大多数

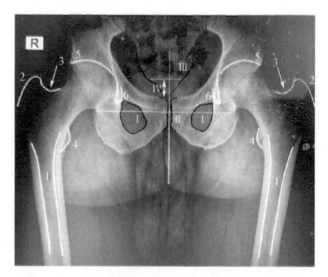

图 9-11　站立位的髋关节 X 线片（适合作模板测量）

解剖标志：1. 股骨髓管；2. 大转子；3. 鞍；4. 小转子；5. 髋臼屋顶；6. 泪滴；Ⅰ. 闭孔；Ⅱ. 耻骨联合；Ⅲ. 骶尾部关节；Ⅳ. 测量骨盆倾斜的距离

情况下，在计算股骨颈长和股骨偏移之前，5mm 左右的小转子应该是中等可见的。

5. 髋关节旋转的测量 见图 9-12。

6. 骨缺损的评估

（1）X 线

1）髋臼骨缺损的评估：对于髋臼骨缺损的分型国外学者提出了不同的方法。其中目前最常采用的髋臼骨缺损分型系统有美国骨科医师学会（AAOS）分型和 Paprosky 分型。AAOS 分型：主要依据是髋臼骨缺损的模式，缺点是没有对骨缺失的量和位置进行评估。AAOS 分型将髋臼骨缺损分为 5 型。Ⅰ型为髋臼节段性、非包容性骨缺损，骨缺损累及髋臼环支撑结构或内侧壁；Ⅱ型为腔隙性、包容性骨缺损，骨缺损仅累及髋臼环内部而髋臼支撑结构未累及；Ⅲ型为髋臼腔隙性（包容性）骨缺损同时存在节段性骨缺损；Ⅳ型为累及髋臼前柱、后柱的严重骨缺损，髋臼连续性中断；Ⅴ型髋关节融合无法确定真臼。Ⅳ型又分为 3 个亚型：ⅣA 型，髋臼连续性中断，轻度节段性或包容性骨缺损；ⅣB 型，髋臼连续性中断，中度或严重节段性或包容性骨缺损；ⅣC 型，髋臼连续性中断，髋臼既往接受过放射治疗。Paprosky 分型将髋臼骨缺损分为 3 型：Ⅰ型，髋臼环完整；Ⅱ型，髋臼环部分破坏，但髋臼锉磨后有足够的骨量保证非骨水泥髋臼假体能够获得稳定的初始稳定；Ⅲ型，髋臼环支撑结构破坏。其中Ⅱ型、Ⅲ型又根据骨缺损部位及程度分为不同的亚型（图 9-12）。

2）股骨骨缺损的分型：Ⅰ型骨缺损的股骨近端干骺部骨质基本正常，而且通常无股骨近端骨重塑现象。Ⅱ型股骨缺损最为常见，表现为干骺端骨质缺损，但骨干部分骨质完整，通常会存在轻度股骨近端骨重塑现象。在ⅢA 型缺损中，股

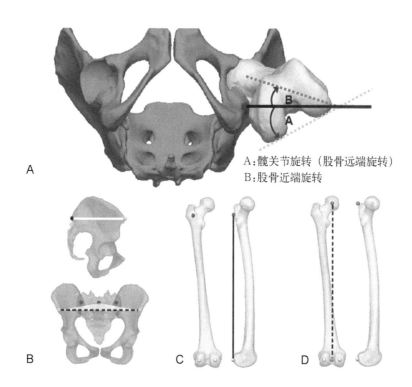

A：髋关节旋转（股骨远端旋转）
B：股骨近端旋转

图 9-12 **测量髋关节旋转（股骨远端旋转）和用于定义股骨和骨盆坐标系的解剖标志**
A. 髋关节旋转（A 角）测量骨盆横轴（为清晰起见，在股骨髁附近重建的实心黑线）和后髁线（橙色虚线）之间的角度。股骨近端旋转（B 角）是骨盆横轴与股骨颈之间的夹角（绿色虚线）。股骨近端旋转是测量股骨前倾角（橙色和绿色虚线之间的角度），由髋关节旋转（股骨远端旋转）抵消。B. 确定骨盆坐标系，确定双侧髂前上棘（ASIS，蓝色）和双侧髂后上棘（PSIS，黑色）的标志。骨盆平面（白色平面显示在前视图和侧面视图）与 2 个 ASIS 标志和 PSIS（蓝色）标志的中点相交，而内侧 - 外侧轴通过两个 ASIS 标志（前视图显示有点黑线）。C. 为确定股骨坐标系，确定了股骨近端（洋红色）和每个股骨髁（黄色）的最后面点的标志。桌面平面（侧面显示的实心黑线）与这三个地标相交。D. 确定股骨头中心（浅绿色）和膝关节中心（橙色）的标志。头部中心被投射到桌面上（深绿色）。股骨的上下轴（后视图上显示的黑线）穿过膝盖中心和头部中心的投影

骨干骺端严重受损，但股骨干骺端至少有 4cm 完整的骨皮质。ⅢB 型缺损干骺端严重受损，断端远端完整的骨干骨皮质长度 < 4cm。Ⅳ型缺损出现了广泛的干骺端和骨干损伤与股管增宽(图 9-13 和图 9-14)。

（2）CT：相对于 X 线片评估的一个主要优点是其体层摄影的性质，在多个正交平面上显示假体结构的能力提供了一种比 X 线片更敏感的方法来评价假体的排列和骨质量，对诊断骨溶解和假体周围骨折具有更强的敏感度。CT 可用于骨量的术前和术后评估。在术前，CT 的体层摄影性质允许对局部骨质量进行彻底的形态学分析。CT 三维重建是一种诊断盆腔病理情况

很有用的检查方式，尤其是在骨量改变的术前评估中。在理论上，三维 CT 可以用来量化骨丢失的体积，并预测剩余的骨是否可以支持假体翻修植入物。

7. 髋关节、股骨和髋臼旋转中心　髋关节旋转中心是所有髋关节运动发生的中心点。如果髋臼和股骨头是同心的，那么他们的旋转中心实际上就是髋关节旋转中心。因此，在髋关节旋转中心可以很容易地找到一个圆的中心适合于股骨头的凸出（图 9-15）。

8. 股骨、髋臼和联合偏置　股骨头偏移（图 9-16 和图 9-17）是指股骨头旋转中心与股骨纵轴之间的最小距离。股骨纵轴做一条线画在投影的

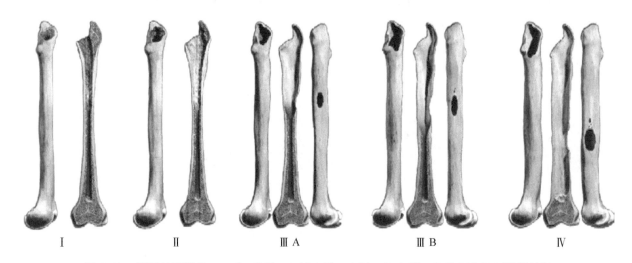

图 9-13　股骨缺损的 Paprosky 分型，包括Ⅰ型、Ⅱ型、ⅢA 型、ⅢB 型和Ⅳ型股骨缺损

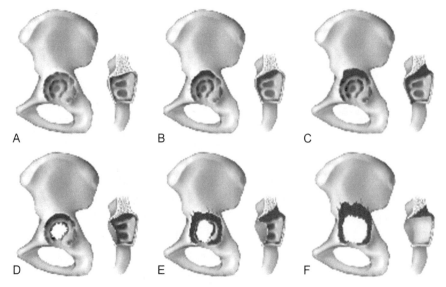

图 9-14　髋臼骨缺损的 Paprosky 分型
A. Ⅰ型；B. ⅡA 型；C. ⅡB 型；D. ⅡC 型；E. ⅢA 型；F. ⅢB 型

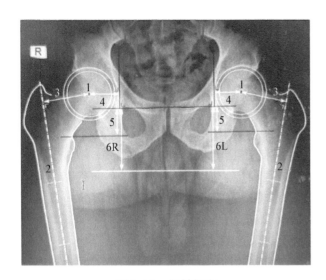

图 9-15　机械标志

1. 髋关节旋转中心；2. 股骨近端纵轴；3. 股骨偏置；4. 髋臼偏置；5. 髋关节长度；6. LLD 计算距离，6R 与 6L 之差

股骨管的中部。对于发育不良的股骨头，可估计原股骨旋转中心与股骨近端纵轴之间的初始距离。髋臼偏移量是指髋臼旋转中心与通过泪滴画出的垂直线之间的距离。联合髋关节偏置定义为股骨和髋臼偏置的累积和。这个参数是很重要的，因为它承载了髋关节外展肌和软组织的张力，控制了大转子相对于骨盆的相对位置。

9. 腿长与髋长　腿的长度是通过测量骨盆上固定的参考点之间的距离来定义的，理论上是泪滴下缘和足跟位于地面的地板之间的距离。髋长的定义是泪滴下缘通过股骨近端的不动点（如小转子的上半部分）的横线距离（图 9-18）。

（五）假体的选择

在标准化 X 线片上标记解剖标志和选择机械参考点后，选择理想的适合髋臼和股骨成分的种植体尺寸，目的是恢复原来的髋关节解剖和生物力学。然而，在某些情况下，这是不可行的，必须考虑妥协。

第一，选择髋臼杯来配合髋臼腔，采用线对线铰刀或压合技术来恢复髋臼的旋转中心。髋臼组件应在杯的纵轴与泪滴之间以 40° ～ 45° 的外展角为模板。当模板仍保持在其位置时，杯形插入深度与髋臼内侧壁相比，插入高度与泪滴下缘相比较，以及位于髋臼顶超外侧边缘的杯缘。这些解剖参考标记在手术中很容易识别，有助于恢复原始的髋关节解剖。在髋臼突出的情况下，计划使髋臼的成分侧方化，而髋臼内侧壁的移植将有助于恢复髋臼旋转中心，从而避免撞击。在发育不良的髋关节，我们的目标再次是恢复髋臼中心的旋转。然而，由于髋臼往往是二次变形和浅，获得超外侧屋顶覆盖是一项具有挑战性的任务。这可能需要考虑植骨，或有时需要额外使用贝壳和网格来重建超外侧缺损。

第二，根据假体的大小选择一种适合于髓腔的股骨假体。假体的纵轴应遵循股骨的纵轴，同时选择近似的插入深度以正确恢复腿长或髋长度。3 种技术可以实现自然股骨旋转中心和股骨偏移。选择标准或高偏置股骨干，使股骨偏后或中位。

在标准或高偏移距阀杆之间选择是一个简单的选择，因为它对腿长和髋长没有影响，而其他选项确实影响髋长。通过选择使用具有较小颈轴角的阀杆，可以通过增加股骨头尺寸或保持阀杆的高度来调整髋长。使用大尺寸的股骨头会增加股骨偏移和髋长，因此需要一个更远的茎插入来控制髋长。

二、术前准备

1. 手术室人员准备　接到翻修手术通知单后，手术室护士长应安排经验丰富、技术熟练的护士

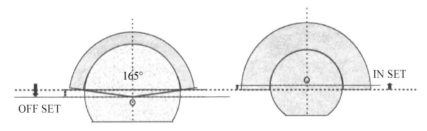

图 9-16　股骨头偏移是指从股骨头 (O) 的旋转中心到杯的开口平面（紫色线）的距离。如果股骨头旋转中心位于杯外，则偏移量为正，称为 OFF SET(A)；否则为负值，称为 IN SET(B)。使用直径在 38mm 以上的大磁头，一般要求使用偏移量，因为对于大头，杯子通常是一个截断的半球，为 165°

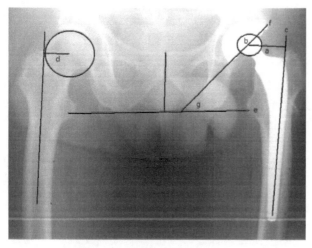

图 9-17　马洛里头像 ® 股骨假体与 RingLoc® 髋臼成分显示测量自然和重建的股骨偏移和髋臼倾斜

以股骨头（b）旋转中心到股骨干长轴（c）的距离测量重建的股骨偏移量（a）。重复测量无疾病对侧髋关节（d）。测量髋臼倾斜（外展），绘制一条横线连接下缘耻骨下支（e）。髋臼倾斜角（g）由平行于髋臼成分（f）的开口面和水平参考线的第二条线构成

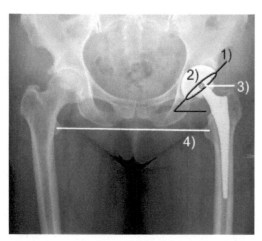

图 9-18　全髋关节置换术后盆腔 X 线片

为了恢复髋关节运动学，种植体定位的特点是稳固的骨支持，重建杯倾斜（1）和前移（2），阀杆前扭转和髋关节旋转中心的重建，偏置（3）及髋长（4）

分别担任巡回护士和器械护士。要求巡回护士、器械护士均参加病房术前讨论，了解患者全身情况，特别是心、肺、肾、脑等重要器官的功能状态，对能否耐受手术和术中可能出现的情况做出明确判断和处理。

2. 患者心理准备　因患者多为老年人，有初次关节置换手术史，对手术效果更容易产生疑虑，导致心理紧张。

3. 手术间准备　无论要翻修的关节是否感染，

此类手术要求严格无菌。术前常规行手术间空气消毒，严格限制手术间人员数量，减少人员流动，室内各物体表面应用紫外线灯照射，尽可能减少手术间门的启闭，以减少室内空气直接流通次数。此手术间要求有层流通风设备，所有医护人员戴关节置换专用帽子、口罩。

4. 特殊器械材料准备

（1）特殊器械准备：翻修术可以分为感染性和非感染性翻修（松动、脱位、假体使用折断、骨折等）。术前征求术者意见，尽可能找到与患者体内关节假体一致的专用器械和新假体。专用的拔除工具、改锥、假体头拆卸器械可使操作大为简化。另外，如果能够得到同一型号的假体配件，可能就不需要翻修整套假体。翻修术所需要的其他机械还包括术中透视系统、柄的拔除器械、手动清除骨水泥器械、动力骨水泥清除器械、动力金属切割器械、弹性髓腔锉、用于取出无骨水泥假体的弹性薄骨刀、环形髓腔锉、取出无骨水泥固定髋臼的弧形骨刀、光线照明灯。

（2）特殊材料准备：包括骨盆重建钢板和螺钉、金属网、粗隆固定器械和捆扎钢丝/钢缆、异体骨（股骨头、骨板或异体骨段）及自体血回输装置等。

5. 手术配合

（1）术前配合：核对患者姓名、性别、年龄、床号、手术侧，检查术前各项准备情况。查对无误后，建立双静脉通路，协助麻醉师麻醉，插入导尿管，根据术者要求摆好体位。常规取侧卧位，在患者骶尾部和前方耻骨联合部位用手术辅助固定器从前后两个方向将骨盆牢牢固定，要求骨盆在术中不发生任何倾斜摇动，同时注意耻骨联合部位固定装置不妨碍髋动作，最后在胸壁侧、腋窝远侧放一软枕或海绵垫，以防止腋窝血管、神经受压。

（2）术中配合：翻修手术时间长，操作复杂，术中出血多。巡回护士在手术进行期间不能离开手术间，随时供应术中所用物品。时刻注意手术进展情况，密切观察患者尿量及生命体征变化，对可能发生的意外情况做到心中有数。术中遵医嘱使用抗生素，保持输液、输血管路通畅。使用电刀时，防止患者电烧伤。

（3）术后配合：术毕协助术者擦净伤口周围血迹，盖好敷料，按规定姿势将患者从手术床移到手术车，推送到麻醉恢复室，待麻醉清醒后送回病房，与病房护士做好交接工作。

第三节 手术入路与显露

THA 翻修手术显露尤为重要。患者的手术入路取决于要取出失败假体类型、稳定性、骨质疏松程度及是否存在感染。由于前外侧入路不便延长，在行大转子截骨术后骨片血供差，骨片不愈合率较高，故应慎重选择；如果需要进行转子截骨术以去除固定良好的股骨干或延长的水泥套，则前外侧入路应与后入路或后外侧入路结合进行。本节将重点介绍后外侧入路、经转子入路、前外侧入路和 Stoppa 入路（经腹膜后入路）在髋关节翻修中的应用与选择。

一、后外侧入路

后外侧入路可为大多数髋臼翻修提供良好显露，也易于变换。这种入路方式可缩短手术时间，并在肌肉损伤最小的原则下达到良好显露，术后恢复快，因此成为全髋关节翻修术常用的入路方式。缺点是较难显露髋臼的前侧，术中剥离部分臀中肌，术后髋关节脱位的风险相对较高。

（一）适应证

1. 不管初次置换采取何种入路，翻修时均可采用后外侧入路，包括股骨侧翻修、髋臼侧翻修或全髋翻修。

2. 假体周围股骨骨折的固定。

（二）相对禁忌证

1. 由于后外侧入路对髋臼前缘显露较差，故前柱骨缺损严重的翻修采取后外侧入路不便于处理髋臼前方。

2. 患者存在髋关节脱位风险较高的情况下不宜选择后外侧入路。

（三）手术操作技术

1. 患者体位（图 9-19） 患者取伸直侧卧位，骶骨和髂前上棘要用体位架牢固地支撑住，需注意避免压迫患者下腹部，注意保护下肢和骨盆的骨性突出。整个下肢都要无菌消毒，由于要弧形向后切开皮肤，铺巾时留有足够空间，把整个臀部显露出来，以便术中移动下肢。

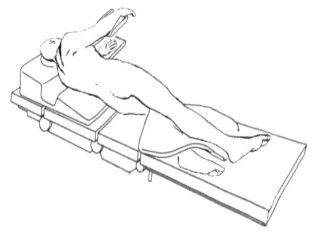

图 9-19　**患者体位**

注意：在放置前方的固定架时，一定要对患者有无骨盆倾斜进行评价。体位务必固定牢靠，如果患者体位没有足够稳定，患者将在手术过程中前倾，遮挡手术医师的视野并增加假体错位的风险，特别是髋臼杯后倾。

2. 定位切口 体表确定大转子的顶点后做大转子轮廓线，切口起自大转子后上方 6～8cm 处（髂后上棘水平），以大转子的后缘为中心，做长 10～15cm 的弧形切口（图 9-20）。

3. 分离筋膜 切开皮肤、浅筋膜后，梭形切除瘢痕组织，利于缝合。顺着臀肌纤维的走行方向，沿切口分离阔筋膜，钝性分离臀大肌纤维，向下经臀大肌前缘至大转子后缘，再经大转子后缘沿股骨干向下分离（图 9-21）。

注意：臀大肌的血液供应来自臀上动脉和臀下动脉，动脉进入肌肉的深部，并向外分支。所以在分离肌肉时为了减少出血及防止血管被撕裂后回缩，分离显露时，一般将穿行其中的血管结扎或电凝止血。

4. 保护坐骨神经 坐骨神经正常通过坐骨大切迹出骨盆，经闭孔内肌、上孖肌、下孖肌和股方肌的浅面，在大腿后面下行，经过外旋肌并被周围的脂肪组织包围。向后方牵开臀大肌显露外旋肌群及其周围脂肪组织，用手可以在外旋肌群后方触及粗大的坐骨神经。由于初次手术时坐骨神经可能产生瘢痕或偏离原来的位置，术中仔细确定其位置，松解瘢痕挛缩的外旋肌，并外旋髋关节且拉紧以保护好坐骨神经（图 9-22）。

5.切断外旋肌群　紧贴股骨上肌腱止点处切断外旋肌（图 9-23），在肌腱上用粗的不可吸收线缝合以备牵拉或修复缝合用，股方肌上部也需要完全分离，以便显露关节囊的后面。

在有瘢痕挛缩的髋关节，特别是屈肌挛缩时，可在切口后方关节囊之前行前方关节囊切开。将患肢屈曲外旋，扩大前部臀中肌和股外侧肌、股中间肌的间隙，以便进入前方关节囊，这样关节囊前方切开也可以在髋臼翻修术中提供股骨头的安放空间。

6.显露关节囊　将外旋肌连同后外侧的坐骨神经一并牵向后方，显露关节囊（图 9-24），切开关节囊（图 9-25）。

7.脱位髋关节　关节囊切开后，清理关节囊内大量增生的滑膜组织。内收、内旋术侧股骨使髋关节向后方脱位，显露股骨假体和髋臼假体（图 9-26）。

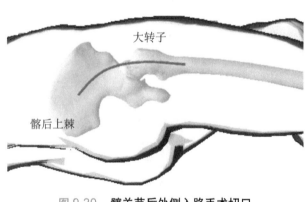

图 9-20　髋关节后外侧入路手术切口

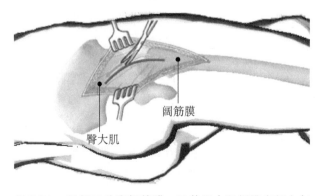

图 9-21　沿切口分离阔筋膜，沿着臀大肌纤维走行方向钝性分开臀大肌纤维

（四）常见并发症及术中预防

1.坐骨神经损伤　在髋关节后外侧显露中，可能误伤坐骨神经，如牵拉或切断。因此在显露时，应用手指触摸辨识坐骨神经，可用无菌手套剪成无菌薄膜进行悬吊；在髋关节后脱位时易牵拉坐骨神经，或将其挤压于头与髋骨之间，出现坐骨神经麻痹，术中脱位时不可过于暴力。

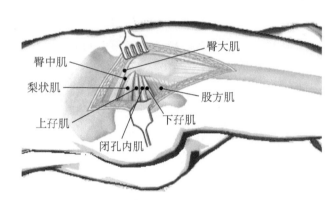

图 9-22　显露出来的外旋肌群，坐骨神经走行于外旋肌群的浅面，术中注意保护坐骨神经

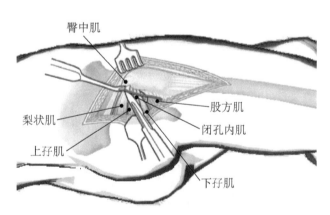

图 9-23　紧贴股骨上肌腱止点处切断外旋肌

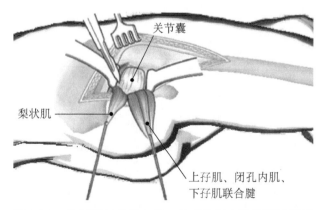

图 9-24　为切断的外旋各肌，将其往后方牵开即可显露后方关节囊

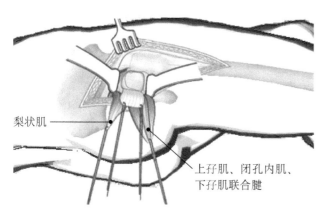

图 9-25 向后方牵开外旋肌后，切开关节囊，在各肌腱及关节囊上缝上粗线以备结束时进行缝合对位，避免修复时遗漏

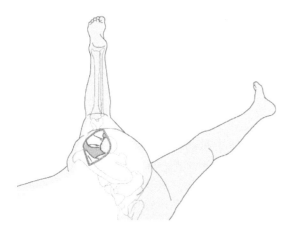

图 9-26 内收、内旋患侧股骨以脱位髋关节

2.臀下动脉、臀下静脉出血 钝性分离臀大肌时可能损伤臀下动脉、臀下静脉分支，分离时应仔细、缓慢分开臀大肌，可及早发现经过动脉的分支，予以电凝或结扎，避免撕裂的血管回缩至肌肉中，导致难以控制的出血。

3.术后脱位率 由于术中剥离部分臀中肌，术后髋关节脱位的风险相对较高，因此在术中选择假体时，应尽量恢复髋关节各外展肌肉的力臂，在修复肌肉时，应尽可能原位修复。

二、经转子入路

对于大多数髋关节翻修患者，后外侧入路可以达到充分显露，但其对股骨远端固定假体、广泛微孔涂层假体或远端固定的骨水泥型假体显露欠佳。经转子入路显露髋臼和股骨较为理想，是进行复杂翻修手术的首选手术入路。但是转子的重新固定是术中难题，大转子不愈合是最常见的

并发症，术前骨储量很差的病例是转子截骨相对禁忌证；如果大转子骨床的骨量不足，进行截骨后骨块无法植回原处则不能进行大转子截骨术；严重的溶骨或骨质疏松导致大转子呈蛋壳样改变，也最好不采用经转子入路；髋部存在异位骨化的患者，由于术后需要进行放射治疗，或髋关节周围接受大剂量放射治疗的患者由于成骨活性下降，术后骨块不愈合率极高，也不适于进行转子截骨。

股骨转子截骨术可分为 3 种基本类型：①标准转子截骨术及其改良如人字形转子截骨；②滑移转子截骨；③延长转子截骨（图 9-27）。

（一）标准转子截骨术及其改良

1.适应证

（1）对于髋臼假体内陷、髋臼前壁骨缺损严重的病例，术中需要广泛显露髋臼，通过转子截骨术可提供良好的髋臼和骨盆显露，同时避免了股骨近端扭矩过大，并避免臀上神经血管束过度紧张。

（2）髋关节置换术后外展肌松弛导致整体不稳定进行翻修的病例，通常可以通过适当地下移大转子以恢复髋关节生物力学。

2.相对禁忌证

（1）大转子骨床的骨量不足；严重的溶骨或骨质疏松导致大转子呈蛋壳样改变；髋部需要或已经接受放射治疗的患者术后骨块不愈合率极高，不适于进行转子截骨。

（2）标准转子截骨术的一个相对禁忌证是将其与前外侧或改良外侧入路结合使用，如果预期

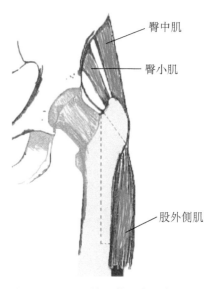

图 9-27 不同转子截骨术示意图

进行转子截骨术,则应优选后路入路。

3. 截骨方式选择　截骨的类型取决于外科医师的喜好,可以选择与水平方向成30°～50°角的单平面直截骨术和改良的"人字形"截骨术,后者前后截骨平面之间成一定角度,固定后具有旋转阻力和更精确地并置碎片的优点,发生截骨后骨不愈合率较低,因而被广泛采用。无论选择何种截骨,重要的是要保持适当的转子粗隆厚度,以便可以接受适当的固定装置。

4. 截骨操作

(1) 切开皮肤和皮下组织及深筋膜,分离显露出臀大肌、股外侧肌。在股外侧肌止点远端1cm处横断股外侧肌,在臀大肌股骨附着部位顺其纤维分离臀大肌(图9-28)。

(2) 骨膜剥离器置入臀小肌和髋关节囊之间。截骨平面位于大转子及股骨颈上部的结合部,截骨面横跨股直肌起点侧部和臀中肌、臀小肌肌腱附着点之间的间隙(图9-29)。

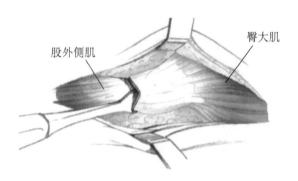

图 9-28　**显露臀大肌和股外侧肌,切断股外侧肌腱**

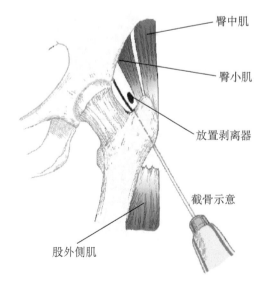

图 9-29　**模式图显示在臀小肌与关节囊之间插入剥离器**

(3) 截骨时先剥离股外侧肌在大转子上的止点,以显露界沟完成截骨。用骨刀或摆锯完成截骨,将截下的大转子连同臀中肌、臀小肌一起翻向上方,然后处理关节囊。

5. 术后固定　截下的大转子重新固定的方法很多,常用的方法有钢丝固定、钢丝加螺钉固定,也可与其他专用固定器一起使用。目前常用的方法是用四道16～18号钢丝做纵向与横向相互垂直捆扎固定。大转子和股骨床面的准备对于重新固定很关键,如彻底清除转子和股骨上的软组织。对于存在骨缺损的,可用自体骨松质填塞。

(二)滑移转子截骨术

滑移转子截骨术的优点是保留了股外侧肌的起点,股外侧肌在股骨转子骨片上的附着对截骨片段具有束缚作用,从而降低了股骨转子近端位移的风险;另外,臀中肌和股外侧肌提供了一个向内的力矩,其对骨片施加了内压的作用,而且当发生大转子骨不连时,仍能保持部分外展肌功能;股骨转子滑移截骨还具有更好地保留股骨转子骨片的血液供应的优点。但是仍然有其局限性:转子滑移截骨后仍有骨不连的风险,尤其是初次手术时已行转子截骨术的患者。

1. 适应证　包括髋臼侧翻修、髋臼内陷及需要广泛去除骨水泥的股骨侧翻修;股骨假体周围骨折;下肢需要延长或缩短的患者;需要截股骨矫正内外翻畸形的患者。

2. 禁忌证　股骨内侧骨缺损严重,不能提供足够的骨量用于截骨块的再固定,或截骨块太薄不利于固定和骨愈合。

3. 截骨操作技术

(1) 逐层切开皮肤及皮下组织、筋膜。钝性分离及切除髂胫束和股外侧肌的瘢痕组织。辨认梨状肌,在其上方放置一把弯柄髋臼拉钩。辨认外旋肌群,用2号线标记后将它们从止点切下(图9-30)。

(2) 利用骨膜剥离器将股外侧肌从股骨前外侧骨膜下剥离,保持股外侧肌在大转子附着处的完整性。

(3) 利用摆锯从臀中肌止点的后外侧开始进行截骨。截骨块近侧的厚度至少要达到1cm,向远侧逐渐变薄,在股直肌处的厚度至少要达到0.5cm。

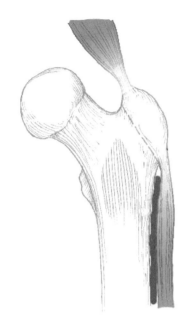

图 9-30　图示滑移转子截骨术的截骨范围（虚线），截骨前先用骨膜剥离器将股外侧肌从股骨干上剥离 5～10cm（红色粗线），但保证其在大转子上的完整性，利于后续截骨操作

臀小肌可以保持附着在截骨块上。臀小肌的附着将向前方牵拉截骨块，并对抗复植后截骨块外旋。因此保留臀小肌附着于截骨块上有利于显露。

（4）此时将截骨块向前方拉开，显露关节囊。切除关节囊，根据病变情况、解剖情况及术者的习惯使髋关节向前或向后脱位。

4. 截骨固定　常用钢丝固定系统，在股骨及大转子上钻 4 个孔，臀小肌位于臀中肌深面，用钢丝拉紧固定。

（三）延长大转子截骨

通过延长大转子截骨入路直接到达股骨远端，避免骨质进一步减少和骨折的风险；术中通过大转子截骨节段向远端或近端适当移位可以调节外展肌的张力，增加髋关节的稳定性和力学效果。其常用于复杂的股骨翻修患者，尤其适合取出固定良好的股骨假体和骨水泥套。

1. 适应证　①取出固定牢固的远端水泥套或长水泥栓；②伴股骨近端畸形的股骨侧翻修（即内翻重塑）；③要求髋臼广泛显露；④假体周围骨折或感染。

2. 相对禁忌证　①打压植骨修复股骨；②骨水泥固定。

3. 截骨操作技术　术前必须根据 X 线片及模板设计好截骨的大小，截骨的长度要能够充分显露股骨假体或骨水泥套，翻修术中截骨长度通常为 12～15cm，以保留足够提供 4～6cm 以上股骨峡部，并确保将截骨块牢固地固定在股内侧皮质上。

手术一般采用后外侧入路。切断外旋肌群后，脱位髋关节。分离股外侧肌后缘至预定截骨水平远侧，用电刀标记。截骨前可先行远端钢丝捆扎避免骨折蔓延，截骨宽度至少为股骨周长 1/4～1/3。从大转子后外方开始用摆锯截骨，股骨干截骨可通过打孔方法进行。

转角进行横行截骨时最好采用高速磨钻，可制作圆形的远端角，防止局部应力增加和局部裂隙向远端延伸。截骨面要向内倾斜，保证复位时接触紧密。

4. 截骨后固定　插入翻修假体后，清除干净所有可能造成撞击的骨质及多余的骨水泥，将大转子截骨块固定到假体的外侧肩部。固定时用多根钢缆或钢丝（最少 2 根，最多 4 根）以肌肉下的方式穿过，以免损伤截骨部位供应血管或无意中夹住神经，将截骨块固定到近端股骨上（图 9-31）。如果有可能，仅固定股骨干部分。据报道，减少对大转子处的固定可以防止钢缆或钢丝对关节造成磨损或滑移到关节内。

（四）转子截骨术后常见的并发症

1. 骨不连　大转子截骨的不愈合导致外展肌无力、疼痛、髋关节不稳和功能下降。骨不连常见的原因是手术复位固定不牢、截骨骨床面条件欠佳、固定面有肉芽组织或骨水泥等。

2. 滑囊炎　表现为转子部位疼痛。单纯滑囊炎患者可以通过非甾体抗炎药治疗缓解症状，转子固定系统有时可能引起慢性滑囊炎。

3. 髋关节周围异位骨化和坐骨神经损伤　术中脱位、牵拉、截骨、捆扎等操作应轻柔，勿损伤神经。

三、前外侧入路

前外侧入路可以向远近端延长以显露髋关节及其周缘。此入路主要是通过劈裂外展肌群进行操作，可保持股外侧肌远端的连续性，有利于早期功能恢复，降低术后脱位率。但在采用该入路时，进入肌间隙后的过度牵拉有可能损伤臀上神经；此外，分离外展肌群的位置不准确使手术区显露不充分，易损伤神经和血管。

1.适应证

（1）有瘢痕形成或软组织条件不适于采用后侧入路的患者。

（2）适用于髋关节后脱位可能性大的患者、存在神经系统疾病（如帕金森病、痉挛）的患者或存在严重屈曲畸形的患者。

（3）同时进行双侧全髋关节翻修的患者。

（4）通气障碍的患者，尤其是强直性脊柱炎患者。

2.禁忌证   前外侧入路不适于肥胖或肌肉发达的患者及预计术中需要进行转子截骨术的患者。

3.手术操作技术

（1）患者体位：通常采取侧卧位，髋关节屈曲30°并内收超过对侧膝关节，放松大转子，使阔筋膜张肌移向前方。

（2）切口定位：以大转子为中心做15cm长直切口，切口通过大转子的后方1/3延伸至股骨干。

（3）沿皮肤切口切开脂肪至深筋膜，朝大转子后缘推开阔筋膜，进入下方的滑囊，沿阔筋膜纤维走行方向向上、向前牵开阔筋膜，显露股外

侧肌和臀中肌。横行切断臀中肌位于大转子附着处前1/3肌纤维。利用拉钩将臀中肌向近侧牵拉，以手指钝性分离臀中肌和臀小肌之间的间隙，由此间隙进入，最终切开臀小肌与大转子之间的滑膜囊（两肌肉间隙之间存在一些血管，是间隙的标志，要结扎处理）。

（4）打开关节囊：应用3把长而窄的尖头髋臼拉钩帮助显露切口，其中两把分别放到股骨颈两侧关节囊外，第三把髋臼拉钩放到髋臼前缘的后方。

4.前外侧入路的并发症

（1）股外侧皮神经麻痹：股外侧皮神经位于髂前上棘下方2.5cm处，经缝匠肌浅面或深面或穿过该肌至股部。由缝匠肌和阔筋膜张肌之间切开阔筋膜时，勿损伤此神经。误伤该神经，局部可形成神经瘤，并在股外侧出现一手掌大小的感觉减退区。

（2）股神经麻痹：股神经位于髋关节前方的股三角中，因距股直肌较远，除非分离误入缝匠肌或股直肌的内侧间隙中，一般不会伤及。在深层分离过程中，如果不能确定其分离的间隙，可通过扪及股动脉而定位，在股三角内股动脉位于股神经的内侧。股神经损伤多数是暂时性的，经过4个月、8个月可以自行恢复。

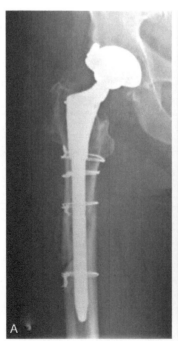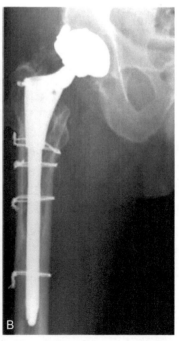

图9-31   A.图为接受延长转子截骨进行髋关节翻修术后X线片；B.6个月后复查X线片显示截骨区域愈合良好，骨折线模糊

（3）旋股外侧动脉和升支的损伤：在进行阔筋膜张肌与缝匠肌分离时，常需要切断结扎旋股外侧动脉升支，以免术中出血。向下翻转已切断的股直肌时，注意保护横行于深面的旋股外侧动脉主干。

（4）股动脉损伤：股前血管与切口附近组织粘连或切口过分偏移时有可能损伤股动脉。少数情况下电刀灼伤股动脉。

（5）髂腰肌剥离：在分离髋关节前内侧时，误将髂腰肌从小转子上剥离下来，使髂腰肌向上回缩 3 ～ 4cm，导致屈髋肌无力。

（6）股直肌切断：当切断修复缝合时，缝合不当或过早屈伸髋关节，也会使缝合部分分离，影响髋关节屈伸功能。

四、Stoppa 入路

对于脱入盆腔的髋臼假体，常规手术入路难以对其进行处理，最初 Stoppa 入路被提出用于处理困难的腹部疝气手术。目前其主要的适应证却是用于骨盆骨折或复杂髋臼缺损的翻修手术。

1. 患者体位　取仰卧位，安置导尿管以改善手术视野并保护膀胱。

2. 手术操作技术　切口为横行，在腹直肌、髂腰肌、髂血管及股神经等组织深面放置拉钩，将上述组织牵向前方及外侧，显露耻骨联合及耻骨上支，此时应充分屈髋、屈膝，以减轻上述组织的张力，降低对神经、血管损伤的可能，显露冠状吻合血管将其结扎切断（图 9-32）。

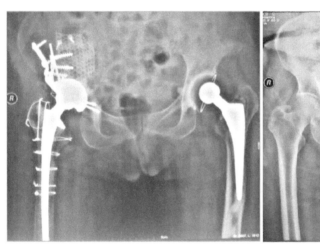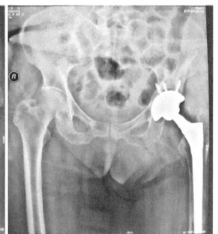

图 9-32　术后复查 X 片显示髋臼翻修假体位置良好

第四节　假体的取出

在髋关节翻修术中，假体取出是起决定性作用的重要步骤之一，影响骨量保留、翻修假体植入及髋关节功能重建，也影响了患者预后。假体取出是一个费时费力的过程，决定了手术时间及术中出血量。因此，现在有多种技术和特制工具用来取出假体和骨水泥。

一、髋臼假体取出

在全髋关节翻修术中，髋臼假体的取出过程可以分为两步，首先取出聚乙烯或陶瓷内衬，再取出外壳。根据是否使用骨水泥固定将髋臼假体分为骨水泥型和生物固定型。骨水泥型和生物固定型髋臼杯的取出方法不尽相同，对其取出过程分别讨论如下。

（一）生物固定型髋臼假体的取出

假体取出过程首先要充分显露髋臼周缘。固定良好的生物固定型髋臼假体的取出需要有充分理由，除非假体位置明显欠佳，否则应尽可能更换内衬而不取出金属臼杯。

1. 内衬取出

（1）聚乙烯内衬取出：内衬的取出一般比较简单，许多聚乙烯内衬有特殊的锁定机制，并有特制的工具或技术来取出。如果没有这些特制的取出工具，取出内衬就需要手术技巧。以下方法可用于聚乙烯内衬的取出。

1）在内衬上钻孔然后旋入直径 6.5mm 的 AO 螺钉。随着螺钉的进入，内衬逐渐被撬出。

2）当内衬的边缘突出于外壳时，可将一个小的撬杆放于突出部位的后面将内衬撬起。操作时不要对着患者的髋臼壁撬动以免导致髋臼骨折。

3）用铰刀将内衬削薄，剩余的弹性部分可轻松取出。

4）用磨钻将内衬切割成块，零碎去除后，进入内衬锁定环后将其拔出。

（2）陶瓷内衬的取出：较为复杂，严禁直接打击，以免造成陶瓷碎裂，发生翻修术后的"第三体磨损"，导致翻修失败。这种内衬的取出，需要持续敲击金属内杯边缘，利用高频振荡的原理使之脱出。如果陶瓷头或陶瓷内衬已经发生碎裂，需要用高压脉冲装置进行彻底冲洗，并对局部滑膜组织进行广泛切除，尽可能清除碎屑，以减少再次翻修发生率。

2.白杯取出　在试图取出髋臼杯之前，必须能清楚地看到金属杯的边缘。用高速铅笔尖样钻清理金属髋臼杯的周边。显露完全后，可用弧形骨刀/髋臼凿松动金属臼杯与骨之间的界面后取出臼杯（图 9-33）。臼杯的固定螺钉可用合适的改锥取出，若螺钉已折断，可在去除臼杯后用断钉取出器械取出，若螺钉滑扣，可用磨钻将尾部磨掉，取出臼杯后再取断钉。

Zimmer 公司专门为生物固定型臼杯设计了专门的取出器械——Explant Acetabular Cup Removal System（图 9-34 和图 9-35），其效果优于上述髋臼假体取出方法，可保留更多骨量。

在取出生物固定型髋臼杯的过程中，接近 Kohler 线时要尤其小心，以免造成骨质破坏和骨盆不连。其他用来减少患者骨丢失并且取出髋臼假体的方法有气动扳手、弯头冲、金属切割钻切割等。

（二）骨水泥型髋臼假体的取出

取出骨水泥型髋臼假体的一般原则是将髋臼杯从骨水泥上松解下来。这个操作过程需要足够的手术视野。常用的方法是将弧形骨刀插入骨水

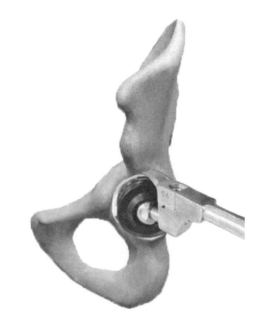

图 9-34　zimmer 公司的 Explant Acetabular Cup Removal System

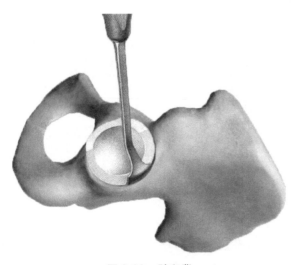

图 9-33　髋臼凿

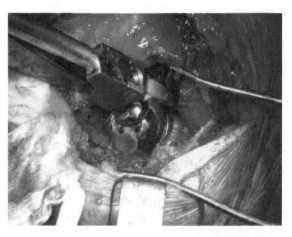

图 9-35　使用 Explant Acetabular Cup Removal System 取出髋臼假体

泥 - 髋臼假体之间，轻轻敲打使髋臼杯松动，将之取出，然后用骨刀将骨水泥粉碎后逐步取出。

1. 髋臼假体取出方法

（1）严重松动的假体：在聚乙烯杯的中央部分钻一约为髋臼聚乙烯厚度 1/4 的孔，插入螺纹髋臼取出器就可以取出了。如果用这种方法不能很容易地取出假体，则需要松解髋臼杯 - 骨水泥和骨水泥 - 骨界面。应用直骨刀或高速钻来游离髋臼杯 - 骨水泥界面的周缘。应用弯骨刀插入环状面来游离骨水泥固定的聚乙烯杯。

（2）固定良好的假体：以下方法可用于取出固定稳定的髋臼假体。

1）对于固定良好的骨水泥型髋臼假体，用上述方法不能取出，可用直径 2.5mm 钻在聚乙烯杯上多处钻孔，尤其是在杯的边缘部位，然后用

4.6mm 的全长皮质骨螺钉或螺纹柄旋进孔中以顶破聚乙烯 - 骨水泥界面，然后将螺钉取出。这个操作反复进行直到髋臼杯从骨水泥上松动，可以很容易的地取出为止。

2）如果用上述办法还不能使假体松动，就要用高速铅笔尖样钻来切割假体。用钻将髋臼杯分成 4 份，用小的持骨钳取出。操作时避免穿透髋臼杯壁而至骨水泥或骨内。操作时用纱布将软组织遮盖，以减少碎屑对周围组织的污染。也可使用 6mm 钻头将髋臼假体按 4 等份线打孔（图 9-36A和图 9-36B），再用薄的髋臼杯形切骨刀将钻孔连通，从而将其中一部分与剩下 3/4 完全切开（图9-36C）；将聚乙烯切片后，将 5mm 的骨凿由臼杯块的边缘打入，用骨凿作为杠杆，通过向内撬动使之从下面的骨水泥中移除（图 9-36D）。

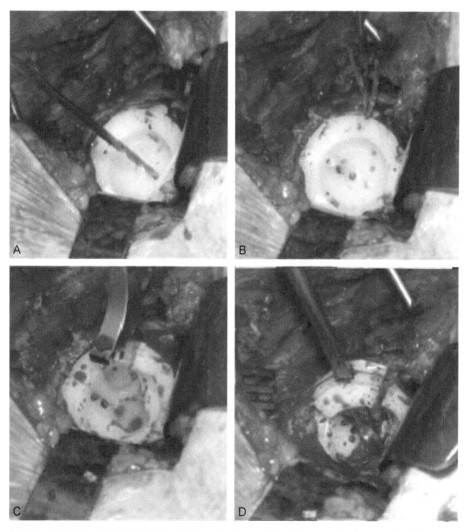

图 9-36　A 和 B. 髋臼打孔将髋臼分割成 4 等份；C. 骨刀将髋臼分离成 4 等份；D. 用骨凿打入髋臼将其撬出

3）用铰刀将打磨髋臼组件削薄，剩余的弹性部分可轻松取出。

2.髋臼骨水泥的取出　髋臼假体取出后，髋臼床上的骨水泥得以显露。取出固定良好的骨水泥套时需要小心并有耐心，特别注意不要以髋臼边缘为支点撬动骨水泥套，也不要将骨水泥推入盆腔内，以免损伤盆腔内组织。骨水泥表面有很厚的纤维组织，经常会牢固附着于骨组织上，需要将其彻底清除。如果骨水泥套较薄可用骨刀将其碎裂取出，如果骨水泥套很厚可用高速磨钻在骨水泥套上磨出一些环形凹槽，这将有利于髋臼周缘的骨水泥破裂取出。

在大多数情况下，髋臼骨水泥可以完全去除，如果有少量骨水泥牢固地附着于骨床上，且取出这些骨水泥可能造成骨质破坏时可以让其保留。如果必须去除骨水泥，则需要使用刮匙来处理。如果刮匙不行，插入超声装置可能会有效（图9-37）。

另外一个方法就是，在骨水泥的中间钻孔，并逐次扩大孔径，直到骨水泥的边缘全部松动。如果骨水泥或髋臼杯在髂耻线的内侧，需特别小心，这里和盆内组织仅仅有一层纤维膜相隔。如果盆腔内残留的骨水泥不能通过髋关节切口取出，而且需要取出时，需要用腹膜后切口进入。在去除向髋臼深部移位的骨水泥时，尤其是伴有感染时，有可能会发生血管损伤。因此，在术前行动脉或静脉

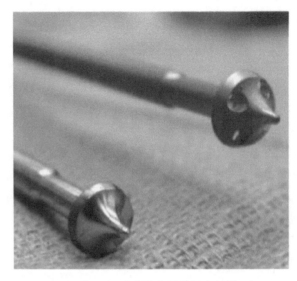

图 9-37　清除骨水泥的超声装置

造影来确定骨水泥和血管组织的关系（图9-38）。

二、股骨假体的取出

股骨假体取出时必须尽量减少患者的骨质丢失，为接下来的翻修创造机会。取出股骨假体的第一步是彻底清除股骨假体肩部附着的骨、软组织和（或）骨水泥，方便假体取出，并避免大转子骨折。

（一）近端涂层的生物型股骨假体的取出

近端涂层假体早期通过压配达到稳定，晚期则通过骨长入多孔涂层假体获得稳定。取出近端涂层的股骨柄是非常具有挑战性的。在术前明确

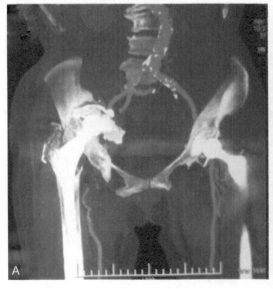
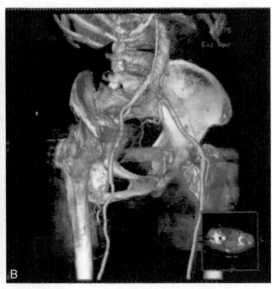

图 9-38　术前血管造影

股骨假体的构造和类型非常必要。

操作步骤如下。

1. 取出假体之前，必须用高速铅笔尖样钻清除假体周围的骨质。在清理时磨钻要紧贴假体钻入，同时避免注意穿透骨皮质。

2. 若股骨假体已经松动，只需清理假体肩部解除嵌塞后，用股骨假体取出器即可取出（图 9-39）。固定良好的近端涂层股骨假体要用薄骨刀来清理近端的涂层——骨界面，注意避免近端股骨劈裂。

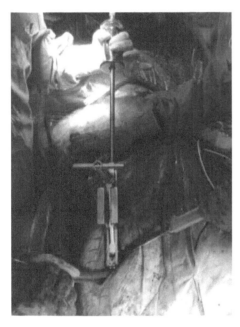

图 9-39　用取出器取出股骨柄

3. 股骨近端延长截骨术可选择性地用于取出股骨柄。其绕过股骨近端的畸形来保护脆弱的近端骨质。转子间过多骨质生长的患者需要用截骨术来保护股骨干。对于近端涂层的股骨假体，转子间截骨是达到近端涂层和内侧髓腔的最佳途径。股骨翻修完成后，截取的股骨需复位并用钢丝捆扎固定。

（二）全多孔涂层的生物型股骨假体的取出

取出固定牢固的全涂层的假体是费时的，且可能导致过多股骨的破坏。在取出这种假体时，一般会选用股骨近端延长截骨术。过程需要用宽骨刀、弯曲骨刀、Gigli 锯、高速金属切割磨钻和环锯等工具。截骨长度在术前需确定好，完成截骨后，假体的取出技术和近端多孔涂层的假体取出技术相似。应用 Gigli 锯锯到内侧，应用普通的股骨假体取出装置来松动假体，通过 3 ~ 5 次逆向敲打松动并取出假体。如果假体在股骨内不容易松动，需要在股骨截骨平面远端截断假体，远端假体用环锯取出。

操作步骤如下。

1. 术前应确定体内股骨柄的确切尺寸，准备好合适的环锯。

2. 截骨的长度根据术前的模板决定（图9-40）。多孔涂层表面必须显露到假体水平圆柱部分，同时又要尽可能地保留潜在的固定面。

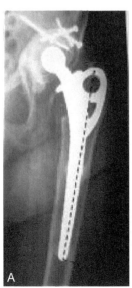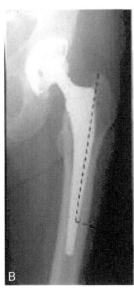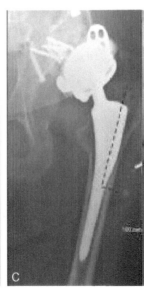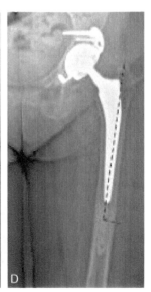

图 9-40　术前计划截骨长度

A. 多孔金属涂层；B. 微孔涂层；C. 近端涂层；D. 骨水泥型

3.用铅笔尖样钻沿后外侧骨皮质开始截骨，注意纵向和横向截骨之间的交角要圆滑，不要形成 90° 以免增加局部应力。骨皮质开口后，就用摆锯将剩余部分切断。

4.贴附于假体内侧的骨质可以用 Gigli 锯来分离。

5.用金属钻在靠近股骨干的股骨柄远端切断假体，将近端取出。

6.用适当尺寸的环锯取出远端股骨柄（使用环锯时要不断地灌洗降温，以免高温造成周围骨皮质坏死）。完全破坏股骨柄远端周围界面后，股骨柄远端将包裹在最后一次使用的环锯中，将其和环锯一起取出。

（三）骨水泥型股骨假体的取出

1.股骨柄假体取出　不同类型股骨假体与骨水泥结合的强度不同。光滑的或有细微花纹的柄用股骨柄取出器可以很容易取出；但粗糙的或有涂层的股骨柄取出较困难。取出骨水泥型股骨假体包括打碎假体 - 骨水泥界面、取出假体和取出剩余骨水泥。

操作步骤如下。

（1）充分显露后，通常用高速铅笔尖样钻或骨刀来清除假体近端的骨水泥或骨质后，假体就可以取出。在尝试取出时，必须没有任何骨质或骨水泥在假体的肩部，以免造成骨折。

股骨假体 - 骨水泥界面松解后可以尝试取出内置物。必要时用股骨假体取出器（图 9-41）或用骨锤来解除内置物的嵌塞。股骨假体颈下的切迹可用于取出器的咬紧；若假体没有切迹，可以用钻在假体颈下人为做一切迹。

（2）经上述操作，如假体还是不能取出，就要采用股骨近端延长截骨术或骨皮质开窗术。股骨近端延长截骨术同样适用于骨水泥 - 骨界面固定良好或骨水泥在髓腔内延伸到超过股骨前弓的

假体取出。

（3）花纹涂层的假体在解除嵌塞前要用逆行力量破坏假体 - 骨水泥界面。可以使用弯曲的骨刀来打破假体 - 骨水泥界面，但高速铅笔尖样钻效率更高。取出有花纹的骨水泥型股骨柄会很困难，可以考虑使用延长的股骨近端截骨术。

2.髓腔内骨水泥壳取出　取出骨髓腔内的骨水泥是翻修手术中最耗时、最危险的步骤，也是手术时间、术中出血量和手术死亡率的决定性步骤。因为骨髓腔内出血将会影响髋臼的视野，这一工作常要等到髋臼翻修完成后进行。这个过程中标准的操作工具是手持凿和骨水泥骨刀，超声骨水泥清除系统和高速金属切割工具辅助也是非常有用的。

骨水泥取出的顺序是先取出小转子以上的近端骨水泥，再次是骨水泥栓以上的股骨干的骨水泥，最后是股骨远端，这样的取出顺序会使操作简单化。

操作步骤如下。

（1）干骺端骨水泥取出：干骺端的骨水泥可能是大块的，可以用高速磨钻和使用特制的骨刀纵向打成小块。破碎的骨水泥可以用手持骨刀或骨凿去除。近端的骨水泥必须全部清除后才能进行远端的操作。翻修患者股骨近端骨质菲薄时，注意不可以股骨皮质为支点撬动骨水泥。

（2）骨干部骨水泥取出：骨干部的骨水泥需要各种长柄骨刀、刮匙及持物钳。先用带纵脊刀头的骨刀劈裂骨水泥套，然后用弧形骨刀分离骨水泥 - 骨界面。再用长柄刮匙或持物钳取出骨水泥。

（3）远端骨水泥栓的取出：骨水泥栓与骨床之间存在间隙时，可用半月形骨刀进一步扩大间隙，然后用带钩的刮匙回拉取出骨水泥或在骨水泥栓中央钻孔，拧入骨水泥拔出器，回敲取出。当骨水泥与股骨之间结合紧密时，可用逐级放大

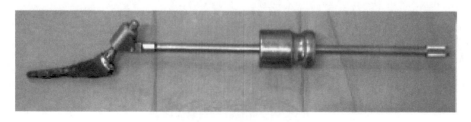

图 9-41　股骨柄取出器

的钻头将骨水泥打裂后取出；该方法需要在骨水泥栓中央打孔，用与髓腔直径相匹配的带中心孔的导向器辅助可降低偏心钻孔损伤骨皮质的风险。超声工具是很好的骨水泥取出器械，在超声能量作用下，骨水泥块被软化，可便于取出。当骨水泥栓很长，又没有超声工具时可借助转子延长截骨术显露远端骨水泥栓，取出骨水泥。

（四）断柄的取出

一般来说断柄的近端已经松动，容易取出；而断柄的远端常常牢固嵌在髓腔中，拔除相当困难。股骨柄的断裂处常发生于近侧或中段 1/3 处，这方便从股骨近端进行处理。

固定在远端的假体部分如果是生物固定柄，则可以用全涂层柄的方法将短柄远端部分取出。

如果是骨水泥柄，可在断裂水平下方开一骨窗，显露股骨柄后用磨钻钻一凹槽，然后用打出器将其打出。

第五节　非骨水泥假体的股骨翻修

一、概　述

伴随着人工全髋关节置换术手术量增加，翻修手术也将会每年以惊人速度增长，髋关节置换术后翻修手术（RTHA）的比例虽然逐年下降，但总数仍呈现上升趋势。相对于初次全髋关节置换术，翻修手术是目前临床上常见且难度较大的手术，效果也比初次人工全髋关节置换手术差。对医师而言，手术难度大，手术技术要求高，是关节外科医师的一大挑战。

股骨翻修术中假体柄固定是使用骨水泥型还是非骨水泥型目前尚存在着很大的分歧，也是讨论的焦点。非骨水泥型股骨假体早期通过机械性压配提供术后即刻稳定性；后期通过生物学骨长入来实现远期固定。前者需要假体柄与股骨髓腔有大于 4cm 的压配；后者需要股骨柄上有适宜骨长入的生物涂层，目前临床上有多种非骨水泥假体可供使用。髋关节翻修的目标：①获得植入物牢靠的初始稳定性；②近端和（或）远端假体与残留正常骨质良好压配；③避免应力集中。

二、股骨翻修适应证与禁忌证

（一）适应证

1. 有症状的假体松动（图 9-42）。

2. 假体周围感染规范化抗生素治疗无效或假体周围感染经一期清创后进行二期翻修。

3. 假体周围骨折（图 9-43）。

4. 假体移位（图 9-43）。

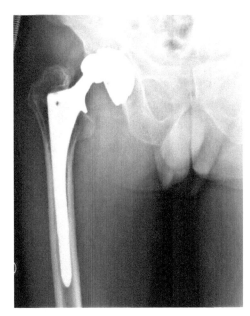

图 9-42　患者女性，75 岁，右侧全髋关节置换术后 5 年，髋部疼痛 1 年余，X 线片提示股骨假体松动

5. 假体断裂或其他的机械性失效（图 9-44）。

6. 进行性骨丢失。

7. 其他情况：如髋臼侧翻修后新臼杯或衬垫无法与原有股骨头匹配，或部分早期非骨水泥假体，由于假体弹性模量大于股骨侧，假体固定牢靠，但持续大腿疼痛明显影响患者生活质量，也是行股骨翻修手术指征。

（二）禁忌证

1. 关节或其他器官活动性感染。

2. 其他可能增加致死或致残风险的不稳定性疾病，如严重器官功能衰竭。

3. 局部皮肤病变尚未控制，如银屑病、非正

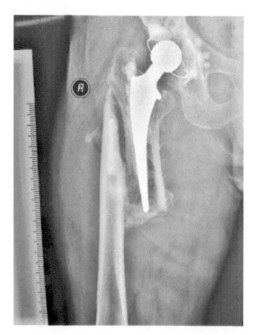

图 9-43　患者男性，69 岁，右全髋关节置换术后 1 年余，摔伤致右大腿上段疼痛伴活动受限 1 天，X 线片提示股骨假体周围骨折移位

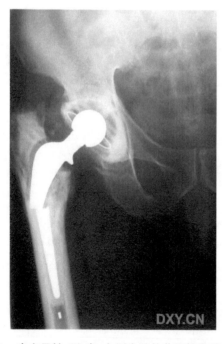

图 9-44　患者男性，78 岁，右侧全髋关节置换术后 9 年余，车祸伤致右髋部疼痛伴活动受限 2h 以上，X 线片提示股骨假体上段断裂

规关节腔注射、针扎等治疗后可能增加术后感染风险。

三、术前计划与准备

复杂翻修手术的术前计划所花费时间要远大

于常规初次置换术。所有初次全髋关节置换术前设计要点均适用于翻修手术，仍需要更充分的术前准备以从容应对术中变化。

（一）病史与查体

详细病史采集及体格检查将有助于术前准备，尤其是双下肢长度测量。正确下肢长度测量有两种：①使骨盆横轴与身体纵轴垂直且双下肢处于相同位置后测量髂前上棘至内踝连线长度。骨盆倾斜患者常伴髋内翻或外翻畸形，此方法常显示双下肢不等长，这时可以测量脐到内踝尖距离。②让患者中立位站立，在短缩侧肢体足底垫入垫块直到双侧髂嵴同高，则足底垫入垫块厚度即为肢体长度差异。

（二）影像学评估

高质量骨盆正位 X 线片及患侧髋关节正侧位 X 线片是必要的，对于非骨水泥固定股骨柄，需判断假体固定情况、表面有无涂层、涂层范围、骨长入情况。依据术前影像学结果，制订假体取出方案，准备相应工具（详见本章第一节）。

（三）器械准备

股骨柄取出需要一些特殊方法和工具，取出骨水泥型或非骨水泥型组件有不同技术。准备标准骨水泥翻修工具盒，髓腔软钻、超声装置、冲击凿和纤维光源、弹性薄骨刀、环锯、线锯、细的高速磨钻、金属切割器、转子固定装置和环扎钢丝或钛绳、重建钢板、自体／异体骨（骨松质片、股骨头、骨皮质段、节段性异体骨）及术中血液回收装置也需要准备以备使用。

（四）术前模板测量

模板测量是髋关节翻修手术术前计划核心部分。这一过程与初次全髋关节置换术一样，模板测量可以帮助手术医师选择合适翻修假体、假体尺寸和置入位置，还可以预计翻修手术可能遇到的问题及处理方法。股骨假体模板测量在髋关节前后位 X 线片上进行，摄片要求上方包含完整的髋臼和下方股骨干峡部。进行股骨模板测量以确定偏心矩和肢体长度，尽可能地重建髋关节的生物力学。

（五）股骨缺损分型及根据缺损类型选择合适翻修假体

在翻修术前及术中大多数股骨骨缺损都达到

了一定的程度，其原因可能包括：①松动、磨损或感染导致骨溶解；②初次置换导致的应力遮挡；③取出股骨柄假体时造成骨质进一步丢失；④全身或局部骨质疏松。

股骨骨缺损有两种基本类型，即腔隙型缺失和节段型缺损，其中腔隙型缺损是指起支撑作用的股骨皮质骨鞘完好，而骨松质或骨膜内骨皮质缺损；节段型缺损是指股骨起支撑作用的骨皮质缺损。在选择翻修假体类型之前，外科医师必须要评估骨缺损的类型。文献报道了许多种股骨缺损分型标准可供采用。目前普遍认为，一种理想的股骨缺损的分型方案必须具有可靠性，即术前

对骨缺损的严重程度与术中解剖所见要一致，但目前没有哪一种分型方案能达到这一标准。下文简要介绍临床广泛使用的美国骨科医师学会（AAOS）分型和 Paprosky 分型两种。

1. AAOS 分型　将骨缺损分六种类型、三区和三级。所谓 6 种类型即节段性缺损、腔隙性缺损、混合性缺损、股骨对线不良、股骨髓腔狭窄和股骨不连续；三区系指 I 区（近段）、II 区（中段）、III 区（远段）；根据股骨缺损程度分为轻微、中度、重度三级。此分类简洁，但是没有量化指标，在实际应用中有缺陷（表 9-1，图 9-45 ～图 9-50）。

表 9-1　股骨缺损的 AAOS 分型

	分型	描述
六种类型	I 型	节段性缺损（图 9-45）
	II 型	腔隙性缺损（图 9-46）
	III 型	兼有腔隙性和节段性缺损（图 9-47）
	IV 型	股骨对线不良——有旋转或成角（图 9-48）
	V 型	股骨髓腔狭窄（图 9-49）
	VI 型	股骨不连续（图 9-50）
三区分型	I 区（近段）	指缺损主要位于小转子下缘近侧的干骺端，以骨松质缺损为主
	II 区（中段）	指缺损主要位于小转子下方 10cm 以内的近侧股骨骨干段。其特点是既有骨松质缺损，又有骨皮质缺损，部分有节段性缺损
	III 区（远段）	指缺损位于小转子下方 10cm 以远的股骨骨干
三级分型	I 级（轻微）	骨组织结构完整，可提供假体的生物学固定，无须植骨
	II 级（中度）	假体与骨组织界面虽未完全接触，但假体尚稳定，无须通过植骨增强假体的稳定性，仅需适当的间隙内植骨
	III 级（重度）	骨缺损最为严重，假体与骨组织未完全接触，并危及假体的稳定性，因此常需结构性植骨如近段异体股骨植骨重建

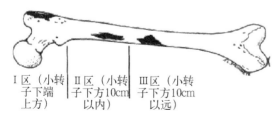

图 9-45　节段性骨缺损（I 型）模式图，可以发生于 I 区（小转子下端上方）、II 区（小转子下方 10cm 以内）或 III 区（小转子下方 10cm 以远）

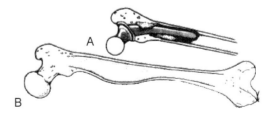

图 9-46　腔隙性缺损（II 型）模式图：骨松质或骨内膜骨皮质丢失而没有侵犯骨皮质鞘（A）。股骨髓腔扩大是一种股骨腔隙性缺损的特殊形式（B）

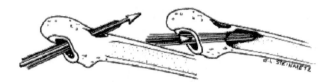

图 9-47   混合性股骨缺损（Ⅲ型）：这可能是溶骨、假体柄松动或医源性情况引起的

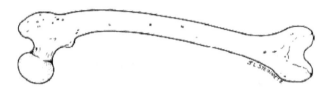

图 9-48   股骨对线不良（Ⅳ型）：股骨有对线不良或旋转畸形

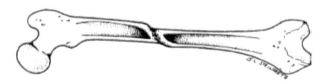

图 9-49   股骨骨硬化，髓腔狭窄（Ⅴ型）：可能是骨肥大、骨折或固定装置引起

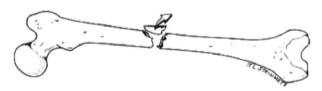

图 9-50   股骨不连续（Ⅵ型）：股骨完整性丧失，通常是假体周围骨折的结果

2. Paprosky 分型   目前最广泛使用 Paprosky 分型法，该分型方法基于股骨干骺端和股骨干骨丢失的质量和数量进行分型（表 9-2），且能为翻修假体选择提供参考。

Ⅰ型骨缺损：近端干骺端完整，股骨近端没有变形，股骨距能有效支撑假体。可以采用任何翻修假体，包括骨水泥柄或非骨水泥型股骨柄，如近端微孔涂层假体、广泛微孔涂层假体或其他标准长度远端固定假体（图 9-51）。

Ⅱ型骨缺损：最常见，形态上表现为股骨干骺端骨松质缺如，骨皮质完整，股骨轻度内翻变形，股骨距失去对假体的支撑。处理上可选用近端微孔涂层柄或组配柄，也可选择广泛微孔涂层假体柄（图 9-52）。

Ⅲ型骨缺损：分Ⅲ A 和Ⅲ B 亚型，表现为严重干骺端骨松质缺损，股骨近端严重变形，近端骨质失去对假体的支撑。其中Ⅲ A 型残存股骨峡部长度大于 4cm；Ⅲ B 型残存股骨峡部长度＜ 4cm（图 9-53）。Ⅲ A 型可选用广泛微孔涂层假体柄或

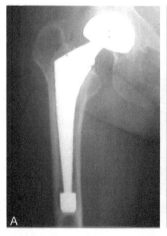
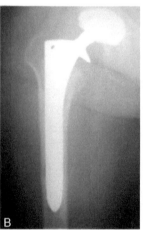

图 9-51   Paprosky Ⅰ型缺损：术前 X 片显示股骨近端干骺端完整，股骨近端没有变形，股骨假体下沉（A）；使用广泛涂层假体翻修术后 X 线片（B）

表 9-2   股骨缺损 Paprosky 分型

分型	股骨近端干骺端	股骨干	近端变形	翻修假体选择方案
Ⅰ型：微小近端骨缺损	完整	完整	无	骨水泥型或生物型初次置换柄
Ⅱ型：轻度近端干骺端骨缺损	缺损	完整	轻微	广泛微孔涂层柄或组配式近端涂层长柄
Ⅲ A: 近端骨缺损严重，股骨干节段性完整	缺损	峡部≥ 4cm	严重	髓腔直径＜ 19mm：广泛微孔涂层柄；髓腔直径＞ 19mm：组配柄
Ⅲ B：近端骨缺损严重，股骨干节段性完整	缺损	峡部＜ 4cm	严重	锥形组配柄
Ⅳ型：股骨近端和干骺端缺如	缺损	缺损，髓腔宽于 19mm	较小	股骨近端置换（APC）；骨水泥柄或打压植骨＋骨水泥柄

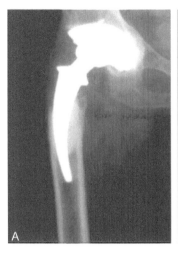
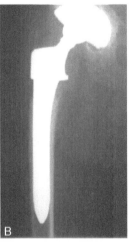

图 9-52　Paprosky Ⅱ 型缺：股骨近端干骺端骨松质缺如，骨皮质完整，股骨轻度内翻变形，股骨矩不完整（A）；广泛涂层柄翻修术后 X 线片（B）

组配柄；Ⅲ B 型最常见选择为组配柄，也有学者采用打压植骨或结构性植骨术。Ⅲ 型骨缺损应避免选择近端涂层假体柄及骨水泥柄。

　　Ⅳ 型骨缺损：股骨干骺端和股骨干骨质严重丢失，髓腔变宽，峡部无法固定假体柄，此类型翻修十分困难，失败率高达 37.5%。推荐重建方式包括股骨干打压植骨、结构性植骨联合骨水泥柄或股骨近端置换术（图 9-54）。

　　股骨侧翻修主要包括以下 5 个步骤：①充分显露；②取出失败假体；③评估骨缺损，确定翻修假体，髓腔准备；④置入翻修假体；⑤功能测试、关闭切口。

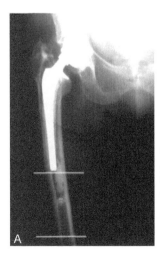
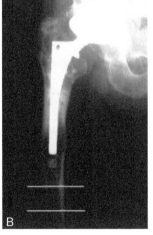

图 9-53　Paprosky Ⅲ A 型缺：严重的干骺端骨松质缺损，股骨近端严重变形，残存股骨峡部长度 > 4cm（A）；Paprosky Ⅲ B 型缺损：残存股骨峡部长度 < 4cm（B）

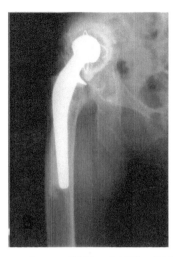

图 9-54　Paprosky Ⅳ 型缺损：广泛的干骺端和股骨干骨丢失，髓腔 > 19mm，峡部无法固定假体

　　翻修术中，目前主要采用以下 5 种翻修假体：①广泛多孔涂层非骨水泥假体；②组配式带沟槽喷砂钛合金非骨水泥锥形柄；③组配式近端多孔涂层非骨水泥柄；④打压植骨联合骨水泥柄；⑤骨水泥柄。这些假体技术各有优点和不足之处，本节将主要介绍广泛多孔涂层非骨水泥假体翻修技术。

　　（1）固定原理：早期通过假体柄和股骨髓腔峡部进行压配获得即刻稳定；后期通过多孔涂层促进骨长入来实现长期生物学固定（图 9-55）。

　　（2）适应证：广泛涂层假体主要针对 Paprosky Ⅱ 型，或者 Ⅲ A 型近端骨缺损不是很严重，股骨峡部 > 4cm 的患者。

　　（3）禁忌证：Paprosky Ⅲ B 型股骨峡部 < 4cm、Ⅳ 型骨缺损髓腔直径 > 19mm，股骨柄无法与髓腔峡部压配固定。这类缺损需采用打压植骨技术或其他技术进行翻修。

四、手术技术

　　1. 入路选择　所有初次置换入路均可用于翻修手术，但翻修手术中扩大显露尤为重要。前方入路对髋臼后柱植骨是困难的；直接外侧入路在髋臼缘上方显露大于 5cm 将明显增大臀上神经损伤风险；经转子间入路能良好显露股骨和髋臼，可用作复杂翻修手术入路，但是大转子再固定是一个新问题，尤其是当股骨近端骨质疏松较严重时尤为困难。因此笔者常推荐使用经后外侧入路来进行股骨翻修，尽管此入路会导致脱位风险增大（图 9-56）。

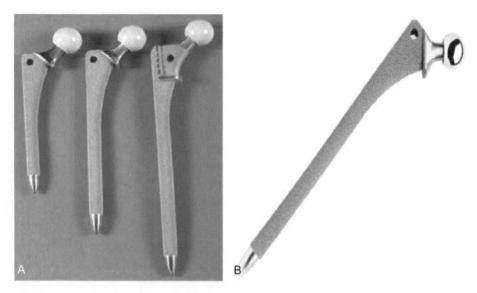

图 9-55　不同型号广泛涂层股骨柄，股骨柄上广泛涂层有助于远期骨长入实现生物固定

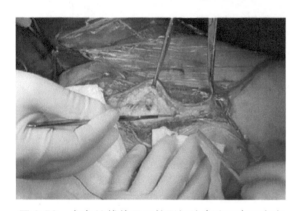

图 9-56　术中 X 线片显示梭形切除皮肤及皮下瘢痕

2. 假体取出　骨水泥和非骨水泥假体取出需要采用不同方法，取出假体应尽量减少骨质丢失（图 9-57）。假体取出技术详见本章第四节内容。

3. 髓腔准备　如果选择直柄假体，可用硬扩髓器，扩髓直径较预计假体直径小 0.5mm；如果选择带曲度假体，则选择柔性扩髓器，常需要过度扩髓 1mm。目的是要假体与股骨髓腔至少

有 4 ～ 6cm 紧密压配，具体取决于骨骼质量（图 9-58）。

术中可以使用两种方法判断扩髓是否足够：一种是当扩髓至预期尺寸后，将与预定假体直径相同的股骨试模插入髓腔中，经徒手插入后外露 4 ～ 6cm 表示扩髓足够。如果外露部分太多，则可以使用铰刀进行进一步扩髓至合适长度。第二种方法是术中 C 臂透视下观察最终压配良好的铰刀应比最终假体直径小 0.5mm（图 9-59）。

4. 假体植入　植入假体几个关键点如下。

（1）应完全去除梨状窝处的增生滑膜、骨赘等，否则假体容易内翻。

（2）首先应用徒手旋转假体插入髓腔，直至插紧为止（图 9-60A）。

（3）应使用锤子以中等力量敲击假体，切忌使用暴力敲击。每次打击应前进约 2mm，连续 3 次敲打均不能继续进入时提示假体到位，停止敲

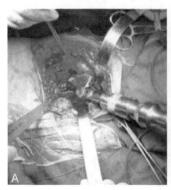
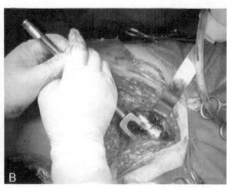
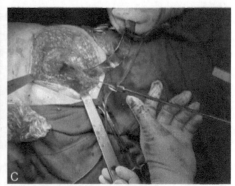

图 9-57　A. 术中照片展示取出失败的股骨柄；B. 敲除股骨头；C. 取出髓腔远端的骨水泥栓

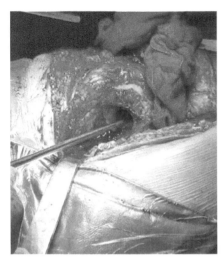

图 9-58　术中 X 线片显示用髓腔钻进行扩髓，注意保持中立位扩髓，以免植入假体后出现内外翻

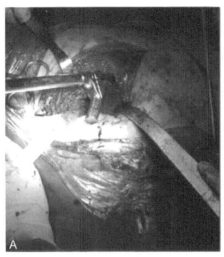
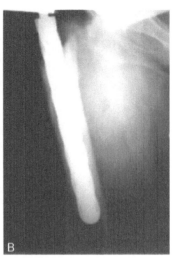

图 9-59　A. 术中使用徒手将试模插入髓腔内，外露部分为 4～6cm 则表明扩髓足够；B. 术中床旁 X 线显示压配良好的铰刀，其直径应比最终选择的假体小 0.5mm

打（图 9-60B）。

（4）假体植入到位后徒手测试股骨柄旋转稳定性，复位、测试功能、关闭切口，此处不予赘述（图 9-61）。

注意：如果在假体敲入困难时，突然很轻松前进，需要术中行 X 线检查以排除股骨干骨折可能。如果在 X 线片上发现了未移位纵向骨折，术中可不处理，术后不宜早期负重；如果存在移位骨折，应进行充分显露股骨后复位固定，同时假体应该跨过骨折部位。

特殊情况下的应用：股骨翻修中最常见异常改变是股骨前弓及内翻畸形，通常，使用 6～8

英寸（15.24～20.32cm）股骨柄很少受到股骨前弓限制。但是，对于身材矮小患者使用长柄时，术前应进行股骨正侧位 X 线片评估前弓程度，以避免扩髓时股骨前皮质穿孔。延长股骨转子截骨术（ETO）可以对股骨前弓、内翻畸形进行矫正。尽管长柄假体具有弓形柄，可容纳股骨弓，但应与股骨转子截骨术一起联合应用，以进行更安全、更精确的髓腔准备，相关技术见本章第三节。

五、术后管理

术后管理取决于手术时获得的压配稳定程度、患者的骨质情况及患者骨长入能力。建议保护体

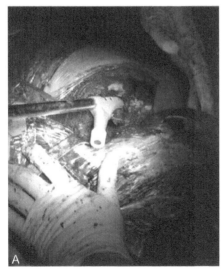
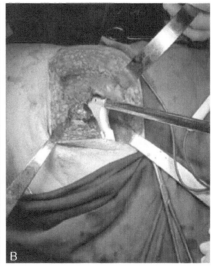

图 9-60　A. 术中 X 线片显示先徒手插入假体；B. 用锤子以中等力度敲击，使股骨柄缓慢进入髓腔

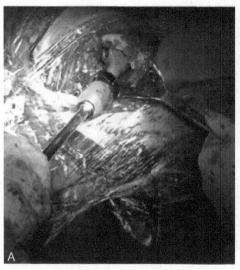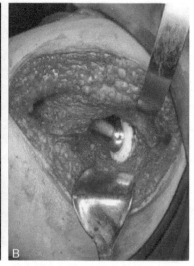

图 9-61　A. 术中 X 线片显示安放股骨头；B. 复位髋关节并进行功能测试

重 6 周。第一次复查 X 线片应与术后 X 线片进行比较，以确保组件的稳定性。然后逐渐渐进式负重，大多数患者可以在手术后约 3 个月内开始达到完全负重。

六、临床效果

成功的股骨翻修需要同时实现轴线稳定和旋转稳定，并允许生物向内生长和固定。在股骨翻修中使用广泛多孔涂层股骨柄被认为是股骨重建金标准。几项集中于在股骨翻修中使用完全多孔涂层假体的中期至长期研究显示了较好结果。O'Shea 等报道了使用广泛涂层假体进行了 22 例温哥华分型 B₂、B₃ 型髋关节翻修，平均随访 33.7 个月，仅 2 例出现了无菌性松动；Reikeras 等报道了使用广泛涂层进行 66 例髋关节翻修，最低随访 10 年，结果显示仅 2 例出现了无菌性松动。Weeden 等在 170 例翻修中使用了广泛涂层假体，平均随访 14.2 年后仅 4.1% 病例出现了失败。以上结果均显示广泛涂层假体在翻修术中取得良好结果。

第六节　非骨水泥假体的髋臼翻修

一、概　　述

在翻修手术中将面临不同程度的髋臼缺损，单一骨水泥或非骨水泥假体不适合所有患者的病情，假体的选择也更多样化、复杂化、个体化。本节将重点介绍半球形髋臼技术、加强块（Augmentation）、Jumbo 杯技术、高髋臼中心技术和定制三翼假体技术等。

二、髋臼翻修的基本原则、手术指征及禁忌证

（一）基本原则

1. 完整取出髋臼假体，尽可能保留髋臼骨组织。

2. 术前、术中正确评估髋臼骨缺损，决定重建方法。

3. 修复骨缺损，选择合适髋臼假体及固定方法，提供假体即刻机械稳定性。

（二）手术指征

1. 反复的髋关节脱位　最近 Bozic 及其同事使用美国住院患者"医疗保健费用和项目使用率"样本数据库发现翻修髋关节手术最常见的原因是不稳定或脱位（22.5%）（图 9-62）。

2. 髋臼松动　初次置换术后出现腹股沟深部和臀部疼痛且影像学检查提示假体松动，或随访过程中发现进行性发展的透亮线和骨溶解，

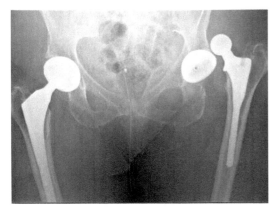

图 9-62　术前 X 线片提示髋臼向后上脱位

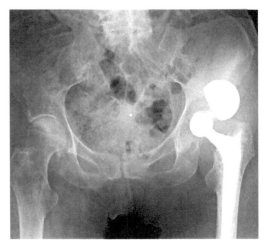

图 9-64　术前 X 线片提示髋臼假体上移位（左）

伴或不伴疼痛。对于非骨水泥髋臼假体，影像学检查显示髋臼周围骨 - 假体界面的大于 1mm 的完全透亮线即可诊断假体松动；对于骨水泥髋臼假体，在骨 - 骨水泥或骨水泥 - 假体界面间出现宽度大于 2mm 透亮线即可诊断为假体松动（图 9-63）。

3. 假体移位　由于初次假体位置不良或髋部肌群功能不全，引起假体移位、固定螺钉断裂、髋臼周围骨折（图 9-64）。

4. 假体周围感染　此类患者多数需要行一期清创、二期翻修手术。

5. 其他原因　单纯内衬磨损；假体无松动的内衬磨损或骨溶解患者，手术方式和时机需要仔细权衡，要综合考虑溶骨的严重程度和部位、患者年龄、性别、体重、爱好、活动程度等。内衬

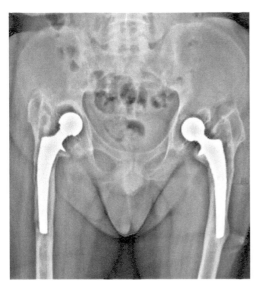

图 9-63　术前 X 线片提示双侧髋关节置换术后髋臼假体松动

更换仅局限于溶骨轻微且溶骨部位能在保留臼杯的情况下植骨处理的患者，溶骨广泛或保留臼杯时不能植骨处理骨溶解的患者需行彻底的髋臼翻修。若预期寿命有限，可密切观察而不行翻修手术；相反，年轻、运动需求高、肥胖男性患者应及时进行翻修手术。

（三）禁忌证

1. 内科情况差，不能耐受手术者。

2. 体内其他部位的急性炎症或全身脓毒血症。

3. 相对禁忌证：接受髋部放射导致局部成骨活性下降，非骨水泥的生物固定能力下降，故被认为是相对禁忌证。

三、术前评估与术前计划

全髋关节翻修的术前评估在本章第二节已有详细介绍，这里不再赘述。术前盆前后位 X 线片用于评估假体移位和骨溶解情况，侧位片用于评估髋臼后方坐骨溶骨情况。内侧壁和泪滴溶骨表明内侧壁和前柱缺损；坐骨溶骨表明后柱存在缺损，可能需要植骨；假体向上方移位和溶骨表明存在腔隙性缺损，支撑缘完整；假体向外上侧移位表明存在节段性缺损，需要结构支持；正位片上 Kohler 线内侧或泪滴处过度溶骨而怀疑骨盆不连续，需要拍摄 Judet 位片来评估骨盆后柱的完整性；如果考虑采用 Jumbo 杯，需要在侧位片上测量髋臼前后径。由于假体会产生明显金属伪影，CT 对其诊断意义不大，但若怀疑骨盆不连续，CT 三维重建有助于术前评估（图 9-65）。

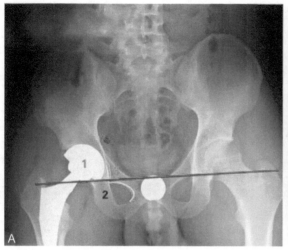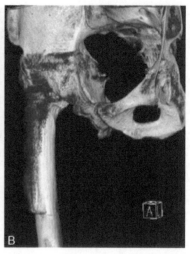

图 9-65 A. X 线片。A 线（红色）为闭孔参考线。1. 髋臼中心；2. 坐骨支；3. 泪滴；4. 黄线为 Kohler 线。B. CT 三维重建。CT 扫描后三维成像有助于评估髋臼骨缺损及骨盆连续性

模板测量：通过术前模板测量我们可在术前制订手术方案并在遇到意外情况时有相应的替代方案；只要有可能，应将半球形非骨水泥髋臼杯作为首选。

器材准备：术前影像学检查显示存在髋臼腔隙性或节段性骨缺损，应该准备好植骨材料或髋臼增强块。如果股骨假体固定良好，应准备好能够与股骨假体基座相匹配的不同型号的股骨头、股骨颈，以利于术中肢体长度和软组织张力调节。

四、髋臼缺损分型及翻修策略

为了更准确定义骨缺损，且供同行之间交流，骨缺损分类系统被使用。最常用美国骨科医师学会（AAOS）和 Paprosky 髋臼骨缺损分类系统。髋臼骨缺损情况根据术前影像学检查及术中所见来确定，后者起决定性作用。

（一）美国骨科医师学会分型

该分型系统由 D'Antonio 等提出，是在文献中引用最多的一种分型方法。该分性方法将髋臼缺损分为节段性缺损和腔隙性缺损两大类，再根据位置、程度细分为 5 型（表 9-3）。

尽管 AAOS 分型系统确定了骨缺损类型和位置，但是不能对骨缺损进行定量分析，并没有为临床如何处理这些骨缺损提供建议。

表 9-3 髋臼缺损 AAOS 分型

分型	缺损定义	亚型及特征
Ⅰ型	髋臼缘节段性缺损	ⅠA：髋臼边缘节段性缺损
		ⅠB：髋臼内壁节段缺损
Ⅱ型	髋臼内腔隙型骨缺损	ⅡA：周围性骨缺损，包括前、后、上侧髋臼壁
		ⅡB：中心性骨缺损，包括内侧壁缺损
Ⅲ型	节段和腔隙联合型	包括先天性髋臼发育不良所致
Ⅳ型	骨盆不连续	通常，是髋臼横行骨折导致的
Ⅴ型	关节强直	髋关节骨性融合

（二）Paprosky 分型

该分型系统基于骨盆前后位 X 线片。它使用 4 个独立标准进行分型。①髋臼中心上移；②泪滴骨溶解；③坐骨骨溶解；④髋臼杯相对于 Kohler 线位置（表 9-4）。Paprosky 分类系统基于骨丢失的严重程度，以及在现有的骨缺损的情况下用非骨水泥型假体固定的能力来进行分型。旨在为何时适合使用非水泥假体及何时应使用其他技术提供参考。

1. 髋关节中心点移位 在闭孔最上缘处画一水平线，此线称闭孔参照线，测量移位的髋关节中心到这条线的距离。

表 9-4　髋臼骨缺损的 Paprosky 分型

分型	髋关节中心点移位	泪滴破坏	坐骨骨溶解	Kohler 线完整性
I	无	无	轻度	I 级
II A	< 30mm	轻度	轻度	I 级
II B	< 30mm	中度偏重	轻度	I ～ II 级
II C	< 30mm	中度偏重	轻度	III 级
III A	> 30mm	中度	轻度至中度	II ～ III $^+$ 级
III B	> 30mm	重度	重度	III $^+$ 级

正常：髋关节中心点在闭孔参照线上方 2cm 以内。

明显上移：髋关节中心点在闭孔参照线上方 2 ～ 3cm。

显著上移：超过闭孔横线 3cm。上移越高，说明髋臼柱破坏越严重。

髋关节中心点移位方向也决定骨破坏的程度：向外上方移位，后柱破坏为主；向内上方移位，前柱破坏明显，重建较为困难。

2. 泪滴骨溶解　髋臼泪滴是髋臼切迹和骨盆内壁在 X 线片上投影所形成。

轻度：泪滴外侧缘少量骨缺损。

中度：泪滴外侧缘完全性骨缺损。

重度：泪滴内侧和外侧均有骨缺损。

3. 坐骨溶解　以闭孔上缘水平线开始测量，代表后柱和后壁下部破坏。

轻度：0 ～ 7mm 为后柱和后壁轻度破坏，无影响。

中度：7 ～ 14mm 为后柱和后壁破坏中度破坏。

重度：> 15mm，为后壁和后柱严重的结构性骨缺损。

4. 髋臼杯相对于 Kohler 线位置　当严重内壁和一定程度前柱破坏时，髋关节中心点内移，内移程度要通过 Kohler 线完整性来判断，也被用于判定前柱缺损的量。

I 级：内移至 Kohler 线外侧。

II 级：内移没有超过 Kohler 线。

II $^+$ 级：内移超过 Kohler 线，骨盆内壁膨胀。

III 级：内移突破 Kohler 线，移入骨盆内。

III $^+$ 级：假体明显进入骨盆。

Paprosky I 型缺损，髋臼呈半球形，存在小的点状骨缺损，但边缘完整并且支持结构没有扭曲（图 9-66A）。术前 X 线片上无假体移位，坐骨和泪滴骨无溶解，没有侵犯 Kohler 线（图 9-66B）。半球形非骨水泥型假体能完全被自体骨包容，但是，可能需要一个大髋臼杯，可以实现完全的固有稳定性，并且可以使用颗粒植骨来填充较小的骨缺损。

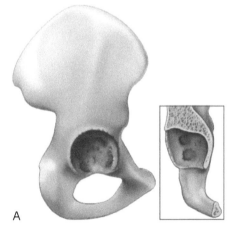
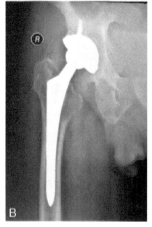

图 9-66　A. Paprosky I 型骨缺损模式图显示仅有少量腔隙型骨缺损，髋臼壁完好；B. 术前 X 线片显示髋关节中心点无移位，泪滴无破坏，坐骨轻度骨溶解，Kohler 线完整

Paprosky Ⅱ型缺损：髋臼边缘和壁变形，前柱和后柱保持完整并足够支持半球形髋臼杯。术前 X 线片上，髋臼中心距离上闭孔线上移小于3cm，坐骨骨溶解是轻度的，泪滴骨存在轻度骨溶解。Ⅱ型骨缺损进一步细分为 3 个亚型。Ⅱ A型：上内侧缘骨缺损（图 9-67），大多数可以用同种异体颗粒植骨处理缺损；Ⅱ B 型：髋臼外上缘缺损（图 9-68），此型中，剩余宿主骨多数能提供足够支撑，故大多数重建都无须节段性植骨；Ⅱ C 型：内侧壁缺损，髋臼内侧向 kohler 线移

位（图 9-69），此型的髋臼边缘完好无损，可支撑半球形组件。

Paprosky Ⅲ型缺损：髋臼缘和髋臼壁缺损严重，前柱和后柱无支撑。剩余的髋臼缘将无法提供足够的初始组件稳定性，无法实现可靠的生物固定，细分为 2 个亚型。Ⅲ A 型：缺损占髋臼缘周长的 1/3 以上，但不超过 1/2。缺损通常位于10：00 ～ 2：00，髋臼内侧壁存在（图 9-70A）。术前 X 线片显示髋臼中心相对于闭孔线向上移位＞ 3cm，坐骨骨溶解延伸至闭孔线 15mm，可以

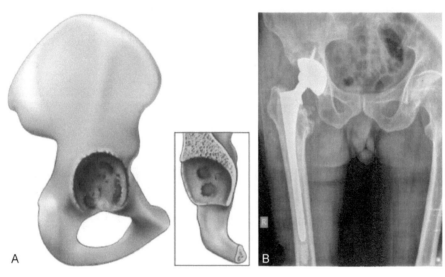

图 9-67　Paprosky Ⅱ A

A. 模式图显示髋臼上内侧壁的缺损；B. 术前 X 线片显示髋关节中心点移位＜ 3cm，泪滴骨轻微破坏，坐骨轻度骨溶解，Kohler 线完整

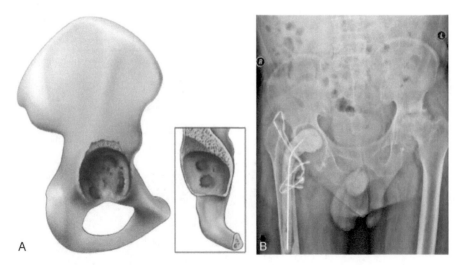

图 9-68　Paprosky Ⅱ B

A. 模式图显示髋臼上外侧缘的缺损；B. 术前 X 线片显示髋关节中心点移位＜ 3cm，泪滴骨轻微破坏，坐骨轻度骨溶解，Kohler 线完整

看到泪滴的部分破坏，假体内侧未突破 Kohler 线（图 9-70B）。Ⅲ B 型：缺损占髋臼缘周长的 1/2 以上，通常从 9 ： 00 延伸到 5 ： 00 位置。失败髋臼假体向上和向内移位（图 9-71A）；术前 X 线片显示髋臼中心上移＞ 3cm，有明显坐骨骨溶解，泪滴完全破坏，向内突破 Kohler 线（图 9-71B）。

五、手 术 技 术

（一）手术入路与显露

髋臼翻修手术入路选择取决于医师习惯和手术要求，大多数医师选择后外侧入路，但无论采用何种手术入路都应能够充分显露髋臼。术中应用手探查确认坐骨神经，避免误伤神经，必要时可进行下肢神经功能监测。

（二）髋臼假体取出

取出假体时应尽量保护髋臼缘骨质。Explant 系统 (Zimmer)（图 9-72）既便于取出固定良好的髋臼假体，又最大限度地降低了因假体的取出而造成的骨缺损（图 9-73）。取出假体后，评估髋臼的骨缺损，手指触摸坐骨缘感受有无骨盆不连续。

（三）假体选择及植入

现大多数 Paprosky Ⅰ 型和 Ⅱ 型髋臼翻修，结合颗粒植骨技术，采用半球形非骨水泥髋臼进行翻修多能得到很好的临床效果。但对于更严重 Ⅲ 型髋臼缺损，需采取其他翻修技术，如加强块、Jumbo 杯技术、高髋臼中心技术和定制三翼假体技术。

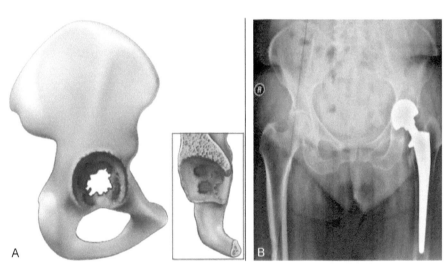

图 9-69　Ⅱ C 型骨缺损

A. 内侧壁缺损，但髋臼缘完好；B. 髋臼向 Kohler 线靠近，但能提供足够的支撑

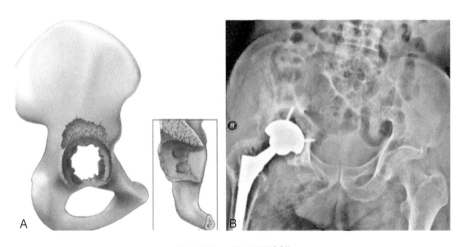

图 9-70　Ⅲ A 型缺损

A. 缺损占髋臼缘周长的 1/3 以上，但不超过 1/2；B. 术前 X 线片显示假体内侧未突破 Kohler 线

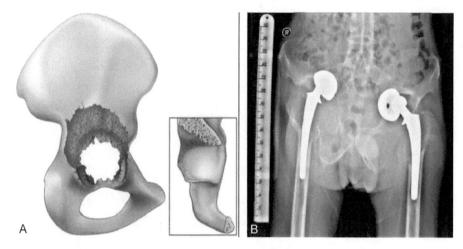

图 9-71　Ⅲ B 型缺陷
A. 缺损大于髋臼缘周长的 1/2 以上，通常从 9：00 延伸到 5：00 位置；B. 术前 X 线片显示髋臼中心明显上移，向内突破 Kohler 线，骨盆中断

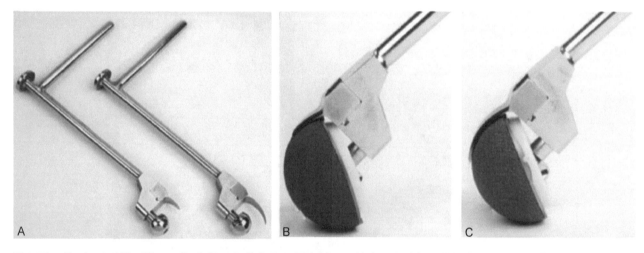

图 9-72　Explant 系统（Zimmer）包括：A. 能与聚乙烯内衬匹配的定子和能与假体外直径匹配的弯曲薄骨刀；B. 先用较短的弯曲刀片进行骨 - 假体连接分离；C. 再换用更长的全半径刀片完成组件与骨骼的分离

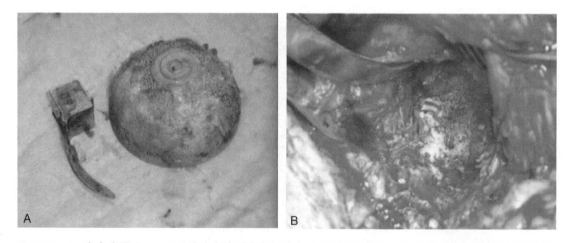

图 9-73　A. 术中应用 Explant 系统取出的固定良好的非骨水泥髋臼假体；**B.** 仅导致极少的髋臼骨质丢失

1.半球形非骨水泥髋臼假体　目前临床上最常采用的两种半球形非骨水泥翻修髋臼杯是钛合金多孔涂层假体和多孔钽合金髋臼假体。

手术技术如下。

（1）髋臼准备：清理髋臼后进行磨锉直至获得一个渗血的骨床为止。髋臼锉的旋转轴应保持在预计的髋关节旋转中心上，避免偏心磨锉而影响假体固定的稳定性。此外，髋臼锉的方向应向内下，避免向上磨锉导致髋关节中心上移（图 9-74）。

（2）评估与修复：锉骨完成后，试模评估骨量覆盖情况及假体稳定性。小到中等程度的腔隙性缺损可以用自体骨或同种异体骨进行植骨。用手将碎骨粒填充到缺损处，用髋臼挫反锉压实（图 9-75）。小的白底及髋臼前缘的节段性缺损，不影响假体的压配固定。

（3）试模：假体的外上方允许有部分未覆盖区，一般认为只要半球形非骨水泥髋臼假体与宿主骨质有 50% 以上的接触面即可获得稳定和骨长入（图 9-76）。

（4）打入假体：选择较最后一次磨锉的髋臼锉大 2mm 的假体，植入后与骨床压配提供即刻稳定性。由于翻修患者的髋臼骨质疏松及骨质菲薄，敲入假体时力量要适度以避免白底骨折（图 9-77）。

（5）螺钉固定：由于多数翻修病例的髋臼骨质条件较差，常需要辅助螺钉固定假体。与初次置换时不同，翻修时由于压配不如初次牢固，因此螺钉应打入骨质较好的区域。螺钉开髓时应使

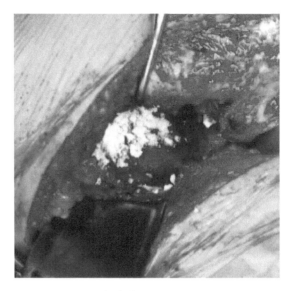

图 9-75　磨锉和测量完成后，将颗粒碎骨填充到骨缺损区域，压实后用髓腔锉反向压实

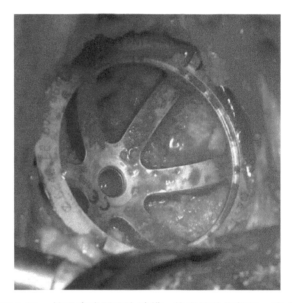

图 9-76　植骨完成后再次试模，检查骨缺损情况、宿主骨质的覆盖情况

用较小的钻头，如使用 2.7mm 或 3.2mm 的钻头而不是选择 4.5mm 的钻头来拧入 6.5mm 的螺钉，倾向于向髂骨内拧入多枚螺钉进行固定。生物力学研究表明，负重时力量经过髋关节将在髋臼与坐骨之间产生分离力量，故在复杂翻修病例中需要向坐骨中拧入螺钉辅助固定（图 9-78）。

（6）复位：选择合适的内衬，尽量选择稍大号的股骨头以减少脱位风险。复位髋关节进行多个方向的活动以检查活动范围、稳定性、有无撞击等（图 9-79）。

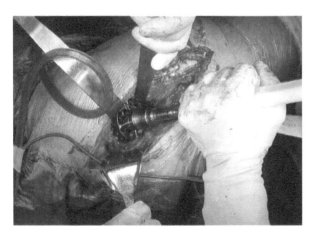

图 9-74　保持髋臼锉的方向应向内下且旋转轴应保持在预计的髋关节旋转中心上以避免出现明显的高髋臼中心。磨锉后形成一个渗血的骨床

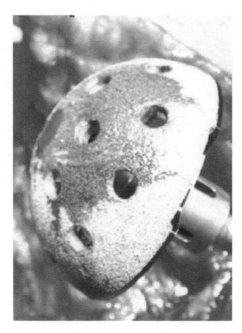

图 9-77　选择假体时首选多孔杯以方便从不同的方向拧入多枚髋臼螺钉进行加强固定

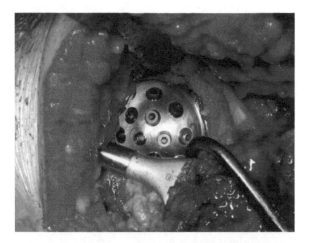

图 9-78　拧入多枚螺钉加强固定，螺钉安放在髋臼周边骨储量较多的位置上

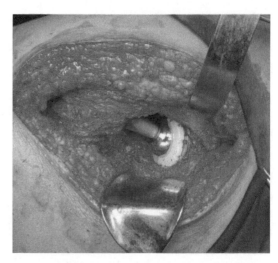

图 9-79　尽量选择大号的股骨头以提高关节稳定性，降低术后脱位风险

2. 组配式多孔钽金属垫块（Augmentation）近年来，钽金属烧结而成的金属垫块组件系统逐渐应用于较大的髋臼缺损处理。该金属结构的孔隙率极高（75% ～ 80%），组织学分析表明，第 4 周时 40% ～ 50% 的孔隙内有新骨长入，其界面强度最小为 18.5MPa，大大高于其他具有较小孔隙率的多孔材料的观察结果。多孔钽金属弹性模量介于骨皮质和骨松质之间，低弹性模量可降低应力遮挡效应。除此之外多孔钽还具有界面高摩擦系数 (0.88 ～ 0.980) 的生物力学特性，能提供更强初始稳定性（图 9-80）。

多孔钽金属垫块系统有多种不同型号，能匹配不同型号髋臼假体，这种金属垫块不会像移植骨一样被宿主吸收，从而避免了后期植骨塌陷引起假体不稳定的问题。

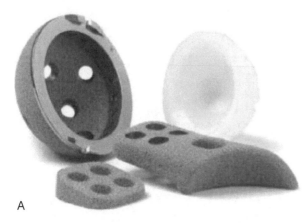

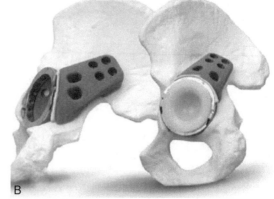

图 9-80　A. 不同型号多孔钽垫块；B. 三维打印模型演示多孔钽垫块系统在复杂髋臼上缘缺损中的应用

经验丰富的骨科医师提出了该垫块的分型系统，结合 Paprosky 分型系统，对术中选择合适的垫块有一定的指导意义。

Ⅰ型：对应于 Paprosky ⅡB 型缺损，将垫块放置到翻修臼杯外上方填充轻到中度髋臼周边缺损，这种垫块构造类似于"飞拱"构造。

Ⅱ型：对应于 Paprosky ⅢA 型缺损，将垫块填充到大的外上方椭圆形缺损上，组成类似于椭圆形髋臼杯。

Ⅲ型：将垫块作为半球形髋臼假体获得力学稳定性的"立足点"，用于填充严重的上方和（或）内侧缺损。若仍不能稳定，可联合抗内突笼使用。

手术技术如下。

（1）充分显露髋臼后，取出假体，清理边缘突出骨块及增生的滑膜组织，仔细评估骨缺损的分类。

（2）磨锉采用适当的髋臼锉进行递增式的磨锉，使用与垫块直径相等的髋臼锉对要修复的缺损部位进行磨锉塑性，以便垫块能良好地固定于缺损部位（图 9-81）。

（3）完成磨锉后，使用垫块试模和髋臼杯试模进行试模。根据试模选择相应的髋臼假体和多孔钽垫块，垫块与假体间用骨水泥固定（图 9-82）。

（4）选择合适的髋臼内衬及匹配的股骨头，复位髋关节，进行多方向活动以检查稳定性。

3. Jumb 髋臼假体的应用　Jumbo 非骨水泥髋臼假体即大号的非骨水泥半球形髋臼假体的使用扩大了半球形髋臼假体的使用范围。该技术是通过将髋臼骨床进行扩大，从而使用更大号的髋臼杯来实现更大的宿主骨压配，同时因为 Jumbo 杯的旋转中心位于外下方，故此假体能在一定范围内使髋臼旋转中心下降至正常。可以恢复下肢长度，提高肌肉张力，降低脱位风险。梅奥医学中心定义髋臼假体最小直径：女性 ≥62mm；男性 ≥66mm，较正常对侧髋臼 ≥10mm；2008 年亚

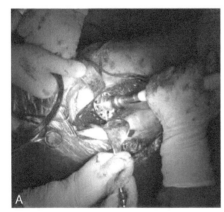
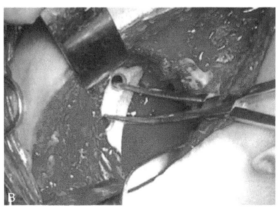

图 9-81　A. 依次用不同型号的髋臼锉进行磨锉；B. 磨锉后将垫块固定于正确的位置再次评估骨缺损

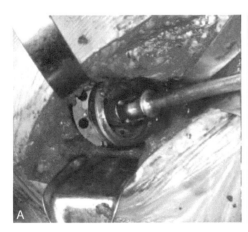
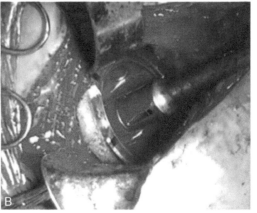

图 9-82　A. 使用垫块试模和髋臼杯试模进行试模；B. 骨水泥固定垫块与假体

洲改良定义规定 Jumbo 杯的直径为女性 ≥ 60mm、男性 ≥ 64mm。笔者所在中心认为翻修时使用的髋臼杯较初次置换使用的假体直径大 10mm 即属于 Jumbo 杯。

手术技术如下。

（1）入路及显露：Jumbo 杯的手术入路和显露与其他假体手术基本一致。

（2）髋臼处理：用直径更大的髋臼锉将髋臼磨锉至髋臼的前后缘被充满，通常只需要磨锉较少的内侧壁。通常，磨锉后仍然会存在一个或多个小的骨缺损。如果缺损小于 2cm，一种处理是用髋臼锉向上移至更高的髋臼中心，另一种使用更大号的髋臼锉磨锉，进一步扩大髋臼直至缺损完全消除，此法以牺牲髋臼前后缘骨质为代价。但是由于髋臼前缘对假体的支撑作用有限，因此，髋臼前缘骨质丢失对稳定性的影响较小。如果缺损大于 2cm，则需要进一步磨锉，以最大程度地减少剩余的缺损范围，并提供足够的骨接触以达到初始稳定性。磨锉获得的颗粒骨可进行前柱植骨。

磨锉完成后，置入髋臼杯试模并评估稳定性。如果无法实现稳定的三点固定，则应考虑其他替代方案，如同种异体移植、多孔钽垫块或抗内突笼等。由于 Jumbo 杯表面积大，能提供大量多孔表面供骨长入，因此即使宿主骨覆盖少于 50%，依然能获得较好的稳定性。自体和（或）同种异体颗粒填充较小的腔隙型缺损，但植骨不能作为髋臼杯获得稳定的主要手段。多孔钽金属垫块是一种极好的植骨替代方法。使用比最终髋臼锉直径大 1 ～ 2mm 的 Jumbo 杯通过牢固压配获得术

后即刻稳定性。髂骨和坐骨内至少拧入 2 枚螺钉增加稳定性（图 9-83）。

（3）髋臼分离技术 /Jumbo 杯在治疗髋臼严重骨缺损和慢性骨盆中断中的应用　在Ⅲ A 和Ⅲ B 型髋臼缺损中，髋臼内侧面不完整甚至骨盆分离，骨缺损的处理很困难。处理这类骨缺损时可采用结构性植骨、多孔钽垫块、髋臼加强环、髋臼防内突笼等方式，Neil P. Sheth 等报道了 Jumbo 杯在处理这类骨缺损中的应用。简要介绍如下。

1）在髋臼内使用髋臼撑开器调整髋臼的尺寸。在撑开器撑开后，在骨质充足的髋臼上下缘打入 2 颗粗的克氏针，再用牵开器通过克氏针来牵开髋臼至一定尺寸。

2）通过髋臼下方放置的牵开器及残余的髋臼横韧带确认髋臼的解剖中心，如果髋臼横韧带完全消失，则将闭孔的上缘用作髋臼下缘的标志。使用髋臼锉进行反向磨锉，直到髋臼锉与前上缘和后下缘充分适配。当磨锉至合适尺寸时髋臼缘能够提供足够力量将髋臼锉卡紧。

3）使用与最后一次髋臼锉相同型号试模进行试模，术中 X 线检查有助于确定髋臼旋转中心及整个假体的位置。将植骨颗粒置入髋臼内，反向磨锉压实，植入多孔髋臼杯后松开髋臼牵开器。

（4）临床效果：Whatley 及其同事使用大号的 HG-1 和 HG-2 杯进行了 89 例髋臼翻修，平均随访时间为 7.2 年。仅对 4 例进行了二次翻修手术：2 例由于松动，1 例由于感染，1 例由于复发性脱位。报道的最常见并发症是脱位（11 例髋），但仅 4 例需要手术，只有 1 例需要更换髋臼假体。髋臼

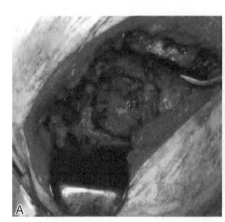
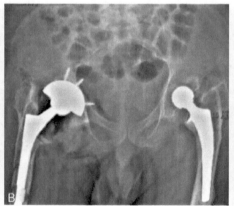
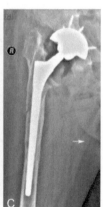

图 9-83　A. 术中见髋臼上壁有明显的缺损；B 和 C. 选择 62mm Zimmer 髋臼杯翻修术后复查 X 线片显示固定良好

假体在 8 年在位率为 93%。Patel 报道了 43 例使用 Jumbo 杯进行髋臼翻修术，平均随访 10 年，仅 2 例由于松动再次翻修，另外 2 例因脱位再次翻修。

4. 定制三翼髋臼假体 在处理复杂的髋臼骨缺损时，使用定制三翼假体（CTAC）理论上可桥接骨缺损并将其固定到可用的剩余宿主骨上，从而实现假体稳定固定；定制髋臼可恢复髋臼解剖位置，从而精确重建髋关节生物力学和稳定性。术前完善 CT 扫描后三维重建，进行一比一的骨盆和髋臼假体设计，再根据设计的参数进行假体制造（图 9-84 和图 9-85）。

5. 高位髋关节中心技术 是将非骨水泥半球形假体向上高位放置，是对 Jumbo 杯的一种替代术式。通常情况下，高位髋关节中心是指新的髋关节中心距离泪滴内侧线近端至少 35mm 以上。高位髋关节中心技术最适合于髋臼上下缘缺损较多而前后缘缺损较少的情况，它可以直接将髋臼假体固定于宿主骨上并且不需要行结构性植骨（图 9-86）。

Dearborn 和 Harris 报道了 46 例接受高髋关节中心固定的非骨水泥翻修 THA 患者，平均随访 10 年，结果显示机械松动率为 6%，脱位率为 11%（5 例，其中 3 例复发性脱位）。

该技术的缺点：①髋关节旋转中心的非解剖位置，软组织张力降低，外展肌功能低下，术后脱位率高；②如果不同时翻修股骨假体，术后可能出现明显的下肢不等长；③为了恢复下肢长度而选择更长的股骨颈，发生骨盆撞击的风险升高，这可能解释了 Dearborn 报道的高脱位率。其他研究表明，髋中心高的脱位率可能不会比其他技术高得多。也有研究者指出全髋关节翻修时采用高髋关节中心假体，股骨侧的失败率增高。Kelly 报道的股骨侧松动率为 25%。

六、术后处理与康复

髋关节翻修术后康复计划取决于手术入路和重建类型。建议患者在康复治疗师的指导下进行功能训练。保留了假体、进行了骨移植及更换内衬的患者能够较快恢复，不过这些患者髋关节脱位的风险仍较高，所以康复的早期应使用外展支具保护髋关节。患者 6 周内在能够耐受的范围内在支具保护下进行逐渐负重训练，去除支具后开始进行主动的髋关节力量训练，但采用后外侧入路的患者在 3 个月内仍应注意避免脱位。对于进

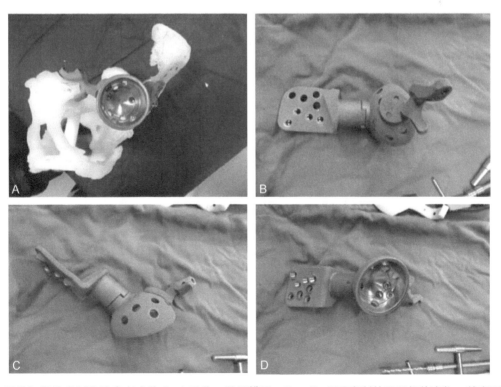

图 9-84　A. 三维打印技术制造的患者术前 1∶1 骨盆、髋臼模型；B ～ D. 显示定制的三翼假体实物，其表面具有多孔涂层，远期可促进骨长入实现远期固定

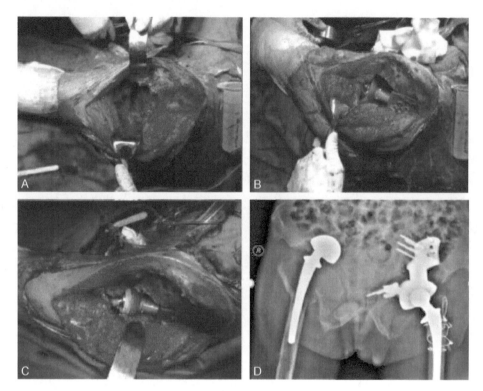

图 9-85 A. 显示了笔者所在医学中心使用定制三翼髋臼假体进行左侧髋臼翻修；通过延长后外侧入路，取出失败假体后充分清理髋臼，术中评估髋臼为 Paprosky ⅢB 型骨缺损、骨盆中断；B. 清理髋臼、后上方显露髂骨后置入假体，多枚螺钉固定假体；C. 复位髋关节，测试功能及稳定性；D. 术后复查 X 线片显示左侧假体位置良好，右侧髋关节Ⅲ B 型骨缺损，后期再次进行同样的翻修手术

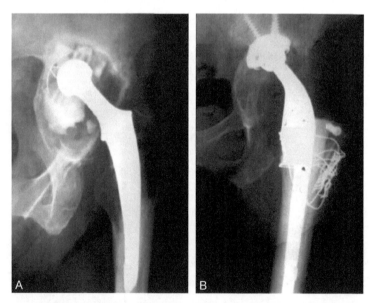

图 9-86 A. 术前 X 线片显示左侧全髋关节术后髋臼组件无菌性松动和髋臼骨质严重丢失；B. 该患者采用高中心髋臼技术进行翻修后术后复查 X 线片

行了结构性植骨或大的颗粒植骨的患者应限制负重，在术后的 3 个月内逐步增加负重至完全负重。

髋关节翻修术后 3 个月均应开始主动进行外展肌功能锻炼以减轻跛行状态。

第七节　髋臼翻修的骨水泥技术

一、概　　述

髋臼翻修最初方法是在取出失败假体后直接用骨水泥将假体固定于宿主骨上。因为在翻修时硬化的、有缺损的宿主骨不能与骨水泥形成可靠嵌插，这种方法的失败率可高达50%，因此，髋臼侧的骨水泥翻修现已很少使用。本节简单介绍打压植骨技术和抗内突笼技术联合骨水泥在髋臼翻修中应用。

二、打压植骨技术

20世纪70年代，植骨技术开始用于髋关节初次置换或翻修手术中的髋臼骨缺损重建。对于髋臼上缘或后缘较大的节段性缺损，先用金属钛网将节段性缺损转化为腔隙性缺损，再用移植骨颗粒打压填充腔隙性缺损，目的是争取将髋臼旋转中心降至解剖位置。因此，Schreurs等发明的髋臼打压植骨技术联合骨水泥髋臼假体技术在进行复杂的翻修术中的修复髋臼骨缺损、恢复骨储量、重建髋关节生理功能操作时有重要意义，是髋关节翻修术中一种重要的手术方法。

（一）适应证

1. 骨质溶解引起的无菌性松动。

2. 感染引起的骨缺损。

3. 髋臼内陷、髋臼发育不良或术中取出假体时造成的医源性骨缺损。

（二）禁忌证

D'Antonio等报道的髋臼打压植骨技术唯一绝对禁忌证是髋臼内壁或髋臼缘大的节段性骨缺损。尽管填充大量移植骨可以修复缺损，但并不能提供足够的稳定性和耐久性。因此这种情况下需要联合其他技术，如抗内突笼进行重建。

（三）术前准备与计划

通常需要把患者术前X线片和既往X线片进行比较，确定髋臼骨溶解和骨缺损的程度与类型。术前X线片往往容易低估骨缺损程度，CT扫描能提供更准确信息，特别是怀疑有骨盆不连续时。

器械准备：对于髋臼打压植骨而言，术前需要准备以下物品。

（1）新鲜冷冻股骨头，通常需要准备2个或3个，股骨颈骨折患者通常合并明显骨质疏松，因此最好使用骨关节炎患者的股骨头。

（2）凹型股骨头锉，用于制作大直径骨颗粒的碎骨机或咬骨钳。

（3）不同型号支撑钛网。

（4）各种型号固定螺钉。

（5）不同型号髋臼磨锉。

（6）不同型号植骨打压器。

（四）手术技术

1. 入路与解剖　建议采用延长后外侧入路，松解软组织，去除髋臼周围增生纤维囊，髋关节脱位后充分显露髋臼壁。小心脱位髋关节，由于髋臼壁可能已经非常菲薄，暴力放置拉钩容易导致髋臼壁骨折。将拉钩置于髋臼前方和后下方，用于保护薄弱的髋臼壁和坐骨神经。髋臼横韧带可能是翻修时确定髋臼下缘和辅助臼杯放置唯一标志，尽量保留（图9-87）。

2. 髋臼准备

（1）评估骨缺损：将打压器试模放置于髋臼解剖位置，可协助评估髋臼骨缺损（图9-88）。

（2）髋臼壁重建：将金属网修剪成合适大小，以确保其边缘不会在后壁刺激到后方坐骨神经。

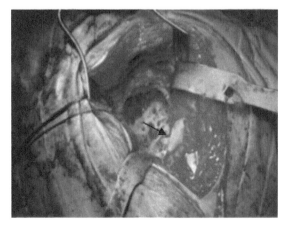

图9-87　术中去除所有增生组织，并充分显露髋臼的边缘，评估骨缺损的程度，保留髋臼横韧带（黑色箭头所指）

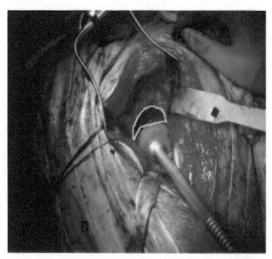

图 9-88 将适当大小的髋臼打压器放置于髋臼解剖位置有助于评估髋臼壁的节段性缺损，术中 X 线片显示髋臼上缘 10：00 ～ 2：00 方向有明显的节段性骨缺损（绿色所示）

图 9-89 安置金属网进行髋臼周围节段性缺损重建，并用螺钉将金属网固定于髋臼缘上

使用比预定髋臼假体大一号打压器置于髋臼解剖位置后，助手用血管钳将修剪成型的金属网固定于正确位置。主刀医师拧入第一颗螺钉固定，此螺钉应位于金属网前后缘的中间 1/2 处，拧完螺钉后再次评估金属网位置，可根据需要进行调整（图 9-89）。

3. 植骨颗粒准备　植骨颗粒可以用咬骨钳或碎骨机制备，一般需要直径 8 ～ 10mm 的颗粒，有时也需要更大的颗粒。制备颗粒前必须完全去除表面软骨及软组织，若使用带有软骨的骨皮质将降低植骨的抗扭稳定性，增加失败风险。如果既往有髋关节感染的病史，可以在一个股骨头制备的颗粒里加入 1g 的万古霉素粉末。

4. 打压植骨　第一层骨松质要放在金属网支架上，然后再填充边缘的缺损、小的腔隙性缺损。

由小到大的使用打压器压实，逐层地添加颗粒骨并用打压器反复打压，将髋臼塑形成理想大小和形状。可以用 2.5mm 的钻头在骨床上钻多个小孔来粗糙化骨床表面，同时增强硬化骨区域血管长入能力。最后使用的打压器直径要比预计髋臼杯外径大至少 4 ～ 6mm 才能为骨水泥提供足够空间（图 9-90）。

5. 骨水泥固定髋臼杯　打压植骨完成后，使用过氧化氢浸泡的纱布团清洁骨床后加压注入骨水泥，骨水泥注入需要由经验丰富的医师进行操作，在面团期注入最佳。太早则温度过高，容易引起组织损伤和微循环病变；太晚则无法塑形，影响固定效果。选择合适大小的全聚乙烯髋臼杯，维持髋臼杯的位置并保持对其的压力直至骨水泥固化。复位股骨头，测试稳定性（图 9-91）。

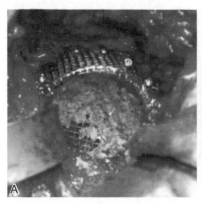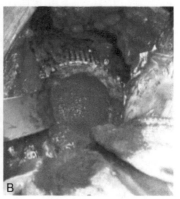

图 9-90 A. 逐层打压植骨，使髋臼塑性成适宜的尺寸；B. 植骨完成后形成 - 录取规则的髋臼

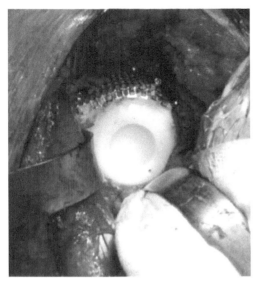

图 9-91 植骨完成后用骨水泥固定聚乙烯内衬；术中显示植骨后内衬能达到良好的骨质覆盖

三、髋臼加强环、抗内突笼和定制三翼假体技术

严重骨盆骨缺损的情况下，无法使用标准半球形髋臼假体进行牢固固定，因此必须借助其他固定方式，通过增大金属与骨的接触面来防止假体移位。通常这些复杂病例的重建方法包括：使用超大号髋臼假体；结构性植骨联合双杯假体；髋臼重建环、抗内突笼及定制三翼假体。

髋臼加强环指带有闭孔钩或边缘张开呈喇叭形的体积较小的装置，而抗内突笼是一种跨越髂骨到坐骨的装置。这些装置依靠与骨盆、坐骨压配并用多个螺钉来固定，被设计成具有一定柔韧性，因此能适配不同的骨盆形状而用于不同类型的髋臼骨缺损。抗内突笼也可以用来保护大块的结构性植骨。定制三翼假体在术前患者完成金属减影薄层 CT 扫描三维重建后即可用三维打印技术进行 1：1 的模型设计（图 9-92）。

（一）适应证

无法使用常规半球形非骨水泥髋臼杯固定的髋臼周围大量骨缺损（AAOS Ⅲ 型和 Ⅳ 型和 Paprosky Ⅲ B 型）都是髋臼抗内突笼适应证。

（二）禁忌证

骨盆骨量较差导致无法固定螺钉或存在持续性感染的病例禁忌使用重建环及抗内突笼假体；骨盆不连续的患者单纯使用这些假体也被视为相对禁忌证。这类情况需要联合钢板等措施恢复骨盆连续性（图 9-93）。

（三）髋臼重建环的应用

手术技术如下。

1. 入路与显露　后外侧入路或经扩大外侧入路都可提供足够髋臼及坐骨的显露。显露不佳时可进行常规大转子截骨或滑移转子截骨术，有助于显露坐骨和髋关节脱位，尤其是髋臼重度内陷的情况。取出假体、清除增生滑膜组织后，试模评估骨缺损情况（图 9-94）。

2. 髋臼准备　评估髋臼骨缺损后对髓腔进行磨锉塑性，对于较小的腔隙性缺损用颗粒骨进行植骨。髓腔准备完成后置入髋臼重建环，多枚螺钉固定（图 9-95A）。

3. 骨水泥固定髋臼内衬　见图 9-95B。

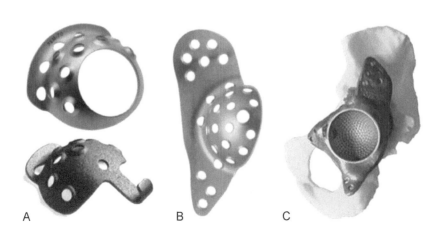

图 9-92 A. 用于大面积髋臼壁缺损重建的 Mueller 髋臼重建环；B. Ganz 髋臼重建环；C. 非定制抗内突笼

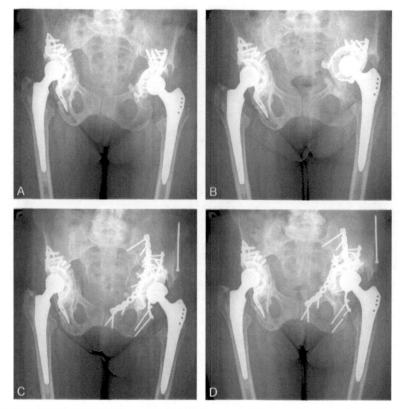

图 9-93　对于骨盆髋臼不连续的处理，需要辅助其他固定方式恢复骨盆连续性后再用抗内突笼进行重建

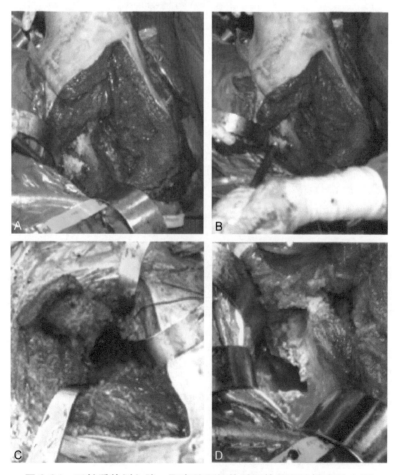

图 9-94　延长后外侧入路，取出髋臼假体后评估髋臼缺损为ⅢA型

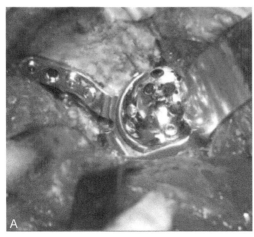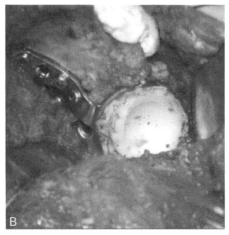

图 9-95　A. 置入髋臼重建环后用多枚螺钉固定；B. 骨水泥固定髋臼内衬

（四）抗内突笼的应用

1. **入路与显露**　与加强环相似，均强调充分显露。显露髋臼后在髋臼上方的髂骨部分行 2～3cm 的骨膜下显露。为了避免损伤臀上神经及血管，需小心剥离骨膜及松解臀中肌、臀小肌在髂骨翼上附着点。后方分离时最重要的是找到并保护坐骨神经，大多数翻修患者坐骨神经走行有变异。如果神经、血管的张力较高，需要行滑移转子截骨术或标准转子截骨术。

2. **髋臼准备**　沿髋臼后缘向下找到突出的坐骨。可用钻头在预计安放下翼的部位钻孔，深度至少进入骨质 2.5～3cm，这也可证实坐骨的解剖。抗内突笼的下翼有两种安置方式，可直接固定于坐骨表面或在坐骨上开槽后将下翼插入沟槽内固定，推荐采用后者，因为不易损伤后方神经、固定更牢靠且具有更好的应力传导。具体操作如下：在坐骨上钻 2 个以上的孔，用骨凿将其连接形成沟槽。下翼可直接插入到此沟槽内固定。

3. **上翼的安装**　从髂骨上松解外展肌，为上翼的置入提供空间。大多情况下，上翼应向髂骨侧弯曲，下翼则向前弯曲，以适应坐骨的形态。不能反复多次弯曲折叠塑性侧翼，否则强度会下降。先将下翼插入准备的沟槽内，再将上翼按压贴附于髂骨上，用 3～5 枚 6.5mm 全螺纹皮质螺钉双皮质固定。下方可用 1 枚或 2 枚螺钉固定，沟槽强度足够的患者也可不行螺钉固定。

选择比抗内突笼内径小 2～3 mm 的聚乙烯臼杯用骨水泥固定于环内。不依赖于抗内突笼的位置，可直接将臼杯置于解剖位置并调整合适的角度。

第八节　股骨翻修的骨水泥技术

一、概　　述

Charnley 的全髋关节置换术取得成功后，骨水泥技术在初次全髋关节置换术中得到了越来越广泛的应用。但是，在髋关节翻修术中，骨水泥和非骨水泥技术的优劣及应用存在着很大的争议。在已发表的文献中，既有赞同使用骨水泥假体的，也有认为非骨水泥假体更为有效可靠的。髋关节翻修术中，骨水泥技术通常被用于两种情况下。一种为骨床条件较好，接近于初次全髋关节置换；另一种情况是，股骨侧极为严重的骨缺损，非骨水泥假体无法使用，这时股骨需采用髓腔内打压植骨结合骨水泥假体翻修。总体来看，由于对于骨水泥翻修的长期效果存在疑虑，大多数的临床医师已不在髋关节翻修术中使用骨水泥技术，而转向更容易掌握，同时也更可靠的非骨水泥技术。

二、手术指征和患者选择

1. 骨水泥技术要取得成功，骨水泥在髓腔内与骨松质骨小梁之间的充分交锁，骨水泥套得到坚强的锚固是最为重要的一点（图 9-96）。在翻修手术患者中，若初次手术采用骨水泥型假体，股骨髓腔内骨松质间隙通常被骨水泥填充，髓腔内形成一层致密的硬化骨包壳，翻修时骨水泥在髓腔内的锚固能力大大减弱。

2. 根据 Paprosky 的股骨骨缺损分型，部分 Ⅲ B 型和Ⅳ型患者由于股骨峡部增宽，非骨水泥假体无法在髓腔内获得可靠固定，需要通过髓腔内打压植骨结合骨水泥假体置换来进行翻修。

3. 行粗隆延长截骨的患者骨水泥可能渗入骨折部位，影响截骨处愈合和骨水泥加压，应尽量避免使用骨水泥技术（图 9-97）。

4. 高龄患者对关节活动和负荷要求很低，骨水泥股骨翻修的手术指征可适当放宽。随着患者年龄增高，严重股骨骨缺损患者行骨水泥翻修也是可选择的方法之一。

5. 因感染行一期翻修或二期翻修时，非骨水泥技术不能保证控制髓腔内感染，使用抗生素骨水泥的股骨翻修是这些患者的较好选择（图 9-98）。

三、术前计划

与所有翻修手术一样，全面的术前计划是非常重要的。假体周围硬化包壳形成提示手术必须

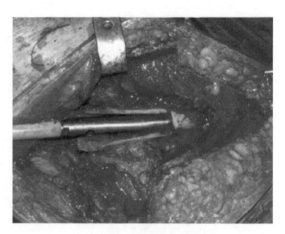

图 9-97　粗隆延长截骨

做好使用非骨水泥假体的准备。未完全松动的假体或髓腔内骨水泥可能取出困难的假体可能需要术中行粗隆延长截骨，这部分患者应考虑采用打压植骨技术或 Cement-in-cement 技术。

影像学检查是必要的，X 线检查对股骨侧骨缺损的评估具有很大的参考意义（图 9-99），其中 CT 不是必需的检查，但对髓腔内骨缺损和假体、骨水泥套的松动情况的判断有一定帮助。术前需要准备下列器械：由生产厂家提供的与假体配套的拔除工具、弹性骨刀、环锯、高速磨钻（包括铅笔尖样钻头、硬质合金钻头、金属切割砂轮等）、超声骨水泥取除工具及可以与股骨柄体或其连接锥配套使用的通用型假体拔除工具。在做出取出固定良好假体的决定之前必须进行仔细考虑。

美国骨科医师学会（American Academy of Orthopaedic Surgeons，AAOS）提出了一种根据是否存在节段性骨缺损、空腔及混合型骨缺损等情况进行分型的方法（表 9-5）详见本章第五节。

表 9-5　**美国骨科医师学会股骨缺损分型**

类型	描述
Ⅰ	节段性骨缺损
Ⅱ	腔隙性骨缺损
Ⅲ	混合性骨缺损（节段＋腔隙）
Ⅳ	对线不良（旋转或成角）
Ⅴ	股骨髓腔狭窄
Ⅵ	股骨不连续

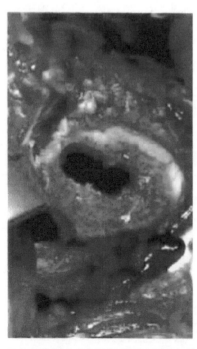

图 9-96　骨水泥在髓腔内与骨松质骨小梁之间的充分接触

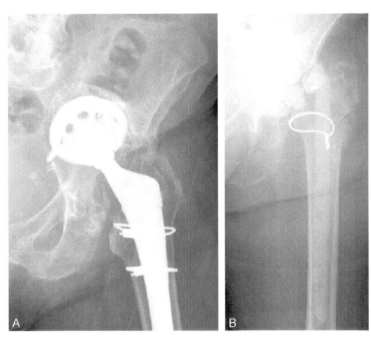

图 9-98　关节置换术后假体周围感染行一期翻修或二期翻修时抗生素骨水泥的应用

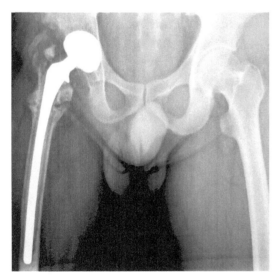

图 9-99　骨盆 X 线平片，股骨侧骨缺损

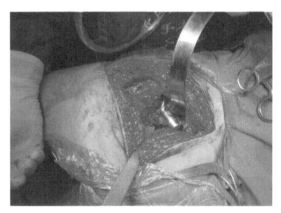

图 9-100　后外侧入路显露手术视野

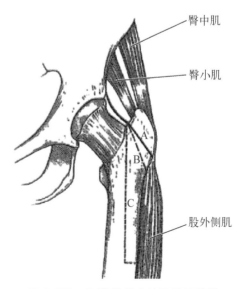

图 9-101　入路 C 为大转子延长截骨

四、手术技术

一般情况下，使用后外侧入路进行翻修手术可以解决大多数问题。在显露、脱位关节的过程中，要防止股骨骨折的发生（图 9-100）。

显露困难的患者可采用经典的粗隆延长截骨技术（图 9-101），虽然有术后粗隆骨不连续的可能，但此方法不会影响髓腔内骨水泥的固定。

本章节以骨水泥假体为例，简述股骨假体取出方法，详见本章第四节。在假体取出前，完善的工具准备是帮助手术顺利进行的有效保证（图9-102 和图 9-103）。

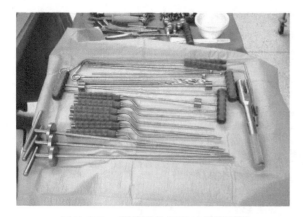

图 9-102　**翻修假体取出时所需器械**

取假体时要有足够的耐心，由近至远，从髓腔开口处逐步清除瘢痕和骨水泥，松解骨水泥-骨界面，要尽量避免股骨骨折和穿孔（图 9-104）。

将髋关节脱位后，骨水泥位于股骨近端的外侧区域，当大转子未被移除时，在大转子与近外侧水泥套之间使用手动清除工具时必须小心，因为大转子很容易被剥离，接下来，用摆锯进行颈部切割，进而显露衣领部位，并消除瘢痕组织和骨过度生长（图 9-105）。

对于取出困难的骨水泥柄和骨水泥，粗隆延长截骨（ETO）是非常有价值的。

在讨论骨水泥移除时，将骨水泥覆盖层考虑为从近端到远端的 3 个独立区域是有必要的（图 9-106）。最上面的区域，Ⅰ区是干骺端的骨水泥，Ⅱ区为峡部/骨干区，Ⅲ区为骨水泥尖远端水泥柱。

Ⅰ区在术中很容易显露，如果骨水泥套完好无损，必须使用各种劈裂装置将其破碎，然后使用倾斜的骨水泥取出器将其与内膜分离，这一过程会有周围骨折的风险。Ⅱ区及Ⅲ区骨水泥去除难度较大。在某些情况下，使用适当尺寸的钻头预钻骨水泥套后，可以用骨水泥旋塞轻松地将整个或很大一部分的骨水泥套取出（图 9-107）。

假体取出后，彻底清理髓腔内的骨水泥和纤维组织（图 9-108A）。髓腔内可能的硬化骨和光滑的骨皮质部位用高速磨钻打毛，增加骨水泥固定效果。在排除感染的情况下，若股骨远端的骨水泥塞与股骨结合牢固，又不影响翻修假体的植入，可将骨水泥塞保留在原位，作为翻修时的骨水泥塞使用（图 9-108B）。

在股骨髓腔准备完毕，使用股骨试模复位关

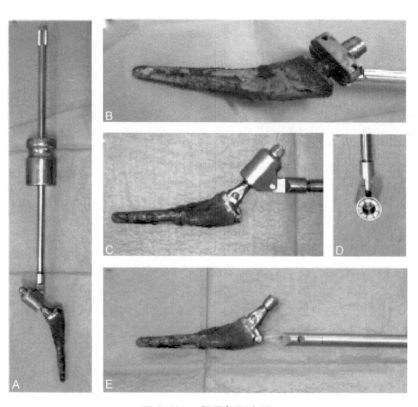

图 9-103　**股骨柄取出器**

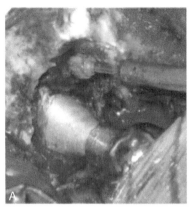
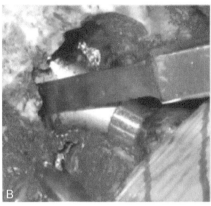
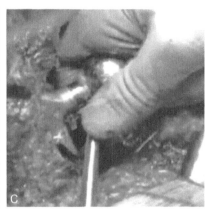

图 9-104　股骨侧假体取出

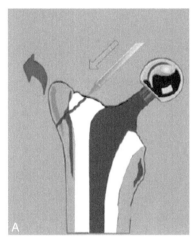
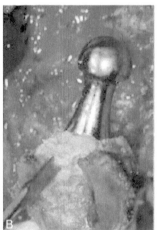
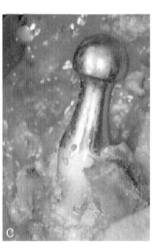

图 9-105　A. 在使用骨刀去除骨水泥时要小心，注意大转子的位置，以防止骨折；B. 转子截骨术显露了这个部位的骨水泥；C. 然后可以用适当的分离器安全地取出水泥

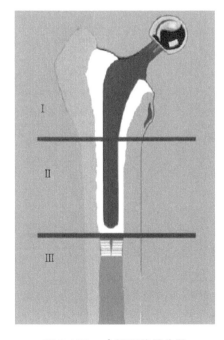

图 9-106　水泥覆盖层分区

节，测试关节稳定性和肢体长度。使用不同颈长的试模，不但要注意肢体长度，更要注意关节活动的稳定性。骨水泥柄翻修的 3 个主要类别：传统骨水泥翻修（建立新骨 - 骨水泥界面）、在原来骨水泥套内安放骨水泥翻修（之前的骨 - 骨水泥界面保持完整并制造新的骨水泥 - 骨水泥互锁，以达到固定翻修假体的目的）和打压植骨技术。

（一）传统骨水泥翻修技术

骨水泥搅拌后必须等至面团期才能植入，这时髓腔内的少量血液不易混入骨水泥并且骨水泥在加压条件下能很好地深入骨小梁间隙。骨水泥注入前，髓腔内置入排气管，吸出残留血液，用干纱布再次干燥髓腔（图 9-109）。

用骨水泥枪从股骨髓腔远端开始注入骨水泥，边退边注入，直至股骨颈开口处，拔出排气管（图 9-110）。

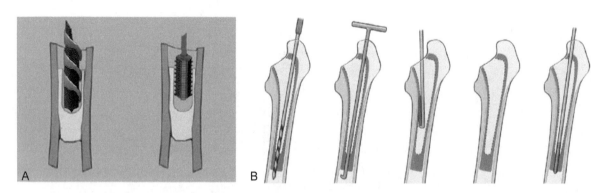

图 9-107　A. 在远端骨水泥柱上钻孔，并将相应的丝锥穿入孔内；B. 用这种技术将整个骨水泥整块移除。在Ⅱ区和Ⅲ区采用"钻压法"清除骨水泥

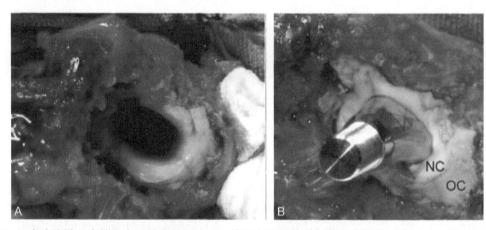

图 9-108　A. 彻底清除髓腔内的骨水泥后残留界面；B. 植入翻修假体后新的骨水泥套（NC），及旧的骨水泥套（OC）

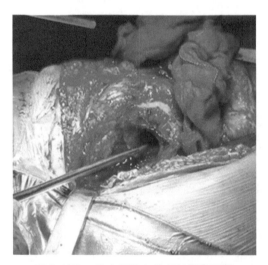

图 9-109　骨水泥注入前保持髓腔干燥

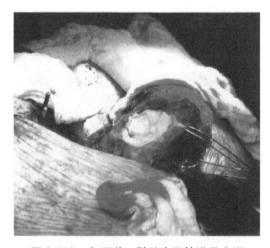

图 9-110　加压前，髓腔内需填满骨水泥

用配套的股骨近端加压装置封闭股骨颈开口，用骨水泥枪行近端加压，股骨穿孔处要用手指或器械加压封闭（图 9-111）。

近端加压完成后，慢慢插入股骨假体。在假体到达要求位置前 1cm 时，停止插入假体，再次确认股骨假体内外翻及前倾角是否合适（图 9-112）。

假体加压至骨水泥固化后，可直接植入股骨头，也可用不同长度的试模再次测试肢体长度和稳定性，然后再植入最终所需股骨头。关节要反复冲洗去除残留的磨损颗粒和骨屑，复位关节后，关闭切口（图 9-113）。

（二）骨水泥套内翻修

假体和骨水泥套之间互相分离及完好的骨水

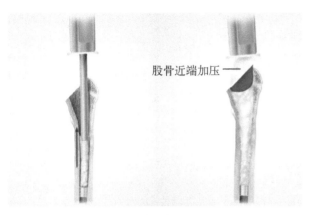

图 9-111　骨水泥枪行近端加压

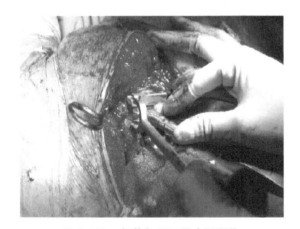

图 9-112　假体加压至骨水泥固化

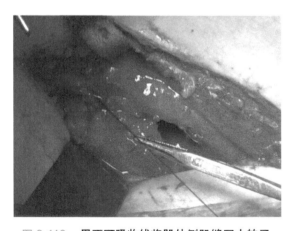

图 9-113　用不可吸收线将股外侧肌缝回大转子

泥套中出现假体断裂者是这项技术的绝佳适应证。此外，当需要取出抛光骨水泥柄显露髋臼、调整方向或矫正出现差异的肢体长度（采用这一技术可以不损坏现有的骨水泥套）时，原来骨水泥套内再次安放骨水泥假体可以用于假体柄翻修。

在取出假体前，必须先用磨钻或骨刀去除假体肩部的骨水泥（图 9-114）。无领、抛光、锥形柄可直接取出。当假体近端侧面的骨水泥去除

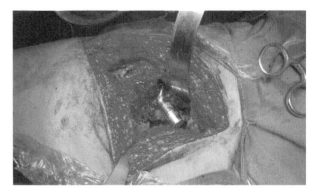

图 9-114　去除假体肩部的骨水泥，取出假体柄

后，有领、弧形和粗糙面假体柄也能从骨水泥套中取出。

为了更好地检查骨水泥和骨的界面（图 9-115），可以将股骨颈再截骨 2 ～ 3mm。将小转子水平松动的骨水泥碎片去除。

放置假体以确定是否与旧的骨水泥套相匹配。如果不匹配，则需要果断扩大旧骨水泥套的内部尺寸来为新假体创造空间。扩大旧骨水泥套要使用电钻、铰刀或超声波仪器（图 9-116）。

用试体柄选择合适的假体长度、偏心距和假体类型以适合骨水泥套的形态（图 9-117）。有时骨水泥套需要用钻和锉塑形。假体选择合适后，清洗并干燥骨水泥套。

柄选择合适后，清洗并干燥骨水泥套。用细嘴（翻修）骨水泥枪将聚甲基丙烯酸甲酯骨水泥（Simplex）由远及近注入股骨水泥套内（图 9-118A），然后加压并将新的假体柄插入（图 9-118B）。新股骨柄缓慢插入到位，并保证假体的轴向和旋转对线情况。在骨水泥固化后，先用试头进行复位，然后放置最终选择的假体头。关节要反复冲洗去除残留的磨损颗粒和骨屑，复位关节后，关闭切口。

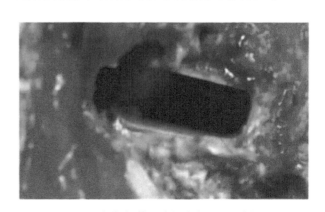

图 9-115　仔细评估骨水泥套和骨 - 骨水泥界面

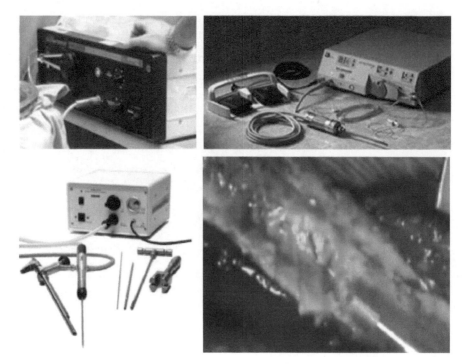

图 9-116　超声骨水泥取出系统

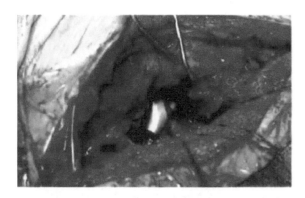

图 9-117　插入试体柄

（三）打压植骨技术

股骨侧假体周围骨折应选择非骨水泥翻修，除非使用打压植骨技术。打压植骨技术适用于任何需要恢复股骨骨量的股骨柄翻修手术，当采用骨水泥翻修柄时，打压植骨技术对于光滑的髓腔非常有用，少量的骨松质仍可以进行机械性交锁固定。其中关节置换术后假体周围感染是打压植骨的绝对禁忌证。

（1）取出假体，彻底清除股骨髓腔对于保证打压植骨远期的骨整合非常重要，远端骨水泥块可以放在原地充当植骨的远端塞，准备植骨（图 9-119）。

（2）取出骨水泥和纤维膜。必须完全取出骨水泥和纤维膜，腾出空间用于打压植骨。但如果远端骨水泥栓距离股骨柄尖端超过 2cm，可以将其保留于原位，起到封闭远端髓腔的作用（图 9-120）。

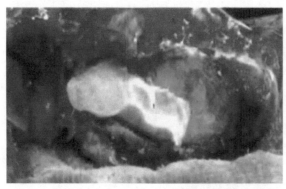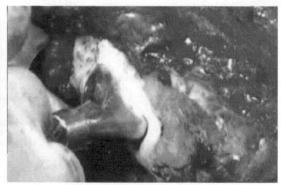

图 9-118　A. 向髓腔股骨水泥套内注入新骨水泥；B. 插入假体柄

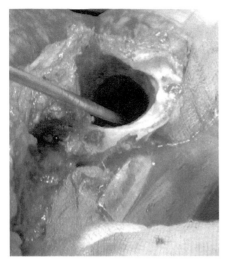

图 9-119　**充分显露大转子的近侧部分，打开大转子的悬突部分约 1cm，以便将器械以中立位对线插入髓腔**

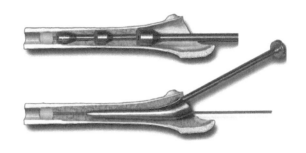

图 9-120　**骨水泥塞放置于股骨柄远端 2cm 远的地方。同种异体骨片通过增加直径的锥形棒进入股骨管。最后用与骨水泥柄尺寸相同的假体将芯片植入股骨管**

（3）股骨骨缺损需要评估是包容性还是非包容性骨缺损。包容性骨缺损选择打压植骨术（图 9-121）。

（4）非包容性骨缺损可以使用钛网转化成包容性骨缺损。可延展的钛网可用钢丝或钢缆加固（图 9-122）。

（5）打压植骨，套管下具套在导杆上，用来填装移植骨。

（6）向髓腔内添加碎骨块，并选用较大打压器进行持续打压，直到远端打压线不能进入髓腔为止。并注入骨水泥，插入假体。关闭切口，复查 X 线片以评估假体位置（图 9-123）。

五、术后康复

患者术后第 1 天起即可开始部分负重，一般持拐负重从体重的 25% ～ 50% 开始，维持 6 周左右，然后逐渐过度到单拐或持杖负重 6 周至 3 个月，然后根据恢复情况脱拐行走。若患者行粗隆截骨，25% 的持拐负重时间应延长至放射学骨愈合，然后在遵循前述的康复进程逐渐脱拐行走。

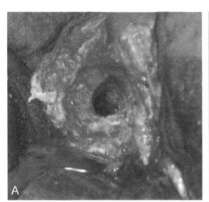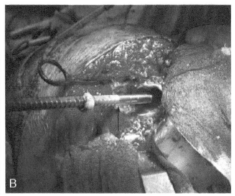

图 9-121　A. 包容性骨缺损；B. 直接进行股骨翻修打压植骨

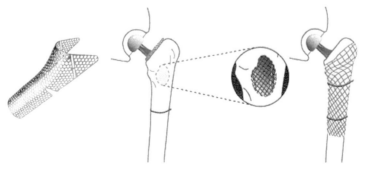

图 9-122　**非包容性骨缺损可以使用钛网转化成包容性骨缺损**

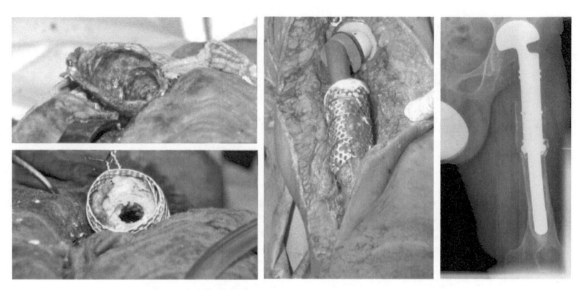

图 9-123　清除髓腔、打压植骨、注入骨水泥及插入假体柄

第九节　组配型股骨假体翻修

一、概　　述

髋关节翻修时选择适合的假体，采用正确的手术技术是减少再翻修的关键。股骨翻修及其假体的选择，主要目的是维持股骨完整性、保持骨量，从而实现牢固固定，恢复髋关节的生物力学特性，最终使髋关节获得较好功能。组配型假体在 1970 年左右应用于髋关节置换手术。在 Pierre Boutin 非组配型全陶瓷股骨假体的基础上，德国医师 Peter Griss 采用 Morse 锥度设计了由金属股骨柄和陶瓷股骨头两个部件组成的组配型股骨假体，最初被命名为 Mitel Meier 陶瓷金属复合髋关节假体。除了股骨头和柄之间可调以外，为了增加股骨假体与髓腔之间的匹配程度，股骨假体柄部位可调节的组配型假体得以广泛应用。

股骨假体的翻修手术存在很多技术陷阱和问题，它们都会对疗效产生负面影响。全髋关节翻修术的股骨侧重建有多种选择，W.G. Paprosky 提出的股骨骨缺损分类可以帮助医师选择重建方案。

股骨骨缺损 aprosky 分型依据股骨干骺端骨缺损程度、累及股骨干髓腔峡部的长度及髓腔直径等因素进行分型，该分型简单明了，并对治疗选择提出了明确的参考意见，有助于判断预后。具体每个系统的分型已在本章第五节中详细介绍，本节不再赘述。

二、组配型股骨假体的分类

主要分为股骨柄近端组配型假体、股骨柄远端组配型假体及股骨柄中部组配型假体。其中，股骨柄中部组配型假体是目前翻修中最多使用的组配型假体。20 世纪 90 年代初，欧洲最先使用这类假体，如德国的 MRP Titan 假体，在美国则有 Biomet 公司的 Mallory/Head Modular Calcar Replacement 假体。现在几乎所有的知名人工关节生产厂商都推出了这类组配型翻修假体如 Stryker 的 Restoration Modular、Link 的 Link MP，以及 Zimmer 的 S-ROM 假体等（图 9-124 ～ 图 9-126）。

三、手术适应证与禁忌证

（一）适应证

1. 股骨假体柄松动伴有股骨近端广泛骨吸收、髓腔扩大或股骨近端区域骨皮质变薄的ⅢB 型股骨。

2. 假体周围或假体远端骨折的股骨假体松动需要进行翻修者。

3. 因骨折或骨溶解致股骨近端变形，可以使用组配式重建髋关节假体柄进行初次置换。

4. 先天性髋关节发育不良，股骨侧初次置换。

5. 由于肿瘤疾病所引起的骨缺损。

6. 翻修术后造成的节段性骨缺损。

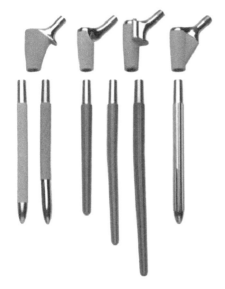

图 9-124　Stryker 的 Restoration Modular 假体

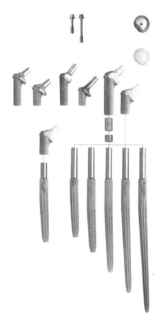

图 9-125　Link 的 MP 组配型假体

（二）禁忌证

1. 急性或慢性感染病例的翻修。

2. 对金属过敏的患者。

3. 股骨干髓内有效固定少于 80mm，不足以对假体进行锚固。

4. 肌肉、神经、血管或其他疾病导致的患者运动功能障碍。

四、术 前 准 备

1. 翻修手术前必须排除感染，既往手术情况及记录病史，疼痛史有助于感染诊断。术前同位素检查对于鉴别是否存在假体周围感染或假体无菌性松动，具有极佳参考价值（图 9-127）。髋关节穿刺进行细菌学培养及细胞分类计数有助于排除感染患者。一旦确定感染，最安全的方法是进行二期翻修。术前一天晚上开始使用敏感抗生素，并积极备血。

2. 术前精确测量，决定手术方式及选用合适的假体。为了实现上述目标，应当拍摄正位的髋关节 X 线片及股骨全长或下肢全长的正侧位 X 线片。X 线片的放大率应当与模板的放大率（1:1）一致。

五、手 术 技 术

（一）体位及手术入路

手术切口的显露及假体的选择依赖于翻修手术的复杂性、手术程序及初次手术的情况，以对股骨及关节周围的血供破坏降至最小。手术医师

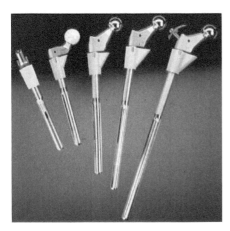

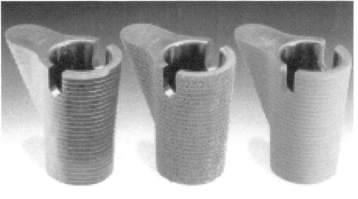

图 9-126　Zimmer 的 S-ROM

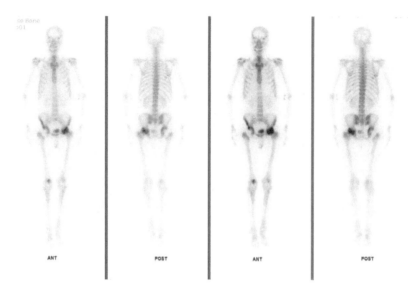

图 9-127　同位素骨三时显像术前鉴别是否存在感染

还需结合自己对切口的熟悉程度综合考虑，一般情况下，采用原手术入路进行翻修手术（图 9-128）。

（二）手术操作

1. 假体取出，需要用特制的工具或技术来取出（图 9-129）。具体步骤详见本章第四节。

2. 取出股骨假体后，彻底清除大转子基部内侧残留的软组织或骨质，以避免在内翻位对股骨扩髓，并对入口处进行打磨处理，如果在此区域存在坚实的骨质，则可用高速磨钻将其彻底清除（图 9-130）。

3. 用钩针清除残余骨水泥和纤维组织（图 9-131）。然后用弹性扩髓器进行髓腔扩髓（图 9-132），只要接触到骨皮质就应停止扩髓，以免造成股骨峡部骨质丢失。

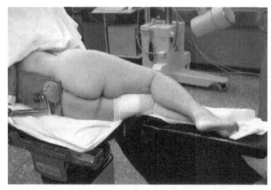
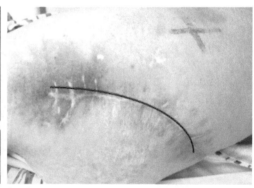

图 9-128　手术体位及手术入路

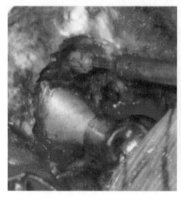
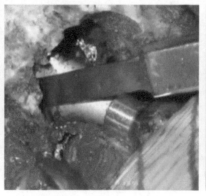
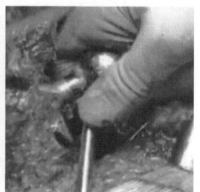

图 9-129　假体的显露及取出

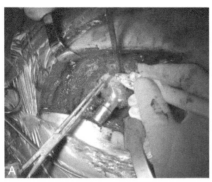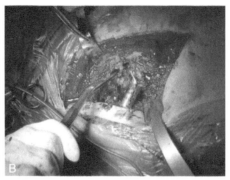

图 9-130　A 和 B. 清除大转子基部内侧软组织和骨质，防止扩髓器在内翻位扩髓

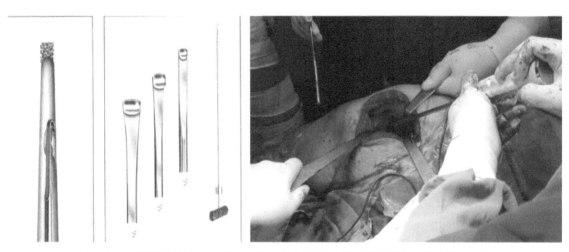

图 9-131　用钩针清除所有残余的骨水泥和碎屑，保证扩髓器能够直线进入髓腔

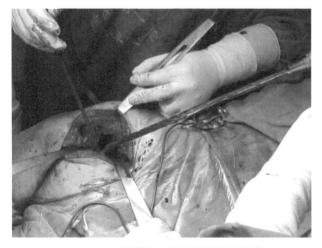

图 9-132　用弹性扩髓器进行髓腔扩髓

4. 接下来将选择的股骨柄远侧节段击入髓腔，直至获得轴向和旋转稳定性为止，打入过程中随时观察到假体柄的前进情况，检验假体柄是否稳定，标准如下：旋转持柄器，股骨与之同步旋转可以确认为有效固定。反之，假体型号偏小，改用大一号的假体（图 9-133）。

5. 将股骨柄的锥状远侧节段模入股骨髓腔峡部即可获得轴向稳定性，而假体表面的凹槽可以提供旋转稳定性（图 9-134）。锥状假体组配设计的主要优点是可以将假体充分击入髓腔直至获得稳定性为止，因此可以最大限度地促进骨整合，最大限度地减少假体下沉的风险，而不需要考虑恢复下肢长度的问题，因为下肢的长度可以通过调整股骨柄近侧节段的长度来恢复。

6. 接下来测试股骨柄近侧节段。多数系统不仅提供具有不同长度和偏距的近侧节段，而且提供不同尺寸和形状的近侧节段，这样可以最大限度地获得股骨近侧骨质支持，增加假体与骨质的接触面积，有利于界面骨整合（图 9-135）。

7. 将近端试模安装至用不同的近侧节段试模进行测试，直至恢复下肢长度、获得稳定性为止（图 9-136）。

8. 安装股骨近端假体，确保头颈构件内的齿与假体柄近端的齿相咬合，如果两者分离将会导

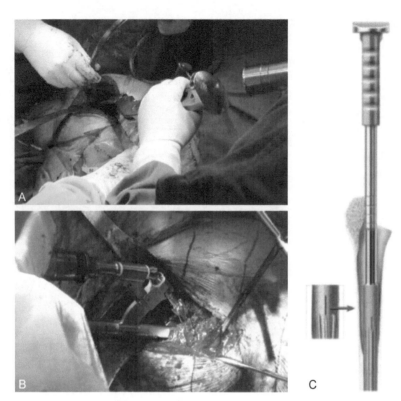

图 9-133　连接假体柄与持柄器，进行试模，获得假体有效稳定

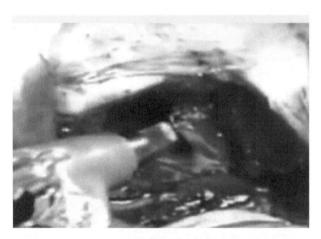

图 9-134　股骨柄的锥状远侧节段模入股骨髓腔峡部

致头颈构件松动，最终导致假体功能失效，并选用合适长度螺钉。在螺钉侧壁安装锁闩确保螺钉不会退出（图 9-137）。

9. 选用不同的股骨头试模调整肢体长度，并将其复位，测量关节张力及抵抗脱位的情况。如果有骨材料可用（自体骨或异体骨），可以用它们修复缺损的股骨部分。安装假体头，假体复位（图 9-138）。

10. 用常规方法闭切口，应将后方软组织鞘缝到大转子后面（图 9-139），可以将其缝合到外展肌止点上或缝合到大转子的钻孔上，逐层完成缝合，无菌敷料包扎。

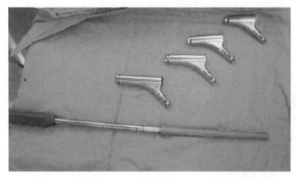
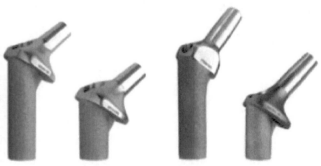

图 9-135　多数组配型股骨翻修系统提供多种可供选择的股骨柄近侧节段，以便最大限度地获得股骨近侧骨质支持，最大限度地获得骨长入面积

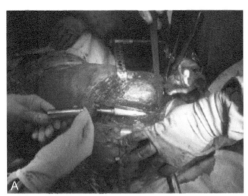

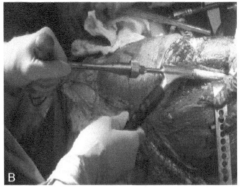

图 9-136 用不同的近侧节段试模进行测试，直至恢复下肢长度、获得稳定性为止

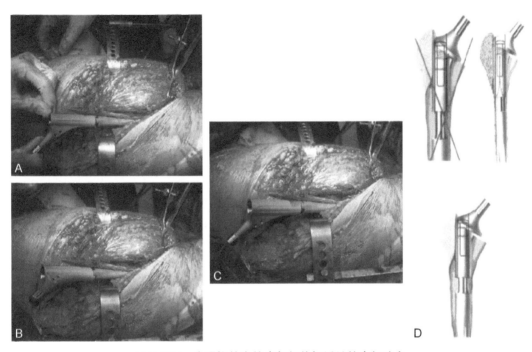

图 9-137 头颈构件内的齿与假体柄近端的齿相咬合

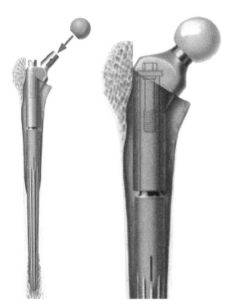

图 9-138 将股骨头座基清除干净，将股骨头捶击到座基上

11. 手术结束后，拍摄 X 线片，进行假体位置评估（图 9-140），确定位置良好后将患者转移到有吊架的标准骨科床上。

六、术后康复

组配型股骨假体置换术后同其他非骨水泥假体翻修一样，初始稳定性是这类假体置入时必须做到的。因此，大多数情况下允许患者早期负重。只要患者全身情况许可，即可下地部分负重行走。若患者有术中骨折或行转子延长截骨则应根据内固定的可靠程度和骨折线延伸的长度考虑延长部分负重的时间或不予以早期负重，若同时的髋臼翻修对负重有所限制，则应与股骨翻修结合在一起考虑负重及原复计划。

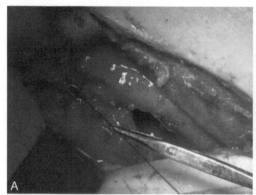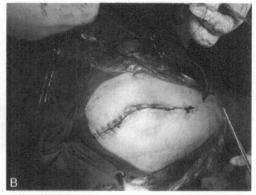

图 9-139   关闭切口，逐层缝合

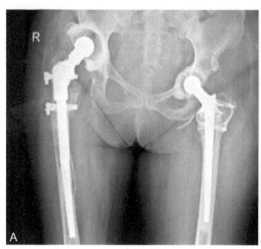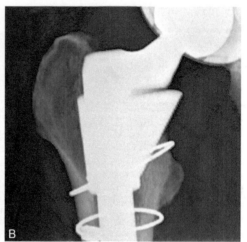

图 9-140   A 和 B 显示出良好的假体位置

第十节   骨缺损的处理

初次全髋关节置换术（THA）的失败通常会有不同程度的骨缺损的情况。骨缺损的发生机制包括由"颗粒病"或感染所引起骨溶解及假体 - 骨界面的机械磨损。假体磨损是人工关节不可避免的问题，且过程缓慢，往往 X 线片显示骨缺损时患者可能仍然没有任何临床症状。因此，假体周围骨缺损不仅发病率高，而且过程隐匿，容易被人忽视，严重的病例可以导致骨盆的连续性中断及股骨大块骨皮质缺损。这种合并髋臼和（或）股骨缺损的髋关节翻修对术者提出两大挑战。

一、髋臼骨缺损修复策略

（一）髋臼骨缺损处理技术

1. 半球形非骨水泥髋臼假体   非骨水泥生物固定技术已成为髋臼翻修的首选固定方法，其效果良好并且技术简单，适用于大多数翻修手术（图 9-141）。在翻修手术中，骨水泥固定的失败率高于生物型固定。要稳定、持久地固定非骨水泥髋臼假体，需要假体与活骨之间紧密接触，并需要机械稳定性（运动小于 40 ～ 50μm）。骨缺失会破坏非骨水泥假体稳定固定的这两个先决条件。提供持久固定所需的宿主骨量未知。尽管很难测量支撑假体的骨量，但大多数外科医师认为50% ～ 60% 是必要的。该值是从文献中得出的，以前后位 X 线片上观察到的髋臼假体在冠状平面内覆盖度来量度。然而，假体的支撑在几何上比仅在二维 X 线片上的支撑要复杂。剩余支撑骨的位置在提供持久固定方面可能比支撑骨的数量更重要。最后，由于随着植入物尺寸的增加，表面积增加，支撑植入物所需的骨骼百分比可能会减少。

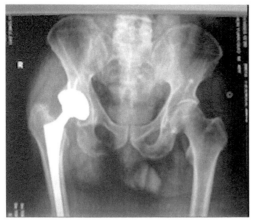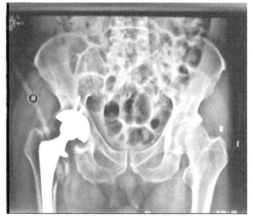

图 9-141 半球形生物型假体

2. Jumbo 杯 使用大号非骨水泥杯进一步扩大了用非骨水泥半球假体的适用范围 (图 9-142)。该技术将髋臼骨床扩大到更大的直径,使得假体可以获得髋臼边缘正常骨床的支持,其首先用于结构性植骨治疗空洞状髋臼缺损的处理。Jumbo杯相比于标准尺寸臼杯有多个优势。假体与宿主骨之间的接触面积增大,从而增加了骨长入的可能。植骨通常是不需要的,因为缺损可由臼杯假体填满。因为大杯旋转中心位于下方,髋关节的旋转中心更容易恢复到解剖位置。这样可以改善臀部周围的软组织张力,并减少股骨盆腔撞击的风险,减少脱位的风险。其缺点如下:①无法修复宿主骨;②安装 Jumbo 杯通常需要移除部分骨骼,但只要髋臼上方和后柱稳定,可获得至少50%的宿主骨接触,使得大杯技术进行髋臼翻修效果良好。

3. 高位髋关节中心 是 Junbo 杯的替代方法,将非骨水泥半球形假体高位固定。其可能需要去除大部分前柱、后柱。当髋臼上下位缺损比前后位多时,使用此技术最合适。其不采取结构性植骨,而将假体放置于宿主骨上。通常,高位髋关节中心定义为距泪滴线近端至少35mm。该技术的缺点在于髋关节旋转中心位于非解剖位置、缺乏软组织张力及股骨盆腔撞击的风险,这可能是引起高脱位率的原因。此外,如果不同时翻修股骨假体,术后可能出现明显的下肢不等长。

4. 双杯或椭圆形杯 在翻修术中经常看到的髋臼缺损呈椭圆形 (图 9-143)。在这些情况下,双杯或椭圆形的非骨水泥髋臼是合适的选择。当臼杯不是半球形时,可避免移除宿主骨。从理论

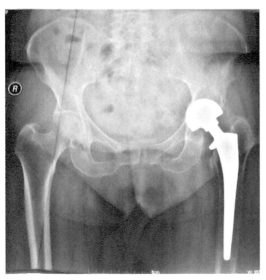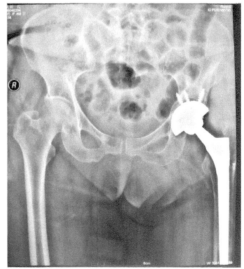

图 9-142 Jumbo 杯

上讲，其降低了在前后柱及破坏的内侧壁上打孔的风险。该技术的优势包括增加了多孔金属与宿主髋臼骨之间的接触面积，可避免结构性植骨及恢复正常的髋关节旋转中心。使用这些假体时要求将假体的上方紧靠上方宿主骨，假体下方依靠完整的前后柱支撑。该技术的缺点包括无法为将来的手术储备骨量，术前很难预测所需假体情况。最后，在骨盆不连续的情况下不能使用该技术。

5.打压植骨、骨水泥假体翻修　该技术对髋臼骨缺损部位进行骨松质打压植骨，然后在该骨床上安装骨水泥型假体，若存在周边节段性骨缺损，在打压植骨前，应先用金属网重建该缺损（图9-144）。

6.大块结构性植骨　骨缺损可以用金属、骨移植或骨替代物填充。颗粒状同种异体移植是最常使用的方法，可能是恢复骨量储备的最佳方法。结构性植骨具有很高的成功率，通常用于大的节段性骨缺损，特别是累及髋臼外上侧或后壁后柱的骨缺损。其具有恢复骨储备的潜力，并且植入骨的长入率很高。其主要问题是远期的骨吸收和塌陷。

7.抗内突笼　在严重髋臼骨丢失的患者中，难以实现生物固定，当非骨水泥半球形假体无法稳定固定时，可以使用髋臼加强环/抗内突笼（图9-145）。该技术可提供较大的表面积，将髋关节的力分布在其余的宿主骨骼上。这种较大的接触面积还有助于抵抗组件的迁移。此外，抗内突笼技术还能桥接骨缺损、保护植骨并防止其位移。通过多个螺钉固定，可实现良好的非生物固定。其结构发生断裂或机械松动的风险也较高。

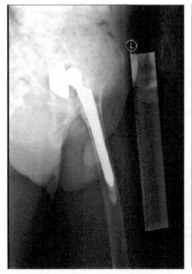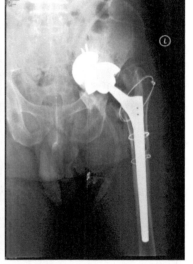

图 9-143　双杯技术

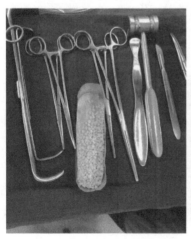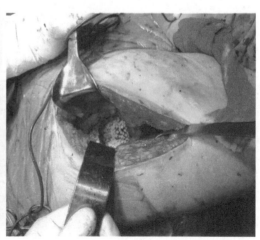

图 9-144　打压植骨技术

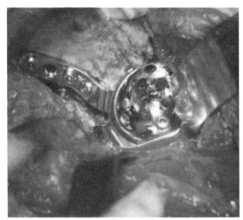
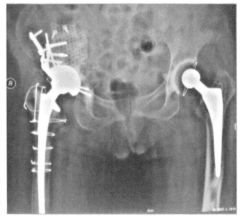

图 9-145　抗内突笼技术

8. 高度多孔髋臼杯及其加强系统　组配式高度多孔髋臼系统的使用越来越多，该系统包括髋臼杯和金属加强块。在这些系统中，捷迈公司的小梁金属应用最为广泛，它具有高摩擦系数。其孔径可限制骨和软组织长入，且具有类似于骨松质的刚度。从理论上讲，这些特性可提供出色的初始稳定性、广泛的骨长入和最小的应力遮挡。外科技术包括用多个螺钉将高度多孔金属加强块固定于骨盆上（图 9-146），用少量的骨水泥将假体外壳固定于金属块上，然后用多个指向臼顶的螺钉将髋臼假体固定于髋臼上。

（二）不同分型髋臼骨缺损的处理

AAOS 和 Paprosky 分型是目前国际上最常用的分型，能较为精确地描述骨缺损的形态和特点。AAOS 分型以腔隙性和节段性缺损为基础再细分，只对骨缺损情况进行描述，但没有考虑到骨缺损的量及重建方法的选择，对术前的指导价值存在争议。而 Paprosky 分型更好地描述了缺损的位置及特点，更详细地描述髋臼和周围骨结构的变化，对术前制订计划有很大帮助（表 9-6）。

表 9-6　Paprosky 髋臼骨缺损分型

分型	髋关节中心点移位	泪滴破坏	坐骨骨溶解	Kohler 线完整性
Ⅰ	无	无	轻度	Ⅰ 级
Ⅱ A	< 30mm	轻度	轻度	Ⅰ 级
Ⅱ B	< 30mm	中度偏重	轻度	Ⅰ～Ⅱ 级
Ⅱ C	< 30mm	中度偏重	轻度	Ⅲ 级
Ⅲ A	> 30mm	中度	轻度至中度	Ⅱ～Ⅲ⁺ 级
Ⅲ B	> 30mm	重度	重度	Ⅲ⁺ 级

1. 重建原则　恢复髋关节解剖学中心及下肢长度，尽量恢复髋臼骨量，根据缺损的类型和程度选择重建方法。重建一个包容度良好、能牢固固定假体的髋臼半球。为此，在翻修与重建时需要注意以下几点。

（1）取出松动的髋臼假体，尽可能多保持骨量。

（2）最大限度地保留残余髋臼半球，勿追求

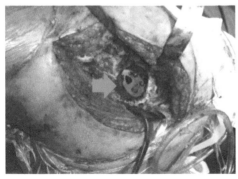
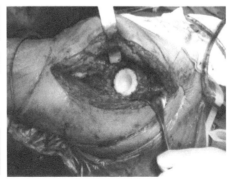
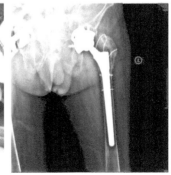

图 9-146　多孔钛金属

完全半圆形髋臼。

（3）了解髋臼骨缺损的部位及量，有时需用刮匙刮除腔隙缺损内肉芽组织。

（4）足量骨移植修补臼骨缺损，重建包容足够的臼半球。

（5）硬化骨打孔，促进植骨愈合。

（6）选择适当的髋臼假体，假体与宿主骨接触面积＞60%即可。

（7）选择能使髋臼假体早期机械稳定的固定方法。

2. Paprosky 分型法重建策略

（1）Paprosky Ⅰ，ⅡA 和ⅡB 型骨缺损：基本都可以通过半球形的非骨水泥髋臼组件来解决。骨松质可以植入到扩孔后仍然存在的空洞缺损中。

（2）Paprosky ⅡC 型骨缺损：通常也可以用半球形髋臼组件进行处理。在大多数情况下，需要对髋臼周围的边缘进行一些额外的扩孔，以形成能够防止部件向内侧移动的倒角的半球。在大多数情况下，采用水泥的打压植骨也可用于 Paprosky Ⅰ，ⅡA，ⅡB 和ⅡC 型骨缺损。

（3）Paprosky ⅢA 型骨缺损：髋臼的前柱和下柱部分具有支撑力。可用紧密压配型髋臼假体辅以大块异体骨植骨，植骨必须覆盖整个缺损，可以承受负荷和防止再吸收。也有用特殊形状的髋臼杯如双球面杯（double-bubble）或特大压配杯 (Jumbo press-fit cup) 以达到初期稳定。还可以用带有金属或金属加强环罩的杯。

（4）Paprosky ⅢB 型骨缺损：是最严重的一型，是翻修时最困难的问题。如果髋臼边缘骨量充足，允许非骨水泥半球形假体在骨盆上获得充足的稳定性，则可以用多孔涂层的非骨水泥半球形假体进行翻修。如果髋臼覆盖率不到 40%，意味着整个髋臼都不具有支撑能力。建议用解剖结构性植骨，即整个异体髋臼移植及骨水泥型全聚乙烯髋臼杯。如果骨盆不连续，还需要在髋臼前柱和（或）后柱上先用钢板固定，或用金属托架固定于髋臼部，再用上述方法进行髋臼重建。

二、股骨骨缺损修复策略

由于髋臼端假体接触面积大，应力分布较为均匀，更容易通过压配过程达到稳定，所以髋臼

骨缺损的修复以恢复髋臼骨量为重点。而股骨端假体存在应力分布不均、承受的剪切及旋转应力大、应力遮挡等问题，缺损部位常是应力最为集中的区域，翻修时除了修复缺损外更重要的是恢复假体的稳定性。对股骨重建原则的争论主要在两方面：远端或近端固定方式的选择及是否需要植骨。有两种意见：① 主张近端植骨固定，能恢复近端骨量，但初期稳定性相对较差；② 主张远端固定，把假体固定于远端健康骨上，可以达到初期固定，但日后产生应力遮挡，加重骨量丢失。

（一）股骨骨缺损处理技术

1. 骨水泥型股骨柄翻修　骨水泥骨翻修存在无菌性松动的风险，因为骨水泥翻修术中的股骨面倾向于硬化、坚硬且不利于骨水泥的黏附。此技术有较高松动率已被确认，此外，该技术不能与延长转子截骨术配合使用也进一步限制了其当前的适用性。目前该技术基本已经淘汰。

2. 近端多孔涂层的股骨柄　近端多孔涂层的非骨水泥锥形柄不适合股骨翻修。由于固定面积有限，翻修术中股骨近端骨硬化、质量差，且难以使假体与骨骼之间的骨骼紧密接触，该方法的翻修效果差。

3. 近端多孔涂层的组配型股骨柄　可在翻修手术中发挥重要作用，尤其是近端具有足够骨储备，允许近端固定的股骨柄获得短期和长期固定时。当有明显的近端骨丢失时，或进行延长的截骨术时不建议使用。

4. 股骨矩替代型近端涂层假体　这种假体可通过股骨矩替代在干骺端、骨干区域获得旋转稳定性、骨长入及轴向稳定性。当出现近端骨缺损时，大多会使用广泛涂层假体或其他替代方案。

5. 非骨水泥型广泛涂层的长柄假体　这类假体包括广泛多孔涂层的假体、粗糙喷砂处理的长柄假体和羟基磷灰石涂层的假体。这些植入物在骨干中获得稳定性，所以它们用途广泛，可应用于许多骨缺损。这些假体在股骨干中可获得良好的初始机械稳定性和长期生物固定，通常术后生存良好。其优点包括技术简单和长期生物固定。缺点在于紧密的机械压配可能导致术中骨折、骨长入后假体取出困难及近端骨应力遮挡（图 9-147）。

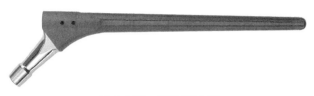

图 9-147 翻修股骨柄

6. 锥形沟槽式组配式柄 锥形沟槽式非骨水泥组配式柄可用于在股骨干部位获得轴向和旋转稳定性。其通过骨长入粗糙的钛表面实现长期固定。迄今为止，使用这些假体的短期和中期结果是令人满意的，其适用于许多骨缺损。其缺点是组件连接处有疲劳断裂的风险。第二个缺点是股骨准备需要使用直的锥形扩孔钻，而使用扩孔钻进入弓形股管通常需要进行转子截骨术。

7. 远端锁定型股骨柄 远端锁定螺钉已用于增强不同非骨水泥假体的初始旋转稳定性。非骨水泥植入物具有足够的骨接触，进行快速骨长入时，该技术可有效避免远端锁定螺钉长期承受负荷（图 9-148）。

8. 打压植骨 事实证明，在不同类型的股骨量缺失中，采用打压植骨然后放置抛光骨水泥锥形柄是一种有效的翻修方法。该技术用途广泛，远期效果良好，并具有保存股骨近端骨量的作用。缺点包括延长截骨术的相对不兼容及在节段性近端骨缺损时该技术的复杂性。重要的是，即使使用支撑植骨来保护骨折高风险区域，常规长度假体远端骨折的发生率依然很高。因此，在常规长度假体远端附近股骨骨质较薄弱时，应首选更长的股骨柄。

9. 结合同种异体骨植骨术的假体 在某些情况下，出现大量骨缺失，结合同种异体骨植骨术是股骨侧翻修的一种快捷、简单的方案。大多数结合同种异体骨植骨术都使用骨水泥固定在残余的干端骨上，因此，可能会出现远期松动问题。

（二）Paprosky 分型及重建策略（表 9-7）

1. Ⅰ 型 特征是干骺端骨松质丢失少，骨干完整。这种模式很少见，通常与无孔涂层的非骨水泥股骨柄尺寸过小或股骨骨床准备充分有关。可使用与初次全髋关节置换术类似的技术来重建 Ⅰ 型缺陷。如果可以在术中获得旋转稳定性和轴向稳定性，则可以使用近端涂层的股骨柄。如果选择骨水泥植入物，则应去除"新生皮质"，以使骨水泥充分渗入。

2. Ⅱ 型 在 Ⅱ 型骨缺损中，干骺端存在中等的骨缺失，但仍可以依靠干骺端进行翻修柄的早期固定。股骨干保持完整。Ⅱ 型缺损在翻修手术中相对常见。考虑到干骺端骨松质的丢失，通常没有足够的骨松质来进行充分的骨水泥固定，因此不建议骨使用水泥柄。干骺端具有支撑性，因此可使用骨干稳定的近端涂层假体。由于骨干是完整的，因此，广泛多孔涂层的圆柱形假体可靠地实现稳定固定，该技术具有简便性及出色的长期效果。该技术需要至少 4 cm 的峡部固定才能获得假体的初始稳定并允许随后的骨长入。

3. Ⅲ A 型 Ⅲ A 型骨缺陷的特征是严重的干骺端骨缺损（干骺端无支撑性），股骨峡部保留有至少 4cm 的完整骨皮质。广泛涂层的干骺端适配的股骨柄可很好地应对 Ⅲ A 型骨缺损。需使用足够长的假体以确保在植入物和骨皮质之间至少有 4cm 的峡部固定，以实现初始机械稳定性并最终实现骨长入。但过长的假体会使手术技术复杂化，因此，建议使用相对较短的柄，实现 4 ～ 6cm 的骨干陷入。重建的其他选择包括使用组配式或非组配式锥形柄或打压植骨，但是从技术上来说，广泛涂层的股骨柄操作相对简便、成本低且并发症发生率低。

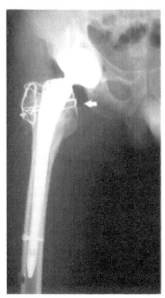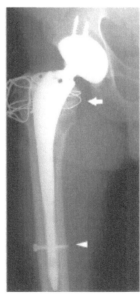

图 9-148 远端锁定型股骨柄

表 9-7　Paprosky 股骨骨缺损分型及处理方案

分型	股骨近端干骺端	股骨干	近端变形	翻修技术选择	备注
Ⅰ型：微小的近端骨缺损	轻微缺损	完整	无	1. 近端涂层的生物型柄 2. 广泛涂层的生物型柄 3. 骨水泥柄	与初次置换基本一致
Ⅱ型：轻度近端干骺端骨缺损	中等缺损	完整	轻微	1. 近端涂层的生物型柄 2. 广泛涂层的生物型柄	注意内翻股骨重塑；可能需要延长转子截骨
ⅢA型：近端骨缺损严重，股骨干节段性完整	严重缺损	峡部完整骨皮质 ≥ 4cm	严重	1. 广泛涂层的生物型柄 2. 组配式生物型锥形柄 3. 打压植骨	1. 注意内翻股骨重塑 2. 确保柄足够长以满足 ≥ 4cm 的早期固定
ⅢB型：近端骨缺损严重，股骨干节段性完整	严重缺损	峡部完整骨皮质 < 4cm	严重	1. 组配式生物型锥形柄 2. 打压植骨	
Ⅳ型：股骨近端和干骺端缺如	严重缺损	严重骨缺损：峡部失去支持	较小	1. 组配式生物型锥形柄 2. 打压植骨（股骨近端皮质完整时） 3. 股骨近端置换（APC）（股骨近端皮质缺损时） 4. 肿瘤假体（股骨近端皮质缺损时）	对于需求较低或老年患者，可以使用肿瘤假体或长柄水泥假体

　　ⅢA型骨缺损还经常与髋关节置换后股骨近端内翻有关，进行翻修时，在扩髓和假体植入过程中存在股骨穿孔的风险。使用延长的转子粗隆截骨术和手扩孔术可以减轻这种风险。

　　4. ⅢB型　特点是严重的干骺端骨缺损（干骺端无支撑性），同时股骨峡部有部分（小于 4cm）完整的骨。虽然广泛涂层的股骨柄可实现ⅢA型股骨稳定固定，但对于ⅢB型骨干并不能实现良好的骨长入。选择组配式锥形生物柄来重建ⅢB型骨缺损，可在股骨峡部少于 4cm 的情况下获得足够的稳定性并实现随后的骨长入。

　　打压植骨也可用于重建ⅢB骨缺损，但如果没有足够的骨皮质，则可能需要使用钢板或支架来形成完整的管腔容纳植入骨。同样，ⅢB型股骨可能与股骨重建有关，可能需要使用延长转子截骨术以安全地取出和插入股骨。

　　5. Ⅳ型　在Ⅳ型骨缺损中，存在严重的干骺端和骨干骨缺损，没有可用于远端固定的结构。因此，股骨固定不能在近端和远端实现。在Ⅳ型骨缺损病例中，可选择组配式锥形柄。冲击移植也可以用于Ⅳ型骨缺损。如果骨皮质不足，可以使用股骨近端置换（APC）。老年患者或需求较低的患者的翻修选择包括肿瘤假体或长柄水泥假体。

三、股骨骨折后的重建

　　骨折两端的骨皮质特别是假体远端的骨皮质骨量良好，可应用骨皮质条桥接技术恢复股骨的完整性。通常对于股骨侧假体应选用远端固定假体跨越骨折线，避免应力集中造成再骨折。

四、大转子骨缺损的重建

　　重建大转子可增加外展肌的力量，降低髋关节接触力，重建生物力学。要考虑初次置换时截骨后骨不连和残留金属固定物的问题。目前，多数髋关节初次置换和翻修都不用转子截骨入路。翻修时大转子骨不连使手术更容易显露，但复位和固定是手术成功的关键。重新固定大转子的方法有金属丝、转子爪和螺丝钉等。如果患者近端股骨正常，可以在股骨干和（或）小转子钻孔固定大转子。然而，如果近端股骨缺损严重，把大转子固定在假体上要慎重。可以用专门设计的假体，在其上用金属丝和螺钉固定大转子。大转子缺损是否植骨视其破坏程度而定，对于骨溶解性缺损要切除；对于空腔性和阶段性缺损应进行大块条状植骨，并保证植骨不会被假体挤入关节内。

（黄　伟　胡　宁）

第四部分

4

髋关节置换并发症

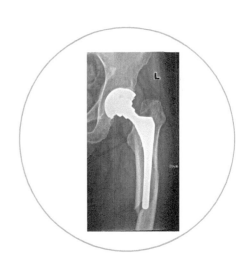

第10章

人工髋关节置换术后并发症

第一节　术后脱位

一、概　　述

髋关节置换是治疗各种髋部晚期疾病及股骨颈骨折的最有效手段，其不仅能实现缓解疼痛、恢复关节功能的目的，而且能使大部分患者达到遗忘髋关节手术的境界。尽管髋关节置换的手术技术和假体材料均已取得了巨大进步，但我们有时依然会被各种并发症所困扰。其中，术后脱位是最常见的并发症之一，也是目前美国髋关节置换术后翻修的首要原因。大多数脱位发生于术后3周以内。Brennan等研究发现，与术后3周以内的脱位相比，如果脱位发生于术后13周以上，则发生第二次脱位的比率将明显增加。Maratt等研究分析报道，初次髋关节置换术后的脱位率为0.2%～10%，而翻修术后的脱位率明显高于初次置换，达到5.1%～28%。北京大学第三医院的研究资料显示，髋关节初次和翻修置换术后脱位的总体发生率为0.8%。与深静脉血栓、感染等并发症相比，术后脱位可能会令手术医师感到更加尴尬，因为一旦脱位患者一则将即刻失去活动能力，需要急诊就医，二则脱位的原因很多时候与手术技术相关。

随着我国老龄化社会的到来，初次髋关节置换患者的数量在迅速增加，从而使得翻修和脱位患者的绝对数量也在增多。脱位不但给患者带来身心痛苦，同时也会给家庭和社会造成巨大的经济负担。因此，关节外科医师应该充分认识到这种并发症的严重性，通过术前、术中和术后采取相应措施，尽量把脱位的发生率降到最低。

二、脱位原因及危险因素

（一）伴随疾病

患者相关伴随疾病是导致髋关节置换术后脱位的重要原因，如脑卒中、颈胸脊髓病等导致髋关节周围肌肉无力尤其是外展肌无力时髋关节置换术后脱位的发生率将显著增加。帕金森病、脑瘫等伴随疾病也被认为是脱位的高危因素。美国的一项基于2012～2014年髋关节置换术后再入院患者数据库的分析发现，帕金森病和老年痴呆患者髋关节置换术后脱位率高于其他对照组患者。然而，也有一些研究对此持有不同的观点。Meek等的研究就发现髋关节置换术后脱位与帕金森病之间没有明显相关性。近期的一项关于脑瘫患者的队列研究也发现，脑瘫患者髋关节置换术后的脱位率并未明显增加。大家对帕金森病、脑瘫等伴随疾病是否增加脱位率持有不同观点的现状，说明这方面仍需要进行高级别循证医学证据的研究，才能解除大家对此存在的困惑。

此外，存在认知功能障碍、精神疾病和酒精成瘾等患者，由于术后康复过程中对医嘱的依从性不好，从而容易出现脱位，因此也是髋关节置换术后脱位的一些危险因素。

高龄患者股骨颈骨折也是髋关节置换术后脱位的危险因素，这是因为高龄患者通常肌肉力量减弱，并且由于体力减退和灵活性降低等因素，使得其相对更容易出现术后脱位的并发症（图10-1）。

因此，对于存在术后脱位高危因素的髋关节置换患者，术前应该与患者及其家属充分沟通手术风险，医护人员和家属也应该更加重视对该类患者的康复指导和监护，从而降低脱位率。

（二）手术相关因素

手术技术是髋关节置换术是否成功的最关键因素。即使患者没有任何可以导致术后脱位的相关伴随疾病，术后也应积极配合康复训练，但手术技术的失误依然会将患者置于术后脱位的高危

境地。导致术后脱位的手术相关因素主要包括假体位置安放不良、假体撞击、术中肌肉损伤或软组织修复不良等。

1.假体位置安放不良　髋关节置换术后假体的稳定性很大程度上取决于髋臼和股骨柄的安放位置。假体位置不良不仅容易导致髋关节活动范围受限、撞击和假体磨损增加，也容易导致术后关节脱位（图10-2）。

1978年Lewinnek第一次提出了髋臼安全区的概念，认为外翻角的安全范围为45°±10°，也就是35°～55°，前倾角的安全范围是15°±10°，

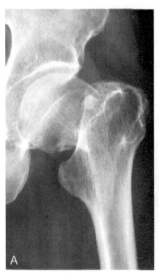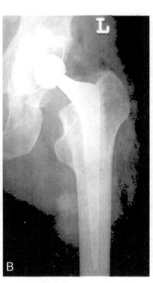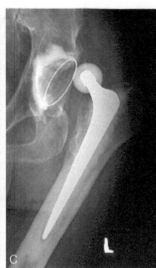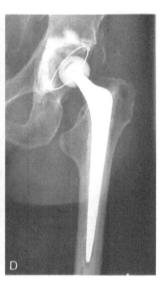

图10-1　A.女性，79岁，左侧股骨颈骨折；B.骨水泥型全髋关节置换术后；C.术后返回病房搬运过程中发生脱位；D.闭合复位、下肢外展中立位卧床3周，术后23年，未再发生脱位

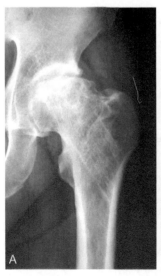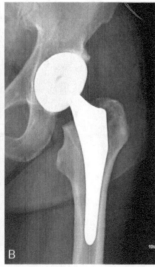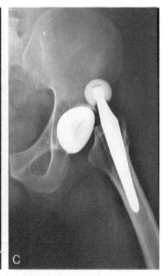

图10-2　A.男性，67岁，创伤性股骨头坏死；B.全髋关节置换术后，髋臼外翻角56°；C.术后2个月弯腰活动时脱位

也就是 5°~ 25°。Lewinnek 提出的该安全区是基于自己的研究结果，他发现如果髋臼杯安放超出这个范围之后脱位率会明显增加。

但近年来有不少关节外科医师对 Lewinnek 的安全区范围提出了挑战，认为该安全区并没有考虑到骨盆的倾斜角度及脊柱情况等因素的影响。对于前倾角而言就更加复杂了，一是前倾角有 3 种不同的定义方法，即手术前倾角、放射学前倾角和解剖前倾角；二是基于 X 线片的测量很困难并且不准确，前倾角的大小也会因为参照平面的不同而不同，如是参照骨盆前平面还是参照功能位冠状面。

William S. Murphy 等研究发现，32% 的髋关节置换术后脱位患者的外翻角和前倾角均位于 Lewinnek 的安全区内；而 MP.Adel 的研究则发现 58% 的脱位患者的髋臼杯安放在了安全区内。

因此，对于髋臼假体安放的安全区概念不应该死记硬背，安全区与患者的个体状况如骨盆倾斜程度和脊柱僵硬程度等有关，并且股骨颈自然前倾角度的变异很大。相对于单纯考虑髋臼假体的安放角度而言，联合前倾角的概念更值得大家重视，即髋臼的前倾角加上股骨柄的前倾角对于髋关节置换术后的稳定性更加重要。Yasuharu Nakashima 的研究发现，联合前倾角度在 40°~ 60° 的脱位率为 0.43%，而联合前倾角高于或低于此范围的患者的脱位率为 2.5%。Lawrence D. Dorr 的研究则认为合适的联合前倾角应该是 25°~ 35°，女性比男性大，可以扩大到 45°。K.H. Widmer 通过有限元分析的方式发现最佳的联合前倾角是 37.3°。因此，合适的联合前倾角毋庸置疑是髋关节置换术后稳定性的重要保障，但联合前倾角应根据性别、手术入路及脊柱矢状面平衡情况和僵硬程度等进行适当的调整。

依据笔者的经验，髋臼外翻角的理想位置是 40°，较理想的范围是 40°±5°，可以接受的角度范围是 40°±10°。至于前倾角，如果采用后外侧入路，联合前倾角 40°~ 45° 为好，而如果采用前外侧入路如 Hardinge 入路，则联合前倾角度应该较后外侧入路减小 10°~ 15°，也就是 25°~ 30° 为好。当然，还是要提醒大家，无论是外翻角、前倾角还是联合前倾角，都需要根据患者的具体情况而加以调整。

2. 假体撞击　撞击是髋关节置换术后脱位的一个重要因素。撞击包括 4 种情况。一是假体与假体撞击，即股骨柄的颈部与髋臼假体边缘在活动过程中发生撞击；二是假体与骨撞击，即股骨柄的颈部在活动过程中与髋臼边缘的骨组织撞击；三是骨与骨撞击，即股骨大转子区域在活动过程中与髂骨发生撞击；还有一种情况是假体或骨与软组织撞击，即股骨假体颈部或大转子区域在活动过程中与髂腰肌等软组织发生撞击。由于发生撞击时会产生杠杆的力量，如果力量过大则会导致髋关节脱位。撞击的发生与多种因素有关，如与假体安放位置有关，与没有良好恢复偏心距有关，也与假体的设计有关。

3. 外展肌损伤或软组织修复不良　如前所述，患者的髋部外展肌无力是导致术后脱位的高危因素。鉴于外展肌对于髋关节稳定的重要性，手术过程中应该尽最大努力将其保护好。如果术中保护不当，使外展肌挫伤严重，则容易出现术后肌肉力量减弱，从而导致脱位的发生。应用 Hardinge 入路时需要将臀中肌的一部分自大转子止点处剥离，手术结束时应该将其原位修复。如果修复缝合固定不良，术后患者过早的主动外展锻炼时，则有可能导致臀中肌自缝合处撕脱，导致外展肌无力和关节脱位。笔者所在医院曾发生过 1 例髋关节置换术后反复脱位的患者，假体位置安放良好，查体发现 Tredenlanburg 征阳性，翻修术中发现臀中肌自大转子缝合处撕脱并回缩，重新修复后未再发生脱位。因此，无论何种入路，对于臀中肌的保护都至关重要。

（三）既往手术史

髋部的既往手术史如股骨颈骨折或粗隆间骨折内固定手术史，会增加髋关节置换术后脱位的发生率，原因可能与既往手术对肌肉软组织的损伤有关。正是因为这个原因，对于高龄老人的髋部骨折，无论骨折类型如何，有些关节外科医师都会建议采用关节置换进行治疗。当然，所有的事情都需要一分为二地看待。如 Meek 等的研究就发现既往髋部骨折手术史与后续髋关节置换术后脱位没有明显相关性。如果既往曾经进行过髋关节置换手术，则翻修手术后的脱位率会显著高于初次置换，文献报道翻修术后的脱位率可高达 28%。

（四）脊柱 - 骨盆相互关系

近年来，脊柱、骨盆和髋关节三者之间的相互关系是研究的一个热点领域，无论关节外科医师还是脊柱外科医师都非常重视，并提出脊柱 - 骨盆综合征的概念。脊柱矢状面平衡状态会影响骨盆的前后倾角度，因此，在进行全髋关节置换手术时，髋臼杯的安放位置务必考虑脊柱对骨盆后倾的影响，否则容易发生术后脱位。一项基于大宗数据库的研究发现，如果患者既往接受过脊柱融合手术，则髋关节置换术后的脱位率会明显增加，而且，融合节段越多，髋关节置换术后脱位率也越高，融合 1 或 2 个节段的术后脱位率是2.96%，而融合 3 ～ 7 个节段的患者，髋关节术后的脱位率则达 4.12%。Sing 等的研究也得出相似的结果，发现脊柱融合 1 或 2 个节段的患者，髋关节置换术后的脱位率是 4.26%，而融合 3 个以上节段的患者，脱位率高达 7.51%。Perfetti 等研究了既往有过脊柱融合手术史的患者在进行髋关节置换术后 12 个月时的脱位情况，发现有过脊柱融合手术史的患者的脱位率是对照组的 7.19 倍，因脱位而进行翻修的概率是对照组的 4.64 倍。其他的一些研究也证实了脊柱矢状面失衡会导致髋关节置换术后的脱位率和翻修率增加。

脊柱 - 骨盆的平衡失调会导致髋臼功能位置的改变，这就是为什么我们虽然将髋臼杯放置在了 Lewinnek 安全区内，但术后依然发生了脱位。髋臼的功能位置取决于脊柱骨盆和髋关节的相互运动关系，站立位时骨盆轻度前倾，腰椎前凸，髋臼前倾角变小；而坐位时，腰椎变直，骨盆轻度后倾，髋臼前倾角变大。由此可以想到，如果脊柱尤其是腰骶结合部融合或僵硬，在体位变化时髋关节会代偿性活动增加，从而可能导致髋关节脱位的发生。近期有学者进行了量化研究，发现骨盆的前后倾活动度每丧失 1°，股骨的活动度会增加 0.9°。

大多数需要进行髋关节置换的患者都是老年人，而老年人合并脊柱疾病或有脊柱手术史的情况并不少见。因此，我们需要充分了解脊柱、骨盆和髋关节之间的相互影响关系，对该类患者术前需要与患者和家属充分沟通手术后脱位的风险，并做好术前规划，尽量降低术后脱位的可能性。

（五）假体因素

股骨头直径和头颈比也是影响髋关节置换术后脱位的重要因素。小直径股骨头如 28mm 及以下，由于活动范围相对较小，容易因撞击而脱位。同时，小直径股骨头的跳跃距离（jump distance）小，也是比较容易发生脱位的原因。

随着材料学的进步，如陶瓷的强度和耐磨性提高，高交联聚乙烯的耐磨性显著增加的同时其他物理性能没有明显改变，从而使大直径股骨头的应用越来越广泛。大直径股骨头的优势在于其增大了活动范围，降低了撞击脱位的风险，增加了跳跃距离，从而降低了脱位的发生率。Bistolfi 等对初次全髋关节置换的研究发现，使用 36mm 直径股骨头的患者的脱位率为 0.5%，而使用 28mm 直径股骨头的患者的脱位率为 3.9%。Garbuz 等对翻修患者的研究发现，使用 36mm 和 40mm 直径股骨头进行翻修后脱位率为 1.1%，而采用 < 36mm 直径股骨头进行翻修的患者的脱位率高达 8.7%。Amir Herman 通过对因脱位行翻修术后再次发生脱位的患者进行多因素分析发现，采用 36mm 直径及以上股骨头是降低再次发生脱位的独立因素。

双动全髋的设计起源于 20 世纪 70 年代的法国，设计理念是融合大直径股骨头稳定性好和小直径股骨头容积磨损率低的优点，希望增加稳定性、提高活动范围并减少撞击，同时不增加磨损。最近 A. Schmidt 等的研究结果显示，使用双动全髋进行翻修术后的脱位率为 3.8%，明显低于常规翻修术后 13.5% 的脱位率。Darrith 等文献荟萃分析也发现双动全髋无论是在初次置换还是翻修手术中，都明显降低了术后脱位率。因此，对于存在高危脱位风险的患者，采用双动全髋假体应该会降低术后脱位的发生率（图 10-3）。

（六）切口入路

目前髋关节置换临床上采用比较多的入路包括后外侧入路、Hardinge 入路及近年来讨论较多的直接前方入路（direct anterior approach, DAA），不同的入路各有其优缺点。

使用最广泛的后外侧入路的优点在于不损伤臀中肌、显露充分、能根据手术需要随时延长切

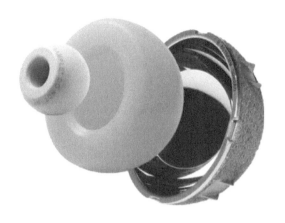

图 10-3　双动全髋假体
活动范围增大、撞击的可能性减小、跳跃距离增加，因此，降低了脱位的风险

口等。对于翻修手术，它的优势更加明显，如更有利于术中进行大转子延长截骨等操作。但对此入路也存在不同的看法，如有学者认为其有增加坐骨神经损伤的风险，术后脱位率相对较高等。随着手术技术的进步，后外侧入路的脱位率已经明显降低。Oscar Skoogh 等基于瑞典的国家登记系统数据，对 2007 ～ 2014 年超过 15 万例的髋关节置换患者进行分析，发现现代的后外侧入路术后的脱位率已经与直接外侧入路没有区别，并且采用后外侧入路的患者中总体翻修率低于直接外侧入路。后外侧入路脱位率和翻修率降低的原因包括对该入路更加熟悉及因为显露充分而可以将

假体置于更理想的位置。同时对关节囊和外旋短肌群的有效修复也是导致后外侧入路术后脱位率降低的重要因素（图 10-4）。

直接前方入路是神经肌肉间隙入路，理论上其具有软组织损伤小、有利于髋臼前倾角度的控制从而降低脱位率、有利于控制肢体长度等优势，从而符合加速康复的理念。但直接前方入路的缺陷也很明显，如学习曲线长、股骨侧并发症（如股骨近端骨折和假体穿出等）更加常见及股外侧皮神经损伤等。研究显示，与后外侧等入路相比，直接前方入路的优势如疼痛程度轻等主要集中于术后 6 周以内，术后 6 周以后不同入路之间无论疼痛、功能均不再有任何区别。Cheng 等对直接前方入路和后外侧入路进行了前瞻性随机对照研究，结果显示两种入路无论是术后关节功能评分还是生活质量评分等方面均无明显区别。R. M. Meneghini 等研究则发现直接前方入路与其他入路相比，术后股骨侧早期翻修率明显增高。因此，不同入路各有优势，术者采用自己最熟悉的入路是降低术后并发症发生的基础。

三、临床表现和诊断

髋关节脱位后的最主要临床表现是疼痛和即刻出现的髋关节活动障碍，患者通常急诊就医。接诊医师应当详细询问病史，了解脱位的姿势或受伤机制，是第一次脱位还是反复发生？髋关节

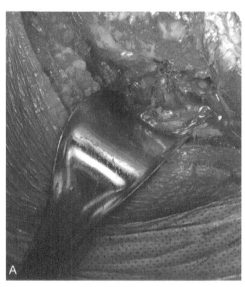
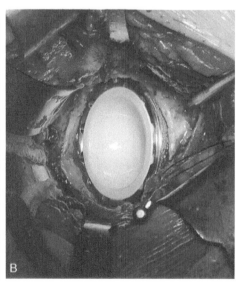

图 10-4　A. 后外侧入路修复关节囊和外旋短肌群,软组织的有效修复有利于关节的稳定性;
B. 横韧带是臼杯安放的重要参考标志

置换手术后多久发生的脱位？同时，应当翻阅手术记录（如果可能）了解使用的何种假体；查看既往 X 线片，了解假体位置情况。

查体会发现下肢短缩，并能通过畸形状态初步判断是后脱位还是前脱位。如果是后脱位，患肢通常处于屈曲内收内旋位，而如果是前脱位，则患肢处于屈曲外展外旋位。

影像学检查是确定诊断的必要手段。一旦怀疑髋关节置换术后脱位，则应首先进行 X 线检查，拍摄双侧髋关节正位片，如果可能则最好同时拍摄侧位片，但如果患者疼痛剧烈无法配合则最好放弃侧位片检查。脱位患者的 X 线表现包括股骨头旋转中心上移、Shenton 线不连续，同时可以通过 X 线检查初步判断是否合并假体周围骨折。CT 检查非常有意义，可以清楚显示假体的脱位方向、是否合并假体周围骨折及假体是否松动等。磁共振检查对于判断髋关节脱位意义不大，不应作为常规检查手段。

通过临床表现和影像学分析，我们可以明确脱位的类型加以指导治疗。髋关节置换术后脱位的分型较多，常用的是 Wera 分型，共分为 6 型。Ⅰ型，髋臼假体位置不良；Ⅱ型，股骨假体位置不良；Ⅲ型，外展肌无力；Ⅳ型，撞击；Ⅴ型，晚期磨损；Ⅵ型，原因不明。不同的类型可以采用不同的处理方法。

总之，髋关节置换术后脱位的诊断一般不困难，通过询问病史、查体和常规影像学检查即可明确诊断。

四、治　疗

（一）非手术治疗

在确认没有合并假体周围骨折和假体松动的情况下，闭合复位非手术治疗是首选的治疗方法。绝大多数患者均可以通过闭合复位、非手术治疗而痊愈。但如果存在明显的假体位置不良或磨损，则应考虑进行翻修手术。

由于髋部肌肉发达，因此闭合复位最好在麻醉下进行，根据是后脱位还是前脱位而采用不同的手法进行复位。复位过程中需要有助手协助固定骨盆，复位一般不困难。复位后下肢畸形矫正、肢体长度恢复。需要通过 C 臂机透视或拍摄 X 线

片确认复位成功后，患者才可以离开手术室。

如果是第一次脱位，则闭合复位后一般建议卧床 3 周，患肢置于外展中立位，可以轻重量皮牵引，也可以患足穿钉子鞋，目前更建议采用后者。3 周后可以扶拐下地行走，避免脱位姿势，使用拐杖时间一般是 3 周，然后可以弃拐行走。笔者曾报道过一组脱位患者，共 7 例，其中 6 例采用闭合复位非手术治疗的方法进行处理，未发生再次脱位。另外 1 例患者因为在复位过程中髋臼杯松动而进行了翻修手术。

如果既往曾经发生过脱位，通过分析发现假体位置良好，没有松动，则仍可以尝试闭合复位、非手术治疗。这种情况下通常建议卧床 6 周，患肢同样置于外展中立位。6 周后扶拐下地行走，使用拐杖时间一般是 6 周，然后可以弃拐行走。

如果既往曾经反复脱位 3 次以上，患者拒绝手术治疗或不具备手术条件，则可以在闭合复位后尝试使用髋关节支具或髋人字石膏制动 3 个月，通过让局部软组织瘢痕化或挛缩达到稳定的目的。

（二）手术治疗

对于髋关节脱位需要进行手术治疗的患者，应当在术前充分了解患者的基本情况、前次手术相关因素（包括手术原因、手术过程是否顺利、采用何种假体等）、脱位是在什么状态下发生的（外伤所致，还是生活中某些姿势所致等）。手术治疗的方式包括假体翻修、软组织修复或改善软组织张力、采用限制性髋臼内衬等。

1. 翻修手术　如果髋臼或股骨假体位置明显不良，则应进行部分或全髋关节翻修手术，将假体位置调整至更加合理安全的位置，从而避免再次脱位的发生。

（1）髋臼侧翻修：假体位置不良绝大多数发生于髋臼侧，并且髋臼假体更容易调整外翻角度和前倾角度，因此单纯髋臼侧翻修更常见。Parvizi 等曾报道，在其因脱位而进行翻修的患者中，髋臼位置不良者占 35%，这部分患者单纯翻修髋臼改善位置后，91% 的患者未再发生脱位。

（2）股骨侧翻修：除非股骨柄假体位置极差或合并松动和骨折，或假体陈旧已无法与翻修的髋臼匹配，股骨侧一般不需要进行翻修。因为稳

定的股骨柄翻修相对更困难，也可能会造成更大的软组织损伤，从而增加翻修术后再次脱位的风险。

（3）大直径股骨头假体：随着材料学和制造工艺的进步，我们已经越来越多地使用大直径的股骨头假体。股骨头直径的增大不仅能增加关节活动范围，同时可以降低股骨颈与髋臼内衬边缘撞击的风险，增加了跳跃距离，从而降低脱位的发生率。因此，在因髋关节脱位进行翻修手术时，应当尽量采用 32mm 及以上直径的股骨头，以降低翻修术后脱位再次复发的风险。D. A. Stroh 等的对比研究发现，采用 36mm 及以上直径股骨头组的脱位率显著低于直径 28mm 组（0% vs 1.7%）。Beaule 等对 12 例反复脱位 7 次以上并进行过至少 4 次手术的患者采用大直径股骨头进行翻修手术（股骨头直径平均 44mm 以上），平均随访 6.5 年后，其中 10 例患者未再发生脱位。

　　如果假体位置良好，脱位的原因是撞击或软组织张力不足，则有时也可以通过手术单独更换为大直径股骨头或加长头，增加活动范围、降低撞击的发生而降低再次脱位的风险。通过加长头或大直径股骨头，还可以适当改善软组织张力，从而使关节变得更加稳定。

（4）防脱缘聚乙烯内衬：对于陶瓷或金属对聚乙烯的摩擦界面，初次置换时有些医师喜欢平边的聚乙烯内衬，原因是担心聚乙烯内衬的防脱缘会增加撞击的可能性。但对于翻修手术尤其是因为脱位而翻修的手术而言，建议常规使用具有防脱缘的聚乙烯内衬。聚乙烯防脱缘能在一定程度上弥补手术技术的不足，降低术后脱位的复发率。如果金属髋臼杯的外翻角和前倾角都在可接受范围内，也可通过单纯更换具有防脱缘聚乙烯内衬的方式进行处理，术中需要根据检查所发现的不稳定角度和方向而调整防脱缘的安放位置（图 10-5）。

（5）双动全髋假体：双动全髋（dual mobility hip）的股骨侧为双动头，设计原理是希望在增大活动范围的同时降低撞击的风险，并通过增加跳跃距离从而提高关节稳定性。法国骨科医师协会对 3473 例存在脱位高危因素的高龄股骨颈骨折全髋置换术后进行了 5～11 年的随访，发现采用双动全髋假体手术后的脱位率仅为 43%。Parvizi 等则发现，对于因髋关节不稳定而采用双动全髋进行翻修的研究中，81% 的患者术后未再发生脱位。因此，对于存在脱位高危因素的髋关节置换患者（如高龄股骨颈骨折、翻修手术等），采用双动全髋假体是一种行之有效的降低术后脱位风险的方法。

（6）限制性髋臼内衬：限制性内衬是关节外科医师对抗反复脱位的有力武器。限制性内衬是通过物理的方法将股骨头限制于髋臼内衬内，从而降低脱位的发生率（图 10-6）。通常存在两种类型的假体。一种在超高分子聚乙烯内衬外增加了一个金属卡环，另外一种是限制性三动全髋设计。但限制性假体的缺点是活动范围小、磨损增加、假体与骨界面的应力增加，从而整体松动率和假体失败率较高。

　　使用限制性内衬的绝对适应证是反复脱位且病因为神经肌肉疾病导致外展肌无力的患者；同时，如果患者因为各种原因不能很好地配合康复训练，如合并老年痴呆等而依从性差，这种情况下也应该考虑使用限制性内衬。

　　需要注意的是，限制性内衬并不能有效补偿假体位置的不足，相反，如果将限制性内衬安装至一个位置不良的臼杯内，则会因为撞击和局部应力增加等原因而使术后失败率显著增加。

2. 软组织修复和改善软组织张力　髋关节置换术后肌肉、关节囊等软组织张力降低是导致脱位的重要因素。而偏心距减小、肢体短缩等因素是导致髋关节周围软组织张力降低的常见原因。软组织修复对于后外侧入路尤其重要。Zhang 等对 7 项临床研究进行了荟萃分析，共纳入 45 594 例采用后外侧入路进行初次全髋关节置换的患者，发现修复关节囊组较不修复组患者的脱位率更低，功能评分也更高。翻修手术中修复关节囊也取得了相似结果，K.T.Suh 等的研究显示通过后外侧入路进行髋关节翻修的患者中，修复关节囊患者的脱位率为 1.9%，而不修复组高达 10%。

　　髋关节置换术后一旦发生脱位，应全面分析原因，其中应关注是否有效地恢复了偏心距。如果偏心距恢复不足，则在非手术治疗无效而进行翻修手术时应高度重视偏心距的恢复，比如采用高偏心距股骨柄，或采用高偏心距聚乙烯内衬，从而通过增加局部软组织的张力，提高关节的稳定性。

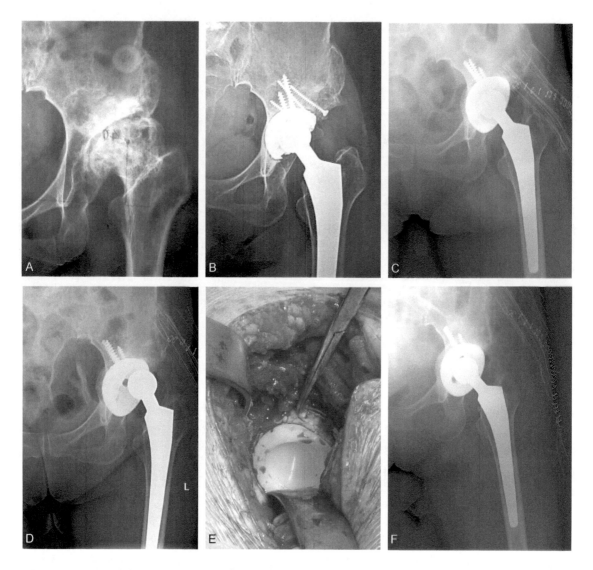

图 10-5　A 和 B. 女性，59 岁，因髋关节骨关节炎、髋关节发育不良某于医院行全髋关节置换术；C. 术后 3 年假体松动；采用 Jumbo 杯进行翻修；D. 术后反复脱位；E. 然后再次翻修调整聚乙烯内衬角度和防脱缘位置后，脱位未再复发

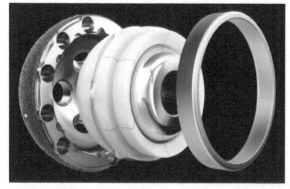

图 10-6　金属卡环式限制性内衬。通过机械性限制，降低脱位的风险

大转子推进技术是提高外展肌张力的有效方法。手术技术简单，用电锯将大转子连同外展肌锯断，向远端拉紧后用钛缆或钢丝牢固固定即可。Kaplan 等对一组平均发生过 3.9 次脱位的 21 例患者采用大转子推进的方法进行治疗，平均推进 16mm，其中 17 例（81%）患者术后未再发生脱位，有 2 例再发生脱位的患者是因为大转子截骨未愈合，并向近段移位超过 10mm。因此，大转子推进技术是改善髋关节周围软组织张力的有效方法，能显著降低脱位复发率。

手术过程中外展肌损伤过重或术后臀中肌修复处撕脱（尤其对于 Hardinge 入路而言），也是导致髋关节置换术后脱位的一个因素。因此，无论采用哪种入路进行髋关节置换手术，都需要高度重视外展肌的保护，避免或尽量减少其损伤。

Hardinge 入路在手术结束修复臀中肌时，务必缝合固定可靠，以防止术后康复锻炼过程中发生撕脱。关节外科医师应当尽力避免这种医源性臀中肌无力，以及由此导致的关节脱位的发生。

总之，脱位是髋关节置换术后的常见并发症，一旦发生，患者通常急诊就医。脱位的发生与多种因素有关，包括患者因素、医师因素和假体因素。与患者自身相关的危险因素包括髋外展肌无力、帕金森病、老年痴呆等伴随疾病，同时高龄股骨颈骨折患者也更容易发生术后脱位。医师因素主要与手术技术相关，如假体位置安置不良和术中损伤臀中肌等，而假体的因素包括小直径股骨头和头颈比小等。发生脱位后应仔细分析脱位原因并积极处理。绝大多数脱位都可以采用非手术治疗方法进行处理，常用的方法是麻醉下闭合复位、卧床休息，患肢置于外展中立位。对于反复脱位、假体位置不良、或合并假体周围骨折等患者，则应当进行手术治疗。手术治疗的方式包括翻修位置不良的假体、更换成大直径股骨头、调整聚乙烯内衬防脱缘的位置、采用双动全髋假体翻修，或者采用限制性内衬。通过分析具体的脱位原因，然后采用相应的合理处理方法，脱位大多数是可以治愈的。

（田　华）

第二节　假体周围骨折

一、概　述

全髋关节置换术（total hip arthroplasty, THA）术后早期或晚期均可发生假体周围骨折，包括了髋臼或股骨假体周围骨折，而以股骨侧更为多见。近年来，随着生物型髋臼杯的广泛应用，髋关节置换术中髋臼假体周围骨折也逐渐增多。发生髋关节假体周围骨折后，患者需要增加卧床时间，避免患肢负重，这将可能引发一系列卧床并发症，加之老年患者身体功能衰退，常合并多种内科疾病，免疫力下降，这些因素将共同导致老年患者的死亡率增加。本节将就全髋关节置换术后假体周围骨折的流行病学、危险因素、治疗技术及结果进行全面的阐述。

二、全髋关节置换术后股骨柄周围骨折

（一）流行病学

美国梅奥医学中心的一份报告显示，在 23 890 例初次全髋关节置换术后发生股骨柄周围骨折的概率为 1.1%，在 6349 例全髋关节翻修术后的发生率为 4%。Lindahl 等报道了瑞典国家髋关节登记系统里记录的 1049 例股骨假体周围骨折：术前诊断为髋部骨折或类风湿关节炎（两者都与骨质疏松有关）的患者术后骨折的风险较高。从手术到发生假体周围骨折的时间变化很大，骨折最早可以在手术后几天发生，也可以在手术后几十年发生。早期的骨折通常与未确诊的术中骨折或微孔表面近端固定的非水泥柄有关，这种类型的假体在术后早期（假体骨整合之前）承受较高的负荷，从而导致早期骨折。晚期的骨折通常与假体松动、骨质疏松、骨溶解或外伤有关。

假体周围骨折的发病率是在逐年增加的，目前认为假体周围骨折发生率增加可能与以下因素相关：① 随着时间推移，假体置换的患者，股骨柄周围的溶骨性改变逐渐加重，最终出现假体松动；② 随着患者年龄增高，患者患有骨质疏松的概率也在增大，轻微创伤即可出现假体周围的骨折；③ 随着全髋置换术的普及和其适应证的扩大，年轻患者和活跃的患者接受全髋关节置换的比例也在升高，相对应的，这些年轻、高运动量的患者出现假体周围骨折的风险也在增加。

（二）分类

针对股骨柄周围骨折，目前已经有多种分类方法，使用最广泛的分类系统是 Duncan 和 Masri 提出的 Vancouver 分类法（图 10-7）。该分类系统根据解剖位置、假体固定的状态和骨质量对骨折进行了分类，这些因素与后续的治疗方法有关。Vancouver 分类法将转子周围区域的骨折划分成 A 型骨折，进一步再划分为 A（G）型骨折（涉及大转子的骨折）和 A（L）型骨折（涉及小转子的骨折）。B 型骨折发生在股骨柄的周围，这些骨折被细分为 B1 型骨折（股骨柄固定良好）、B2 型骨

折（股骨柄松动）、B3 型骨折（合并严重的近端骨缺损或粉碎性骨折）。C 型骨折是指在股骨柄远端发生的骨折。

（三）治疗流程

Vancouver A（G）型骨折可能与外伤有关，此时假体一般固定良好。如果骨折仅仅发生了轻微移位，可以采取非手术的治疗措施，约 12 周内可以愈合。更常见是，这些骨折发生在大转子明显骨溶解的情况下，当骨折没有明显移位时，在翻修前通常允许一段愈合时间（包括骨组织或纤维组织），若是发生明显移位的大转子骨折，则需要进行早期手术和固定，因为非手术治疗可能导致不愈合、外展肌无力，甚至可能导致髋关节的不稳定。

而与假体相关的 Vancouver A（L）型骨折是很罕见的，此时可以采用非手术治疗。一些 Vancouver A（L）型骨折是在局部骨溶解的情况下发生的，但如果 Vancouver A（L）型骨折与假体松动有关，则通常需要进行股骨部件的翻修。

Vancouver B1 型骨折最常见的治疗方法是内固定和保留股骨柄。当选择内固定作为治疗方法时，首要的是确定股骨柄是否固定良好。

Vancouver B2 型骨折通常采用翻修手术，同时治疗骨折和假体松动。非手术治疗很少用到，因为不愈合和畸形愈合的发生率都很高。随着现代人工关节和技术的发展，同期进行骨折固定和

假体翻修已经成为一项标准的术式。

Vancouver B3 型骨折可采用肿瘤关节、假体异体骨复合物来进行治疗。

Vancouver C 型骨折通常采用逆行髓内钉或钢板内固定。为了避免在柄尖端和新的内固定之间的高应力区发生骨折，可以考虑将内固定物与股骨柄部分相重叠。

（四）治疗及结果

1. Vancouver A（G）型骨折　可以用钢丝、钛缆、缝合线、大转子钩板及钢板完成大转子骨折的固定。这些骨折通常为横行骨折，如果粗隆部骨质较差，则可能会出现愈合的问题，继而会经常出现疼痛、外展肌功能不全和跛行及髋关节的不稳定。

在选择与骨溶解相关的骨折的治疗方案时，延迟手术可以使骨折得到骨或纤维的愈合。经过 12 周或更长时间的等待，许多此类骨折变得足够稳定，在进行翻修手术治疗潜在的磨损和骨溶解问题之前，可以重建连续的外展肌、大转子和股外侧肌。如果进行急性手术，则骨折通常会不稳定，可能会发生移位，大量骨溶解也使得骨折固定非常困难。Hsieh 等报道了在全髋置换术后的平均 11 年间，发生了 21 例与骨溶解相关的股骨大转子骨折，17 例骨折发生了轻微移位，其中 15 例采用了非手术治疗，在临床和影像学上得到了治愈。采用内固定和植骨术治疗的 4 例骨折中也

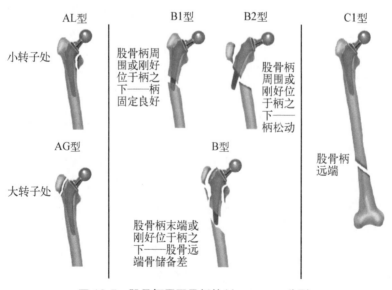

图 10-7　股骨柄周围骨折的 Vancouver 分型

都顺利愈合。

Vancouver A（L）型的骨折模式可能与非骨水泥锥形柄的早期失败有关。这类骨折可能在突然的髋关节负荷下"自发"发生，也可能存在不确定的术中骨折，这些骨折随后会在负荷下移位。典型的骨折包括单个后内侧骨折，涉及小转子，并与松动的假体相关，在这种情况下，还是建议尽早手术来固定骨折（图 10-8）。

2. Vancouver B1 型骨折

（1）技术：Vancouver B1 型骨折最常见的治疗方法是内固定，目前，治疗这些骨折的主要方法有两种。第一种方法是用同种异体骨板与钢板相结合。通过股外侧肌切口由外侧放置钢板，然后将异体骨皮质板放置于前方（图 10-9 和图 10-10）。这种办法最常见的失败模式是近端固定失效。因此，需要用靠近骨折处的线缆和螺钉牢固固定钢板，近端螺钉可以使用单皮质或双皮质固定（在柄后面），这样可以增加固定的强度，提高抗旋转和抗折弯的能力。注意尽量不要将骨折部位和周围骨剥离，以保留血供。

另一种技术就是所谓的桥接钢板技术。通过微创的方法，将钢板通过骨折部位近端和远端的小切口进行骨膜外放置。采用间接复位方法复位骨折，然后用螺钉（通常是锁定螺钉）将钢板固定于股骨上。这项技术的关键是把对骨折的血液供应造成的干扰降到最低，保留骨膜内促进愈合的生长因子。

（2）结果：Lindahl 等报道了用内固定治疗 Vancouver B1 型骨折的结果，在瑞典髋关节登记系统中有很高的失败率，部分原因是有些骨折被错误地归类为 Vancouver B1 型骨折，而实际上它们与松动的股骨柄有关。研究结果也强调，如果采用了较旧的内固定方法，如单皮质钢板（非锁定），其失败率会明显增高。采用钢板和异体骨皮质板支撑的现代治疗方案成功率要高得多。Haddad 等在一项多中心研究中报道了使用这种方法治疗的 40 例假体周围骨折，其中有 39 例骨折愈合。Ricci 等描述了单侧钢板（通常是锁定板）与间接骨折复位、骨膜外放置和最小软组织剥离相结合的应用，在 50 例假体柄周围骨折中，均得到了满意的愈合。

3. Vancouver B2 型骨折 大多数假体柄周围骨折发生在股骨柄松动的情况下。Lindahl 等在瑞典髋关节登记系统中关于股骨柄周围骨折的报道中发现，66% 的骨折是在初次髋关节置换术后发生的，50% 的骨折是在翻修手术后发生的，并且与假体松动有关。Vancouver B2 型骨折需要进行假体翻修，同时稳定骨折，可以利用骨折端为窗口，

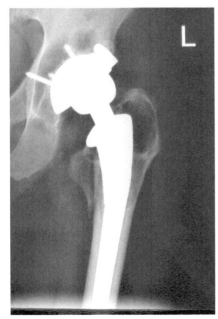
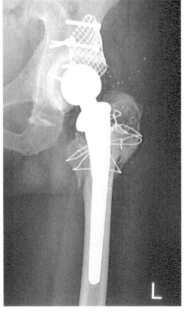

图 10-8 患者跌倒后，髋关节 X 线检查显示股骨近端的 Vancouver A（L）型骨折，同时可以观察到股骨近端明显的骨溶解

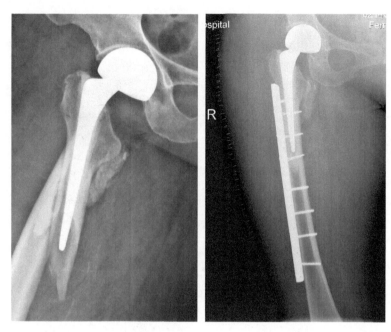

图 10-9　老年女性的 Vancouver B1 型股骨骨折，骨水泥假体仍然固定良好，患者年龄较大，活跃度很低，所以采用了保留假体，钢板固定

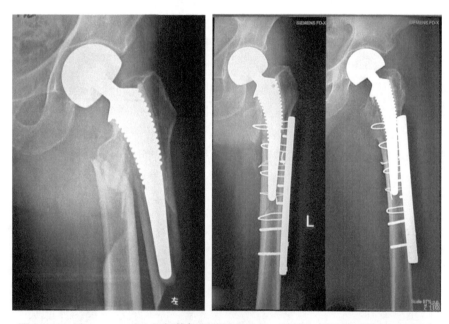

图 10-10　Vancouver B1 型假体柄周围股骨骨折，钛缆和螺钉加强骨折周围固定

方便地取出假体。通过股骨长柄假体和环扎固定可以使骨折得到满意的稳定，必要时，还可使用钢板或骨皮质板作为额外的支撑（图 10-11）。

重建 Vancouver B2 型骨折可以使用许多不同类型的股骨假体，大多数北美外科医师更倾向于使用非骨水泥假体，因为它们在翻修术中显示出了很高的成功率，同时避免了骨水泥渗漏及与骨水泥无法加压的问题。非骨水泥柄能够提供远端

的稳定，同时能够固定骨折，包括了广泛涂层的圆柱形柄、锥形带翼组配柄和带有远端锁定螺钉的股骨柄。

（1）技术：显露骨折端后，注意尽可能地保留骨折端的血供。通过骨折端取出松动的股骨柄（和骨水泥），尽量避免在假体取出过程中导致的进一步的粉碎性骨折。假体取出后，医师必须决定的是首先稳定骨折还是在骨折仍未复位的

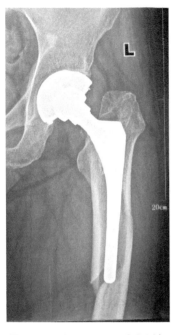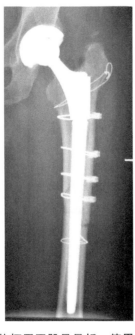

图 10-11　Vancouver B2 型假体柄周围股骨骨折，使用锥形带翼组配柄固定

情况下为翻修假体进行股骨准备。如果选择在股骨准备之前进行复位和固定，通常采用环扎方式可以获得满意的固定。然后准备股骨并安放假体。将预防性环扎钢缆或钢丝放置于骨折的远端，以尽量减少翻修假体植入时骨折扩展的风险。如果安放假体被放置在骨折复位之前，那么在假体被牢牢地固定在远端之后，再在假体周围重新固定股骨。在大多数情况下，如果维持了良好的血供，并取得了满意的骨折复位，则无须进行骨移植。而同种异体皮质骨板可用于治疗明显的节段性骨缺损，或帮助稳定骨折，其也有一定的优势。术后患者可以马上活动肢体，但患者通常在 12 周左右的时间内需要限制负重，直到骨折愈合。

（2）结果：在梅奥医学中心治疗的 118 例 Vancouver B2 型和 B3 型骨折中，Springer 等的报道显示，以任何原因的股骨组件的翻修为终点，Kaplan-Meier 生存率在 5 年时为 90%，在 10 年时为 79%，在 15 年时为 58%，其中骨水泥柄有 31% 的不愈合率和 15% 的再断裂率。

股骨翻修假体的改进及髋关节翻修技术的成熟，都使得全髋关节翻修术的结果得到巨大的改善。在 Springer 等报道的梅奥医学中心的病例中，应用广泛涂层的非骨水泥柄效果最好，应用骨水

泥柄的效果次之，而使用微孔表面近段固定非水泥柄的效果最差。在 30 例接受广泛多孔涂层非水泥柄治疗的髋关节中，只有 1 例进行了松动翻修，所有骨折都最终愈合，与以前的方法相比有了显著的改善。其他笔者也报道了在翻修术中使用广泛涂层的非水泥柄的良好结果。锥形带翼组配柄在 Vancouver B2 型假体周围骨折的翻修术中也得到了成功的应用：Ko 等报道了用 Wagner 柄治疗了 12 例髋关节假体周围骨折的病例，全部达到骨折的愈合和假体的稳定。Mulay 等报道了采用锥形带翼组配柄治疗 Vancouver B2 型和 B3 型骨折的 24 例相关病例，91% 的骨折愈合和 1 例髋部感染，但没有 1 例假体松动。

4. Vancouver B3 型骨折　是最具挑战性的情况，因为假体松动且近端骨质太差，无法提供可靠的假体支撑，薄弱的近端骨经常出现粉碎性骨折。传统的治疗这些骨折的方法是用股骨近端移植或肿瘤关节。另一种替代方法是使用锥形带翼组配柄，可以在股骨远端达到旋转稳定和轴向稳定，因此不依赖于脆弱的受损的近端骨作为支撑。因为近端骨不需要直接支撑柄，所以可以对近端骨进行有限的操作、复位和固定，从而保持骨愈合的潜力。

（1）技术：通过骨折端去除松动的股骨柄和骨水泥，检查股骨远端，以确定其是否适合非骨水泥柄植入。如果骨骼太松而无法进行非水泥柄植入，则可以在年龄较大的患者中考虑骨水泥柄。在大多数情况下，使用锥形带翼组配非水泥柄，可在骨折远端的骨干中获得轴向和旋转的稳定（图 10-12）。新的股骨假体被安放于股骨远端，并进行测试，以确保其具有良好的轴向和旋转稳定性。组装适当长度的近端部分和股骨头，复位髋关节。使用环扎钢丝、钢缆或缝合线，将粉碎的近端骨碎片聚拢到近端假体周围，并固定在适当位置。维持血供比清除若干骨碎片更为重要。近端假体可用作组装的支架，用钢丝或缝合线将大转子固定于适当的水平。在显露、假体取出、股骨准备和近端柄周围骨的固定过程中，维持对多个股骨碎片的良好血液供应，对于后期骨折愈合和重建至关重要。术后患者需要限制负重，直到骨折愈合，负重通常可在术后 12 周左右进行。

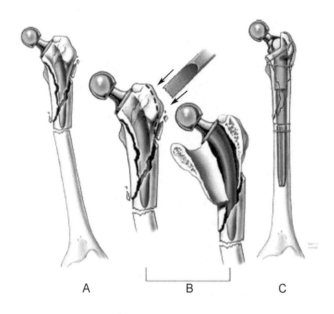

图 10-12　用锥形带翼组配柄治疗 Vancouver B3 型股骨骨折的技术

（2）结果：Vancouver B3 型假体周围骨折是比较难处理的情况，但几种治疗方法也取得了令人鼓舞的成绩。Maury 等报道了采用同种异体骨和假体柄复合物治疗的 25 例 Vancouver B3 型骨折病例，在最近的随访中，25 例患者中有 23 例能够行走；18 例有轻度的跛行，6 例有严重的跛行，6 例严重摇晃，15 例需要助行器。Klein 等报道了 21 例采用股骨近端肿瘤假体治疗的 Vancouver B3 型骨折的病例。21 例患者中，有 20 例恢复了步行能力，并且没有疼痛或只有轻微疼痛，并发症包括 2 例髋关节脱位、2 例髋部感染和 1 例再骨折。在至少 2 年的随访中，梅奥医学中心发现如果保留了近端骨及其软组织附着，并且使用锥形带翼组配柄，可以治疗严重的 Vancouver B3 型骨折，达到了骨折的愈合和假体的稳定，骨折周围可以看到明显的骨质重建。

5. 术中股骨假体周围骨折　术中假体周围骨折主要与患者骨质量、假体选择及医师手术操作技巧有关，文献报道患者性别为女性、高龄、肥胖、骨质疏松、非骨水泥固定型假体柄等均是危险因素。术前评估患者的骨密度，依据股骨髓腔类型选择合适假体，可以大大减少术中骨折的风险，股骨假体柄的直径过大、股骨皮质厚度与股骨髓腔直径比例过低是目前导致术中股骨假体周

围骨折的两个高风险因素。术中假体周围骨折有些很容易漏诊，从而导致处理不及时，给临床治疗带来极大被动性。当感觉阻力突然改变、术中异常渗血、股骨出现异常活动时要仔细寻找原因，临床评估结合影像学检查显得尤为必要。在压配生物柄的过程中，如果假体位置内翻或表面涂层太厚，可能会出现股骨距部位的裂缝骨折，术野显露不足也可能增加此类的风险，如直接前入路的手术，发生后可以使用钢丝或钛缆捆扎固定（图 10-13）。如果出现股骨远端骨折，就需要更换长柄假体，结合内固定来稳定骨折。

6. 股骨假体周围骨折不愈合　一直是一个棘手的问题，这种情况下，治疗的重点包括确保髋关节没有感染、使用新的假体固定及有效处理骨不连。Vancouver B1 型股骨柄周围骨折的骨不连如果以前用内固定治疗过，现在需要考虑用另一种内固定方法或通过不愈合部位的长柄假体进行翻修。如果最初的固定明显不牢靠，并且剩余的骨量充足，可以考虑重新固定，此时重点应该是获得更好的固定效果和改善生物学环境。如果骨不连导致骨质量很差或生物学环境不利

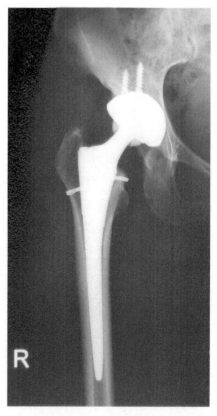

图 10-13　术中股骨矩部位裂缝骨折，使用钢丝捆扎固定

于骨愈合，则钢板固定不太可能成功，因此需要进行翻修。

Vancouver B2 型和 B3 型假体周围骨折通常用另一种翻修手术来治疗，修复的重点是在骨折不愈合远端获得稳定的假体固定，第二个目标是固定骨折并刺激骨折愈合。然而，在一些不愈合的情况下，骨愈合的潜能很差，股骨近端可能被留在原位（保留其软组织附着），或者被切除并被肿瘤关节或同种异体骨假体复合物所取代。

三、髋臼假体周围骨折

目前关于髋臼假体周围骨折的文献报道不多，临床指导意义有限。临床上常见的是术中的髋臼骨折，其解剖结构复杂，骨折处理难度大，使术后假体松动的风险增加。术中髋臼假体周围骨折具有较大的隐蔽性及不可预见性，与术者的临床经验、手术技术及患者骨质量有一定的相关性。近年来，随着生物型髋臼杯的广泛应用，髋关节置换术中髋臼假体周围骨折也逐渐增多。生物型髋臼杯较骨水泥型髋臼杯有更高的髋臼骨折发生率。其他危险因素还包括老年女性、压配固定技

术及骨质疏松等。

髋臼准备时需要特别注意磨锉技术，辨别髋臼的前后缘，如果选择生物臼杯，压配尺寸不宜过大，一般选用比最后髋臼锉直径大 2mm 的髋臼假体进行压配以达到良好的初始稳定，超过 2mm 将增加髋臼骨折的风险。此外，显露髋臼时拉钩用力过猛、打入髋臼时施压过大也常导致髋臼骨折 (图 10-14)。对于稳定性骨折，可以保留原假体，采用螺钉内固定加强，若髋臼不稳定甚至出现骨缺损，此时可考虑自体股骨头植骨、大号髋臼杯置入、多枚螺钉加强固定。也有学者建议对于髋臼前后柱出现骨折、骨盆出现不连续，应该采用重建钢板重建髋臼，再结合使用臼杯加强环技术来处理。

髋关节置换术中髋臼假体周围骨折的预防很重要，对于高龄、骨质疏松、肥胖、髋臼内陷等风险因素要有充分认识，做好骨折风险预案，选择合适的假体、充分准备骨折固定器械、选择恰当的手术入路、充分松解软组织等，术中直视下或借助 C 型臂透视来排查骨折，可减少遗漏的风险，做到早预防、早发现、早治疗。

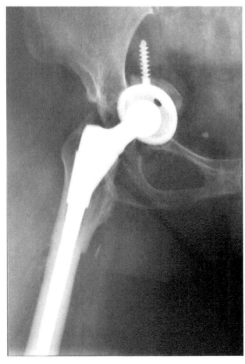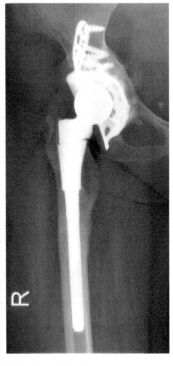

图 10-14 术中髋臼内壁骨折，使用加强环进行翻修

（李 锋 田 华）

第三节　人工关节感染

人工关节感染(prosthetic joint infection, PJI)，又称人工关节置换术后假体周围感染（peripros-thetic joint infection, PJI），属于手术部位感染（surgical site infection，SSI）中的深部感染，是人工髋关节置换术后最严重的并发症之一。由于 PJI 诊断困难、治疗复杂，常需要多次手术和长期抗感染治疗，给患者、家庭和社会带来严重的心理、生理和经济负担，也给医务人员和医疗机构带来巨大的挑战。最新的文献显示，人工髋关节感染二期翻修术后，1 年死亡率为 4.22%，5 年死亡率高达 21.12%。经国民真实寿命表矫正后，PJI 患者的死亡风险增加了 3 倍左右。

各国的卫生健康组织已发布和更新了多项指南，用于指导医院和医护人员如何减少 SSI 的发生率，关节外科医护人员则做了更严苛的要求和努力，但初次全髋关节置换术后感染发生率仍可达 0.5%～1%，人工髋关节翻修术后 PJI 发生率更高达 3%～5%。随着医保范围扩大、材料学进步，我国接受髋关节置换的患者数量逐年增多，特别是患者呈年轻化趋势，关节外科医师面临的 PJI 病例也必将越来越多、越来越复杂。因此，对 PJI 的定义、病因、危险因素、预防、诊断和治疗方法有一个全面的了解，将有助于关节外科医师

做出准确的诊断和最佳的治疗选择。

一、人工关节感染的定义

目前对 PJI 尚无明确的定义，不同的组织或学会提出了各自的定义或标准。欧洲骨与关节感染学会（EBJIS）提出的定义在欧洲地区使用较为广泛（表 10-1）。美国肌肉骨骼感染学会（MSIS）和美国传染病学会（IDSA）也分别给出了 PJI 的定义，MSIS 的定义在美国、中国及其他地区发表的文献中使用得更多。随着对 PJI 认识和研究的深入，MSIS 的定义也几经更迭，引用和应用最多的是 2013 年国际共识会议（ICM）发表的修订版本（表 10-2），该定义是一个分类诊断标准，包括了主要标准和次要标准。2014 年修订的版本相对 2011 年而言，删除次要标准中的"存在脓液"，新增"白细胞酯酶"，减少诊断感染所需满足次要标准的数量，从 6 项中满足 4 项降至 5 项中满足 3 项。2018 年的第二届 ICM 上，提出了一个新的定量评分系统用于定义 PJI，引入了 D- 二聚体、关节液生物标志物等诊断方法。新的 PJI 定义仅得到了 68% 的代表同意，目前仍需要更多的大样本、多中心研究来证实该定义的准确性和临床实用性（表 10-3）。

表 10-1　欧洲骨与关节感染学会 (EBJIS) 的人工关节感染（PJI）定义

试验项目	标准	敏感度	特异度
临床表现	窦道（瘘管）或假体周围积脓[a]	20%～30%	100%
滑液白细胞计数[b]	白细胞＞2000/μl 或中性粒细胞 (PMN) 百分比＞70%	≈90%	≈95%
假体周围组织组织学检查[c]	炎症反应（每 10 个高倍镜视野内中性粒细胞≥23 个）	73%	95%
微生物学	下列标本微生物培养阳性：		
	• 滑液或	45%～75%	95%
	• ≥2 个组织样本[d] 或	60%～80%	92%
	• 超声震荡液（＞50CFU/ml)[e]	80%～90%	95%

注：符合≥1 项标准，PJI 诊断即成立

a 金属—金属假体可出现类似于脓液的液体（假性脓液），白细胞计数通常正常（可见金属碎片）

b 在风湿性关节疾病（包括痛风）、假体周围骨折或脱位后的前 6 周，白细胞计数可以很高而无感染。白细胞计数应在样本采集后 24h 内用显微镜或自动计数仪测定；凝结的标本应用 10μl 透明质酸酶处理

c 根据 Krenn 和 Morawietz 分类：PJI 对应的是 2 型或 3 型

d 对于高毒力微生物（如金黄色葡萄球菌、链球菌、大肠埃希菌）或接受抗生素治疗的患者，1 份标本培养阳性即可证实感染

e 在使用抗生素的情况下，对于金黄色葡萄球菌和厌氧菌，＜50CFU/ml 即有显著意义

表 10-2　美国肌肉骨骼感染学会 (MSIS) 的人工关节感染（PJI）定义

存在 1 项主要标准或 5 项次要标准中的 3 项以上，即可诊断 PJI	
主要标准	两次假体周围标本培养出同一种致病菌，或
	存在与关节腔相通的窦道，或
次要标准	血清 C 反应蛋白和红细胞沉降率升高
	关节液白细胞计数升高或白细胞酯酶试验呈阳性（++）
	关节液中性粒细胞百分比升高
	假体周围组织病理学结果阳性
	单次细菌培养阳性

　　声明：共识组希望声明，PJI 可能在不符合上述诊断标准的情况下仍然存在，尤其是在低毒性病原体（如痤疮丙酸杆菌）感染时。因此，临床医师应凭借自己的临床经验和判断来诊断 PJI

表 10-3　2018 年国际共识会议的人工关节感染（PJI）定义

主要标准（至少下列 1 项）				诊断
使用标准培养方法两次培养出同一微生物				感染
有证据表明窦道与假体相通或直接可见假体				

次要标准	阈值		评分	诊断
	急性[a]	慢性		
血清 C 反应蛋白（mg/L） 或者 D- 二聚体（μg/L）	100 未知	10 860	2	结合术前和术后评分： ≥ 6 分，感染 3 ～ 5 分，不确定[c] ＜ 3 分，未感染
血清红细胞沉降率升高（mm/h）	无意义	30	1	
关节液白细胞计数（细胞数 /μl）或 白细胞酯酶 或 α 防御素阳性（定性或定量）	10 000 ++ 1.0	3000 ++ 1.0	3	
关节液多核白细胞升高（%）	90	70	2	
单次培养阳性			2	
组织切片阳性			3	
术中脓液阳性[b]			3	

　　a 该标准从未在急性感染中得到验证

　　b 在疑似不良局部组织反应无作用

　　c 考虑进一步的分子诊断，如二代测序

二、人工关节感染的分类

　　PJI 通常根据感染传播途径、发病时间和临床表现来分类，正确的分类可为下一步的治疗提供指导。常见的分类系统有 Coventry 方法、Barret 方法、Tsukayama 方法及 Zimmerli 方法，其中后两种应用最广泛。

　　1. Tsukayama 方法　这一分类方法兼顾了感染发生时间、临床表现和病原菌来源的特点。

　　(1) Ⅰ 型：其他证据认为是无菌性松动的关节翻修时，仅术中标本培养阳性。

　　(2) Ⅱ 型：术后早期感染，指术后 4 周以内出现的感染。

　　(3) Ⅲ 型：急性血源性感染，因其他部感染的病原菌血行播散至人工关节部位导致的感染。

　　(4) Ⅳ 型：晚期慢性感染，手术 4 周以后出现的感染，并且呈隐匿性发病。

　　2. Zimmerli 方法　这一分类方法强调了感染发生时间和细菌毒力的相关性，对治疗中抗生素的经验应用具有重要意义。

　　(1) 早期感染：术后 3 个月内出现感染，通常是由于较高毒力致病菌（如金黄色葡萄球菌）

入侵手术部位，引起关节深部感染等。

（2）延迟感染：指术后3个月至2年内发生的感染，大多数都源于低毒力细菌（如凝固酶阴性葡萄球菌）。

（3）晚期感染：手术2年以后出现感染的症状和体征，多由血源性播散所致。

值得注意的是不论使用何种方法分类，都不应简单根据某一时间点来指导治疗，应当结合具体病例特点（微生物类型、患者免疫功能情况、手术技术和条件等）做出决策。

三、人工关节感染的病原学

1. 人工关节感染的病原感染途径 PJI病原菌入侵主要包括血源性侵入和直接侵入两种。血源性PJI指来自远隔部位的病原菌通过血液播散到置换关节部位。据估计，20%～30%的PJI病例是血源性感染导致的。血源性PJI多数发生在关节假体植入后1～2年，感染发生前常假体固定良好，功能正常。但是有报道认为，骨溶解更容易发生血源性PJI。牙科操作可引起链球菌和厌氧菌感染，其他部位软组织化脓性感染会导致葡萄球菌感染，泌尿道、生殖道、肠道感染或有创操作则会引起革兰氏阴性菌、肠球菌、厌氧菌或支原体感染。

更多的PJI则为经手术开放创面污染直接侵入关节腔。尽管采取各种消毒和防护措施，术野仍难以保证完全的无菌状态，空气中悬浮的病原菌是最常见的污染源，手术服、手套、吸引器、灯柄等与创面或器械等直接接触的物体表面也很容易受到病原菌污染。但是只要病原菌数量不多、毒力不强，大部分病原菌能够被机体的固有免疫快速清除，不致于造成临床感染。但是当病原菌毒力强、数量多时，则其可能造成局部急性感染；抑或当低毒力病原菌定植于假体表面时，宿主无法完全清除病原菌，可能在假体植入很长时间后发生延迟或慢性感染。

还有一部分PJI则是由邻近关节部位感染蔓延波及关节假体，也属于直接侵入性PJI。原发的感染常为皮肤切口愈合不良继发的浅表感染，脓液未被及时引流或深部筋膜不完整时，病原菌则直接破入关节腔与关节假体接触，发生假体周围感染。还有一部分感染来源于局部软组织蜂窝织炎，或者髋臼及股骨急性骨髓炎。也有一部分是由于慢性化脓性关节炎或骨髓炎静止期时行受累关节的置换手术，手术操作激活了处于休眠或静息状态的病原菌，造成感染复燃。

2. 病原菌生物膜形成与感染过程 延迟或慢性PJI大都需要取出假体才能控制感染，最重要的原因就是病原菌定植于无活力的假体表面，假体表面及微生物细胞彼此之间黏附在一起，并包裹在细胞自我产生的聚合物基质中，细胞与基质共同形成生物膜，难以被机体免疫系统清除和抗生素杀灭。生物膜是一个动态的、有活力的微生物群落结构。这主要体现在：生物膜中的微生物与浮游状态的微生物的特性虽然有显著差别，但能够在一定的条件下互相转化；生物膜内的微生物之间可以通过群体感应（quorum sensing）的方式传递生物学信息，完成能量、遗传物质等的交换；生物膜具备生命周期，包括初始黏附、微菌落形成、成熟和脱落。

一些病原菌（如金黄色葡萄球菌、表皮葡萄球菌）容易在宿主和抗生素在将其清除之前迅速黏附于关节假体表面，特别是高分子聚合物、钴铬合金等材料表面。当黏附的微生物达到一定数量时，群体感应的能力会让彼此感应到，互相刺激形成微菌落，细胞间的信号传导也会增强，激活相应的基因产生生物膜所需的聚合物基质、胞外DNA等物质，与微生物自身交错包裹形成生物膜系统。随着膜内菌落数量增长趋缓，生物膜的增长最终进入平台期，形成一个成熟的复杂菌群体系，生物膜体系之内及体系与外界的物质和能量交换也处于稳定状态。当体系外的理化环境发生巨大变化时，如局部营养不足、宿主免疫低下、生物膜受到破坏时，微生物可从成熟的生物膜上脱落，重新浮游于环境中。这时微生物就会重新进入增殖状态，趋向营养更丰富的新环境，在增殖和扩散的过程中会攻击宿主的组织和细胞，掠夺能量和营养物质。生物膜的生命周期是一直处于循环过程，不同部位的生物膜也处于不同周期，造成不断地有浮游细菌被释放出来，造成感染迁延，难以控制（图10-15）。

生物膜可以保护其内的微生物免受抗生素或

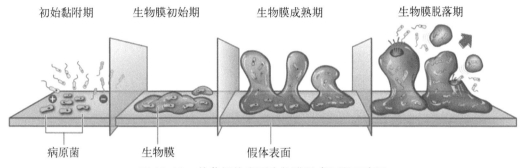

初始黏附期　生物膜初始期　生物膜成熟期　生物膜脱落期

病原菌　　生物膜　　假体表面

图 10-15　关节假体表面生物膜形成周期示意图

宿主免疫系统的攻击，即使使用剂量远高于最小抑菌浓度和最小杀菌浓度的抗生素，也无法到达生物膜内部杀灭微生物。另外，生物膜内的微生物也会转变为低代谢的静息状态，一些仅作用于快速分裂期微生物的抗生素更加无法达到杀菌效果。

3. 人工关节感染的病原类型　引起 PJI 感染的常见病原体仍然是金黄色葡萄球菌和凝固酶阴性葡萄球菌，约占 50% 以上。其他的革兰氏阳性菌包括了肠球菌及链球菌，革兰氏阴性菌约占 10%，厌氧菌占 5% ～ 10%。多种病原体混合感染的病例也不少见，特别是已有窦道形成的病例，环境或体表的病原菌甚至定植菌很容易逆行感染至深部。

病原菌可以是来自于患者携带的定植菌，导致条件感染；更多则是来自于手术过程中或者手术后发生的院内感染。我国的院内感染发生率逐年升高，院内感染的病原菌的耐药性也越来越复杂。笔者单位分离出的 PJI 病原菌中，耐甲氧西林葡萄球菌越来越常见，耐利福平的葡萄球菌、耐氟喹诺酮类的革兰氏阴性杆菌也屡见不鲜，这给 PJI 长期抗感染治疗的药物选择带来了更多的挑战。

同时，还要警惕一些较罕见的病原菌感染，如非结核分枝杆菌、支原体、军团菌、真菌等，这些病原菌感染临床诊断有时较为困难，需要用特殊培养基或者分子诊断技术才能解决。在采用经验性抗感染治疗常规培养阴性的病例时，需要考虑到覆盖这些非典型病原体的方案。

四、人工关节感染的易感因素及预防

1. 人工关节感染的易感因素　PJI 的发生不仅是由于病原菌的入侵，宿主本身存在易感因素也是导致 PJI 发生的重要原因，但又常被医护人员忽视。从患者决定接受髋关节置换手术之时起，

医师就应该充分关注和评估相关的易感因素。对于一些不可纠正或干预的情况，如年龄、既往关节感染、器官移植史、慢性肾功能不全等，除了需要做到告知患者及其家属感染风险增高外，还要避免不当的用药和操作加重原有病情。对于一些可干预的因素，医师需要在围手术期尽可能纠正，以减少这些易感因素带来的风险。以下列举一些常见的 PJI 易感因素，临床实际场景中碰到的情况只会更多、更复杂。

（1）肥胖：美国的一项纳入 8494 例接受关节置换患者的研究发现，体重指数（BMI）超过 50kg/m^2 的病理性肥胖患者患 PJI 的风险比超过 21.3 倍。多项研究均表明，肥胖是导致 PJI 的独立危险因子。但是针对亚洲人群的研究尚不多，亚洲人群病理性肥胖的定义也有待商榷。

（2）糖尿病：血糖控制不佳也是 PJI 发生的一项独立危险因素。不仅需要关注围手术期的空腹或随机血糖低于 11.1mmol/L，临床医师更应关注患者术前的糖化血糖蛋白（HbA1c）水平，HbA1c 可反映患者此前一段时间内的血糖总体水平。多项研究结果表明，HbA1c > 8% 患者的 PJI 发生率远高于其他患者。

（3）营养不良：术前营养状况除了评估其 BMI 以外，还要关注淋巴细胞总数、转铁蛋白、血清白蛋白等指标，一些肥胖的患者仍可能合并营养不良。营养不良患者的切口愈合能力和免疫功能均会下降。

（4）术前贫血：不仅削弱患者的免疫功能，还增加术后输血的风险，这会进一步降低患者免疫调节能力，增加 PJI 风险。

（5）使用免疫抑制药物：由于器官移植、风湿免疫性疾病等原因，一些患者需要长期接受免

疫抑制治疗，这些药物都不可避免地抑制机体抵抗病原菌的能力，增加 PJI 发生的概率。

（6）吸烟：尼古丁的摄入会降低切口组织氧分压、影响皮下胶原形成，增加切口并发症的风险。

（7）住院时间过长：过长的术前或者术后住院（包括医院、疗养院或其他康复机构）时间，会增加患者与院内流行的机会感染病原菌接触的概率。

2. 人工关节感染的预防　PJI 的后果严重，给患者、家庭、社会、医护都带来严重的困扰，预防 PJI 的发生就显得尤为重要。导致感染的风险存在于医疗干预操作的全过程，需要医—护—患三方全员参与，实现从门诊—病房—手术室的全流程管理，做好预防措施，尽可能减少 PJI 的发生。但是也不能一味地追求"无菌"，造成医疗资源浪费和操作时间延长，而应科学理性对待，实现预防与成本的有效平衡。PJI 的预防措施根据实施的时间，分为 3 个阶段进行。

（1）术前预防

1）纠正机体高危因素：当存在上述 PJI 易感因素时，外科医师不应着急将患者收治入院准备手术，而应当在详细评估后，请内科医师会诊，共同制订纠正机体免疫功能的方案，如控制血糖水平、使用铁剂和红细胞生成素纠正贫血状态、营养支持治疗纠正营养不良、适时停用或替换免疫抑制药物、戒烟戒酒等。

2）皮肤准备：应当强调皮肤准备不是传统概念中的"刮毛"，皮肤准备的核心工作是保证手术部位皮肤清洁，在手术前使用含或不含抗菌剂的清洁剂沐浴即可。仅当毛发影响术野时，才推荐在手术当天使用剪刀、电动除毛器等不损伤皮肤、毛囊的工具除毛。手术切口附近的皮肤情况需要特别关注，一些皮肤损害、炎症或增加切口愈合不良的因素，需要请皮肤科或整形科共同会诊处理。

3）感染病灶：远隔部位的感染如口腔、呼吸道、皮肤软组织感染都会增加人工关节的感染概率，所以术前也应该对这些感染因素进行评估，所有感染都应当得到有效控制。

（2）术中预防

1）手术室环境：百级层流手术室可减少空气中悬浮病原菌，但是应当按照规范正确使用，如及时清洁或更换滤网、及时开启正压吹风系统。

2）手术室内人员：所有的手术相关器具均应由巡回护士提前准备好，手术过程中应尽量减少手术室内人员数量、出入和室内的走动。

3）皮肤消毒：美国疾病控制与预防中心（CDC）2017 年发布的 SSI 预防指南中明显推荐，除非存在禁忌，皮肤消毒应使用含酒精的消毒剂。ICM 共识则推荐在铺单后进行皮肤再次消毒可能减少细菌定植、降低浅表感染的风险。

4）手术贴膜：关于使用贴膜是否会预防 PJI 的研究结论往往不甚一致，CDC 指南认为不一定必须使用具有或不具有抗菌成分的塑料贴膜。笔者单位的经验是，可以在关节置换手术过程中使用贴膜，但在手术过程中应保持切口缘贴膜不掀起，因为其可能带出毛囊内的病原菌。

5）维持体温：低体温可导致凝血功能障碍、免疫调节功能短暂抑制，因此，维持围手术期核心体温是降低 PJI 的重要工作。可以使用被动保温方式，也可应用主动加温装置。

6）手术服：目前的研究结果未能表明密闭式的"宇航服"可以降低 PJI 的发生率，但是使用防水性能好的手术服及铺巾可以显著减少术野污染的概率。

7）更换手术器具：手术刀片在切开皮肤时可能被皮下毛囊内细菌污染，建议及时更换。术者手套在使用超过 1.5h 后经常会在表面拭子中培出葡萄球菌，因此推荐进行时间较长的关节置换或翻修时需定时更换手套。由于持续负压吸引，吸引器末端常聚集了浓度较高的细菌，ICM 共识也推荐需定时更换吸引器头，并尽量不将吸引器插入髓腔。

8）手术冲洗：世界卫生组织（WHO）、CDC指南及 ICM 共识中均推荐使用稀碘伏溶液冲洗皮下或术腔，可以减少 SSI 的发生率。但是最佳的浓度、液体总量尚不明确。

9）手术时间：是术后感染的独立危险因素。手术时间每增加 20min，术后 90d 内 SSI 风险增加 35%，术后 PJI 风险增加 25%。ICM 共识推荐外科医师应该通过协调努力，在手术技术不打折扣的情况下，尽量减少手术操作时间。

10）预防应用抗生素：在中国目前大多数医疗机构仍未将耐甲氧西林葡萄球菌列为院内流行细菌，所以使用头孢唑林或头孢呋辛作为人工髋关节置换术前静脉预防性用药已经足够，给药时间离手术切皮时间越近越好，一般要求在切皮前半小时内输注完成。若术中大量失血或手术持续时间过长，抗生素血药浓度不足时，需要追加抗生素。

（3）术后预防

1）伤口管理：ICM共识推荐如果原始敷料上没有明显出血，不需要早期去除、频繁更换手术敷料，建议原始敷料至少覆盖48h。但手术后仍要密切观察切口肿胀和渗出情况。注意防止血肿形成，血肿是引起SSI甚至PJI的重要因素之一，必要时及时引流。术后早期的切口渗出可采用加压包扎的方式处理，若渗液量较多、持续时间长，则应及时返回手术室清创处理。

2）预防性抗凝：为了减少下肢深静脉血栓及肺栓塞形成，多项指南均推荐髋关节置换术后需要预防抗凝治疗。但是药物抗凝必然会增加切口早期渗液，严重时切口广泛出血，增加SSI/PJI的发生。目前尚无有效的检验指标或评分工具提前筛查这类患者，只能通过术后观察切口渗出情况来决定是否停用抗凝药物。

3）引流管：大多数初次髋关节置换患者术后术腔内出血量并不多，只要深部筋膜严密缝合，无须放置引流管。但是当对髋关节周围进行较多松解或截骨操作时，则应考虑放置引流管，减少血肿形成的风险，但应在术后早期拔除，减少病原菌逆行感染风险。

五、人工关节感染的诊断

（一）临床表现

如同其他疾病的诊断流程一样，PJI的诊断也是从接诊患者时的病史和体征采集开始，这是诊断证据链上的始动性环节。髋关节PJI的临床表现可多种多样，根据起病时间、病原体类型、宿主免疫应答不同，症状和体征也可以完全不同。需要医师尽可能详细地了解手术后全身与局部症状及发展变化过程，并仔细地进行体格检查。发热、寒战、全身不适等全身性中毒反应，多在高毒力病原菌导致的术后早期感染或急性血源性感染病例中出现，更多的低毒力病原菌感染病例则以局部表现为主。

术后早期切口持续渗出，虽然不一定是感染的直接证据，但一旦渗出时间过长（＞7d），则

应参照术后早期PJI对待，积极查找病原菌，并及时彻底清创。术后慢性感染时，脓液及坏死组织则会以慢性窦道的形式排出关节腔，当出现与关节假体相通的窦道时，PJI的诊断就可以直接确立（图10-16）。要注意的是，髋关节周围的软组织厚、体腔容积大，部分病例并未形成破出皮肤的窦道，仅表现为深部的包块，但是在超声或磁共振检查时可以发现包块内存在与关节腔相通的潜行通道（图10-17）。

疼痛是最常见的局部症状之一，文献报道PJI患者疼痛发生率为42%～100%，尤其是关节置换术后无法解释的静息性疼痛，需要高度怀疑PJI可能。还有一些常见的临床表现包括切口周围皮肤红斑、关节肿胀、积液、关节周围皮温升高等。但总体而言，这些表现都是非特异性的，不可仅凭临床表现就将PJI与其他非感染性的关节置换失败原因区分开。临床表现更多的作用是提示临床医师需要积极寻找实验室和影像学的证据来支持PJI存在与否。

（二）血清学检查

血清学检查相对无创，一次抽血就可以完成多项检测，是临床感染性疾病的最常用的实验室诊断手段。血清C反应蛋白（CRP）和外周血红细胞沉降率（ESR）的检测在绝大多数医疗机构都有开展，是目前最常用的PJI血清学诊断指标。在排除了系统性或其他部位炎症反应的存在后，CRP及ESR单项增高，即需要怀疑PJI的可能，诊断PJI的敏感度为97%，但特异度仅23%；若两项同时增高，诊断PJI的特异度可达93%，但是敏感度则下降。这也提示，ESR和CRP均正常的PJI病例相对很少。近年来，也有一些新的炎

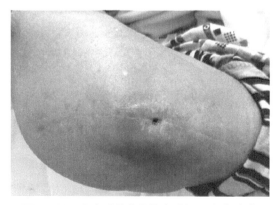

图10-16 右全髋关节置换术后切口窦道形成

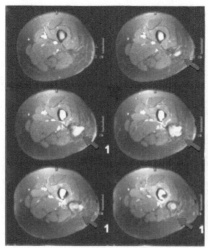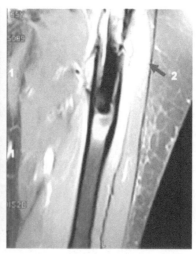

图 10-17　磁共振扫描提示与关节假体相通的潜行窦道

症标志物被认为可以提高 PJI 的诊断准确性，如白介素 -6、D- 二聚体等。白介素 -6 的诊断敏感度可能略高于传统指标，但很多机构并未开展这项检测。D- 二聚体的检测虽然可以普遍开展，也被列入 2018 年 ICM 共识制定的 PJI 诊断标准，但是随着越来越多研究结论不一致的文献陆续发表，该指标的诊断价值仍存在一定争议。

（三）关节液检查

更多时候，PJI 可被认为是一种局灶性感染，关节局部的临床样本更能反映炎症性质和程度。关节液是关节滑膜分泌的滑液，直接与假体接触，是良好的局部炎症反应检测对象。但是与膝关节不同，髋关节位置深在，徒手盲目穿刺成功率不高，通常需要在 X 线检查或者超声引导下完成。穿刺抽得的关节液常见的检查包括白细胞计数和分类、生物标志物检测、微生物培养或分子诊断等。

关节液白细胞计数和分类检查价格低，检验快速。关节液白细胞检测的方式包括了手工计数和机器自动计数，前者对实验条件要求低，仅需显微镜即可完成，但相对耗时，重复性相对差；后者则由流式细胞计数仪自动完成，耗时短，重复性高，但是脂肪粒、金属碎屑、聚乙烯碎屑等可能干扰部分机器的计数结果，在一些病例中需要手工计数复核。

现有的研究普遍认为，该检测在 PJI 的诊断中具有较高的敏感度和特异度。EBJIS 诊断标准中，只要该项检测升高，就可诊断 PJI。但判断是否感染的阈值则受多种因素影响，不同研究的

结果相差较多。目前笔者的单位主要使用 2018 年 ICM 共识发布的 PJI 诊断标准中的阈值（表 10-3）。

关节液生物标志物主要指由白细胞分泌产生的炎性细胞因子，参与抗感染的免疫反应。白细胞酯酶可以通过简易的比色反应来判定它的浓度，间接估计中性粒细胞的局部浓度，被广泛应用于诊断尿路感染。早期 Parvizi 等的研究首次将白细胞酯酶试纸条用于检测关节液，应用"++"作为阈值，诊断 PJI 的敏感度为 80.6%，特异度为 100%，应用"+/++"作为阈值时，敏感度增加至 93.5%，而特异度则降至 86.7%。近年来的一些研究中，白细胞酯酶对 PJI 的诊断敏感度和特异度均大于 90%，即使在存在金属离子的环境中也有不错的诊断效率，所以该检测也被纳入 2013 年和 2018 年的 ICM 诊断标准中，以"+/++"为诊断阈值。但需注意的是，由于该检测结果易受红细胞的影响，建议取未混血的关节液检测，或经离心后再行检测。

α- 防御素是另一种近年来受到关注的生物标志物。它是一种由固有免疫系统产生的抗菌肽。最早一项由 Deirmengian 等对 149 例髋关节或膝关节置换患者进行的研究中发现，关节液 α- 防御素的敏感度为 97.3%，特异度为 95.5%，并且联合关节液 CRP 进行诊断时，敏感度不变，特异度提高到 100%。这个研究小组进一步的研究表明，多数由微生物（包括低毒力微生物）引起的感染中，α- 防御素的检测表现稳定。在美国已推出专门用于关节液的 ELISA 测试，能够在 4 ～ 5h 提供结

果。经过进一步的研发，使用侧流层析方法的 α-防御素试纸条检测方法在欧洲被批准应用于临床，多个中心的研究结果认为，该检测方法的敏感度及特异度与 ELISA 方法仍存在差距。此外，α-防御素的检测还容易受到金属离子的影响，在怀疑存在金属磨损的病例中，应谨慎使用。但是不论何种方式的 α-防御素检测，在中国目前均没有商品化的试剂盒可用，笔者单位也仅是开展了相关的临床科学研究。目前该检测方法的诊断效率也仍需其他研究者进行进一步评估，需要通过一系列临床实践进行更广泛的验证。

（四）病理切片检查

病理切片检查更多的是指对假体周围组织行术中快速冷冻切片病理检查，是对术前诊断不明确病例的重要辅助诊断手段。该检查是指取术者肉眼认为炎症反应最剧烈的假体周围组织，使用 HE 染色后，在 400 倍高倍镜视野下查找中性粒细胞。一般需要取 3 ～ 6 处以上不同部位的组织标本检查，多数的研究及 ICM 共识以平均每高倍镜视野下中性粒细胞数量 ≥ 5 个作为诊断阈值。但是需要注意的是，该检查需要在术中正确取材，还必须由有经验的病理科医师来完成（图 10-18）。

（五）病原微生物培养

从假体周围组织或关节液中培养出致病微生物是 PJI 诊断的重要条件之一。除了能够明确诊断以外，微生物培养结果还可提供致病菌对抗生素耐药性，能指导抗感染和手术方案的选择。但是传统培养方法的病原微生物培养的阴性率高达

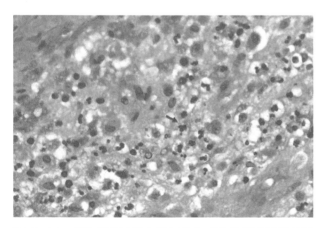

图 10-18　假体周围组织病理切片在 400 倍显微镜下的视野，黑色箭头所示为多核中性粒细胞

7% ～ 42.1%。病原微生物未明的 PJI 病例常需经验性应用广谱抗生素，不仅花费高、并发症多，而且总体疗效相对差。需要从多个环节优化培养方法，提高病原微生物的检出率。

1. 采集样本

（1）采集样本前避免使用抗生素：在任何怀疑 PJI 的病例中，只要不合并危及生命的紧急情况，在获取充足的微生物培养样本前均不应经验性使用抗生素。经验性使用抗生素不但会降低微生物检出阳性率，还会诱导细菌耐药。IDSA 和 AAOS 指南均推荐在培养取样前停用任何的抗生素 2 周以上。

（2）采集样本方式：由于污染概率大，且培养敏感度低，因此不应使用拭子或其他工具采集慢性窦道口分泌物或切口表面渗出液。应尽量在术前通过关节穿刺获取关节液标本，术中则可获取更多的关节液及滑膜或假体周围组织。如果经验不丰富，术前的髋关节穿刺可能需要使用 X 线检查或超声引导下进行。术中需要选择炎症反应最明显的 3 ～ 5 个不同部位采集假体周围组织样本。取材时避免使用电刀，因为高温可能影响微生物的复苏。样本不宜过坚韧，以免影响后期的样本匀浆处理。组织样本不应使用手套传递和保存，应使用器械小心夹取后，放入无菌、湿润的容器，并尽快分装交送微生物实验室。

（3）采集样本的环境：空气中的浮游细菌及皮肤表面的定植菌可能会增加样本污染的风险。需要尽可能在层流环境中行关节穿刺，如在非手术室环境穿刺，则应选择干净的操作室。穿刺时应严格无菌操作（铺单、戴手套、足够的消毒范围等）。

（4）样本转运：微生物复苏生长的菌量随离体时间的延长而下降，因此要尽快将样本装于无菌密闭容器后，通过专人或快速管道运送至微生物实验室，并让实验室人员尽早启动样本的处理程序。

2. 处理样本

（1）关节液：关节液样本常无须特殊处理即可直接用于微生物培养。

（2）组织：为了使组织内的病原菌尽可能多地释放，假体周围组织需要在手术台上尽量剪碎。送至微生物实验室后，需加入无菌肉汤，使用研

磨棒手工匀浆，或加入钢珠使用机器自动化研磨。

（3）超声裂解：短时间低强度低频超声可破坏假体表面生物膜，促使生物膜内的病原菌释放至溶媒内，且不影响微生物的活性。对离心浓缩后的溶媒行培养，微生物检出率大大提高。Trampuz等使用超声（40kHz±2kHz）处理假体5min后行微生物培养，对PJI的诊断敏感度达78.5%，高于传统的培养方法（60.8%）。笔者单位的超声裂解处理方法和流程见图10-19。ICM共识推荐对取材前使用过抗生素治疗或培养阴性但高度可疑PJI的患者可使用超声裂解方法以提高培养阳性率。但需要医疗机构配备相应的超声清洗机和密封容器，并建立标准化流程，减少超声裂解引入污染的可能。

3. 培养条件

（1）培养基：传统的骨关节感染样本培养常仅使用需氧血培养平板，这种方法的培养阳性率极低。越来越多的研究证实，将关节液或匀浆后的组织样本注入需氧及厌氧血培养瓶，使用全自动血培养系统孵育微生物并监测培养结果，可以提高需氧菌及厌氧菌培养的阳性率，缩短病原菌检出时间，且不增加污染。临床疑似真菌感染的病例，除了常规培养基外，还需要使用真菌血培养瓶或沙氏葡萄球菌琼脂培养基。怀疑结核分枝杆菌感染时，应选择改良罗氏培养基、快速分枝杆菌血培养瓶等。

（2）培养时间：大多数常见的PJI病原菌培养时间为2～7d，这符合大多数的微生物实验室报告时限。但是有一些厌氧菌、苛养菌等，需要延长培养时间至10d以上，甚至需要到4周时间，如痤疮丙酸杆菌的培养时间在10d左右，结核分枝杆菌则需40d才能形成肉眼可见的菌落。大部分共识或指南均建议，常规的细菌培养时间需延长到14d。与传统培养时间5～7d相比，延长培养时间需要更多的人力、物力、财力，造成目前临床上该技术未能广泛应用。然而，考虑PJI所造成的严重后果，对于高度怀疑PJI（尤其是厌氧菌感染）的样本延长培养时间至14d具有一定的临床意义。

各医疗机构要根据自身的具体条件，临床医师与微生物科医师紧密协作，逐步优化培养流程与方法，提高PJI病原微生物的培养阳性率。

（六）病原微生物分子诊断

鉴于微生物培养方法仍需依赖样本中的微生物能被成功复苏，易受到抗生素、生物膜、培养条件等多种因素影响。微生物分子诊断方法则无须培养，通过分子生物学技术直接检测样本中微

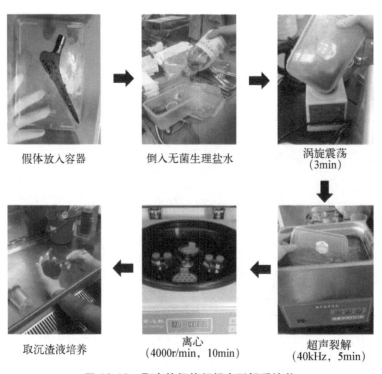

假体放入容器　　倒入无菌生理盐水　　涡旋震荡（3min）

取沉渣液培养　　离心（4000r/min, 10min）　　超声裂解（40kHz, 5min）

图 10-19　取出的假体行超声裂解后培养

生物核酸或蛋白分子，判断样本中微生物的有无，鉴定微生物种属和分型，甚至获取微生物致病或耐药基因信息。目前临床上常用的方法有聚合酶链反应（polymerase chain reaction,PCR）技术和二代测序技术（next-generation sequencing, NGS）。

1. PCR 技术　该技术通过引物扩增病原微生物的靶点基因片段，通过扩增反应阳性与否判断微生物是否存在，通过对基因的测序结果与参考基因比对，鉴别微生物的种属。根据引物的针对性不同，可分为宽泛围 PCR 和特异 PCR。宽泛围 PCR 多数是检测细菌的共有基因 16SrRNA/rDNA，而特异 PCR 则是检测某种病原微生物的特定基因,前者临床研究和应用更多。多篇文献报道，PCR 检测的敏感度高于传统培养方法，细菌的检出率可达 70%～100%。但是该方法目前尚存在一些缺陷，如无统一的检测标准、易受污染、无法检测混合感染及真菌感染、检测时效性长（主要是很少医院内实验室可开展 Sanger 测序，需外送检测），目前仍仅推荐作为培养阴性 PJI 病例的补充检查。

2. NGS　目前最常用的是宏基因组 NGS（metagenomic NGS, mNGS），又被称为鸟枪法宏因基组（shotgun metagenomics），是指无须引物扩增，直接通过对样品中所有打断后的核酸片段构建基因组文库，经 NGS 测得所有核酸序列信息后，使用生信方法去除人源序列再与微生物参考基因组数据库比对，可获得样品中包括细菌、真菌、病毒及寄生虫在内的所有微生物的基因信息。mNGS 方法可显著提高培养阴性 PJI 病例的微生物检出，还可检出更多的可疑混合感染病原，并能同时检测细菌和真菌，是 PJI 病原微生物诊断未来发展的重要方向。但是 mNGS 检测目前也尚无统一标准，受测序平台、生信分析影响大，对背景/污染微生物解读困难，且仍可能漏诊部分培养阳性的病原菌。因此，仍需谨慎对待该病原诊断方法，可以尝试用于培养阴性或依培养结果治疗不佳的病例。

（七）影像学诊断

1. X 线检查　所有怀疑假体周围感染的人工关节术后疼痛病例均应当行 X 线检查。尽管大部分病例的 X 线检查表现可能为正常的，但可能可以观察到一些提示感染的改变，包括假体周围局限性的骨质疏松或者假体松动、骨膜反应性增生、分散的骨溶解病灶、无假体磨损的广泛骨吸收等。值得注意的是，这些征象特异性不高，常无法与无菌性松动鉴别开。因此，传统的 X 线片对 PJI 的诊断价值有限，既不敏感且非特异，主要为进一步的治疗提供指导。

2. 计算机断层扫描（computed tomography, CT）　与传统的 X 线相比，CT 最重要的用途是可以三维分析假体周围的骨质结构，为翻修前手术计划提供辅助指导。但是 CT 对于 PJI 的诊断敏感度和特异度仍不高，无法有效区分假体周围骨质异常是由感染还是无菌性松动导致。

3. 磁共振（magnetic resonance imaging，MRI）扫描　与 CT 相比，MRI 能提供更好的分辨率，对于显示软组织病变具有更明显的优势。对于假体周围感染病例，MRI 不仅可以清晰显示关节腔积液，而且可以显示关节外软组织炎症及窦道、脓肿情况。但是很难单纯依靠 MRI 检查来做出感染与否的诊断，更多时候是通过 MRI 来引导临床医师结合其他的检查结果作为 PJI 的诊断，或者用于指导手术清创范围。

4. 核素扫描

（1）骨扫描显像：锝 -99m 骨扫描显像临床应用最为广泛，锝 -99m 容易积聚于骨组织的高代谢活性区，可以在骨髓炎、骨肿瘤、异位骨化和关节炎中产生阳性扫描。三相骨扫描诊断 PJI 的敏感度高，正常结果（如没有血流灌注的增加、延迟显像期假体周围没有核素吸收增加）被认为是排除感染的有力证据。但是骨扫描对于使用非水泥假体和关节置换术后早期的患者的感染诊断特异度差。同位素标记白细胞的骨扫描显像被认为可提高 PJI 诊断准确性，但这些放射性药物准备烦琐，且很难获取，临床应用极少。

（2）FDG-PET：该检查可反映人工关节周围组织的代谢活跃程度，但是 FDG 在非感染性反应炎症和感染炎症的组织及炎性细胞中被摄取的比例差别并不大，很难有效区分感染与否，诊断特异度并不高。且 FDG-PET 的检查费用很高，辐射剂量大，临床很难推广应用。

总之，核素扫描技术在疑似 PJI 患者中有一定的诊断价值，然而他们不应被用作首选方法。

六、人工关节感染的手术治疗原则

PJI 手术治疗的基本原则是在正确应用抗菌药物基础上，施行彻底清创手术，并施行后续的关节结构与功能重建手术，达到消除感染、解除疼痛、恢复功能的目标。具体的治疗方案需要综合考量病原微生物种类及毒力、病原菌对抗生素敏感度、感染的时间、感染造成的骨与软组织破坏程度、患者的意愿及身体和经济承受能力、医师的诊治经验和手术水平等因素。手术治疗方式可以很多样，但是总体可以分为以下几种。

（1）保留假体清创手术，即在保留固定良好的假体部件基础上行清创手术。

（2）一期翻修手术，即在同一次手术过程内完成感染关节假体取出、清创，并再次植入新的关节假体。

（3）二期翻修手术，即先行首期手术取出感染的关节假体及彻底清创，经过一定时间的抗感染治疗及等待后，再次手术植入新的关节假体。

（4）关节切除成形手术，即完全取出假体并未植入任何的内植物，使髋关节形成假关节状态。

（5）关节融合手术，即将假体取出后使股骨与髋臼或残余骨盆实行骨性融合手术。

（6）截肢手术，即完全切除感染以远部位的肢体。

具体的手术操作技巧与方法在其他相应章节有详细描述。本节需强调的是除了截肢手术以外，其他的手术方式均需包括彻底的清创操作过程。有学者甚至认为，PJI 的清创手术需参照低度恶性肿瘤的边缘切除原则来施行。

根据术前临床检查和影像学检查结果制订手术计划，充分显露术野，在取出所有的关节假体和内植物后，按一定的顺序，将可疑的感染或坏死骨组织及软组织彻底切除，直至显露出健康、有血供的组织界面。任何遗留的病灶都可能成为感染复燃的来源。在二期手术再次植入新的关节假体时，即使术者认为感染已完全控制，也应对关节内的瘢痕组织进行彻底清理，目的在于清除可能残留的陈旧感染病灶，同时保证创面的新鲜和再血供化，让抗生素能够充分运达关节部位。

其中，对于术后早期 PJI 或急性血源性 PJI，

保留假体清创手术应包括更换所有可更换的部件，包括髋臼内衬、股骨头甚至组配假体的某些部件，若手术中发现髋臼杯或股骨柄业已松动，则也应一并更换。

在二期翻修手术中，首次手术取出关节假体后，常在原关节部位植入占位器，该占位器大部分是由含抗生素的骨水泥制作而成，既起到局部释放高浓度抗生素抗感染的作用，又能实现维持肢体长度，降低再次手术时的难度。骨水泥占位器总体可分为关节型与非关节型两类，目前大多数医疗机构采用前者，因为关节型占位器并未降低感染的控制率，还可以让患者在间隔期内拥有较好的关节活动度。占位器内需使用强度足够的支架，否则可能出现占位器断裂、松动或脱位（图10-20）。笔者单位目前多使用骨水泥股骨柄作为内支架，无一例发生股骨侧占位器断裂，感染控制率与传统的关节型占位器无异（图10-21）。

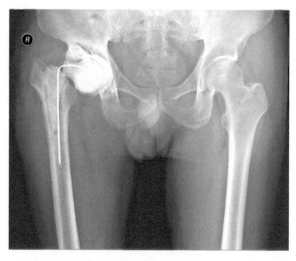

图 10-20 使用克氏针作为内支架的骨水泥占位器，术后早期发生断裂

七、人工关节感染的抗生素治疗原则

PJI 属于局灶感染性疾病，仅依靠手术清创通常不能彻底清除关节内的病原菌，需要依靠强有效的抗生素来杀灭病原菌。通常根据微生物培养或分子诊断的种属和药敏试验鉴定结果来选择合适的抗生素治疗方案。抗生素治疗的持续时间、途径、种类取决于手术策略、患者自身合并症和基础条件、病原学特点等因素。抗生素治疗的原则为应优先使用毒性最小、生物利用度最高、骨

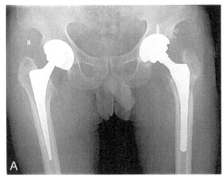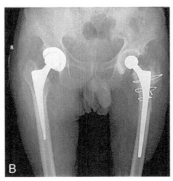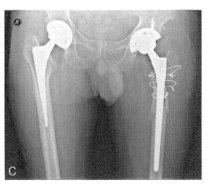

图 10-21 58 岁，男性患者，左侧全髋关节置换术后 3 年，切口慢性窦道形成，关节液及假体周围组织培养出表皮葡萄球菌及大芬戈尔登菌，诊断为左髋人工关节感染

A. 翻修前双髋正位 X 线片；B. 第一阶段清创手术后双髋正位 X 线片，取出假体后植入以骨水泥柄为支架的占位器，髋臼侧使用骨水泥臼杯，骨水泥中混入万古霉素；C. 第二阶段翻修手术后双髋正位 X 线片，感染成功控制，取出占位器，采用生物型假体完成二期翻修手术

关节部位浓度最高、抗菌谱最窄、价格最低的治疗方案，在保证有效性的同时兼顾经济性、安全性及不诱导病原菌耐药。由于 PJI 的治疗通常需要 4～8 周以上的抗感染治疗，对于某些病原菌，高生物利用度的口服抗生素可用于替代或续贯静脉输注治疗，这可以降低治疗费用支出，提高患者的生活质量和依从性。常见的 PJI 病原的抗生素疗法选择见表 10-4。

抗生素的应用方式总体分为两种途径：全身使用和局部使用。

1. 全身使用抗生素的临床场景　常包括以下情况。

（1）长期抗生素抑制治疗：仅在由于病原菌特殊、患者不能耐受手术等原因存在时，部分患者需要长期间断或不间断接受抗生素治疗，才能将感染抑制在一个与机体免疫系统相对平衡的状态。需要关注这类患者因长期使用抗生素造成的一些不良反应，包括内脏功能损害、肠道菌群紊乱等。

（2）完全去除内植物并使用抗生素：在完全去除内植物后，常按照慢性骨髓炎的治疗原则予以用药，一般使用单一的敏感抗生素 4～8 周。

（3）保留假体清创手术或关节假体再植入手术后使用抗生素：该情况下，关节假体仍然存留于关节内，抗生素的选择需考虑有较强的抗生物膜形成或穿透生物膜的能力，一般是指在使用有

表 10-4　人工关节感染常见病原菌的推荐抗生素疗法

微生物	一线抗生素	可替代的抗生素	联合应用药物
甲氧西林敏感的金黄色葡萄球菌	头孢唑林或萘夫西林	万古霉素、达托霉素或利奈唑胺	保留假体时联合利福平
耐甲氧西林的金黄色葡萄球菌	万古霉素	达托霉素或利奈唑胺	保留假体时联合利福平
青霉素敏感的肠球菌	青霉素或氨苄青霉素	万古霉素、达托霉素或利奈唑胺	可选氨基糖苷类抗生素
耐青霉素的肠球菌	万古霉素	达托霉素或利奈唑胺	可选氨基糖苷类抗生素
铜绿假单胞菌	头孢吡肟或美罗培南	环丙沙星或头孢他啶	可选氨基糖苷类抗生素或氟喹诺酮类
肠杆菌属	头孢吡肟或厄他培南	环丙沙星	无
肠杆菌科	β 内酰胺类或环丙沙星		无
β 溶血性链球菌	青霉素和头孢曲松		无
丙酸痤疮杆菌	青霉素和头孢曲松		无

注：除了环丙沙星和利奈唑胺，所有的抗生素均应从静脉给药开始使用

效的抗生素基础上联合应用利福平（革兰氏阳性菌）、环丙沙星或左氧氟沙星（革兰氏阴性菌）。

（4）翻修手术的间隔期内使用抗生素：翻修手术的间隔期可参照完全去除内植物后的抗生素治疗方案，此时体内通常植入含抗生素骨水泥间隔器，还需要注意某些抗生素的血药浓度过高会造成药物不良反应。

2. 局部使用抗生素　主要包括含抗生素骨水泥占位器及局部注射抗生素。

（1）含抗生素骨水泥占位器：在聚甲基丙烯酸甲酯（PMMA）中加入的抗生素，其目的是在局部释放高浓度的抗生素来杀死致病菌。一般要求加入的抗生素需要具备以下条件：在骨水泥发热情况下保持理化稳定性、良好的水溶性、不易

出现过敏反应、可保持较长时间的持续释放、可制成无菌粉剂。骨水泥中需加入足量的抗生素，以保证释放的抗生素浓度足够高；但又要避免加入过多的抗生素，以免降低骨水泥填充物或占位器的机械强度。现有常用的可加入骨水泥中使用的抗生素如表10-5。

（2）局部注射抗生素：曹力教授团队在PJI一期翻修手术后常规在关节腔内注射敏感抗生素，达到了很好的感染控制率。Whiteside等报道也证实了该方法的有效性。该方法需要操作者有充足的关节腔注射操作经验，既能够准确地将药物注入关节内，又能保证不将外源病原菌引入关节，还需要注意联合全身应用抗生素时带来的药物不良反应，也要定期监测血药浓度。

表 10-5　骨水泥中加入的抗生素

抗生素类别	抗生素名称	抗菌谱	每40g骨水泥添加剂量（g）
氨基糖苷类	妥布霉素	革兰氏阴性菌如假单胞菌	1～4.8
氨基糖苷类	庆大霉素	革兰氏阴性菌大肠埃希菌，克雷伯杆菌属，尤其是铜绿假单胞菌，还有需氧菌（不包含专性/兼性厌氧菌）	0.25～4.8
一代头孢	头孢唑林	革兰氏阳性菌感染，覆盖少部分革兰氏阴性菌	1～2
二代头孢	头孢呋辛	革兰氏阳性菌覆盖减少，革兰氏阴性菌覆盖增多	1.5～2
三代头孢	头孢他啶	革兰氏阴性菌，尤其假单胞菌	2
四代头孢	头孢噻肟	革兰氏阴性菌，不抗假单胞菌	2
五代头孢	头孢洛林	革兰氏阴性菌，不抗假单胞菌	2～4
氟喹诺酮类	环丙沙星	革兰氏阴性菌，包括肠杆菌属	0.2～3
糖肽类	万古霉素	革兰氏阳性菌，包括耐甲氧西林细菌	0.5～4
林可胺类	克林霉素	革兰氏阳性球菌，厌氧菌	1～2
大环内酯类	红霉素	需氧革兰氏阳性球菌和杆菌	0.5～1
多黏菌素类	黏菌素	革兰氏阴性菌，尤其多重耐药菌	0.24
β-内酰胺类	哌拉西林（不含哌拉西林/他唑巴坦）	革兰氏阴性菌（尤其假单胞菌）、肠道菌和厌氧菌	4～8
β-内酰胺酶类	氨曲南	只有革兰氏阴性菌	4
β-内酰胺酶抑制剂	他唑巴坦	革兰氏阴性菌（尤其假单胞菌），肠道菌，与哌拉西林配伍可抗厌氧菌	0.5
恶唑烷酮类	利奈唑胺	多耐药革兰氏阳性球菌，如MRSA	1.2
碳青霉烯类	美罗培南	革兰氏阳性和革兰氏阴性菌，厌氧菌，假单胞菌	0.5～4
脂肽类	达托霉素	只有革兰氏阳性菌	2
抗真菌药	两性霉素	大多数真菌	0.2
抗真菌药	伏立康唑	大多数真菌	0.3～0.6

（黄子达　张文明）

第四节　神经血管损伤

一、神经损伤

（一）概述

神经损伤是 THA 少见但非常严重的并发症，文献报道其发生率为 0.6% ～ 1.8%。由于神经损伤恢复困难，对患者影响较大，一旦发生可能产生严重的医患纠纷，因此，在手术前应充分评估神经损伤的危险因素，充分了解髋关节周围神经解剖并做好详细的术前计划。

（二）神经损伤的病因

THA 导致的神经损伤原因包括压迫、牵拉、缺血或术中直接损伤。神经受压可能通过直接损伤神经或影响神经血供造成神经功能障碍。患者固定体位时间过长、伤口包扎过紧、术中拉钩位置不当或严重的切口血肿都可能导致神经受压。

牵拉导致的神经损伤多见于术中拉钩放置不当、反复脱位复位过程没有有效保护坐骨神经或术后患侧下肢延长或偏心距明显增加（图 10-22）。这种神经损伤与神经本身解剖特点有关，与活动度较大神经相比相对固定的神经更容易由牵拉导致功能障碍，如下肢过度延长导致腓神经损伤的概率远远高于胫神经。

术中神经损伤包括直接损伤、电刀热传导或电传导、磨锉、螺钉置入或缝线损伤等。这种直接的神经损伤多见于紧贴骨组织或与周围组织通过筋膜紧密相连的神经。术中使用骨水泥髋臼时也可能因为骨水泥外渗导致神经热损伤或骨水泥大量填塞导致神经压迫。

文献报道全髋关节置换术后神经损伤的发生率为 1% ～ 2%，约 47% 的神经损伤病例找不到明显病因。神经损伤病例中坐骨神经损伤最多见，其次是股神经损伤，同时损伤股神经和坐骨神经的比例为 6%，而闭孔神经损伤较少见，仅占 1.6%。文献报道上述的神经损伤原因中过度牵拉约占 20%，神经挫伤约为 19%，血肿为 11% 及脱位为 2%，术中直接损伤神经的比例只占 1%。

（三）神经损伤的预后

影响 THA 神经损伤预后的因素很多，其中最主要的是神经损伤程度，完全损伤还是部分损伤，牵拉伤还是直接损伤。患者个体差异对预后也有影响，如体重指数。28% 的患者出现神经支配区域持续性麻木，这是提示预后不良的表现。Edwards 也报道 BMI 过大或牵拉神经损伤的患者预后较差。但 BMI 与神经损伤预后之间的关系仍存在争议。与同时累及运动神经的病例相比，单纯累及感觉支的病例预后较好。恢复较快的患者预后也明显好于恢复较慢的患者。虽然文献报道神经可能在术后 18 个月内逐渐恢复，但多数患者在术后 7 个月时神经恢复的速度就会大大降低，而且大部分患者会残留一定的感觉异常或功能障碍。

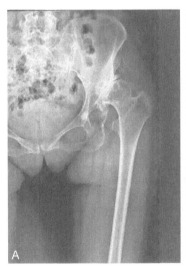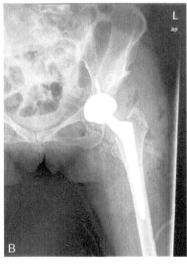

图 10-22　左侧、女性患者、肢体延长是坐骨神经损伤的危险因素

A. 术前；B. 术后

（四）神经损伤的诊断

神经损伤一般通过临床症状即可诊断，因此需要对患者进行详细的术前和术后体格检查。但也有学者报道有些神经损伤可能症状不典型，可能出现漏诊而丧失早期处理的时机。对于怀疑出现神经损伤的患者应及时进行肌电图或神经诱发电位等检查。

（五）常见神经损伤

1. 坐骨神经　坐骨神经麻痹是 THA 术后最常见的神经损伤类型，约占所有神经损伤报道的 80%。坐骨神经起源于 L_4 ~ S_3 的骶丛上根，自坐骨大切迹出盆腔进入梨状肌的前内侧，自梨状肌下传出后分为腓总神经和胫神经并经过髋臼后柱的后外侧（图 10-23），最终由股骨大转子和坐骨结节间向远端延伸。Bergman 等通过 1510 例尸体解剖发现约 88% 的标本坐骨神经走行于梨状肌的深面，但约 11% 的标本在梨状肌近端即分出腓总神经与胫神经，其中腓总神经走行于梨状肌浅面，这种解剖变异也是导致腓总神经损伤的重要原因。同时腓总神经由较坚韧的筋膜组织组成，而胫神经周围有丰富的结缔组织，因此，腓总神经对直接损伤及间接压迫的耐受能力更差。坐骨神经损伤与下肢延长程度之间的关系仍不明确，但文献报道肢体延长超过 4cm 会大大增加坐骨神经损伤的概率。坐骨神经损伤的患者可能表现为足下垂、自臀部至大腿后方的放射痛和（或）坐骨神经支配区域的感觉异常。

文献报道初次行 THA 术后坐骨神经损伤的发生率约为 1.5%，髋关节翻修术后发生率为 3% ~ 8%，高脱位 DDH 术后坐骨神经损害发生率为 5.8%。这些神经损伤患者中约 50% 仍无法明确损伤原因。虽然文献报道坐骨神经损伤预后不太好，但坐骨神经直接损伤的预后比牵拉伤好。

后外侧 / 后方入路是目前最常用的髋关节置换入路，这可能也是文献报道坐骨神经损伤占比例最高的原因。即便如此，坐骨神经损伤的发生率也是比较低的，但其预后较差，即使恢复率最高的文献报道也只有 50%。如果能找到明确病因，如明显血肿造成神经压迫或下肢明显延长造成的急性坐骨神经瘫痪，建议立即手术处理。

2. 股神经损伤　在 THA 术后神经损伤中占第二位，约为 2.3%。主要表现为术后骨盆内侧或大腿前方感觉异常，也有部分患者表现为股四头肌无力，上下楼梯困难。坐骨神经自下腹部进入骨盆，走行于髂腰肌的浅面，股神经在股三角内走行段缺少弹性（图 10-24），因此对延长或髋关节过度后

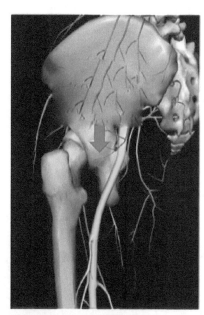

图 10-23　髋臼后下方暴露时应避免损伤坐骨神经

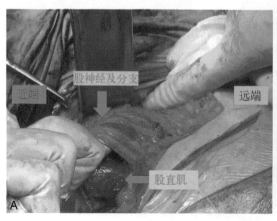

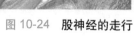

图 10-24　股神经的走行

伸耐受程度较差，这是导致股神经损伤的最常见原因。另外，抗凝引起的髂肌周围血肿、操作时髋臼前方拉钩放置位置不良、DAA 或前外侧手术入路间隙错误都可能导致股神经损伤。文献报道股神经损伤预后好于坐骨神经损伤，除非明确髂肌周围血肿导致股神经受压需要立即手术清除血肿，大部分患者可以采用轻度屈曲髋关节非手术治疗。

3. 闭孔神经损伤 在 THA 术后极为少见，主要表现为大腿内侧感觉异常、腹股沟疼痛和（或）内收肌无力，由于其发生率较低且症状不典型，因此较难诊断。闭孔神经损伤最常见的原因为骨水泥渗漏、臼底缺损或髋臼前柱处理不当。与股神经损伤相似，除非有明确的压迫因素，否则都建议非手术治疗。

4. 臀上神经损伤 臀上神经自坐骨大切迹穿出，经梨状肌近端附着点后分为上下两支控制髋关节外展肌群。如果自大粗隆沿臀中肌向近端延伸 5cm，就有可能损伤臀上神经，导致髋关节外展无力或 Trendelenburg 步态。前外侧入路有可能损伤臀上神经，文献报道结扎旋股外侧动脉上升支可能导致臀上动脉缺血性损伤。

除非完全直接损伤，否则臀上神经损伤预后也较好，除非明确有直接压迫因素，一般不需要进行急诊神经探查。

5. 股外侧皮神经 起自 L_2/L_3 前根，沿髂肌浅面走行，自髂前上棘内侧进入大腿前内侧，跨越缝匠肌后向大腿前外侧分支支配前外侧皮肤感觉（图 10-25）。目前尸体标本研究发现股外侧皮神经存在 3 种分支方式，各占 1/3。股外侧皮神经为单纯感觉神经，损伤后不影响关节功能，但其在 DAA 手术中发生率较高，文献报道为 15%～81%。

文献报道股外侧皮神经损伤不会影响关节功能，但对患者生活质量影响较大。股外侧皮损伤的预后仍存在争议，因此目前对是否需要进行急诊手术探查仍缺少高质量的临床研究。

（六）神经损伤的预防

鉴于大部分神经损伤的预后较差，避免不良结果的最好方式是预防神经损伤。在手术前应充分掌握手术区域的解剖结构分布及可能存在的变异情况。制订详细的术前临床路径，逐项分析可能造成神经损伤的危险因素。主刀医师术中注意

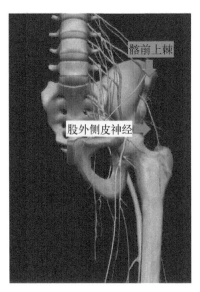

图 10-25 直接前路及前外侧入路易造成股外侧皮神经损伤

避免过度牵拉、小心放置各种拉钩及牵引器械、反复确认有无骨水泥渗漏。对于高脱位等神经损伤高位患者建议在术中使用神经诱发电位检测仪器。术后早期拍摄影像学资料排除是否存在骨水泥渗漏、假体位置不良、螺钉位置不当等可能造成神经损伤的因素。术后瘢痕增生或迟发性血肿都有可能造成神经压迫引起迟发性神经损伤，因此应做好充分的医患沟通，一旦患者出现神经损伤的早期临床表现立即就诊及时处理。

（七）神经损伤的处理

如果患者出现神经支配区域不正常的剧烈疼痛，可能提示神经存在持续性损伤或刺激，需要进行急诊神经探查。如果患者出现神经损伤表现，同时检查提示存在血肿等明显压迫神经的客观证据也建议进行急诊手术减压。另外，术后检查发现下肢延长且患者麻醉苏醒后仍存在单侧坐骨神经麻痹表现的患者也需要进行急诊翻修手术。

对于没有出现明显疼痛的患者应仔细评估再手术的利弊、是否能明确神经损伤的原因后再决定是否进行神经探查。但在临床实践中应注意有些情况下即使明确神经损伤因素也难以通过手术达到更好的预后。Pritchett 等报道了 19 例因下肢延长导致坐骨神经损伤的患者，其中 17 例进行了急诊翻修短缩患肢，只有 9 例患者疼痛缓解，11 例患者存在运动功能障碍。

神经损伤的非手术治疗包括适当的个体化关节功能康复、使用支具、调整患者心理预期等。在

神经恢复期应定期进行肌电图等检查以明确神经是否恢复。如果确定神经没有恢复可能可通过肌腱转位部分恢复关节功能。一般在神经损伤18个月以上仍未出现恢复征象时再进行肌腱转位手术。

二、血 管 损 伤

（一）概述

文献报道初次THA术后血管损伤的概率为0.04%，翻修手术血管损伤的概率为0.19%。股血管和髂外血管是最常被累及的血管。

全髋关节置换术后血管损伤的因素包括患者摆放体位时固定架压迫、组织松解时直接损伤、拉钩放置时损伤、反复脱位及复位操作、翻修手术时残留骨水泥或螺钉损伤、假体安放前骨的准备、骨水泥渗漏、髋臼螺钉方向不当等（图10-26～图10-28）。尤其是髋臼既往存在骨折、内固定手术病史的患者，术中解剖标志定位不清，瘢痕粘连或持续感染腐蚀血管都会大大增加术中血管损伤的风险。

（二）血管损伤的临床表现及诊断

目前文献报道并未对血管损伤的原因进行明确分类，但报道较多的是术中放置拉钩时没有紧贴骨面导致直接血管损伤，这种损伤一般创口比较大，可能造成血管壁穿孔或撕裂，术中出现明显的大量出血。而小的穿刺伤或血管内膜损伤等可能术中没有明显出血表现，术后如果患者出现切口周围明显高张力血肿、下肢进行性加重的缺血表现、血管周围出现动脉瘤、远端肢体动脉搏动明显减弱或消失，同时伴有血红蛋白明显下降时应考虑血管损伤的可能。

（三）常见的血管损伤

1. 髂 外 动 静 脉　髂外动脉是髂总动脉在L_5～S_1椎间盘水平分叉后的前分支，它斜向下沿腰大肌的内侧缘，在髂外静脉的前外侧走行，髂外静脉与髂外动脉相伴行，在近端，静脉走行于动脉的内后方；在远侧，相对于髋臼前上部分，静脉沿着腰大肌内缘走行于动脉的内下方，只有少量肌肉和筋膜介于静脉和骨盆边缘间，它位于骨盆前柱及壁层腹膜之间，沿骨盆边缘相对固定。尸体标本解剖发现在髂前上棘水平髂外动静脉离骨面距离在7mm以内，部分标本甚至紧贴骨盆内侧面，因此，在使用拉钩置于前柱上显露髋臼或

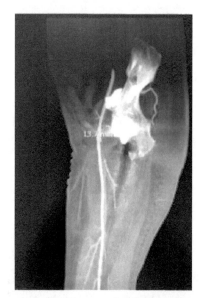

图 10-26　骨水泥渗漏可能造成血管损伤

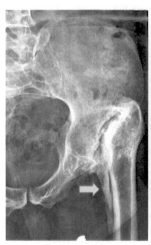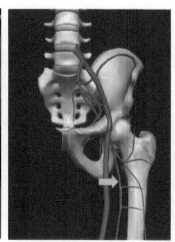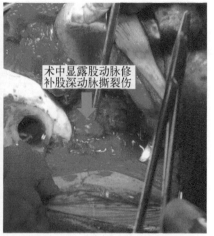

图 10-27　髋关节陈旧性结核引起骨膜异位骨化包裹股深动脉，术中延长下肢造成股深动脉撕裂伤

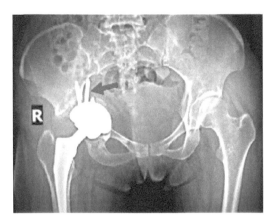

图 10-28　**髋臼螺钉可能造成骨盆内血管损伤**

使用过长的髋臼螺钉均有可能损伤该血管。

使用骨水泥髋臼时需在髂骨、坐骨及耻骨上支扩孔及钻孔，钻孔深度过大可导致髂外动静脉直接损伤，或从钻孔处发生骨水泥渗漏，因聚合物热量或直接压迫均可引起闭塞性髂外动脉损伤。

髂外血管迟发损伤的发生是由于髋臼假体松动后逐渐向内向上移位，假体表面骨水泥或固定螺钉可导致压迫性闭塞、动脉瘤形成、假动脉瘤形成及血管腐蚀。在髋臼翻修术中，骨水泥通过髋臼前上壁穿透至髂外血管周围，当拔出髋臼假体时造成骨水泥撕裂髂外血管。对于髋臼假体或相关部件进入骨盆存在血管损伤风险时应进行血管造影或 CTA 扫描来评估在除去髋臼假体时血管损伤的可能性，在取出髋臼假体前可和血管外科医师协作，预先从腹膜后显露髂外血管系统。

2. 股血管　股动脉是髂外动脉经过腹股沟韧带后的延伸，它从髋关节囊前内侧经过，两者之间被髂腰肌腱分开，股静脉在接受股深静脉及大隐静脉的属支后经过腹股沟韧带深面成为髂外静脉，股动脉在关节囊处位于股静脉外侧，更易受损伤。

全髋关节置换术盆外血管损伤报道最多的是股血管损伤。目前大部分术者采用侧卧位进行全髋关节置换，在进行体位摆放时体位固定架可能压迫健侧或患侧股动脉造成下肢缺血损伤。体位摆放完成后应触摸足背动脉以确保不压迫腹股沟内的股血管。

术中股血管直接损伤多见于直接前路或前外侧入路手术，拉钩置入过深或没有紧贴髋臼骨面放置可能导致股血管直接损伤或压迫造成股血管内膜损伤。在翻修手术时由于瘢痕与周围组织粘连严重，清除瘢痕时可能由于结构界限不清导致股血管直接损伤。大量清理髋臼前下骨赘及瘢痕化关节囊也可导致股动脉损伤。

3. 股深血管　股深动脉起源于腹股沟韧带下约 3.5cm 的股动脉外侧面，它在股动脉后方耻骨肌和长收肌之间经过，然后行于长收肌和短收肌之间，旋股外侧动脉起源于股深动脉近端外侧，它在缝匠肌和股直肌深面行向外侧，在股外侧肌上段表面分成升支和降支，旋股内侧动脉通常起源于股深动脉后内侧，但也可能起源于股动脉，它在耻骨肌、髂腰肌之间，从内侧环绕股骨，并从后侧沿着转子间线出现于股方肌上缘。

在全髋关节置换术中髋臼前下缘放置拉钩太靠近内侧会导致旋股内侧动脉假性动脉瘤形成，在该区域挤出的骨水泥也可导致旋股内侧动脉损伤，该动脉经常在股方肌上缘受损伤，但除非损伤比较靠近起点，否则极少导致大出血。翻修术中，切除瘢痕和关节囊也会导致旋股外侧动脉损伤。

对于既往存在感染、解剖畸形的患者，股深动脉弹性明显降低甚至出现骨化，在进行脱位复位过程或下肢延长过程中可能导致股深动脉自股动脉分支处撕裂引起大出血，因此，对于这些存在高危因素的患者应请血管外科术前会诊完善检查。

4. 闭孔血管　闭孔动静脉通常一起横跨骨盆外侧壁，表面被壁腹膜覆盖，静脉在最下侧，闭孔内肌及筋膜位于这些结构外侧，闭孔动静脉在闭孔上外侧部相接近，在此处他们经闭膜管出骨盆，这些结构在闭孔膜处相对固定。术中骨水泥渗漏、在髋臼横韧带下方放置拉钩位置不当或清除髋臼前下方骨赘时可能损伤该血管。

5. 臀上血管　臀上动脉是髂内动脉的后分支，在从坐骨切迹上部经过时最接近后柱，在经梨状肌上孔出骨盆时相对固定。初次全髋关节置换不需沿髋臼上缘向髂骨翼显露，因此损伤臀上血管的概率相对较小，一般多由于固定螺钉位置不良、感染、既往手术瘢痕粘连或去除原有内植物等原因造成臀上动脉损伤。

三、血管损伤的处理

由于大部分血管损伤可以在术中发现，因此一旦出现明确的血管损伤应立即进行修补手术。

对于术中小的穿刺伤或迟发性出血的患者，一旦出现手术部位明显张力性血肿、异常肿块或无明显诱因血红蛋白急剧下降等表现应立即请血管外科会诊并进行 CTA 或血管造影等检查。随着微创导管技术的发展，绝大多数迟发性出血都可以通过介入手术进行处理，越早诊断及处理预后越好。

（钱齐荣　王　波）

第五节　异位骨化

关节周围或近转子部位的骨化是全髋关节置换术的常见并发症，占受累患者的 1/3，男性更常见。病因学并未完全了解，已知很多危险因素与骨化发生有关，仅少数有肯定结论。最近的研究表明，术后即刻的放射治疗是可靠花费最少的预防方式。

全髋关节置换术后关节周围骨化的发生率和严重性不尽相同，在关节周围软组织内有真正的骨形成，可从放射学上与钙化鉴别。文献中关于这方面已有很多报道，大部分集中于药物预防的基础研究。

关节周围骨化的病原学仍不十分了解。有些学者推测是间充质细胞分化为成骨细胞，然后形成无矿物化的骨基质（骨样组织）另外解释可能是有活力的骨颗粒在锉髋臼和股骨干时进入围绕髋关节周围的肌肉，是成骨的最初病灶，但近来的研究否认了这样的观点。因为全球范围内全髋关节置换术的数量不断增加，近些年来出现了很多讨论有关关节周围骨化预防的报道。围手术期的预防主要包括药物和放射学预防（放射治疗），以前者为主，仅例外的情况采取后一种方法。

一、定　　义

1. 关节周围骨化　是指邻近关节的额外骨化，在肌肉和腱组织的区域及其他结缔组织内形成，组织学上不能与正常骨相鉴别。腱鞘炎的钙化、假痛风和新生物的骨形成不归于骨化。

2. 大转子骨化　直接与大转子相关，与关节周围的骨化有某种程度的联系，以关节的方向扩展。在这一点上值得注意的一个确定原因是在经臀肌的入路中掀起的骨板。

二、分　　类

至今仍没有临床分类，Brooker 基于放射学的标准分类已被国际公认。为了避免以前已存在的骨岛被认为异位骨化，分类时必须将术后和术前的 X 线片进行比较。在 Brooker 的最早报道中其分为 4 种类型。

(1) 1 型：在关节周围软组织骨岛形成。

(2) 2 型：骨突形成，来自于髂骨和（或）大转子。

(3) 3 型：如在 2 型，骨突更靠近在一起。

(4) 4 型："僵直"。

他的分类没能说明关于骨化的临床过程和预后，也没有说明放射学可见的骨化程度在个别病例与活动受限的相关性。放射学分类为 4 型"僵直"，经常涉及不同骨岛重叠的投影形似骨桥，但仍有可接受的活动范围。僵直性骨化的确定诊断，仅可能意味着需依据两个方位的投影证明和髋关节的可动性的分析，但更确切的据 CT 扫描。

前文已提到间充质细胞分化为成骨细胞可能是引起本病的病因，目前已发现两种类型的祖细胞在组织创伤后能分化为成骨细胞。

三、病　因　学

本病易受到内植物的干扰。

1. 可诱导成骨的祖细胞　移行和循环的骨祖细胞能够被诱导分化为成骨细胞，涉及不同的分化因子 [如骨形态发生蛋白质（BMP）]。

2. 确定的成骨源性的祖细胞　来自骨髓的局部细胞能分化为成骨细胞。这些细胞被认为在自体骨松质移植的新骨形成中起作用。

四、临床和 X 线表现

关节周围骨化的放射学表现，不能对有关患者的临床状态做出任何直接的结论。在全髋关节置换术后最初 3 ～ 6 个月中，患者在骨化形成期偶尔主诉有干扰和刺激性的非特异性症状，然后可发生运动范围逐渐减少。放射学最初表现几乎是不好解释的，类同于一簇羊毛的凝聚结构。在3~6个月之后成为更为致密的矿化物质，具有锐性边缘的阴影。

即使有实质性的骨化，患者的活动范围仍十分不错。仅很少的患者活动范围严重受限，可发展为僵直。例外的情况需手术取出，适应证为活动严重受限制，特别是屈曲受限，或有严重的局部刺激症状的病例。

五、发 生 率

有关此病损的发生率存在争论。例如，Ahrengart 指出在 145 例全髋关节置换术的患者中，依 Brooker 分类为 3 型和 4 型的患者，术后 2 年与轻度或无骨化的患者相比，有较强的肌肉屈曲力量，没有屈曲损害；骨化分布的类型和分级的百分数与大规模的研究相匹配：有骨化的男性为 29%。

六、危 险 因 素

文献中引证的预测因素包括不同的骨骼疾病（即骨发育不全），严重创伤和影响脑或脊髓的疾病而处于昏迷或肢体麻痹状态。已知的危险因素如下。

（1）预先存在的关节周围骨化（同侧或对侧）。

（2）强直性脊柱炎。

（3）男性，髋关节有大量骨赘。

（4）全髋翻修术或以前反复的髋关节手术。

（5）弥漫性原发性骨肥厚（Forestier 病）。

（6）创伤后关节炎。

概括起来，90% 没有骨化的男性和女性，屈曲范围大于 90°。有骨化的男性患者，屈曲范围在用布洛芬后有轻度改善。此改善没有统计学意义。

七、预 防 措 施

提供的预防措施依据置换的时间而区分。

（一）一般措施

1. 术中的措施

（1）无创的外科技术。

（2）严密的止血。

（3）切除无生机的组织。

（4）取出小的骨颗粒。

（5）预防感染。

2. 围手术期的措施

（1）药物（不良吲哚美辛，布洛芬）。

（2）术前和术后的髋关节照射（10Gy 以分次的量，或 8Gy 作为单次量）。

（二）文献中有关的预防措施

1. 手术中措施

（1）一般的指导规则：采取的措施难以量化，除经常提到的灌洗外，但研究很少。

（2）灌洗：术中灌洗的随机性研究近来已有报道。一组患者用 500ml 复方氯化钠注射液（林格注射液）直向方式灌洗，其他组用 3L（林格液）"喷射样灌洗"，两组没有看出有差别。这说明保留在软组织中的骨颗粒很少能引起严重的骨化，结论虽令人惊奇，但目前仍不应立刻随意取消。

2. 围手术的措施

（1）非甾体抗炎药：在 Ochsner 的观察中，男性用布洛芬与未用布洛芬的患者组，在骨化本身及可能达到的屈曲程度没有明显不同。其生化作用的模式涉及抑制环氧化酶和此后二十碳四烯酸衍化物（前列腺素）的减少有关，但与骨化减少的精确关系至今仍无生化证明。

在大量文献复习中，Eulert 指出不同程度的疗效与给予异位骨化的药物的预防有关。在他自己的前瞻性研究中，随机分配成 4 个不同的用药方式：吲哚美辛预防用药 7d 和 14d（2×50mg）和双氯酚酸气内（Dclofenac）（7×75mg），对骨化的发展没有表出现明显的差别。患者服用阿司匹林（3×750 mg），14d 的结果明显较差。文章没有指出是否观察到任何活动范围的差别，但这是仅依据 Brookei 的放射学分类简单的评价结果。Amstutz 的研究是一个结构统计学评估的例子。在此研究中，对危险人群术后用吲哚美辛 10d，在 1 年后初次或翻修术后严重骨化的发病数与不用吲哚美辛者相比有统计学意义。文献认为吲哚美辛是最肯定能预防骨化的药物，在实践中因有明显的胃肠道不良反应而常不适合应用。

与吲哚美辛比较，布洛芬发生胃肠道的不良反应较少，也没有表现有髋臼部分骨结合上的相反作用。研究已表明给予萘普生（naproxen）和用布洛芬 4 周没有影响超过 5 年以上无菌性松动的发生率。

（2）围手术期的放射治疗：术后的放射治疗应小量或单次，或在手术后即开始，或在手术后5d内照射。术后72h后照射疗效较低。目的是防止在分化的早期多功能性的间充质细胞移行为成骨细胞，放射治疗主要应用在术中已取出骨化块的区域或对侧有骨化的患者。

更多近来的研究已肯定放射治疗也可直至术前4h给予。在3个前瞻性的随机性研究中，术前给予单一剂量7Gy，根据Brooker分类认为在骨化的发生与术后放射治疗比较没有任何明显的差别，但与术前4~8h照射比较疗效较低，甚至术前16~20h照射应该有效。因此术前照射应在手术当日。术前给予对治疗者和患者来说更为简单，相应的研究虽至今没有结论，但笔者自己超过1年的经验表明是肯定的。因为照射的不良反应，放射治疗不应常规用于较年轻或希望生育的患者。

八、骨化的处理

（一）一般措施

1. 手术时机　关节周围骨化的切除是在X线片上有明确的分界，一般不应在初次术后的最初6~9个月。

2. 手术方式

（1）依据主要骨化的部位，患者取仰卧或侧卧位。

（2）不要在骨化部位切除骨膜，用手术刀和剪刀细致地逐渐显露骨化块，留有薄层的组织，分离肌肉直至骨化区，用骨凿取出尽可能大的骨块，为了不伤害周围的神经或支配肌肉的神经束，

经常需要按步骤取出骨化块。

（3）取出所有骨化块后充分灌洗和细致止血。

（4）插入粗的引流管保证充分的引流，并留置3~4d然后逐渐取出。

（5）如有必要，在术中使用细胞储存器。

（6）手术后尽可能恢复血容量。

（7）放射治疗可在术后第1天，或在术前用单一剂量600rad照射。

（8）物理治疗：目的是在第1周达到充分伸展，第2周集中于屈曲和旋转活动。

手术切除后应结合手术前后的放射治疗，活动范围可从满意到非常好。实际上很多病例骨化量明显减少。偶尔活动范围也可明显改进。在其他病例尽管成功切除了骨化块，但初始的活动仅达到中等程度。

（二）文献中关于骨化的处理

髋关节周围骨化切除的手术方式没有细致的描述。1979年，Riska报道仅6例患者做了全髋关节置换术后关节外骨化块切除。在这些患者，骨化块切除后成功地进行了游离脂肪移植。

根据研究结果，笔者已停止预防性使用布洛芬。对有功能障碍的骨化和在另一侧全髋关节置换术后做过骨化块切除的患者，在术前即刻采取放射治疗。在肯定有发生骨化趋向即强直性脊柱炎的患者或事先已计划安排做骨化切除的患者应接受放射治疗（单一剂量600rad）。

外科切除骨化块仅适用于很少的患者。

（王　飞）

第六节　磨损与骨溶解

骨溶解是X线放射学术语，主要用来描述原先存在的骨组织因在某种因素作用下出现骨丢失。自1975年起，这个术语越来越多地被描述人工关节假体周围邻近骨组织丢失情况。骨溶解或骨丢失根据X线影像学表现大致分为3种类型：①线性骨溶解；②膨胀性或侵蚀性骨溶解；③应力遮挡。这3种不同类型的X线影像学上的表现反映了它们各种类型存在的潜在病理基础。

线性骨溶解，在X线影像学上表现为假体周

围出现均匀性的与假体边缘平行的骨透亮区，其宽度约5mm。最典型的表现是骨水泥固定髋臼假体四周呈均匀透亮区，随时间推移骨透亮区逐渐向髋臼的四周推进。

膨胀性或侵蚀性骨溶解，在X线片上也表现为骨吸收透亮线，所不同的是骨吸收区域通常呈局灶性或呈泡沫状，骨吸收透亮区范围明显增加，呈侵蚀性、进行性发展，边界通常不规则。线性骨溶解和膨胀性骨溶解这两种类型X线影像学征

象可以在同一患者身上表现出来。

上述两种类型骨溶解表现为假体周围正常骨结构发生改变，出现骨丢失，而应力遮挡与上述两种骨溶解有着本质上的不同。应力遮挡主要指骨量弥漫性减少，它不是骨破坏，而是正常骨结构消耗。应力遮挡这一现象的本质是骨结构生物力学发生改变所造成的。Wolf 定律认为，当一个植入物承受大部分应力后，邻近骨组织受力减少，即可出现骨重建（boneremodeling）而导致部分骨小梁骨量丢失。在 X 线影像学上称为骨量减少（osteopenia）。它主要发生于广泛多孔涂层生物学固定假体患者，股骨近端区域内或金属材料制作的髋臼假体四周，也可表现在骨水泥固定假体四周骨组织。如果对一个因应力遮挡而出现假体四周骨质稀少病例与线性骨溶解病例进行 X 线对比观察，可发现应力遮挡患者假体四周骨稀少区域内仍可见到骨小梁，只不过骨小梁变稀薄、变细。

生物型假体四周有时可形成与应力有关的骨重建现象，表现为邻近假体四周线性纤维性 X 线透光区紧贴一薄层微密骨（新皮质骨），这不仅表现为 X 线征象与线性骨溶解有着明显区别，而且在病理生理上也有着显著区别，应力遮挡是正常骨结构对邻近假体受力后适应性变化（adaptation），而线性骨溶解或膨胀性骨溶解所出现的假体周围骨溶解是假体周围结缔组织界膜内慢性炎症反应侵蚀的结果。

一、磨损颗粒与骨溶解

早期人工关节发展时代，Charnley 对造成骨溶解的原因已做出明确回答。Charnley 早期病例失败是由于 Teflon 材料组成髋臼假体与金属股骨头磨损颗粒产生，引起假体周围广泛骨吸收、骨溶解，并且出现临床症状。以后多种人工假体都有类似现象。例如，由钛制成的股骨头与聚乙烯髋臼组成人工关节假体也表现出明显的磨损颗粒，引起假体周围骨组织骨吸收、骨溶解。

以后许多研究集中于骨溶解与颗粒产生部位之间的相互关系。例如，Schmalzreid 注意到发生溶解的部位往往是与含有磨损颗粒滑液相接触的部位。他的研究结果表明关节腔内滑液可含有大量磨损颗粒，这些滑液内颗粒可随着关节运动而渗透到远处间隙内，包括柄的远端，因此提出一个有效关

节间隙概念（concept of the effectine ioint space）。但有一些学者发现远离关节的局灶性骨溶解，病灶内可发现磨损颗粒，包括骨水泥磨损颗粒。

随后研究深入，很多学者把研究重点放在骨膜组织形态学上。他们发现这些组织内含有大量异物肉芽肿（foreignbody granuloma），并在骨水泥固定假体之间伴假体磨损颗粒。这些磨损颗粒包括骨水泥和高分子聚乙烯磨损颗粒，并且被大量纤维瘢痕肉芽组织所包裹。而生物学固定假体中，除了高分子聚乙烯磨损颗粒外，还有大量金属颗粒和腐蚀产物，而在肉芽肿组织中巨噬细胞可能是最主要的细胞，大多数巨噬细胞都表示出含有 MAC3 细胞标记，表明这些巨噬细胞具有活性，是被激活的。巨噬细胞激活表明该巨噬细胞具有较大移动性，具有吞噬能力，具有较多的溶酶体，能够产生分泌细胞因子，如 TNF 或 IL，某些区域肉芽组织内巨噬细胞可显示形态学上的改变。这些细胞失去了伪足，细胞膜圆滑，呈现出较强的嗜伊红细胞质，核固缩。体外实验研究表明，聚乙烯单体或金属磨损颗粒具有潜在的细胞毒效应。

在假体周围界膜的组织学研究中发现，除了激活的巨噬细胞外还有大量成纤维细胞，尤其是在线性骨溶解病例界膜内，某些病例组织学上该细胞可占 20% ～ 50%。许多成纤维细胞内含有磨损颗粒，虽然传统上认为该细胞在功能上具有吞噬作用，但很可能是由于提高了它的生理活性，包括产生大量胶原，或具有生理活性的前列腺素。

肉芽组织内还可发现异物巨细胞，占 5% 左右，这些细胞通常含有较大颗粒（直径 > 60μm）或一些磨损颗粒，这些多核细胞具有一些特殊功能标志物，可与破骨细胞相鉴别。

此外，这些骨膜组织内还含有淋巴细胞，总量也不超过总数的 5%，这些淋巴细胞主要是 T 细胞，该细胞对假体周围骨溶解作用机制还有很多争论。免疫缺陷动物实验研究表明，对颗粒异物反应中，淋巴细胞是不需要的。也有研究表明，假体松动发生于各过程中，淋巴细胞必须被激活，对磨损颗粒反应是非免疫肉芽肿，组织并不能显示出高度过敏反应，而且在大多数伴假体失败病例并没有显示出对假体材料高度敏感反应。但类风湿关

节炎患者人工假体周围界膜组织显示出免疫肉芽肿组织学病理特点。在这些患者的假体周围组织中，存在大量淋巴细胞浸润，表明免疫调节紊乱。

邻近假体表面组织内还可显示活跃的骨重建证据，包括出现较多的吸收性空缺陷窝和独立性新骨形成。界膜内巨噬细胞释放的大量细胞因子可抑制成骨细胞合成，这也可以部分解释无菌性假体松动病例缺乏较活跃的骨形成的原因。骨小梁骨表面成骨细胞或成骨样细胞在功能上可作为媒介体，通过激活的巨噬细胞所产生的细胞因子效应调节破骨细胞活性。

在骨吸收性空缺陷窝内表面常排列有多核巨细胞，其形态类似破骨细胞。要了解假体周围局灶性骨溶解机制，就要了解包裹大量磨损颗粒的异物巨细胞和调节骨吸收的多核细胞之间的相互关系。Goldlberg 报道 5 年随访，骨溶解发生率为 4%。Zicat 报道两组病例，股骨侧均采用生物学固定假体，髋臼侧一组为骨水泥固定假体，而另一组采用生物学固定假体，平均随访 8.8 年，结果生物学固定髋臼假体骨溶解发生率为 18%，而骨水泥固定髋臼假体骨溶解发生率为 37%。骨水泥固定假体的骨溶解多见线性表现，而生物学固定假体往往表现为侵蚀性、膨胀性骨溶解和骨吸收。

骨水泥固定股骨侧假体的骨溶解发生率较低，Harris 报道平均 11 年随访，约 6% 的病例出现局灶性、较小范围的骨溶解，而生物学固定假体 5 年随访骨溶解发生率为 7% ～ 56%。

二、骨溶解发生率

骨溶解发生率很难确定，原因很多，如应力遮挡引起的假体周围骨稀少就很难与线性骨吸收相鉴别。另外，骨溶解病例早期改变往往症状很少甚至无症状，没有很好地随访检查，但更重要的原因是对骨溶解的定义还存在不同看法。

骨水泥固定假体平均随访 5 ～ 15 年，假体周围骨溶解发生率为 8% ～ 44%。Aliema 等报道，对采用 Stanmore 全髋关节假体，平均随访 15 年，髋臼侧假体周围骨溶解发生率约为 33%。多数学者都注意到，随着随访时间延长，骨溶解发生率会增高，而且线性骨溶解主要发生于骨水泥固定髋臼假体周围。

生物型固定假体周围出现骨溶解时间比骨水泥固定的假体更早。Rorabeck 报道了 4.8 年的随访资料，骨溶解发生率约为 14%，Capello 报道 5 年随访资料，骨溶解为 14%，Bettin 报道采用 Judet 假体，平均 10.8 年随访，44% 病例出现髋臼假体周围骨溶解。如果采用生物型固定髋臼假体，骨溶解往往表现为侵蚀性、膨胀性骨吸收。

此外，骨溶解发生率与假体设计及手术操作方式有关。例如，采用杂交固定技术的病例，髋臼侧假体采用生物型固定、股骨侧则采用骨水泥固定技术，骨溶解发生率明显增加。

从上面一些资料可得出以下几点共识。

（1）不论骨水泥固定或生物型固定，随着时间延长，骨溶解迟早可发生。

（2）与骨水泥固定股骨假体相比较，生物型固定假体的骨溶解发生更早。

（3）与骨水泥固定型的髋臼假体相比较，生物型固定假体的骨溶解发生率相对较低。

（4）骨水泥固定假体骨溶解表现往往呈线性透亮区，而生物型固定假体往往表现为侵蚀性、膨胀性骨溶解。

（5）一旦出现骨溶解，溶解的范围和速度随时间推移而增加。

三、骨溶解手术治疗

随着基础研究的深入，骨溶解的发生机制已越来越清楚，然而其预防和治疗仍是巨大挑战。磨损颗粒是造成骨溶解最主要原因，但仍有很多因素可影响骨溶解的产生，包括患者年龄、活动水平、骨自身质量、假体设计、制作工艺、多孔涂层范围、孔隙大小及聚乙烯材料质量和厚薄、假体固定方式等均可影响骨溶解发生的过程。

关于骨溶解是否需要处理及如何处理还需要根据患者具体情况和骨溶解发生部位、范围、病灶进展情况、骨残端骨量等所决定，但一旦诊断为骨溶解、假体松动，就必须做出明确处理步骤。

1. 股骨骨溶解的手术处理 一旦产生线性骨溶解，随着时间推移，必定会发展到假体松动，从而出现临床症状，因此只要发现线性骨溶解，即使还没有任何症状，就要对这些病例每 3 ～ 6 个月随访检查 1 次，以便及时采取合理的处理方式。但到目前为止，还没有明确的观察指标表明观察或等待到什么程度，必须进行手术干扰。目前大多数学者认为，如果假体结构稳定性受到威胁或临床症状已不能承受，那么必须要考虑手术。所谓假体稳定性受到威胁是指股骨近侧骨皮质缺损，或大量骨溶解造成假体周围骨折。

如果骨溶解已引起临床症状，应根据症状的严重程度而定。如果假体已松动，那么必须手术翻修，以防止骨溶解进一步增加。如果假体周围已出现骨溶解，而假体仍固定良好，此时如果手术更换假体，必将造成骨量进一步丢失。因此，可优先选择对骨溶解局部病灶搔刮植骨，假体仍予以保留，仅更换聚乙烯内衬这一手术方案，但目前对这种处理方式的效果还不十分明确。

Rubash 提出了股骨侧骨溶解处理模式，他认为股骨的骨水泥固定假体，如果发生假体柄移位、下沉或柄断裂，骨水泥发生碎裂等，假体松动可以肯定，应该考虑手术。而生物型固定假体，柄的移位、下沉或柄远端周围骨皮质或骨松质骨增生或柄远端髓腔骨性封闭，或多孔涂层表面脱落等，都表明该假体发生松动。

一系列随访 X 线片显示骨透亮区进行性增加是手术的指征，当然对具体患者而言，还应考虑到患者年龄、活动能力、内科疾病等情况。

对所有需要股骨翻修病例，广泛显露是必要的，以便正确评估和直视股骨近端髓腔。股骨延伸性截骨手术显露对取假体、取骨水泥残留部，正确评估股骨残端，以及方便手术操作都带来不少优点。

翻修手术操作时，骨溶解病灶必须彻底清创，搔刮所有界膜组织，包括髓腔内残留的新骨皮质，如此才能为骨水泥固定假体或生物型固定假体提供一个合适的植入床。

所有结构性骨缺损，必须用异体结构骨修补，与自身股骨残端紧密接触，一旦节段性骨缺损转换为空腔性骨缺损，需再植入颗粒骨，以便恢复髓腔植入床。

单纯靠异体结构骨以支持和恢复股骨的稳定性是不够的，必须依靠假体，包括使用长柄假体或其他特殊内固定植入物，如钢板、钢丝、螺钉等加固，以便获得稳定的假体植入。

翻修手术所使用的股骨假体种类较多，有骨水泥固定假体或生物型固定假体，有长柄假体，有全涂层假体，各种假体都有一定适应证，应遵循假体使用原则进行手术操作。

2. 髋臼骨溶解的手术处理　髋臼假体周围骨溶解、骨吸收有时可十分严重，因此，术前对髋臼残端必须有一个正确的评估，不然常造成手术困难。常用方式仍以 X 线平片为宜，其有廉价的特点，包括髋臼关节正位、蛙式位、Judet 位等。

与股骨侧手术操作一样，手术显露十分重要，要求髋臼假体四周完全显露，以便手术操作。取髋臼假体一般并不复杂，但有时生物型固定假体的取出会碰到不少麻烦。取出假体，清除所有残留骨膜骨水泥等物体后，下一步十分重要的是直视下正确评估髋臼骨缺损，Paprosky 髋臼骨缺损分类较实用，对手术有较强的指导意义。髋臼侧重建，有 4 个要求必须考虑：①恢复髋关节的中心；②对髋臼骨缺损必须修复，包括节段性骨缺损采用结构性异体骨修补和空腔性骨缺损采取骨填充，以便恢复髋臼骨量重建髋臼；③合理使用髋臼加强钢板，尤其是髋臼缺损超过 30% ～ 50% 病例，单靠异体骨植骨不可能获得良好的髋臼重建；④手术后必须达到即刻稳定性。

髋臼侧假体分两大类，翻修手术病例究竟选用哪一种类型，应根据患者的具体情况而定。以统计数字而言，生物型固定髋臼假体失败率低于骨水泥固定髋臼假体。因此，可首选生物型固定髋臼假体。然而髋臼骨溶解、骨吸收后骨缺损量较大，这种情况采用生物型固定髋臼假体是不合适的。因此，骨水泥固定髋臼假体在翻修手术中仍有一定地位。

（王　飞）

第五部分

5

髋关节置换前沿技术

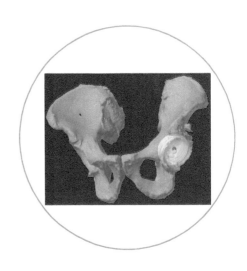

第11章

微创技术在人工髋关节置换中的应用

第一节 微创髋关节置换的发展及存在的问题

自 20 世纪 60 年代 SirJohnCharnley 引入低摩擦界面的现代全髋关节置换术（total hip arthroplasty, THA）以来，现每年有上百万的髋关节疾病患者接受全髋关节置换术治疗而摆脱髋关节疾病的困扰，此手术被誉为 20 世纪最伟大的、最成功的手术之一。随着时代的发展，用于人工关节的各种材料和技术也随之有较大的改进。

1. 微创是时代发展的要求　近 30 年来尤其是近 20 年来，在缩短住院时间、促使患者早日康复、尽早返回工作岗位上的压力下，医师需要追求更小的手术创伤和更快的术后康复，提出了微创全髋关节置换术（minimally invasive surgery THA, MIS-THA）的概念，这个概念的基础是对肌肉的损伤最小(little trauma for muscle)。在某种程度上，微创技术是时代发展的要求。

2. 微创是技术进步的必然结果　用于髋关节置换的入路有前方入路、后侧入路、前外侧入路和外侧入路（有几种不同改良方式），每个切口入路均有其优点和不足，但长期效果报道差距不大，即使是 Charnley 的经大粗隆截骨入路，远期效果也非常满意。不管采用何种切口进行髋关节置换，开始阶段总是手术时间长，切口长度也比较大，随着手术技艺的提高，手术时间和用于手术的切口也会随之缩短，包括患者的创伤也会随之减小。

3. 微创的发展得益于制造工艺的提高　全髋关节置换中如使用微创技术则需选择合适的患者、适合的假体和器械（包括手术床）组与手术技术有机结合。现代技术的假体固定形式有多种类型，包括近端固定、远端固定和全长固定等；假体按固定方式分为骨水泥型假体和生物型假体，几乎适合各种需要，也可以根据个体情况进行定制。能满足微创操作需要的手术器械在某种程度上使微创全髋关节置换手术难度得到降低，使手术操作更容易，并发症更少。如前路全髋关节置换的牵引手术床能在手术中将患肢置于理想的体位而便于操作。相应的拉钩、偏心的髋臼磨锉和股骨髓腔锉等使手术更方便达到预期结果。随着智能时代的到来，过去的髋臼准备和股骨髓腔锉扩髓的方式现在可以利用手术机器人的磨钻来完成，这会使手术的方式发生改变。因此，或许不久将会使微创的手术更为容易实现。

4. 微创从开始到现在争议仍然不断　主要集中于微创技术的并发症高于常规切口，有人说微创只是切口的美观，微创存在学习曲线等，也有人认为微创技术优势在于早期在快速康复方面好于常规切口，后期效果一样。有人甚至说后期效果一样，没有必要去追求学习曲线长并发症高的微创等。部分人士反对微创小切口，认为小切口相比传统切口，牺牲显露，仅换取切口美观，易引起并发症增多，如假体位置不良、股骨假体穿出甚至深部软组织损伤增加等。这种观点有失偏颇，任何技术的发展都是有历史的，都是逐渐在发展中提高的。一个习惯外侧入路做髋关节置换手术的医师改成利用后侧入路做髋关节置换手术，他的早期并发症一定也高于原先的侧方入路。就是目前仍在主流位置的后侧入路全髋关节置换术，早期的并发症如脱位甚至坐骨神经损伤仍有发生。现在惯用此切口的医师，脱位的并发症并不比其他入路高。我们不能拿成熟技术的结果和发展中的技术早期结果相比。对大多数患者而言，接受技术成熟的传统手术和技术成熟的微创手术来比较，结果不言而喻，微创一定会更好，更为患者所接受。

微创人工髋关节置换的发展经历了由传统切口的减小到不损伤肌肉的微创置换过程。即由早期显露方面的小切口（mini-incision, MI）向真正意义上的微创过渡（minimally invasive surgery, MIS），这是朴素的微创，是手术技术技艺进步的结果，是制造业进步的结果。早期的小切口包括：①后外侧小切口入路，即将传统后外侧入路小型化和精准化，深层操作和传统入路相同（从止点切断部分外旋肌肉）；② Watson-Jones 的前外侧入路，臀中肌的前 1/3 和后 2/3 之间入路，术中需切断臀小肌。有学者认为这些微创入路手术因切开了部分肌肉，应定义为小切口 THA（mini-incision surgery THA），而不是微创（minimally invasive surgery）。应当指出的是微创不能以小切口为标准，有人甚至定义微创的切口应该小于 10cm，这只是表面形式小切口，只能是代表皮肤切口小，也就是说小切口不是真正意义上的微创标志。微创的内涵应是针对组织损伤小（包括切口小、深部组织损伤尤其是肌肉损伤小），结果是出血少、疼痛轻、恢复快，达到快速康复。所以，MIS-THA 是基于对髋关节局部解剖深入理解的基础上，最大限度减少手术创伤，微创不能牺牲显露，微创不能牺牲手术质量。

不管是小切口入路还是微创入路，都需要一个专门培训和强化训练。如需要专门的手术器械、手术床（包括牵引床、可折叠的手术床）、专用髋臼锉，甚至专用的假体。这在某种程度上限制了它的开展和传播。一个理想的微创切口，应该具备在效果同样甚至更好于传统切口前提下，技术不难掌握、易教好学。国内尚希福教授提出的采用侧卧位直接前入路（LDAA）技术，又被称为尚氏入路，即通过直接前入路手术切口和侧卧位体位相结合，不需要牵引床和特殊假体工具，通过肢体的旋转和移动，避免损伤肌肉和肌腱，微创切口完成髋臼和股骨假体的安装。并于 2017 年在 JOA 发表了相关研究。该技术特点是患者取侧卧位，不需要特殊的手术床，不需要特殊的手术器械，不需要特殊的假体，更重要的是股骨近端显露比平卧位更方便，并发症少。

总之，微创是外科发展的趋势之一，任何技术的发展和提高需跟随时代要求，社会对手术效果追求的最大化也是促进微创外科应用的原动力，微创也是技术积累的结果，它得益于手术技术的进步、手术工具的改进和使用假体的改良等。尽管存在学习曲线长，微创始终是我们追求的目标，并将成为主流，微创人工全髋关节置换术的发展不可阻挡。

第二节　微创人工全髋关节置换术概述

用于微创全髋关节置换的手术入路可能是全新的入路或者原来入路的改良，如 SuperPath 入路即为全新入路，而直接前入路（direct anterior approach，DAA）是由原来用于髋关节置换手术的 Smith-Peterson 入路简称 SP 入路改良而来。多种微创入路可以利用，有的入路可能会随时间延长而逐渐应用减少，有的入路可能在将来成为主流入路，如 DAA 入路。本节重点介绍侧卧位前方入路（又称尚氏入路）等几个常用微创入路的基本技术。

一、直接前入路全髋关节置换

1881 年，德国医师 Carl Hueter 第一次描述该髋关节前方入路，经阔筋膜张肌与缝匠肌间隙和臀中肌与股直肌间隙即 Hueter 间隙进入髋关节。在整个操作过程中，不损伤任何肌肉。Smith-Peterson 将其应用于先天性髋关节脱位的开放复位手术中，并推广使用，又称 Smith-Peterson 入路，简称 SP 入路。随后被用于髋关节置换术。SP 入路除了使用阔筋膜张肌与缝匠肌和臀中肌与股直肌间隙进入，还要将阔筋膜张肌从髂骨附着部剥离。Siguier 和 Kennon 对其进行改良，经过阔筋膜张肌与缝匠肌和臀中肌与股直肌的肌肉间隙，在结扎切断旋股外侧血管升支后，显露前侧关节囊，避免损伤肌肉和肌腱，通过肢体的旋转和移动，同一切口完成髋白和股骨假体的安装。

1. 体位　传统或经典的体位是仰卧位，需要特殊的手术床，有 Judet 手术床和 Hana 手术床，设备费用高。经过改进，具有腰部或远端折叠功能的普通手术床也可以用于直接前入路手术。但事实上，专用的特殊手术床本身就限制了技术的推广，设备费用增加也不便于普及。仰卧位手术，处理髋白的习惯不同于大多数医师熟悉的侧卧位手术，更重要的是仰卧位时，股骨侧显露较为困难，这一定程度上让一部分医师不敢尝试。针对以上问题，尚希福将其改良，采用侧卧位直接前入路（lateral decubitus direct anterior approach,LLDAA）技术，即仍然利用仰卧位的直接前入路手术切口的层次和间隙，解剖不变，结合侧卧位体位进行手术，使用普通手术床（图 11-1），髋白侧和仰卧位一样显露清晰。股骨近端通过肢体的后伸、旋转和牵引，显露清晰明显好于仰卧位，重点是不像仰卧位需要牵引床和特殊假体工具。当然，如果有特殊的手术器械和假体，操作比仰卧位更方便。再者，原先仰卧位手术禁忌或困难的患者，侧卧位一样做，如过度肥胖、强直性脊柱炎合并脊柱后凸畸形需要髋骨关节置换的患者。

2. 切口定位　手术切口小，切口必须定位准确并能根据病变进行调整，方能显露清晰。骨性标志不变化，定位相对肯定，髂前上棘、大粗隆和腓骨小头作为定位参考，皮肤的切口在髂前上棘下后 2cm 左右（要根据患者的身高和病变进行相应调整），指向腓骨小头方向。切口长度约为 8cm（图 11-2），也要根据需要做相应调整，延长或缩短。向上延长有助于显露股骨近端，向下延长有助于显露髋白侧。切口不在阔筋膜张肌和缝匠肌间隙的正前方，而是位于阔筋膜张肌表面中间偏外位置，可以有效避免股外侧皮神经损伤，引起大腿前外侧的皮肤麻不适等。

切开皮肤、皮下脂肪组织后，显露半透明发亮的阔筋膜张肌筋膜（图 11-3），沿肌纤维方向将半透明筋膜切开后，尽量在阔筋膜张肌筋膜外侧 1/3 左右切开，一是不会伤及股外侧皮神经，二是关闭缝合时不容易撕裂。在内侧用手指钝性分离阔筋膜张肌，稍屈髋关节，一把 Hoffmann 拉钩放于髋白上缘位置牵开阔筋膜张肌和缝匠肌间隙，显露下方的无名筋膜，切开后，注意股外侧动脉的分支在其下方，其位置在股外侧肌起点前方，对此动脉给予电凝和缝合结扎处理。这时分离髋关节囊外前方，并将髋白上缘的 Hoffmann 拉钩取出放于阔筋膜张肌下方和股骨颈前外侧的关节囊外。关节囊前方显露。

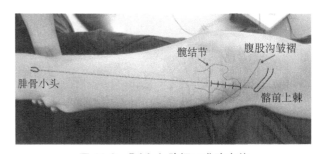

图 11-2　DAA 入路切口准确定位

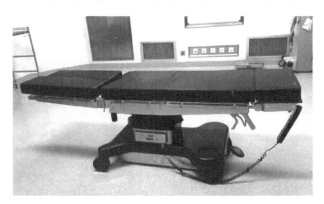

图 11-1　DAA 入路使用普通手术床

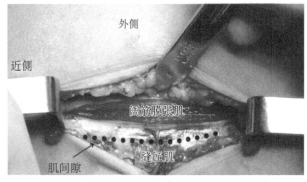

图 11-3　显露半透明发亮的阔筋膜张肌筋膜

3.**显露关节囊**　在切开关节囊之前，用一把拉钩放于粗隆间线前方，牵开股外侧肌，充分显露关节囊，关节囊上方的脂肪垫可予以切除。将关节囊呈倒"T"形切开。基底部沿粗隆间线，上方尽可能达到股骨颈和大粗隆交界部的颈肩部（shoulder），下方尽可能向下，显露股骨颈，从股骨颈的颈肩部垂直于股骨颈纵轴方向进行截骨，用股骨头取出器将股骨头取出；股骨颈二次截骨有助于股骨头的取出。有些患者因为疾病造成股骨头粘连、变形可能需要碎头法取出。注意在股骨颈截骨时要使下肢内旋，防止大粗隆被锯断。

4.**髋臼操作**　使用两把窄髋臼拉钩显露髋臼，分别放在7：00和5：00的位置（以髋臼最高点作为12：00方向参考），也就是髋臼横韧带的前后位置放置两把拉钩，因为切口小，所以建议在髋臼上缘使用一把辅助拉钩牵开软组织（阔筋膜张肌等），防止髋臼锉出入时损伤阔筋膜张肌。清除髋臼周缘的盂唇和骨赘，以及清除髋臼底部的韧带残端。正常情况下，髋臼锉出入应该很方便容易，否则要注意股骨颈截骨是否残留太长。使用标准的髋臼锉磨器对髋臼进行锉磨和处理，确定骨盆标准侧位，髋臼的打磨方向就是外展角处于30°～50°，前倾角处于5°～25°，不能单纯依靠髋臼骨床的方向定假体安装的方向，因为病变的髋臼的方向已经不标准。建议使用C型臂X线透视，对髋臼角度和深度进行最后的确认。

5.**股骨操作**　先将股骨近端用骨钩迁到髋臼后壁前方也就是臼窝外，使下肢后伸、外旋和内收，膝关节保持伸直。一把Hoffmann拉钩插在大粗隆外侧，钩尖位于臀中肌和臀小肌下方，一把粗隆区骨撬放于股骨距内后方将股骨近端撬起，如果困难，不能强行抬起股骨近端，可以先将上方关节囊和后方关节囊切开，再试股骨近端是否能抬起，否则，应依次对闭孔内肌联合腱、梨状肌甚至闭孔外肌腱进行松解，直到股骨近端能被抬起。松解要逐步进行，术中注意不要期望一步松解显露到位，所有操作均在股骨大粗隆内侧面一步一步进行（图11-4～图11-6）。股骨近端显露充分后，靠后靠外即紧贴大粗隆内侧使用髓腔开口器找到髓腔的开口，注意前倾角正常状态下对准股骨远端的内侧髁，由小到大髓腔锉扩髓，直至达到股骨假体试模的满意压配。C型X线机透视确定假体位置是否满意。保持髋关节后伸、外旋并同时内收，充分显露股骨截骨开口，均匀敲击股骨假体植入至满意位置，再选择不同颈长的股骨头试模，检测髋关节的稳定性及患侧下肢的长度。通过屈曲、内收、内旋及后伸、外展、外旋确定髋关节的稳定性，术中触摸患侧坐骨结节和小粗隆上缘的解剖相对关系、评估臀中肌的张力、Shuck test或对比对侧下肢，查看长度是否在合适的范围。如果整体满意，植入假体。关闭切口需缝合阔筋膜张肌表面半透明的筋膜、皮下浅筋膜及皮肤，完成手术。关节囊的缝合有助于髋关节稳定，减少脱位率。事实上由于DAA入路组织损伤小，很少会出现脱位。

DAA入路髋关节功能恢复较快，住院日时间更短，术后疼痛低。笔者所在单位自2016年开展DAA入路全髋关节置换以来，占总的初始置换患者的90%以上，患者术后疼痛轻、功能恢复快，术后麻醉清醒后即可下床，部分负重下行走，

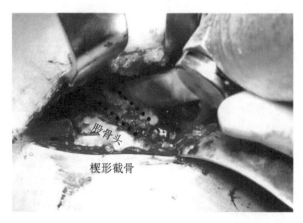

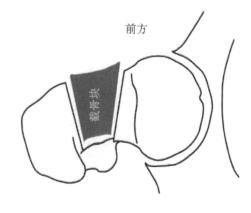

图11-4　**股骨楔形截骨**

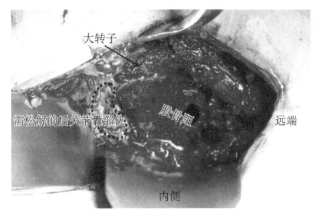

图 11-5　需要松解的关节囊部位

术后第 2 天在助行器辅助下活动，或者完全不用助行器也可以轻松活动。Ilchmann 等前瞻性连续对照研究 142 髋外侧入路与微创 DAA 入路术后 2 年内的临床与影像结果，研究发现，相比外侧入路，微创 DAA 入路患者术后 1 周活动更好，更短的住院时间，术后 6 周至 1 年 Harris 评分更高。DAA 入路相对于后侧入路，具有较轻的术后疼痛，术后恢复快，能早期放弃助行器下床活动，住院时间短，术后关节脱位率低。Barrett 等随机对照 43 例 DAA 入路与 44 例后侧入路术后 1 年临床效果研究，发现 DAA 入路患者术后 1d VAS 评分更低，术后 6 周更多的 DAA 入路患者可以正常爬楼梯，走路不受限制，认为 DAA 入路有着较好的早期疗效。Tsukada 等在对比 DAA 入路与后侧

入路术后 5 年的脱位率的研究，发现 DAA 入路术后脱位率明显低于后侧入路。

总之，微创 DAA 入路是从肌间隙入路进行 THA 的手术入路。几乎不损伤肌肉，故术中失血量少，术后疼痛低，术后髋关节功能恢复快，能够更早下床活动，有利于患者病情的好转，并且由于住院时间短，患者的治疗费相对较低。当然，DAA 入路也存在不足，如可能增加股外侧皮神经的损伤、股骨骨折等，但是通过对手术器械的改良、对手术医师培训及良好的术后管理，这些并发症也会得到降低。

6. 适应证　适用于各种原因造成的髋关节损害、骨性关节炎、股骨头坏死、髋臼发育不良、骨性关节炎等，但原先接受过后路手术，髋臼后壁需要处理时最好仍选择后路手术。实际上，有些患者如强直性脊柱炎髋关节融合，经前方入路截骨更为方便。

总之，DAA 入路是一种真正从肌间隙进入的微创入路。有着较好的肌肉保护，不易损伤运动神经，术后脱位率低，康复快等先天优势，相信在未来会被越来越多的外科医师所接受，DAA 入路应用前景广阔。

二、后外侧微创入路全髋关节置换

后外侧入路仍是全髋关节置换术最常用的手

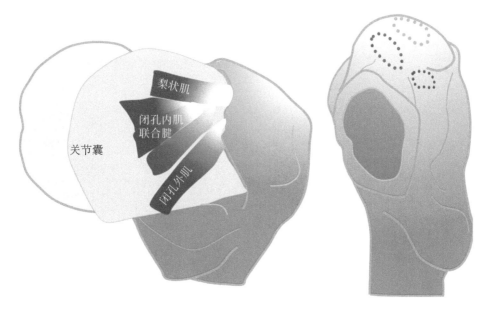

图 11-6　各组外旋肌群在 DAA 入路中的位置关系：红色虚线代表闭孔内肌联合腱附着部；绿色虚线代表梨状肌腱附着部；蓝色虚线代表闭孔外肌附着部

术入路，可以"任意"延伸应对各类简单和复杂的病例的处理。微创人工髋关节置换术所采用的后外侧小切口从形式上来说是标准后外侧入路的小型化。患者取侧卧位，沿大转子中后缘做长约8cm左右的切口，切开皮肤、皮下组织（图11-7）。摸清大粗隆尖，在股骨中轴稍偏后沿臀大肌纤维方向切开筋膜后，手指钝性分离臀大肌。屈膝、内旋后伸髋关节，切开大粗隆滑囊，显露髋关节外旋肌群，仔细辨认位于梨状肌下缘的臀下动脉分支和位于股方肌上缘的旋股内侧动脉分支，予以电凝或结扎。沿梨状肌上缘分离出臀小肌和关节囊的间隙（图11-8），插入Hoffmann拉钩，将臀小肌拉向上方。自大转子切断外旋肌止点至股方肌上缘，显露关节囊并切开。显露髋关节。在股骨颈上下缘各放置一Hoffmann拉钩，用手指摸清小粗隆，依据术前计划锯断股骨颈。然后应用取头器取出股骨头。显露髋白，髋白打磨并安装髋白杯。屈曲膝关节，屈曲、内收、内旋髋关节，将截骨的

股骨端从切口露出，将特殊的拉钩放置于股骨颈下，以便于股骨髓腔准备和插入股骨柄试模及随后的股骨柄假体。经大转子钻孔修复后侧关节囊和外旋肌（图11-9），然后闭合外层筋膜和皮肤。

后外侧微创入路显著优点是为多数医师所熟悉。该入路剥离的肌肉较标准后外侧少。从而减少术中出血和术后疼痛，使患者更快康复。后外侧微创入路的主要缺点是假体位置容易出现不理想。Woolson及其同事在比较标准后外侧入路研究显示，髋白假体安放位置容易外翻过大，股骨假体易被放置在内翻位，切口近端皮肤在股骨扩髓过程中有锉伤的风险，这一技术如能结合机器人手术，可能会减少并发症的出现。

最近的随机研究比较了标准后外侧入路和后外侧微创入路，后外侧微创入路手术对于体重指数较低的患者有优势，这些患者术中出血少，术后早期恢复快，但术后长期功能无明显区别。

三、前外侧微创入路全髋关节置换

为了避免后方入路脱位风险高，有医师行THA时选择前外侧入路，即Watson-Jones前外侧入路，它比经典的后方入路有更好的髋关节稳定性，但代价是损伤臀中肌或臀小肌，导致外展肌无力引起术后跛行。改良的前外侧微创入路（orthopadische chirurgie munchen,OCM入路）弥补了其不足，即臀中肌和臀小肌不受影响。但此入路容易导致支配阔筋膜张肌的臀上神经分支多伤害，导致阔筋腹强肌萎缩无力。随着DAA入路的推广，OCMX路延渐失去推广的价值。

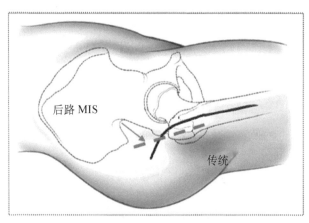

图11-7 后方微创入路定位与传统定位比较

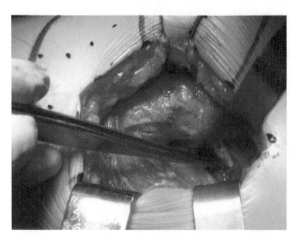

图11-8 梨状肌腱

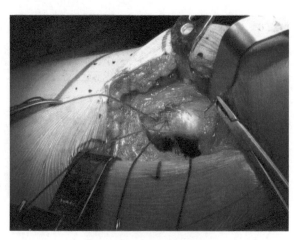

图11-9 缝合外旋肌群

患者取侧卧位，切口越过大转子结节，向髂前上棘延伸6～7cm。沿皮肤切口方向分离皮下组织和筋膜，将阔筋膜张肌和臀中肌之间的肌间隙钝性分开，触及股骨颈的前部和上部，将Hoffmann拉钩置于股骨颈的上方和下方，"U"形切开关节囊，外旋髋关节，通过二次截骨术取出股骨头，第一次截骨位于股骨头—颈交界处，第二次截骨参照大转子。取出股骨头，显露髋臼。切除髋关节囊和其间的软组织，髋臼打磨并安放髋臼假体。将小腿后伸，与Hoffmann牵开器联用，使股骨牵开，使外展肌的损害降到最低。准备股骨，插入假体试模和放置最终的假体，关闭伤口，修复切开的髋关节囊和外展肌。

与标准的后外侧入路相比，OCM入路优点是保存外展肌功能，保持后方关节囊的完整性，降低脱位风险，缺点是臀上神经支配阔筋膜张肌的分支容易损伤，从而导致阔筋膜张肌的失神经化。该入路易造成髋臼假体安放位置前倾和外翻过大，有前脱位倾向，如果股骨近端关节囊松解不够彻底，则易造成股骨旋转后伸受限，用力内收、外旋和后伸可能会导致股骨干骨折，而外旋、后伸不足情况下扩髓可能导致股骨柄穿出皮质。Rottinger教授报道使用OCM入路治疗3500例患者表明，在基本的学习曲线之后，与标准治疗方法相比，临床结果与改善有显著性差异，特别是在失血量、镇痛药的使用、康复时间和功能结果方面优势明显。

四、SuperPATH经皮辅助微创后路全髋关节置换

2009年美国亚利桑那州凤凰城圣路加医学中心James Chow提出经皮穿刺辅助、经上方关节囊入路（SuperPATH入路）THA。与传统后侧入路的解剖标志一致，SuperPATH入路保留髋关节周围的臀中肌、臀小肌、梨状肌和外旋肌群构成的类似于肩袖的"髋袖"样结构，髋关节前后方关节囊保留完整，术中只需原位切除而无须外科脱位，术中如果出现困难，也可延长切口使之转为常规后方入路，因而具有创伤小、关节稳定、安全性高和康复快等特点。取标准侧卧位，髋关节屈曲45°，患肢内旋10°～15°并使大转子

朝上，使患肢能适当屈曲、内收、内旋活动且患者稳定性良好。在适当位置放置前后挡板支架以固定耻骨联合和骶骨，保证术区能满足术中透视需要。切口起自患侧大转子尖端，沿股骨轴线向近端切开至臀大肌的筋膜层，长6～8cm。切开臀大肌筋膜层后自大转子尖端开始，沿臀大肌纤维方向延伸切口并钝性分离臀大肌。纵向剥离肌肉纤维，显露并切开臀中肌后缘处极薄的滑囊组织。助手将臀中肌向前牵开，外展、外旋髋关节以减小外旋肌张力，找到梨状肌、臀小肌间隙，将梨状肌向后牵开，臀小肌向前推开。显露髋关节囊，切开关节囊，沿股骨颈鞍状缘及梨状窝纵行切开关节囊至距髋臼缘约1cm处。关节囊标记以帮助修复时辨认，显露梨状窝、大转子顶点和股骨颈鞍部，在助手配合下取出股骨头。助手按压膝关节将患肢轻微内收，显露股骨颈的鞍部直至切口，使用开口铰刀通过转子窝进入股骨髓腔。用干骺端铰刀扩大近端开口，确保后续的器械正确对位，不内翻，用刮匙处理股骨颈中段。用开口锉手柄检查插入的深度，测量开口锉的顶部相对于大转子尖端的深度，髓腔锉置入后，去除手柄，根据髓腔锉指导截去残余骨（该入路专用髓腔锉手柄上带有刻度，便于术者判断扩髓深度，也可通过术中透视确定最终髓腔锉型号以保证扩髓的充分性）。建立经皮辅助工作通道，通过近端切口置入或取出髋臼锉，经皮辅助切口置入锉磨动力杆对髋臼进行锉磨至合适大小，植入臼杯。植入股骨柄与股骨头，调整下肢方向以安装股骨颈模块，并在助手帮助下完成复位。复位后评估髋关节稳定性及活动度，对比下肢长度，用生理盐水冲洗创面，逐层缝合关节囊、臀肌筋膜、皮下，关闭皮肤切口。

SuperPATH入路THA仅用6～8cm的小切口行THA，且在软组织分离过程中未切断任何肌肉和肌腱，极大程度地保留关节囊的完整性，减少术中出血量及显露术野的时间。Chow等行SuperPATH入路THA 469例，平均手术时间66.7min，估计输血量123ml，仅4.3%需要输血。SuperPATH入路因完整地保留了髋周肌肉和关节囊，实现了真正意义上的微创，股骨优先的操作利于提供良好的联合前倾角，同时减小对内环境

的干扰和全身性并发症发生的风险，具有住院时间短、治疗费用低、术后恢复快、患者活动受限少等优点。但由于目前该术式开展的时间较短，尚缺乏长期随访及深入探讨，其中远期临床疗效及相关并发症的发生风险仍未明晰，同时也不应忽视学习曲线较长及假体植入后错位率高等不足。

微创全髋关节置换术作为一种新的手术方法和技术，相对于传统手术具有较大进步，既能减少对患者的伤害，又能带来满意手术效果，该技术将在手术技术和工具上得以改良而逐渐成熟。未来微创技术还需要进行更多的工作，相信微创全髋关节置换将成为主流。

（戴　勇　尚希福）

第12章

计算机导航技术在人工髋关节置换中的应用

准确重建髋关节生物力学状态是 THA 术后功能良好的前提，与全膝关节置换术（TKA）相比，THA 术中假体位置变异度更大，术中髋臼或股骨假体位置安放不良是出现术后早期并发症的最主要原因。其中髋臼假体由于可变性较大，更容易出现假体位置不良。髋臼假体位置不良同时还会导致撞击、边缘磨损、聚乙烯加速磨损甚至手术失败。有文献报道髋臼侧假体位置是影响 THA 术后早期脱位率的最重要因素。同时 THA 术后反复脱位是导致翻修的最主要原因，占到全髋关节翻修因素中的 22.5% ~ 33%。

传统徒手操作模式需要进行精确术前模板测量和术中多种方式的假体位置确认，以防止出现假体位置不良。这其中胶片测量和（或）术中 C 臂机透视是最常用的方法。这些方法需要术者具有良好的三维空间感及丰富的经验。早期文献显示即使是高年资手术医师也很难完全保证假体安放精确度的高度可重复性。而导航或机器人辅助关节置换是目前认为最有效的提高髋关节假体位置准确度的方法之一。机器人辅助技术应用于骨科手术已经有超过 20 年的历史，文献报道使用机器人辅助可以更好地恢复力线，精确重建。由于机器人技术发展使得该辅助技术的适应证不断扩展，使用难度下降，越来越多的文献开始报道机器人辅助关节置换的临床疗效。目前进入临床应用的机器人厂商数量及型号不断增加，外科医师在选择的过程中难以判断其宣传资料及报道的临床结果的真实性。但总体上目前临床应用的机器人辅助手术系统可按以下标准分类。

一、被动型、主动型、半主动型

不同类型的医用机器人使用不同的运行模式和程序。这些机器人的模式可大致分为 3 种：被动型、半主动型、主动型。被动型机器人必须在外科医师的直接操作下运行，主动型机器人可独立于外科医师运行，半自动型机器人需要外科医师参与，但可以给予术者不同的反馈，通常是触感反馈，以加强术者的感受并在理论上提高手术安全性。这些半自动型机器人又称为"力反馈"辅助系统。与单纯的被动计算机辅助导航系统相比，机器人辅助系统通过主动式力反馈限制术者术中操作，如在手术中只允许术者磨削术前计划预设范围的骨组织。"力反馈"系统可通过听觉（蜂鸣声）、触觉（震动）及视觉（导航屏幕上的颜色变化）等多种形式与术者进行沟通，提醒术者是否达到术前计划预设的参数，预防过度损伤组织或假体安放位置错误。这个过程更依赖于术前预设的参数而不是术者的经验或直觉。

另一种半自动模式是机器人控制手术器械转速或限制器械活动的深度，当骨切除范围确定且手术器械开始运转时，这类机器人会将手术器械的活动范围与术前计划相结合，当手术器械运动至预设手术区域边界时，降低手术器械的转速或使磨钻弹回手柄，降低过度切除的风险。

二、图像依赖型与非图像依赖型

目前所有的骨科手术机器人都需要进行术前计划设计。这也是骨科手术机器人与其他专业手术机器人的重要区别之一。制订个性化术前计划可以让术者在术前（对于非图像依赖型指在某项操作开始前）对术后结果有准确的预估。而其他专业的手术机器人只是辅助术者的一种工具，术后结果主要依赖于术者的术中操作。

不管是图像依赖型还是非图像依赖型系统，都需要通过定位点对解剖标志进行注册，以便于系统判断手术器械与组织之间的相对位置关系。对于图像依赖型系统来说，注册的直接依据是术前的影像学数据，主要是 CT 和 MRI。通过计算机软件在三维图像上确定切除的骨量、术前术后力线变化、假体大小、下肢长度、偏心距重建等参数，这些步骤都可以在进入手术室前完成。术者只需显露完成后通过导航系统对手术区域的解剖标志进行定位并通过机器人系统与术前计划进行匹配。图像依赖型系统主要缺点在于术前需要增加不必要的影像学检查，增加术前检查费用及放射剂量损伤，术前住院时间延长等。

非图像依赖型系统一般在术者完成显露后通过对手术区域解剖标志定位注册后创建为可视化模型，随后在模型上制订手术计划。该系统创建模型完全依据术者在术中的解剖定位点，不需要在术前依据影像学资料确定手术方案、假体型号、位置、力线等数据。该系统的优势包括降低整体费用，减少患者术前等待时间及放射暴露。但其缺点在于不能术中实时验证创建的可视化模型与更精确的三维重建影像资料之间的差异。

三、闭合平台与开放平台

根据机器人辅助系统与内植物及手术器械之间的关系可分为闭合平台及开放平台。闭合平台只能用于特定厂商的特定人工关节。开放平台则允许术者根据个人经验及患者情况选择不同公司的产品。有时术者更愿意选择自己喜欢的假体，而不是单纯为了使用计算机辅助系统更换假体。同时由于目前计算机辅助手术的结果越来越多，当假体选择与机器人辅助系统之间产生矛盾时，术者更应该仔细考虑两者的优缺点。开放平台虽然不容易产生上述矛盾，但由于开放平台与假体之间没有特定的匹配性，其在使用的过程中只能采取常规模式，很难根据不同假体的设计理念和设计特点进行精细化调整。有学者认为如果开放平台同时是非图像依赖型系统，其个体化优势及精确化优势就会大打折扣。

（钱齐荣　王　波）

第13章

三维打印技术在人工髋关节置换中的应用

第一节 概 述

作为一种成熟的髋关节疾病治疗方法，人工髋关节置换术现已得到广泛应用。经过几十年的发展，人工关节在假体设计、制备工艺上持续改进，外科手术技术不断完善，关节置换在临床上取得了巨大的成功，帮助髋关节疾病患者有效减轻痛苦、重建关节功能、提高生活质量。

尽管髋关节置换手术有标准的手术规范，并且有设计精密的手术器械，但在面对复杂髋关节疾病时，髋关节置换手术的操作风险仍不容忽视，始终是的一个临床难题。

复杂髋关节疾病包括高脱位的发育性髋关节发育不良（developmental dysplaisa of the hips，DDH）、髋臼骨缺损严重的人工髋关节翻修病例、复杂的骨盆及髋臼骨折、髋关节肿瘤、各类关节非特异度感染与髋关节结核导致的重度髋关节破坏及骨缺损等。与因骨性关节炎所实施的常见初次髋关节置换不同，此类患者病情复杂，只有进行精密、细致的术前规划及手术操作，才能保证每一位患者在术后获得满意的关节功能康复。

追求精确的术中假体定位安装，重建骨缺损，获得即刻及长久稳定性，需要对患者情况进行个性化的考量。如何将手术规划变为可操作的现实，极具挑战性，外科医师仅依靠传统的工具和技术手段，要想实现这一目标十分困难。

在临床实践中，医师没有停止探索的脚步，不断追求最新的技术手段、最好的手术工具和最佳的治疗方式。三维（3D）打印技术作为数字化技术的集中体现，是实现各种骨科手术个体化、精准化的有效手段之一，也为新一代的关节产品提供了更为先进的制备工艺。因此，3D打印技术与关节外科的结合就成了历史的必然，为外科医师解决上述难题提供了强有力的技术支持，推动了髋关节置换术的发展。

3D打印技术又称"增材制造"，是一项材料工程领域的快速成型技术。不同于传统的减材加工技术，它是以"分层制造，逐层叠加"为原理，通过材料堆积的方式，直接将数字化模型制成零件或实物。3D打印技术具有准确、快速成型的特性，其优势是能够一体成型制造复杂形状或多孔等特殊结构的三维实体。

3D打印技术日趋成熟，让关节外科医师在治疗复杂髋关节疾病时有了更多的选择。3D打印模型可以化繁为简，把复杂的解剖结构全面、直观、立体地呈现在医师和患者面前，利于术前评估，优化手术设计，进行手术预演。利用3D打印技术可以制作个性化的临时占位器模具，避免了医师在术中徒手塑形的弊端。利用3D打印手术导板，可以引导术者精确地实施手术。医疗器械生产商也在积极地利用3D打印技术开发新一代的髋关节假体，如多孔骨小梁金属髋臼杯、股骨柄配件、各种形状的多孔金属垫块等，即为初次全髋关节置换提供了理想的产品，也为髋关节翻修提供了更多的选择。针对极特殊的情况，我们还可以进行特殊定制，如针对复杂骨盆髋臼骨折的3D打印个性化定制接骨板，用于髋关节肿瘤的 3D 打印个性化定制髋臼假体。在术后康复方面，3D 打印技术同样可以有所作为，能够打印关节外科辅具，甚至打印义肢等。

本章以 3D 打印技术为切入点，着重介绍 3D 打印技术在人工髋关节置换中的应用，展示其是如何克服传统治疗方法的难点，从而确立新的治疗模式。

第二节　应 用 方 向

一、三维打印模型

3D 打印模型是将虚拟的 3D 模型利用 3D 打印机制备出实物，跨越了虚拟到现实的鸿沟。

3D 打印模型可用于关节外科的临床教学，其优势在于能够对病变部位进行立体的全方位观察。与使用常规骨盆 X 线片、CT 检查等传统影像学相比，通过观察 3D 打印等比例实体模型，学员可以更直观地获得髋臼及周围结构的空间位置信息，了解髋关节病变，对疾病进行评估、分型并设计手术方案。多项研究显示，3D 打印模型作为

教学模型可以提高低年资医师的学习效率，缩短学习曲线，学员的兴趣度、对疾病的理解程度及对知识的掌握程度均较传统教学方法明显提高。

对于复杂的髋关节置换手术，3D 打印模型可以用来辅助术前诊断，帮助医师了解髋臼及周围结构的位置信息，制订手术计划，模拟手术操作，提高手术精度和安全性，降低复杂髋关节置换手术的难度，这已经得到了相关研究报道的证实。

DDH 患者实施髋关节置换，可以在术前根据 CT 数据进行骨盆三维重建，打印出 1：1 实物模型，展示 DDH 患者髋关节的解剖形态（图 13-1），

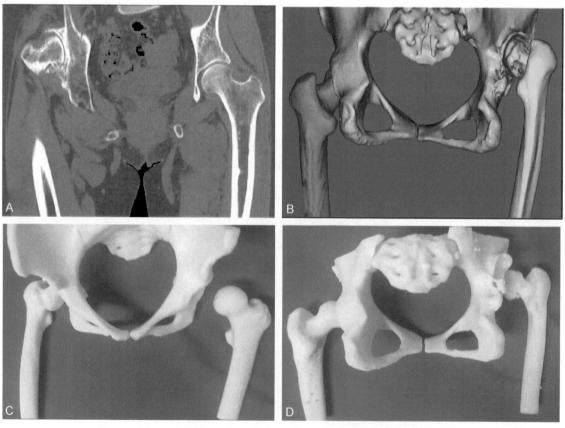

图 13-1　女性，患者，54 岁，右侧发育性髋关节发育不良
A. 患者 CT 图像；B. 3D 重建效果图；C 和 D. 3D 打印模型

让术者更加直观地了解髋臼壁缺损状况、真假臼的位置关系，进而帮助术者完善术前规划，获得精确的髋关节旋转中心，利用髋臼锉预计打磨深度，初步获得臼杯（股骨头）直径数据，确认髋臼前倾角、外展角，指导假体的选择，提高置换的精准率。

3D 打印模型对于髋臼骨缺损严重的髋关节翻修病例，同样具有术前指导意义（图 13-2）。在翻修术前使用 3D 打印模型进行手术预演，逐层打磨，预估臼杯型号，根据骨缺损程度，选择使用结构性植骨或多孔金属垫块进行模拟，同时确定螺钉位置和轨迹，既能保证假体稳定，又避免了螺钉伤及血管或神经。相较于在二维影像上所做的术前规划，在 3D 打印模型上实施的手术预演可以给医师提供更多的信息和帮助。

3D 打印模型还可以用于医患交流。患者通常缺乏医学专业知识。医师仅通过语言及简单的影像图片，有时难以让患者和家属对病情、手术方式、手术风险有深刻的理解。而通过个性化的 3D 打印实物模型与患者进行病情介绍和术前交代，患者和家属则易于理解，从而降低医患沟通的难度，提升患者的依从性和医疗评价。

二、三维打印临时占位器制作模具

人工髋关节置换术后感染是导致人工关节置换失败的灾难性并发症，感染一旦发生，将被迫移除假体，最终导致手术失败，给患者精神上和经济上造成巨大的负担。感染后二期翻修已经被证实是目前根治感染最有效的技术方法，成为当前治疗的金标准。

移除原有假体、彻底清创、足够间隔期是有效控制感染复发的有效措施。但原有假体去除之后临时占位器的制作在国内外尚无统一的标准及制作方法。定制的抗生素骨水泥占位器（cement spacer）价格高，型号及供应商少；灌注冲洗型占位器价格高，使用不便，基本弃用。

目前临床常采用抗生素骨水泥徒手塑形的方式制作临时占位器，其形状有串珠状、人工假体状，以后者疗效确切利于二期翻修及患肢功能恢复而

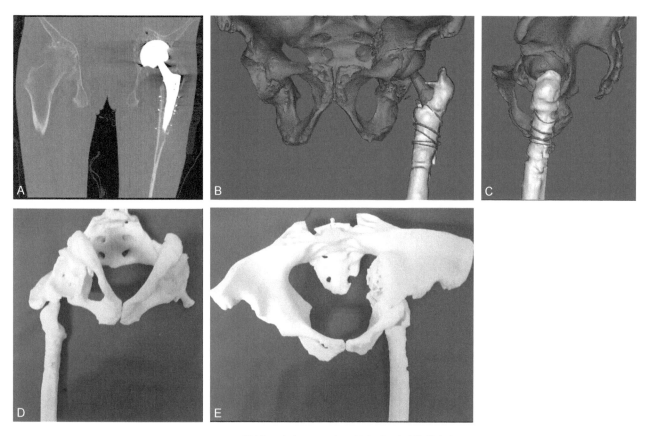

图 13-2　男性，患者，39 岁，拟行左侧髋关节翻修
A. 患者 CT 图像；B 和 C. 3D 重建效果图；D 和 E. 3D 打印模型

广泛采用。但其存在以下不足：以股骨近段髓腔大小徒手塑形的临时假体表面粗糙，与髓腔贴服较差，安放就位困难，增加手术难度及风险。

3D 打印技术具有快速制备个性化实体形状的特性，很好地契合了这一临床需求。术前对感染髋关节行三维 CT 扫描，重建出人工关节及周围骨质形态，基于重建结果设计出临时占位器的制作模具，并利用 3D 打印技术制备出模具实物，消毒灭菌后在术中使用。术中制作股骨的临时占位器时，通常会埋植 1 或 2 枚预弯的斯氏针作为支架，将混合好的抗生素骨水泥倒入 3D 打印的模具中，待骨水泥硬化成形后即可取出植入人体（图 13-3）。

采用 3D 打印模具制作抗生素骨水泥临时占位器较常规徒手制作方式具有以下优点：体外成型，表面光滑，放置形状及大小与股骨髓腔大小相匹配，临时占位器容易就位，与股骨近段髓腔贴服较好，而且还增加了抗生素释放的表面积，具有个体化及精确化的特点；术者操作简单，手术时间缩短；价格便宜。

三、三维打印手术导板

采用 3D 打印技术制备的、具有引导作用的骨面接触板，即为 3D 打印骨科手术导板，又称导航模板。3D 打印骨科手术导板是根据术中需要而采用计算机辅助设计（computer aided design, CAD）、3D 打印制备的一种个性化手术器械，用于术中准确定位点和线的位置、方向和深度，辅助术中精确建立孔道、截面、空间距离、相互成角关系及其他复杂空间结构等。

作为一种个性化的手术辅助定位工具，3D 打印手术导板实际上是数字化设计手术方案的实物体现。术中使用时，只需将导板接触于选定部位即可精确引导术者按照术前规划实施定点、定向、定深等操作，提高手术操作的精准度和安全性，缩短手术时间，减少术中出血和副损伤。

复杂髋关节疾病行关节置换时，需要考虑复杂的解剖结构和关节运动功能，不同个体的解剖差异性对建立个体化的手术方案提出了要求。常规的手术方式需要依赖术者的临床经验、空间想象能力及简易的辅助工具来确定髋臼旋转中心、臼杯的放置角度、假体大小、力线位置及截骨量等，难以达到精准手术。

相比传统的技术手段，利用 3D 打印手术导板，可以实现个体化手术方案的设计和实施，表现出了很大的优越性，使一些传统手术比较复杂、困难的术中操作变得容易和轻松，有效提高了髋关节置换的手术质量。这既适应了数字化时代发展的需要，也满足了患者对治疗安全性和精确性的追求。

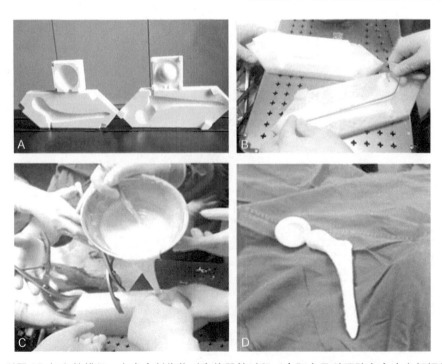

图 13-3　利用 3D 打印的模具，在术中制作临时占位器的过程（南阳市骨科医院白金广主任提供图片）

3D 打印手术导板在髋关节置换中的应用场景较多，已有多项研究报道。例如，进行髋关节表面置换术，与传统根据经验手法置换假体组相比，3D 模板能有效指导术中假体的放置；DDH 技术中其可以帮助医师快速确定真臼位置（图 13-4），并按照设计角度和深度打磨髋臼，安放臼杯假体；对于髋臼肿瘤，可以用导板指引截骨（图 13-5）等。

四、三维打印标准髋臼杯及股骨柄配件

目前，髋臼置换倾向于使用非骨水泥假体，臼杯表面与骨面之间的骨整合能力是维持髋臼假体稳定的最重要因素。为了能够获得良好的界面骨整合，臼杯衬背表面常采用钛珠、钛丝烧结或喷涂钛合金粉末、生物陶瓷粉、羟基磷灰石（HA）涂层等处理工艺。虽然这些表面处理可以缓解松

动问题，但与人体骨组织的融合性不足，稳定性仍然不理想。

人们更希望在臼杯表面制备出仿生骨小梁结构的多孔涂层。金属 3D 打印技术进入实用阶段后，解决了这个难题。2007 年，意大利外科医师 Guido Grappiolo 博士遇到一个需要更换髋臼杯的患者。在 Lima 及金属 3D 打印设备厂商 Arcam 的帮助下，Grappiolo 医师植入了世界上第一个 3D 打印的髋臼杯（Delta-TT 杯），这成了具有里程碑意义的案例。

Delta-TT 杯中的 TT 代表"Trabecular Titanium"小梁钛（图 13-6），其特点是具有模拟骨小梁形态的三维六角形结构，Trabecular Titanium 植入物表面具有多孔结构，与等离子喷涂等工艺制造的表面涂层不同，该结构是由 3D 打印设备直

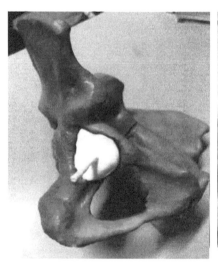
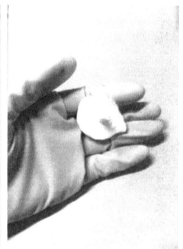

图 13-4　利用 3D 打印手术导板，确定髋臼的旋转中心

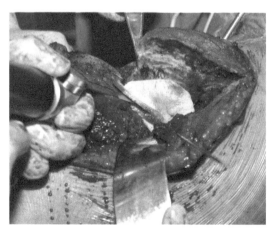

图 13-5　利用 3D 打印手术导板，辅助引导髋臼肿瘤的截骨操作

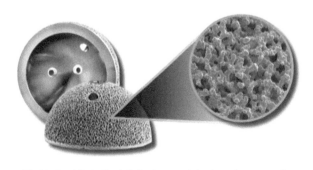

图 13-6　3D 打印髋臼杯表面骨小梁金属多孔层细节

接制造出来的仿生结构，孔的几何结构可以得到精确的控制。

目前，3D 打印髋关节已经走过十多年历史，并拥有数十万多个手术案例。选区激光熔化（SLM）和电子束熔融（EBM）成为主流的骨科金属 3D 打印制备工艺（图 13-7），最常采用的打印材料是钛合金。

不同于传统技术，3D 打印钛合金白杯基底层与表面多孔层是一次成形的。多孔表层拥有优异的生物学特性，对于细胞的贴附生长及干细胞的成骨分化具有促进作用，从而明显增加金属材料与细胞的结合能力，获得更好的机械学性能。不仅如此，多孔金属层的硬度和弹性模量与人体骨松质相似，使应力传导更加均匀；多孔金属层与骨松质的摩擦系数远大于传统烧结面白杯的摩擦系数。这些特性使得 3D 打印多孔钛合金白杯早期即可获得良好的骨长入，初始稳定性佳。利用这种优异的骨整合能力，医疗器械生产商也在股骨柄配件中采用了 3D 打印多孔结构（图 13-8）。

以北京爱康医疗集团 3DACT 钛合金骨小梁髋白杯为例，3D 打印多孔层的优势在于：高孔隙率，平均孔隙率为 80%；可控孔隙，孔径 $600 \sim 800 \mu m$；开放孔隙，孔隙三维联通；一体成形，无涂层脱落风险；高摩擦系数，骨松质的摩擦系数达到 1.08，骨皮质的摩擦系数达到 0.93。

这种带有多孔金属结构的白杯设计，不但适用于初次髋关节置换产品，还适用于翻修产品。爱康公司所研发的 3DACT HDR 髋白重建系统是其代表（图 13-9）。由于内衬与白杯使用骨水泥固定，之间没有连接结构，因此白杯上螺钉孔的布置更加灵活，便于在残留的宿主骨上进行螺钉固定，实现牢靠的初始稳定性。并且可以组合为髋白杯笼架应对骨盆不连续等最为困难的问题。髋白环完整或可以提供足够支撑时，可单独使用 3DACT 翻修髋白杯。如果髋白骨缺损过于巨大，旋转中心上移极高，并且影响白杯固定，应首先使用髋白补块或支撑块重建髋白假体的支撑结构，以便 3DACT 翻修髋白杯可以获得充足的初始稳定。

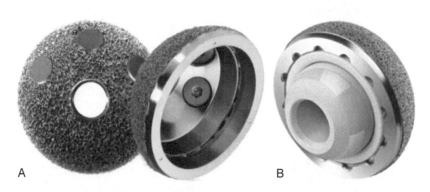

图 13-7　A. 使用 DMLS® 工艺加工的多孔髋白杯；B. 使用 EBM 工艺制备的钛合金骨小梁髋白杯

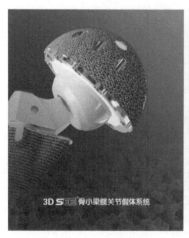
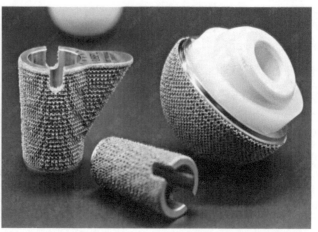

图 13-8　嘉思特医疗（JUST MEDICAL）的 3D SEE 骨小梁髋关节假体系统，包括利用 3D 打印技术制备的髋白杯及股骨柄配件

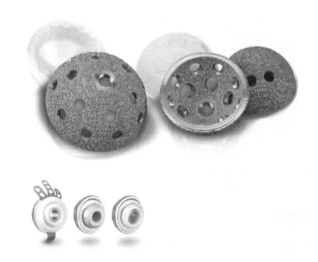

图 13-9 爱康公司所研发的 3DACT HDR 髋臼重建系统

五、三维打印骨小梁金属垫块

随着初次全髋关节置换术的数量逐年增加，髋关节翻修术的数量也逐步增多。髋关节翻修术的常见原因包括假体松动、关节不稳定及关节感染，其中超过 50% 以上的手术需要翻修髋臼。骨溶解、应力遮挡和（或）假体移位会导致髋臼骨缺损，对骨缺损的处理是髋关节翻修所面临的众多难题之一。髋臼骨缺损分型系统常采用 Paprosky 分型，Ⅲ型的重建最为困难。

髋臼翻修需要恢复髋臼假体的生物性和（或）机械性支撑，既要获得术后即刻稳定，又要实现长期稳固。骨缺损重建常与假体选择相结合。对于小范围的腔隙性缺损，使用生物型髋臼假体即可解决大多数髋臼重建问题。大杯是多数人的选择，可以在不进行骨重建的前提下获得臼杯与足量宿主骨的接触，是一种既简便又有效的手段。

但当骨缺损严重、髋臼无法提供足够的宿主骨与假体接触时，假体难以获得良好的初始稳定性，就需要考虑使用其他重建方法。常用的方法包括结构性骨移植技术、颗粒性骨打压技术、金属填充块、髋臼加强杯或髋臼重建杯等。

骨缺损的重建是否有效，直接影响翻修手术的成败。近年来，金属 3D 打印变为成熟技术，能够制备出多孔钽金属或多孔钛合金等骨修复材料（图 13-10）。不同厂商开发出各种不同型号及形状的骨小梁金属垫块可供选择（图 13-11，图 13-12），为骨缺损的重建提供了便捷、有效的产品，获得了良好的临床效果。

患者髋臼骨质缺损的情况千差万别，在临床上仍然会遇见标准规格骨小梁金属垫块不能满足重建需求的特殊情况。垫块和骨缺损不匹配会造成术中骨质磋磨过多或残留无法填充的缺损间隙，既增加手术难度，又影响假体的稳定性及使用寿命。有了 3D 打印技术的帮助，医师在面对这种情况时，还可以选择定制的个性化骨小梁金属垫块，实现骨缺损的有效重建。

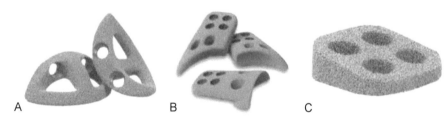

图 13-10 不同类型的骨小梁金属垫块
A. 传统垫块；B. 柱形、扶壁型和七型垫块；C. 薄垫片

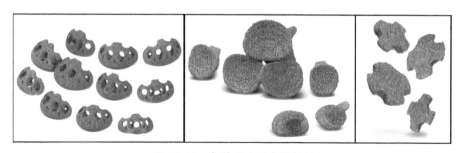

图 13-11 多种骨小梁金属垫块

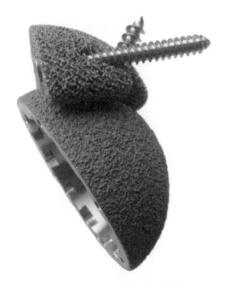

图 13-12 骨小梁金属垫块

六、三维打印个性化植入物

髋关节翻修或髋臼肿瘤切除后，患者骨盆如果出现巨大的骨缺损甚至骨盆不连续，用常规方式重建十分困难。对于此类患者，3D 打印技术的出现无疑开辟了一条个体化精准医疗的全新道路。

3D 打印个性化植入物的特点是"度身定做"。凭借不受限制的设计及加工自由度，3D 打印技术特别适合制备个性化植入物。3D 打印可以将个性化植入物的特殊区域设计成多孔结构，为细胞的运动和生长提供空间，促进骨与假体界面的骨性愈合，从而延长假体使用寿命。使用个性化定制

假体重建髋臼区域的巨大骨缺损，可以获得解剖形态匹配及生物力学匹配，从而实现髋臼外形与力学功能的最大修复。

髋臼区域的个性化植入物主要有用于髋关节翻修的三翼臼杯（图 13-13）和用于髋臼肿瘤的定制髋关节假体（图 13-14）。个性化钛合金三翼臼杯最早由 Christie 等提出，是一种臼杯外缘连接三个翼状突起，分别可以用螺丝固定于髂骨、耻骨、坐骨的定制髋臼假体，用于重建 Paprosky 分型中的 Ⅲ B 型骨缺损甚至骨盆不连续的翻修患者。它可以精确稳定地复原髋臼解剖结构，恢复强力的骨接触和髋关节生物力学。

个性化定制植入物的设计需要由临床医师提出需求，尤其是用于髋臼肿瘤切除重建的定制髋关节假体。根据术前的骨盆截骨重建手术规划，经过医工交互设计出定制的个体化假体。假体的固定方式要根据医师的经验及残留骨盆的结构来设计。设计完成后进行计算机模拟安装，也可通过 3D 打印技术制作模型，进行体外实物模拟安装。模拟安装确认设计合理后，进入实际生产制备阶段，通常使用 SLM 或 EBM 工艺制备钛合金假体。

3D 打印个性化植入物需要定制加工，通常需要一定的等待时间。相较于优秀的关节重建及良好术后功能而言，手术的延迟缺陷是值得的。医师需要明白，髋臼肿瘤患者在等待的过程中存在疾病进一步发展的风险。

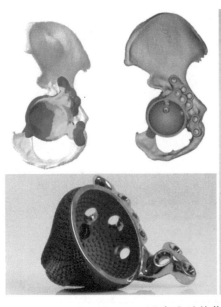
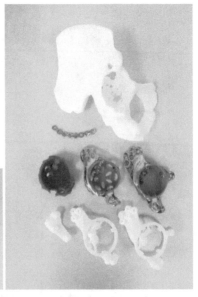

图 13-13 3D 打印髋关节植入物（三翼臼杯）

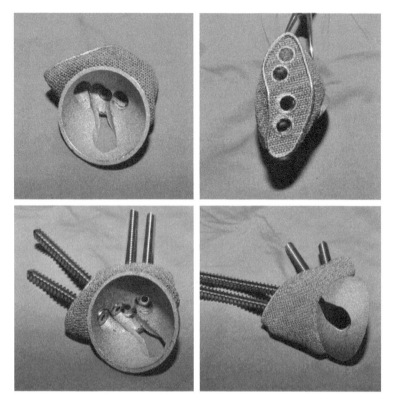

图 13-14　用于髋臼肿瘤切除重建的 3D 打印个性化定制髋臼假体（由空军军医大学附属西京医院郭征提供）

第三节　临床应用示例

一、三维打印临时占位器模具在髋关节感染翻修病例中的应用

对于严重感染不适宜一期翻修的患者，当需要制备个性化定制的临时占位器时，3D 打印技术可以发挥其优势。医师利用 3D 打印的模具，制作临时占位器，可以个性化地匹配取出感染假体后所遗留的空腔。该方法操作简便，利于二期翻修，能够缩短手术时间，取得了良好的临床效果。此部分以长沙市第三医院骨科雷青主任提供病例资料演示其具体使用方法。

病情简介：男性患者，65 岁，5 年前行双侧人工全髋关节置换术。1 年前无明显诱因出现右大腿疼痛，右下肢跛行，疼痛逐渐加重，入院 1 周前出现发热，体温最高达 38.5℃，行右大腿穿刺抽液细菌培养＋药敏试验显示金黄色葡萄球菌感染，予以抗感染治疗无缓解。入院诊断右侧髋关节假体周围感染。入院查体及辅助检查均支持该诊断。

治疗方案：患者诊断明确，具备手术指征及条件，行"右髋置换术后假体取出术、清创术、抗生素骨水泥临时占位器植入术"。治疗经过见图 13-15 ～图 13-18。

二、三维打印手术导板在常规髋关节置换中的应用研究

人们对关节置换的精确性要求不断提高。目前临床上采用的常规假体植入方式有时难以满足个体化精确治疗的要求。3D 打印手术导板辅助骨科手术可以实现个体化精确治疗，相比传统的技术手段，表现出了很大的优越性。

此部分以个性化髋臼卵圆窝导航模板在全髋关节置换中的实验研究来演示手术导板的设计及应用，资料及图片由云南省第一人民医院陆声教授提供。

将对照侧髋臼表面点云的最适拟合球心坐标的镜像定义为 HJC。通过软件建立水平位和冠状位的辅助平面，分别获得骨盆二维平面上的

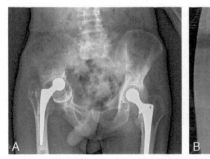
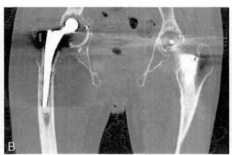
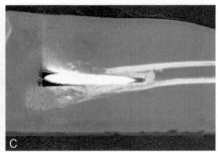

图 13-15　患者翻修术前影像（由长沙市第三医院骨科提供）

A. 术前 X 线片；B 和 C. 术前 CT

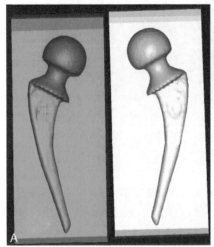
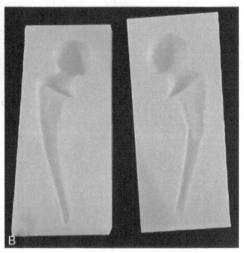

图 13-16　临时占位器模具设计制备（由长沙市第三医院骨科提供）

A. 术前依据患者 CT 数据设计出临时占位器模具；B. 利用 3D 打印机制备出模具

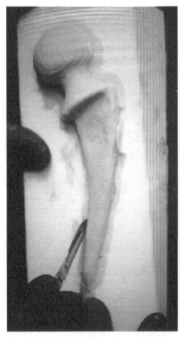
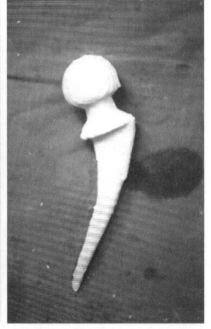

图 13-17　术中利用模具制备出抗生素骨水泥占位器并顺利植入体内（由长沙市第三医院骨科提供）

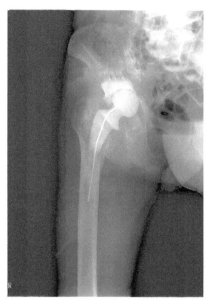
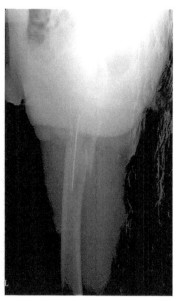

图 13-18 翻修术后 X 线片,提示占位器位置良好,为后续治疗奠定了基础（由长沙市第三医院骨科提供）

投影并测量得到髋关节旋转中心和髋臼的方位（图 13-19）。再通过三角函数的关系计算得到髋臼旋转轴上的一个点（O_2）（图 13-20）。连接髋关节旋转中心（O_1）、O_2 两点的直线就代表了髋臼的旋转轴，也就是模板导航管的方向，沿计算好的髋臼旋转轴植入一虚拟髋臼杯假体，可以实现三维可视化观察，判断预期白杯植入的效果（图 13-21）。

利用逆向技术建立与髋臼卵圆窝表面解剖形状一致的反向模板，以髋臼旋转轴线为中轴线确定导航管的方向，设计出虚拟的髋臼卵圆窝导航模板，沿导航管植入一定位针代表髋臼旋转轴，判断手术植入的效果（图 13-22 ～图 13-24）。

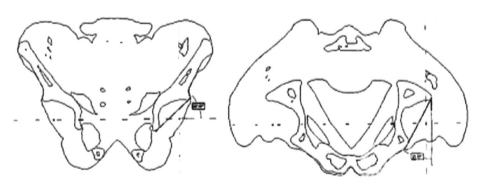

图 13-19 通过骨盆冠状面、水平面两个投影平面测得髋臼方位

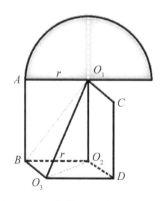

图 13-20 图中 O_1 为髋关节旋转中心,利用三角函数的关系计算得到髋臼旋转轴上的 O_2

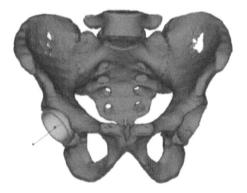

图 13-21 将虚拟髋臼杯沿髋臼旋转轴线植入髋臼进行模拟观察

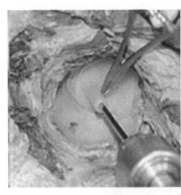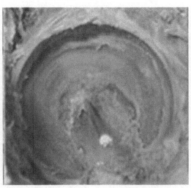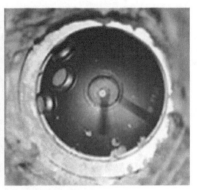

图 13-22　尸体试验，利用 3D 打印的手术导板引导自行设计的中空的髋臼锉进行同心磨锉

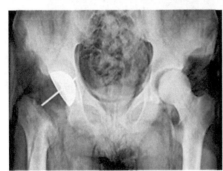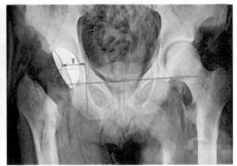

图 13-23　实验后的 X 线平片，据其测量臼杯假体方位

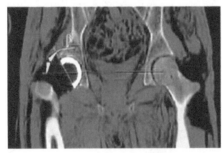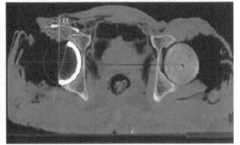

图 13-24　尸体试验臼杯假体植入后的 CT 影像，位置准确

　　研究表明，通过建立骨盆的辅助平面，结合三维信息的采集和二维平面的测量获得的髋臼外展角和髋臼前倾角更加接近其生理角度。以健侧为参照，根据对称性原理建立模板侧髋臼方位具有可靠的精确度，又避免了变异的解剖特点对测量结果的影响。

三、三维打印模型及手术导板在发育性髋关节发育不良髋关节置换病例中的应用

　　成人 DDH 是导致髋关节骨性关节炎的重要病因之一，对于终末期骨性关节炎的治疗，人工全髋关节置换术是目前有效的治疗方法。严重的

DDH 患者，尤其是 Crowe Ⅲ、Ⅳ型患者，常出现髋臼壁破坏严重，骨缺损、硬化明显，股骨头周围肌肉软组织损伤，髋臼、股骨头对位不称（股骨头对位不良）等情况。

　　以往术者采用术前 X 线检查和 CT 等影像结果来判断真假髋臼的位置，通过术中所见及手术经验来对比确定髋臼与股骨的人工假体型号。由于 DDH 患者解剖学的变异及人为主观因素，髋臼重建位置通常并不精确，存在相对较高的假体松动可能。

　　精准的人工全髋关节置换是手术成功的关键。对于 Crowe Ⅲ、Ⅳ型的 DDH，在手术中对于髋臼旋转中心的确定、髋臼外展角及前倾角控制、髋

白骨缺损的部位及范围的确定、股骨偏心距的控制等难点问题上，3D打印技术已经得到了初步的应用，体现出独特的优势。

术前行三维CT扫描，数据导入计算机建模软件进行建模构建出所需模型后，用3D打印软件打印出髋关节模型。利用3D打印模型，更为直观地了解髋臼及股骨近端解剖结构及髋臼损伤程度，为术前材料准备、术中寻找真臼、髋臼磨锉深度与方向及假体安放的位置等提供依据。可以在术前确定手术方案并进行模拟手术。同时，设计出手术导板指导术中操作，真正做到个体化精准医疗。

此部分以基于髋臼外上缘定位的3D打印导板在成人DDH术中的应用来演示手术导板的设计及应用，资料及图片由中南大学湘雅医院钟达

教授团队提供。他们认为，髋臼导板通常是以髋臼窝为基础来获取数据，但髋臼窝中有很多软骨，会对数据的准确性产生影响。髋臼外上缘的骨质易于显露，骨质非常干净清晰，可以作为定位基点的数据来源，从而设计出精准的手术导板。为此增加的额外创伤并不大，临床上完全可以接受。具体方法如下。

（一）制作成人DDH的THA髋臼侧3D导向工具

1. 将患者术前的髋关节三维CT数据提取后进行加工，建立数字化模型，重建髋臼侧三维骨性结构，还原疾病原始状态，通过分析髋臼位置、评估髋臼状态、明确髋臼周围骨量和计算髋臼周围骨厚度，进行三维设计（图13-25，图13-26）。

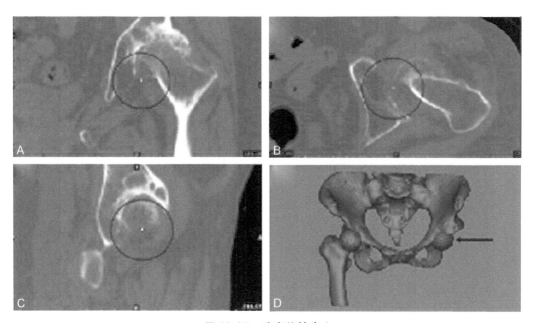

图13-25　确定旋转中心

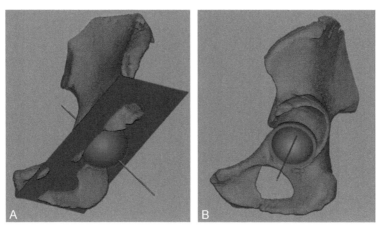

图13-26　确定前倾角、外展角

2. 在计算机模拟下，制订磨臼导板和髋臼螺钉置入方案。根据制订的髋臼磨锉和髋臼螺钉置入方案，对这些导板和模型进行三维建模（图13-27）。

3. 使用3D打印制作术中磨臼导板、术中髋臼螺钉导板和术后髋臼侧骨性模型。上述导板和模型整合并检验，若不合格则重新设计，若合格则将导板和模型消毒后术中使用（图13-28）。

（二）3D打印手术导板术中应用

1. 选择后外侧入路，显露髋臼上缘区域后寻找术前计划的骨性标志，检查无误后安装并固定磨臼导板。依托磨臼导板的导向功能后进行磨臼，磨臼完成后检查髋臼情况（图13-29）。

2. 安装髋臼螺钉导板及标记，完成臼杯及螺钉的安装（图13-30）。

3. 对术前及术后影像学进行对比（图13-31）。

四、三维打印骨小梁金属垫块在髋关节翻修病例中的应用

临床上可以获得不同厂商提供的各种不同型号及形状的骨小梁金属垫块，其使用大同小异。本部分以北京市春立正达医疗器械股份有限公司48型髋臼垫块为例进行演示说明。

（一）手术操作技术

1. 产品结构设计　见图13-32。

2. 多种规格　共24种规格（图13-33），适

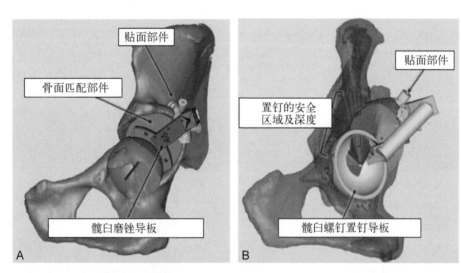

图 13-27　A. 设计了髋臼导板贴面部分（黄绿部分）与磨臼导板（玫瑰红部分）部分；B. 髋臼螺钉导板及安全置钉区域

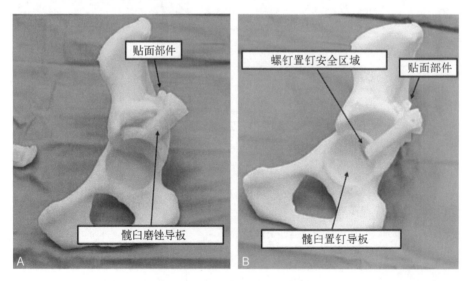

图 13-28　3D打印制作术中贴面部分、磨臼导板、置钉导板（镂空区域对应安全置钉区域）

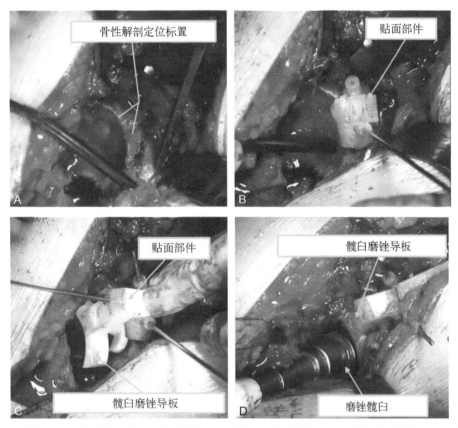

图 13-29　A.髋臼外上缘的显露；B.贴面的固定；C.磨臼导板的安装；D.依托磨臼导板的导向功能进行磨臼

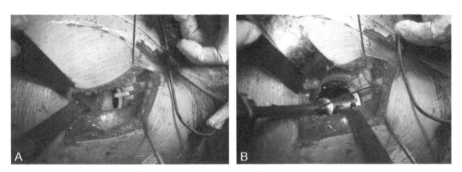

图 13-30　安装髋臼螺钉导板标志安全置钉区域后置入臼杯

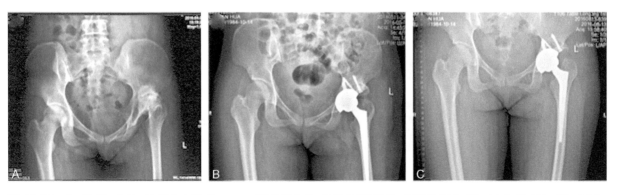

图 13-31　A.32 岁,女性,诊断为左髋 Crowe Ⅲ型 DDH；B.术后 2d X 线片:设计外展角 45°（左）,前倾角 15°（左）,术后外展角 48.3°（左）,前倾角 18.4°（左）；C.术后 3 个月的 X 线表现,髋臼结构稳定

用于不同程度的髋臼骨缺损病例，能够满足绝大部分患者的临床需求。

3. 专用器械　见图 13-34。

4. 适用范围　可用于 Paprosky 分型中ⅢA、ⅢB 型骨缺损（图 13-35），需要用到髋臼垫块和

翻修臼杯。

5. 手术技术

（1）髋臼准备：完成髋臼的显露和评估，开始着手髋臼重建的准备。首先采用小号的髋臼锉，在合适的旋转中心的水平位置进行髋臼磨锉。保持

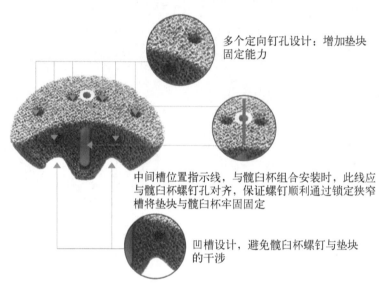

多个定向钉孔设计：增加垫块固定能力

中间槽位置指示线，与髋臼杯组合安装时，此线应与髋臼杯螺钉孔对齐，保证螺钉顺利通过锁定狭窄槽将垫块与髋臼杯牢固固定

凹槽设计，避免髋臼杯螺钉与垫块的干涉

图 13-32　春立正达 48 型骨小梁金属垫块介绍

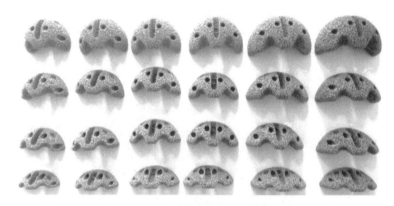

图 13-33　24 种规格骨小梁金属垫块

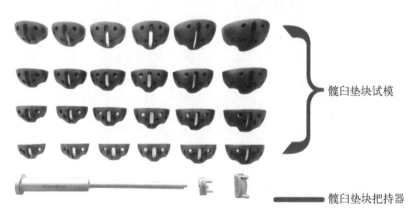

髋臼垫块试模

髋臼垫块把持器

图 13-34　专用手术器械

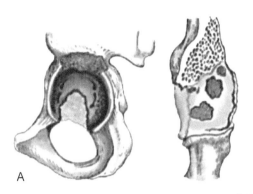
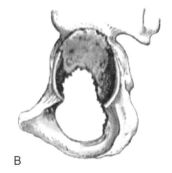
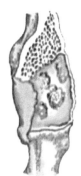

图 13-35　Paprosky 分型中的ⅢA型（A）、ⅢB型（B）骨缺损

好合适的外展角和前倾角，依次采用大一号的髋臼锉进行磨锉。当髋臼锉与除缺损区域以外的髋臼外缘获得充分的接触时，停止磨锉（图 13-36）。

（2）髋臼骨缺损部位的处理：髋臼骨缺损部位即准备放置垫块的位置。使用与垫块相对应的髋臼锉，预锉髋臼缺损位置，处理后获得理想的骨床。先安装拟使用的髋臼外杯试模，然后将合适的垫块试模敲到位。如果试模固定牢靠，就表明骨缺损准备妥当，以此确定髋臼垫块的规格（图 13-37）。

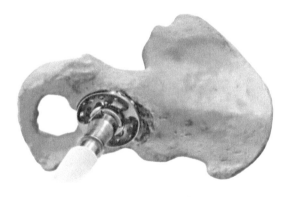

图 13-36　髋臼准备

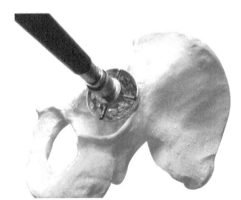
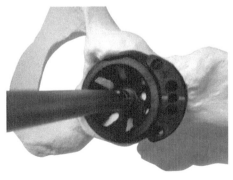

图 13-37　髋臼骨缺损部位的处理

（3）固定垫块：见图 13-38。

（4）植入髋臼外杯：取出髋臼外杯试模。准备金属外杯，在外杯拟于垫块接触的位置抹上少量骨水泥。打入髋臼外杯，按临床需求拧入髋臼外杯固定螺钉（图 13-39）。注意髋臼垫块中间的指示线要与髋臼外杯的中间钉孔对齐，以免影响固定外杯时固定螺钉的拧入。

（5）依据常规操作规程，完成后续关节置换手术操作。

（二）临床病例

该病例资料由春立正达提供，手术由中国人民解放军第 171 医院崔卓航主任完成。

病情简介：男性患者，58 岁，自诉 1961 年无诱因左髋关节出现化脓感染形成创口，并有死骨排出，近一年后左髋部创口愈合，左髋关节逐渐畸形，左下肢逐渐短于右下肢，左髋关节活动困难逐渐加重，行走困难。2019 年就诊于中国人民解放军第 171 医院。入院诊断：左髋关节感染后发育畸形；左侧股骨头后脱位伴髋关节骨性关节炎、骨盆感染后发育畸形；腰椎侧弯畸形。

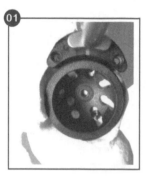
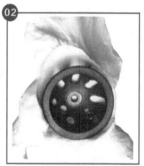
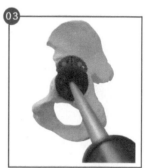

可使用螺钉临时固定全髋试杯   全髋试杯固定牢固后取出   植入同规格的髋臼垫块假体，
                         髋臼垫块试件   打击紧密

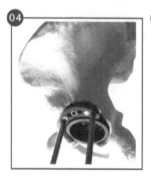
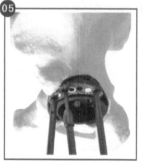
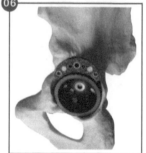

使用2枚3mm克氏针   使用3.2mm钻头   拧入垫块固定螺钉，垫块
临时固定髋臼垫块   钻垫块固定孔   固定牢固后，取下克氏针

图 13-38   垫块固定步骤

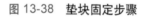
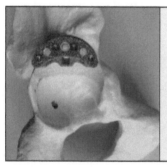
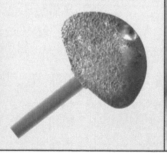

图 13-39   植入髋臼外杯

    治疗方案：患者诊断明确，具备手术指征及条件，行"左侧髋关节重建、全髋关节置换术"，使用春立正达双动全髋＋骨小梁金属垫块。手术过程见图 13-40～图 13-43。

五、三维打印髋臼杯在髋关节翻修病例中应用

    髋臼翻修重建一直是关节翻修的难点和挑战，新材料和新技术的应用丰富了髋臼重建的策略和手段。目前认为 3D 打印臼杯的多孔结构层拥有更优越的生物学特性，利于界面骨整合，实现假

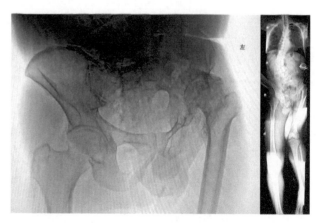

图 13-40   患者术前 X 线片

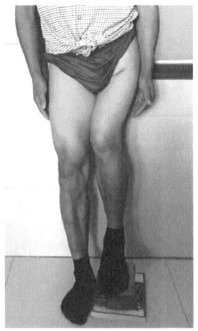
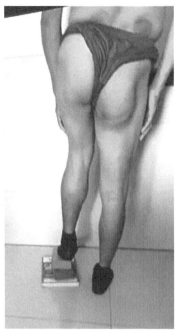

图 13-41　患者术前外观照

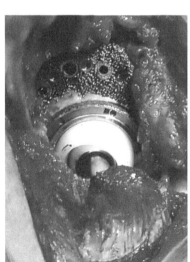
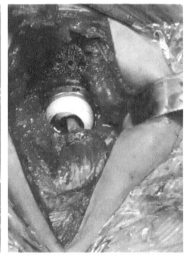

图 13-42　假体及骨小梁金属垫块植入后术中 X 线片

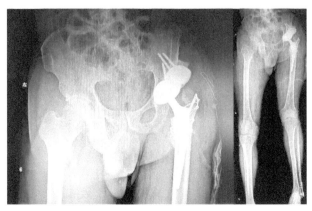

图 13-43　患者术后 X 线片显示假体及骨小梁金属垫块位置良好

体稳定。中南大学湘雅医院胡懿郃教授和雷鹏飞医师共同设计，与爱康公司合作研发了 3DACT HDR 髋臼重建系统（HDR ™ hip dual-mobility revision），并完成了国内首例 3DACT HDR 髋臼重建系统手术，该重建系统区别以往的翻修手术产品，让复杂的翻修重建术变得更为简捷。目前该技术已在全国各地成功完成 10 余例植入术，获得了良好的初期临床效果，进一步的多中心临床随访研究即将开展。

病情简介：男性患者，62 岁，左髋关节置换术后 20 年，左髋疼痛 2 年余，渐加重。诊断左髋关节置换术后假体松动。

治疗方案：患者诊断明确，具备手术指征及条件。拟行左侧髋关节置换翻修术，选用 3DACT 全层金属骨小梁翻修杯进行骨缺损填充，使外杯与宿主骨接触面最大化，压配固定；再使用高交联聚乙烯水泥臼恢复生理解剖的外展角和前倾角，使用双动头获得更高的活动度和防脱位，并且减少磨损。手术过程见图 13-44 ～图 13-46。

六、三维打印个性化定制髋臼杯在髋关节翻修病例中应用

该病例资料由春立正达提供，手术由廉江市人民医院岑怡彪主任完成。

病情简介：男性患者，65 岁，主诉右侧全髋关节置换术后关节疼痛伴活动受限 5 年。患者于 5 年前因右股骨头坏死行右侧全髋关节置换术，

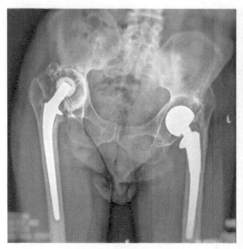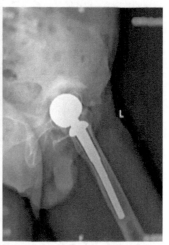

图 13-44　术前 X 线片提示左侧髋臼大范围骨溶解，上方区域有大量骨缺损

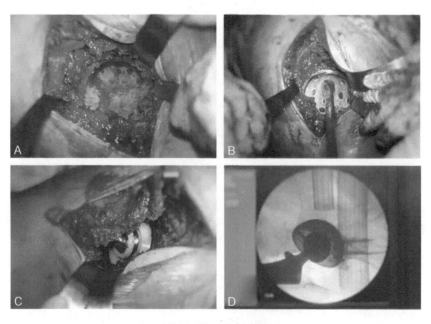

图 13-45　手术过程

A. 在原有髋臼处进行锉磨；B. 植入 3DACT 全层金属骨小梁翻修杯；C. 然后使用高交联聚乙烯水泥臼杯，采用骨水泥填充的方式，进行结合固定，以达到调整前倾角和外展角的目的，最后使用双动头进行匹配，以达到防脱位的目的；D. 术中透视显示假体位置良好

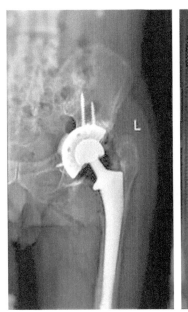
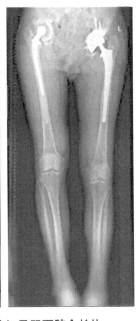

图 13-46　术后 X 线片（L）及双下肢全长片

术后逐渐出现右髋关节疼痛，伴髋关节活动受限，疼痛逐渐加重，站立、行走困难。专科情况：跛行步态，右髋部轻度肿胀，压痛，骨盆挤压征阴性。右下肢纵行叩击痛，右髋关节屈曲 70° 疼痛加重，内外旋活动轻度受限。右下肢短缩 1.5cm。入院诊断：右侧全髋关节置换术后髋臼假体松动。

治疗方案：患者诊断明确，具备手术指征及条件，拟行右侧髋关节置换翻修术，由于骨缺损区域较大，采用 3D 打印个性化定制髋臼杯进行重建。手术过程见图 13-47 ～图 13-51。

七、三维打印个性化定制髋臼假体在髋臼肿瘤患者中的应用

在骨盆肿瘤外科治疗中，3D 打印技术适用于 3 个方面：一是实体模型；二是手术导板；三

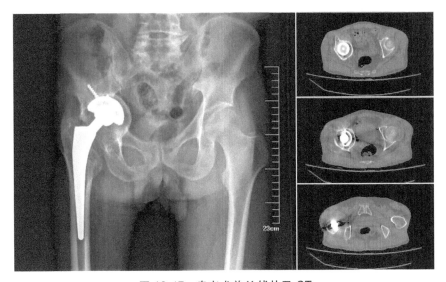

图 13-47　患者术前 X 线片及 CT

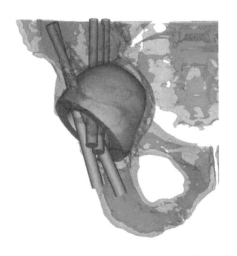
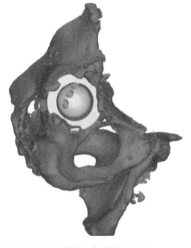

图 13-48　个性化定制臼杯的设计模型及计算机模拟安装效果图

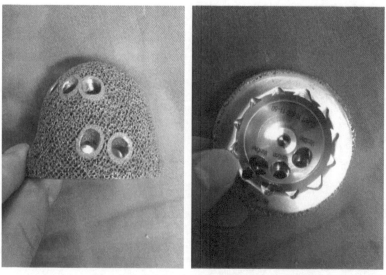

图 13-49 利用 3D 打印技术制备的钛合金骨小梁金属臼杯成品

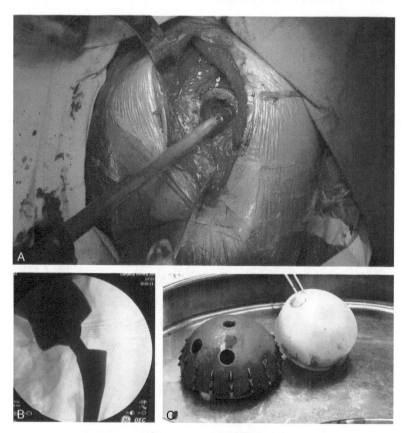

图 13-50 术中情况
A. 个性化定制臼杯植入；B. 术中透视见假体位置良好；C. 移除的髋臼假体

是个性化定制假体。髋臼肿瘤切除后使用个性化定制假体重建，能够实现与残留骨盆的良好匹配，获得解剖形态与力学功能的最大修复。由于 3D 打印技术可以实现不同结构的一体制备，个性化假体局部还可以设计成多孔结构，利于界面骨整合，增强稳定性。有了"度身定做"的个性化假体，医师就能够以患者获益最大化为前提来规划手术。

3D 打印技术在髋臼肿瘤切除重建中不是孤立的，需要联合应用各种数字骨科技术。在整个诊疗过程中，从术前辨识、骨盆肿瘤定位，到规划

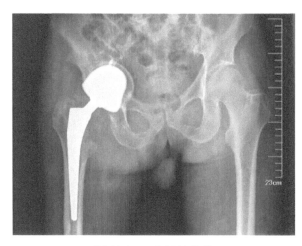

图 13-51　术后 X 线片

肿瘤切除边界、设计个性化重建假体，再到手术实施时精准切除肿瘤，安装术前设计制备的假体，每一个环节都有相应的数字化骨科技术进行辅助。在以 3D 打印为代表的数字化骨科技术的帮助下，能够实现骨盆肿瘤的精确切除与个体化假体精准

重建。空军军医大学附属西京医院骨肿瘤科在这方面积累了丰富的经验，提供了下述病例。

病情简介：男性患者，42 岁，主诉右髋部不适 9 月余，间断性疼痛 7 个月。患者 9 个月前无明显诱因感觉右髋部不适，于 7 个月前外伤后出现右髋部疼痛，下蹲及劳累时明显，休息后稍缓解，并伴包块进行性增大。专科情况：跛行，双下肢等长，右臀部后内侧可触及 8cm × 10cm × 2cm 包块，质硬，活动度差。右髋关节前屈轻度受限。诊断：右坐骨及髋臼骨巨细胞瘤。

治疗方案：患者具备手术指征及条件。先行经皮右髂内动脉肿瘤供血动脉分支栓塞术，择期行右半骨盆肿瘤切除、导航下 3D 打印个性化定制假体重建骨盆环、全髋关节置换术。3D 打印个性化定制假体采用 SLM 工艺制备，材质为钛合金，包含髋臼杯及周围多孔结构。手术过程见图 13-52 ～图 13-56。

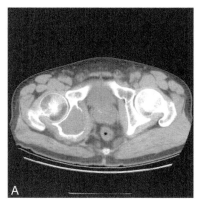
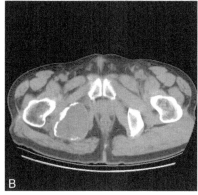
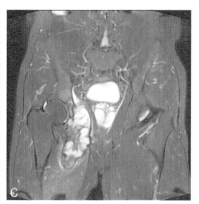

图 13-52　患者术前影像学检查提示肿瘤侵袭范围
A 和 B. CT 图像；C. MR 图像

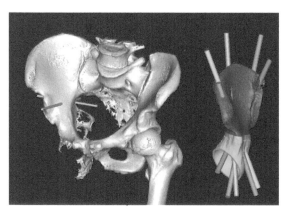

图 13-53　三维重建后规划手术方案，模拟截骨及假体安装位置

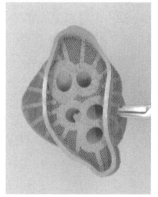
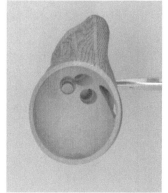

图 13-54　利用 3D 打印技术制备的多孔钛合金个性化定制髋臼假体成品

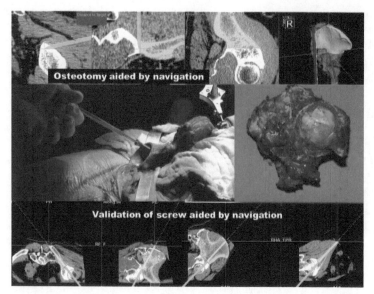

图 13-55 术中在导航指引下精确切除肿瘤，并利用 3D 打印髋臼假体重建骨盆缺损，恢复髋臼位置

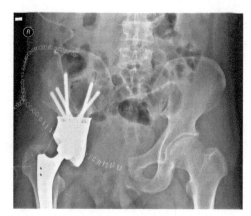

图 13-56 术后 X 线片显示髋关节重建良好

第四节 展　　望

3D 打印技术在髋关节置换中的应用，为高难度手术提供了更直观的术前预演，能够指导术者更好地进行精细操作，既可以打印带有多孔结构的新型髋臼杯，又能为患者量身定做个性化假体，有力地推动了关节置换手术的发展。

当前 3D 打印技术还处于快速发展阶段，并在不断地与其他新兴技术碰撞融合，其巨大的发展潜力引起了各界学者和医疗器械生产厂商的关注，也得到了政府监管部门的重视与支持，相信会给未来的医学模式带来大变革。

随着 3D 打印技术在医学领域应用的深入，也显现出了一些需要破解的难题。在打印原材料上，目前打印的材质主要是金属、陶瓷及塑料等硬物质，能够打印"活组织"的生物打印尚处于探索研究阶段；限于疲劳等力学性能的要求，股骨假体柄尚不能完全使用 3D 打印制备；3D 打印手术导板与定制假体仍需进一步的临床试验证明其有效性及安全性；缺乏相关法律法规、行业标准、监管措施等。

虽然 3D 打印技术的临床应用受到上述因素制约，但是随着相关技术的发展，材料学的进步，法律法规及监管措施的完善，以上困难将会被逐步解决。3D 打印技术将为关节外科的发展提供更多的动力，更好地服务于患者和社会。

（郭　征）

第14章

机器人技术在人工髋关节置换中的应用

一、概　述

（一）历史与技术代表

在医学发展的过程中，机器人技术用于外科手术的历史相对较短，1985年第一个机器人系统被引入医疗领域。最早的医用机器人用于神经外科领域的精准定位活检。在20世纪80年代中期，机器人技术开始应用于骨科，并用于全髋关节置换手术。Hap Paul和William Bargar领导开发了第一台用于临床的骨科机器人ROBODOC。ROBODOC通过使用基于CT数据的计算机辅助机器人锉磨髓腔来提高非骨水泥型全髋关节置换术（THA）中股骨骨床准备和假体植入的准确性。

如今，机器人技术已经成为关节置换手术中越来越流行的工具。机器人技术已被证明可以提高单间室膝关节置换术（UKA）、全膝关节置换术（TKA）和全髋关节置换术（THA）中假体植入的准确性和精度。现有文献已经显示机器人辅助关节置换通过提高假体的准确性和对线而改善植入物生存率并减少翻修手术需要。本章我们将重点探讨机器人技术在全髋关节置换术中的应用。

在其他学科，如外科等所使用的达芬奇手术机器人继承并发展了腔镜技术，达芬奇手术机器人的机械臂更像医师手的延伸，主要用来执行手术操作。而骨组织可以被理解为近似于物理学上被称为刚体的静态结构，因此可以进行术前成像和术中映射，以实现可靠而精确的解剖定位下的对目标骨骼的操作。骨科机器人可以在术前完成骨模型的构建，制订手术计划，在术中根据情况予以修改并执行操作，确保最终结果与术中修改后的计划一致，而这一特点正符合髋关节、膝关节置换手术对假体植入高精度和准确度的要求。

应用于关节置换的骨科手术系统经过数十年的发展，已经经过数代更迭，涌现出许多具有不同特性的系统。较早的关节置换手术系统以CASPAR(Ortho-Maquet/URS Ortho Rastatt, Germany)和Acorobot为代表。CASPAR系统是一个应用于THA和全膝关节置换术的基于影像学的机器人系统，功能特性与ROBODOC类似。CASPAR用于THA可提高股骨骨床准备及非骨水泥假体植入的准确性，但股骨假体植入的前倾角准确性较低。一项前瞻性试验比较了常规技术下的THA（35髋）和使用CASPAR机器人系统（36髋）的临床结果，结果显示使用CASPAR系统的手术时间延长了约50min，患者失血增加，髋外展肌失能的发生率增加，并发症发生率更高。因此，机器人技术应用于关节置换的早期尝试表明技术并不成熟，风险可能大于收益。

目前CASPAR机器人系统已退出临床应用，但是后续又有很多厂家开发了许多机器人系统并制作了原型，但是只有少数几个成功地应用于临床环境。较新近且常用的关节置换术系统包括Navio PFS（Smith and Nephew, London and Hull, UK）、iBlock（OMNIlife Science, East Taunton, MA）、MAKO系统（RIO; MAKO Surgical Corporation, Fort Lauderdale, FL, USA）和ROSA（Zimmer Biomet, Warsaw, IN）等，另外还有最早诞生于20世纪80年代，已经过数代演进的ROBODOC系

统（Think Surgical, Fremont,CA, USA），目前被称为 TSolution One™ Surgical 系统。这其中，Navio PFS、iBlock、ROSA 仅能用于膝关节置换，ROBODOC（Tsolution One）和 MAKO 则能同时用于髋关节置换术、膝关节置换术，但早期的 ROBODOC 仅能用于髋关节置换中的股骨侧操作。

1. ROBODOC/TSolution One™ Surgical 系统　ROBODOC 是一个基于影像学数据的主动机器人系统（图 14-1）。该系统为开放式植入平台，基于 CT 图像资料，当系统连接并固定于患者身上，置于手术区域中的参考架被用作图像引导的基准，机器人可以在被锚固的股骨中自动磨削出与计划使用的股骨假体形态一致的髓腔。ORTHODOC 工作站在术前根据 CT 数据完成建模并计划设定假体植入位置。一系列临床试验已经证明了 ROBODOC 临床可靠性。与传统技术相比，总体假体植入的位线误差在所有平面上可控制在 1° 以内。与传统用髓腔挫扩髓完成股骨骨床准备相比，ROBODOC 采用磨削扩髓可降低术中栓塞事件发生率。

但是，与传统髋关节置换术相比，使用 ROBODOC 系统的术前计划、注册和术中磨削需要耗费更多的手术时间，而手术时间的增加是导致假体周围感染的潜在危险因素。

在全球范围内，该系统已用于超过 24 000 个关节置换手术。最近，该系统进行了改进，并将

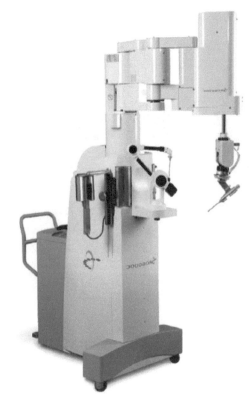

图 14-1　ROBODOC 骨科手术机器人

重点扩展到 THA 以外，包括采用类似技术方法的 TKA。

2. MAKO 系统　MAKO 系统是一套带有触觉反馈机制的互动式骨科机器人系统，可应用于 UKA、THA 和 TKA（图 14-2）。和 ROBODOC 一样，MAKO 系统也基于影像学数据，术前 CT 可

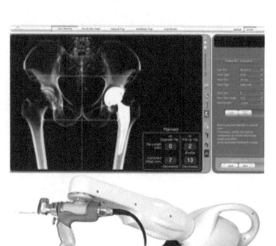

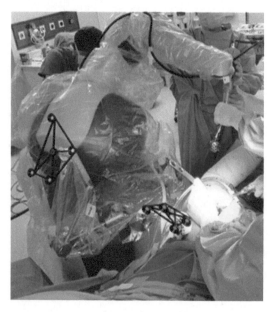

图 14-2　MAKO 骨科手术机器人

用于术前手术计划，以帮助确定所用假体的规格、位置和切骨量。在进行任何手术切骨之前，系统可以根据患者的具体运动学特征对计划进行确认和调整。MAKO 机器人系统在手术过程中提供触觉反馈，以防止切骨操作超出计划范围。

传统 THA 的常见并发症包括脱位、撞击和磨损等，从而导致患者不适和运动障碍。MAKO 辅助 THA 可以提高髋臼假体植入位置的准确性，精准的髋臼假体外展角和前倾角可增加关节稳定性、减少撞击，并获得更好的髋关节活动范围，从而有可能改善术后运动功能和结果。在一项比较使用 MAKO 机器人辅助 THA 与传统 THA 的对照研究中，100% 的 MAKO 辅助 THA 的髋臼假体放置在 Lewinnek 安全区域内，而传统 THA 仅为80%。在另一项多中心研究中，95% 的病例术后髋臼杯放置角度与手术计划相差在 5° 以内，表明MAKO 机器人可有效准确地实现术前计划。在近期的一项的研究中，与接受 MAKO 机器人辅助THA 的患者相比，传统 THA 患者术后 6 个月时脱位发生率更高，而在术后 2 年内机器人 THA 组的脱位率为 0，从而降低了脱位率。在术后 1 年的随访中，接受 MAKO 机器人辅助下 THA 的患者与人工 THA 相比，改良后的 Harris Hip 评分和UCLA 活动水平明显更高。

（二）技术平台分类

骨科关节置换机器人根据所采用的技术平台和控制系统不同，可以分为不同的类型。在ROBODOC 出现之后，出现了几种被动和半自动系统。半自动系统需要外科医师参与，但是系统限制了偏离计划的手术操作。这些系统使用 CT扫描和术前计划在术中提供实时反馈，从而提高手术安全性。随着技术的发展，也出现了一些不需要术前 CT 扫描的关节置换手术系统。接下来我们探讨一下不同技术平台各自的特性和区别。

1. 基于影像学机器人系统和非影像学基础机器人系统　目前的髋关节置换都采用基于影像学资料的系统，部分膝关节置换机器人也基于影像学资料。术前，医师对受累关节和肢体进行术前CT 扫描（或在某些导航系统中为 MRI），以获取关节形态及解剖结构，并利用机器人系统软件进行关节三维重建。医师术前利用虚拟 3D 图像来

计划切骨深度、假体规格和植入角度，肢体长度和偏心距也可在术前计划时同步规划。术中，在关节显露后，手术医师通过骨表面结构注册，将术前计划与患者的实际解剖结构相关联。然后，通过机器人来执行虚拟计划。尽管这种方式有很多好处，但基于影像学系统的缺点包括费用增加、患者可能需要接受额外的放射线照射等。

相反地，非影像学基础的系统完全依赖于关节解剖表面和运动学的术中配准，以创建 3D 虚拟模型、制订手术计划并定义边界。该类系统不需要专门的 CT 或 MRI 扫描，因此不会产生额外检查费用和接受额外放射剂量。但是由于这类系统创建的关节虚拟模型与患者的实际关节形态并不完全一致，因此也有潜在缺点，如不能准确确定植入假体规格、位置等。此外，术中配准虚拟模型的建立依赖于医师注册的准确性。所以，这类系统较多用于膝关节置换术，对于需要确定真实关节骨性边界的髋关节置换术并不合适。

2. 主动、半主动及被动机器人系统　根据机器人控制系统不同，关节置换机器人可以分为三大类，包括主动、半主动和被动系统。被动系统为手术提供了虚拟的路线图，但不对骨表面的操作提供任何约束。主动、半主动系统均具有防止计划之外过度切骨骼的保护措施；但是两者在骨科医师操作控制程度上有所不同。

（1）主动机器人系统：具有在没有外科医师介入的情况下完成手术的能力，医师仅参与术前计划，包括确定假体植入位置、植入假体规格和切骨量。在医师完成关节显露后，定位关节位置并于机器人系统建立连接后，机器人在医师的监督下独立执行其余操作。如遇紧急或意外情况，或需要暂停程序或调整计划，医师可以控制紧急开关停止机器人工作。尽管目前主动机器人的技术仍在不断改进，但是由于主动机器人潜在的神经和软组织损伤风险，其发展受到一定限制。目前典型的主动机器人系统为 ROBODOC（现在是TSolution One），系统依靠 CT 成像进行术前计划。该系统通常需要更长的手术时间和有更多的失血量，但是与传统技术相比，机器人手术的对位对线精度更高。主动系统其他缺点包括术前计划和注册需要更多时间、手术流程烦琐、技术复杂等。

（2）被动机器人系统：与主动机器人系统不同，被动系统不会独立执行操作，因此也被称为计算机辅助或导航系统。该系统可为手术医师提供手术工具的定位。导航系统由连接在仪器或骨性结构上的动态参考架组成，该参考架可主动发射或反射如红外激光等到跟踪器。除了手术工具的定位，被动系统也可为假体的精确放置提供了指导。

导航辅助手术主要用于 UKA 和 TKA。研究表明，与传统技术相比，导航技术能获得更好的和精确的肢体力线，减少离群值。目前，导航系统的使用已进一步扩展到 THA，但效果还有待观察。

（3）半主动机器人系统：将被动导航和主动机器人系统的优势相结合，系统既能发挥的手术医师自身的手术技能，又能发挥主动系统中的系统自动安全控制的优点。半主动机器人一方面由外科医师控制和操纵，另一方面机器人系统可以对人工控制进行调制，以将切骨、锉骨操作限制术前计划定义的边界内。系统的触觉反馈回路可限制机械臂的位置或调节自动工具的工作速度。这些保护措施不仅可以优化操作精度并减少错误，而且还可以简化手术过程。半主动系统可防止医师操作偏离术前计划，从而提高了准确性，并减少了部件放置的错误。目前最常用的半主动髋关节置换机器人为 MAKO 机器人系统。另外，两种半主动系统是 Navio PFS 系统和 OMNIBOT 系统，这两种系统都不基于影像学资料，仅能用于膝关节置换术。

半主动机器人系统的优势在于，机器人可由骨科医师直接操作，从而最大程度地缩短学习曲线和降低潜在的组织意外伤害可能，即学习曲线的早期阶段，也可以提高骨床准备和假体植入的准确性。

二、临床应用

（一）MAKO 手术机器人在 THA 中的应用

25 年前，主动机器人系统 ROBODOC 首次应用于全髋关节置换术。虽然操作过程的精度和准确性都已得到验证，也得到了一定范围的应用，但由于骨科医师在手术过程中缺乏对操作过程的直接控制，由此可能带来额外的周围组织损伤等并发症。为了避免这些缺点，研究人员开发了 MAKO 手术机器人，以期更好地强化手术医师对手术操作的控制能力。

MAKO 手术机器人的研发始于 20 世纪 90 年代后期，Z-KAT 公司的研究人员研究用于外科手术的新型机器人系统，他们所开发的计算机系统独特之处在于使用触觉反馈机制来引导外科医师执行手术操作。触觉引导定义了外科医师可以在手术部位操作的边界，从而避免在手术过程中伤及非手术区域。Z-KAT 公司的原始技术基于与美国麻省理工学院（MIT）的研究人员共同开发的"全臂机械手"。2004 年，Z-KAT 公司的研发团队成立了 Mako Surgical 公司，他们的产品证明在骨科领域使用触觉引导技术的概念是确实可行的。MAKO 手术机器人系统最早的临床应用是在单间室膝关节置换术，然后扩展到全髋关节置换术中，一直到最近已被用于全膝关节置换术。近几年来，MAKO 手术机器人也逐步引入国内，并用于临床，下面我们对 MAKO 机器人辅助全髋关节置换术的技术及临床结果进行介绍。

1. MAKO 机器人辅助 THA 的技术细节　在进行 MAKO 机器人辅助全髋关节置换术前，患者需要根据机器人系统的规范要求接受骨盆和股骨近端薄层 CT 扫描，扫描范围必须包括同侧股骨髁部位，由此确定通髁线，以便进行前倾角计算。根据这些图像资料，后台工程师利用系统软件精确描记骨盆及髋关节的骨性边界，然后可以根据以上数据进行骨盆及髋关节的三维重建和全髋关节置换的术前三维规划。骨盆和髋关节的解剖结构及髋关节置换后的重要参数都可以得到精确测量。重要的参数包括手术前后肢体长度及偏心距改变、股骨及假体植入后的前倾角（图 14-3）。如果有需要，可以比较双侧肢体长度和偏心距的变化情况。

术前计划时，髋臼假体默认放置于解剖位置，该位置定义为假体下缘平行于泪滴下缘，髋臼杯外展 40°，前倾 20°。髋臼前倾角的测量参照双侧髂前上棘和耻骨联合所构成的平面。髋臼假体的大小决定于两个方面：在冠状面上，骨性髋臼底部的"Kohlers 线"，泪滴下缘和髋臼外上方的软

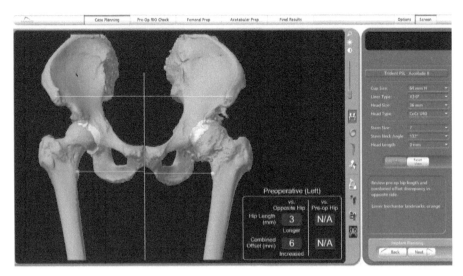

图 14-3　MAKO 辅助 THA 需要术前 CT 扫描患者骨盆以获取肢体长度和偏心距等信息

骨下骨板决定了假体植入的骨性边界；在横截面上，骨性髋臼的前后径决定了植入髋臼假体的大小。手术计划中髋臼杯的位置可以在所有三个平面上进行修改，即冠状面、矢状面、横断面（图14-4 和图 14-5）。在髋关节发育不良患者中，髋臼呈椭圆形，前后径小于上下径，横截面上前后径的测量尤其需要关注。计划髋臼杯的位置的变化通常会导致髋关节旋转中心位置和肢体长度的变化，必要时可通过适当调整股骨假体的位置以补偿这种变化。

　　髋臼计划完成后，手术医师可以进行股骨假体的术前计划。MAKO 系统软件中已经整合了Stryker 公司的髋关节假体的CAD 模型数据，因此，和髋臼侧一样，我们可以在术前计划界面点选不

同大小型号的股骨假体，通过与股骨三维模型匹配以确定最佳股骨假体的型号。股骨假体选择时要关注的参数包括假体植入深度对下肢长度，假体颈长和颈干角对偏心距的影响。股骨假体植入的前倾角也需要在术前计划中加以考虑。非骨水泥股骨假体植入后需在髓腔内紧密压配，因此前倾角可调节余地很小，如果股骨假体的植入前倾角过大或过小（图 14-6），可在确定所需的髋臼前倾角度时进行适当调节。Dorr 描述的联合前倾角的概念联合考虑了髋臼和股骨的前倾角，所以在股骨前倾角存在较大变异时，应调整髋臼前倾角以实现所需的联合前倾角。至此,术前计划已完成，在计算机屏幕上可以看到系统模拟的最终重建后的模型（图 14-7）。

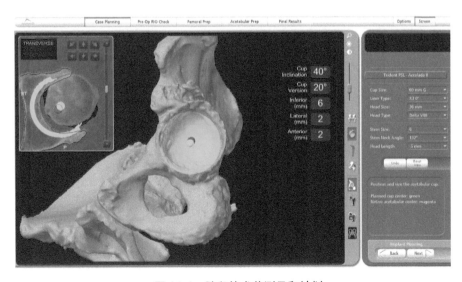

图 14-4　髋臼的术前测量和计划

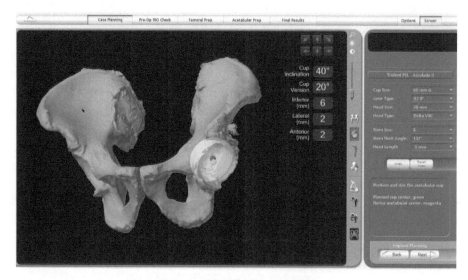

图 14-5 髋臼计划的三维视图

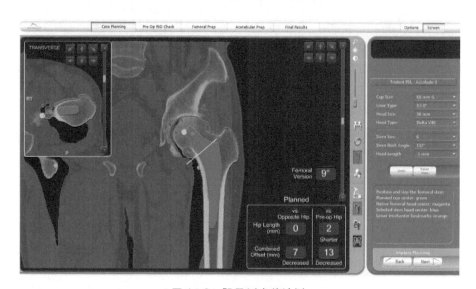

图 14-6 股骨侧术前计划

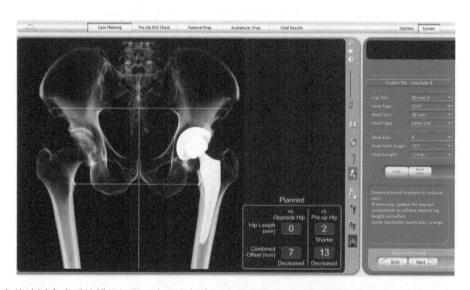

图 14-7 术前计划完成后的模拟视图，右下方框中显示了手术前后及与对侧关节相比的肢体长度和偏心距变化

MAKO 机器人系统工作时需要在机器人系统和患者之间建立连接。系统必须精确了解患者及机器人机械臂末端的空间位置，位置信息对系统正常运转至关重要。手术开始前，首先要进行机器人注册和校准。机器人基座和机械臂末端各安装一个参考架，该参考架上设有一组反射标记。MAKO 系统通常在手术台头端位置设置一个追踪摄像头，该追踪摄像头包括两个红外激光光源和一个接收器（图 14-8）。光源发出的红外激光经参考架上的反射标记反射后被接受器接受，系统计算机由此可以计算得出机器人系统的空间位置。机器人注册完成后，手术就可以正式开始。

MAKO 机器人辅助 THA 可以采用多种手术入路来完成，最初开始时大多采用后外侧入路，也可采用垂直前路进行手术。手术开始后的第一步就是在髂前上棘后部的髂嵴部位打入 2～3 枚长螺纹钉，用以固定带有反射标记的参考架。前面介绍的机器注册中，系统计算机通过注册得知机器人的空间位置，而固定于髂嵴部位的参考架则能让系统计算机知道患者骨盆及髋关节的空间位置（图 14-9）。不同入路骨盆参考架放置的位置略有不同，后外侧入路采用侧卧位，参考架置于手术切口同侧的髂嵴；采用垂直前路时，为了不影响股骨侧的操作，参考架通常需要置于手术切口对侧的髂嵴。虽然有医师采用侧卧位完成垂直前路 THA，但由于参考架安装原因，在使用MAKO 机器人辅助垂直前路 THA 时，必须采用平卧位手术（图 14-10）。参考架安装必须需要在

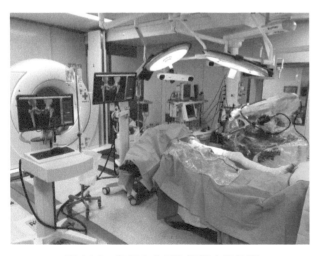

图 14-8　机器人布局和摄像立架位置

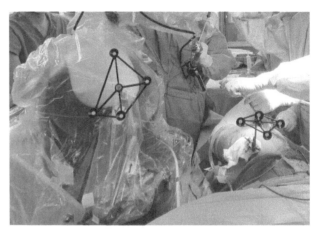

图 14-9　机器人和骨盆参考架

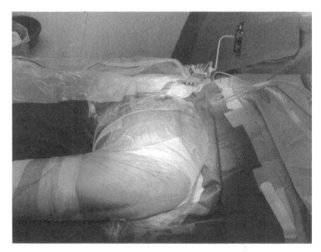

图 14-10　MAKO 辅助 DAA THA 对侧放置骨盆参考

骨性操作之前完成。

MAKO 机器人辅助全髋关节置换术有全流程和快捷两种模式，两者的区别在于股骨侧操作时是否使用机器人系统引导。手术显露后，关节脱位前，先在股骨近端大粗隆外侧或前外侧置入一标记钉，用探针在此标记钉及另一在消毒前已置于膝关节前方的标记钉处标定，计算机系统由此确定骨盆及肢体原始位置信息（图 14-11）。全流程模式下，首先开始进行股骨注册。除了标记钉以外，还要在股骨近端安装一个参考架，以验证注册的准确性。按屏幕上的系统提示，使用探针在股骨近端不同区域获取多个点阵，这些点阵用来匹配术前 CT 扫描所定义的股骨表面解剖结构。注册误差小于 0.5mm 时，即可认为注册完成，然后手术医师可根据术前计划确定股骨颈截骨的准确平面。

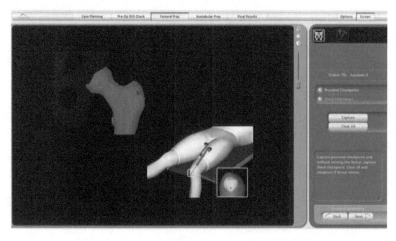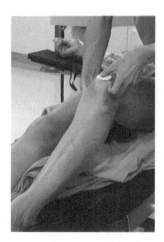

图 14-11　骨盆及肢体原始位置标记

股骨颈截骨完成后，首先进行股骨侧操作。可以用髓腔锉由小到大逐号扩髓，直至计划型号的髓腔锉或髓腔锉稳定固定于股骨髓腔。选择不同大小型号的假体可以改变假体的植入深度和改变颈长，由此可以调节下肢的长度和偏心距。在最后置入的髓腔锉上安装参考架后就可以进行股骨前倾角及旋转中心的测量。股骨假体的前倾角确定后，根据联合前倾角的概念，可以对髋臼假体的植入前倾角进行调整，增加或减少前倾角。

快捷模式下，股骨髓腔和传统 THA 一样，不使用机器人系统引导。机器人系统引导仅用于髋臼操作。操作开始前，先在髋臼上方的位置置入骨盆标记钉，该标记钉用来确定注册和参考架的准确性。与股骨注册相似，骨盆注册也用探针获取髋臼关节面和髋臼周缘骨面的多组点阵（图 14-

12）。这些点阵同样与术前 CT 扫描获得的解剖模型配准，注册误差小于 0.5mm。注册完成后，开始系统引导的髋臼骨床准备。

将带有动力的髋臼锉杆连接于机械臂（图 14-13），锉臼时，系统允许锉杆在锥形范围内适度摆动，以去除术前计划预定的骨量。计算机屏幕上需要锉除的骨面呈现绿色，髋臼锉锉骨至预定深度时，屏幕上的绿色区域转变成白色，当锉骨深度超出预定计划时白色变为红色，若锉骨深度超出计划 1mm 时，系统将切断髋臼锉动力，防止过度锉臼（图 14-14）。锉臼过程中触觉反馈机制使骨科医师和系统很好地控制锉臼的力度、方向和深度。锉臼可用计划型号的髋臼锉一把成形，也可以由小到大逐号扩髓。在髋臼发育不良或髋臼底部骨质明显增生患者中，如果直接用计划型号

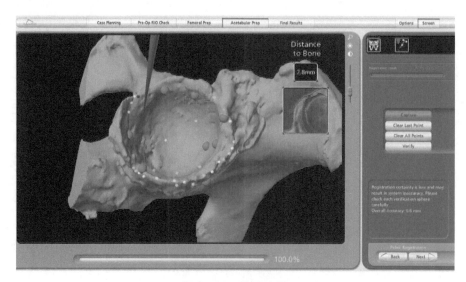

图 14-12　髋臼注册

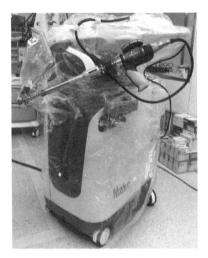

图 14-13 髋臼锉杆连接

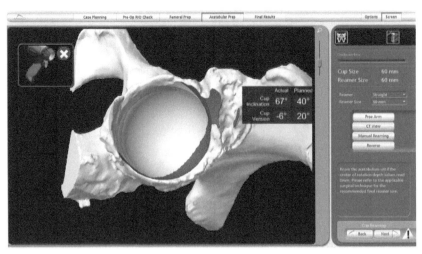

图 14-14 髋臼磨锉，绿色为可磨锉骨质，白色提示已达预定深度，红色提示超过预定深度

髋臼锉锉臼，由于髋臼锉中心远离计划的髋臼旋转中心，扩髓时，系统可能会切断动力以防出现锉臼偏差，这时就需要采用多把锉臼技术顺序锉臼。需要注意的是，如果一开始的髋臼注册出错，则锉臼的方向和深度以至后面的髋臼杯植入角度、深度都有可能出现偏差。

锉臼完成后，就可以植入髋臼假体。将装有髋臼杯的连接杆固定于机械臂末端，并将髋臼杯置于髋臼区域，击打压配固定髋臼杯（图 14-15）。与锉髓不同，击打植入髋臼杯时，机械臂通过固定连接杆的位置，将髋臼杯控制在预定的外展角和前倾角。击打时，通过计算机屏幕上显示的深度指示可以知道白杯是否击打到位。一旦髋臼杯就位，可以使用探针在杯同一平面的周缘获取 5 个点来计算出髋臼杯最终的植入外展角和前倾角

（图 14-16）。通常髋臼杯植入结果与术前计划一致，但髋臼骨床骨质致密时也可能会发生小的偏差。置入髋臼内衬和试模股骨头后，复位髋关节。用探针触碰大粗隆和膝前的标记钉，此时可在显示器上观察到下肢长度及髋关节偏心距的变化情况。手术医师可以根据观察到的结果更换不同试模股骨头甚至更换不同型号的股骨假体（图 14-17），以使肢体长度和关节偏心距达到预期目标。一旦确定股骨和股骨头假体型号后即可最终植入假体（图 14-18）。

2. MAKO 系统临床研究进展　目前已有较多文献证实 MAKO 机器人辅助髋关节置换术可以提高假体植入位置的精度。Kanawade 等报道了 38 例患者使用这种机器人技术进行全髋关节置换术（THA）的结果，术后 CT 的测量结果显示，

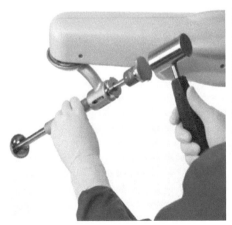

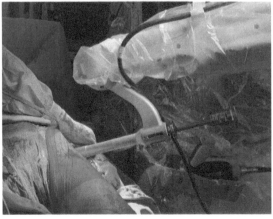

图 14-15 髋臼杯植入

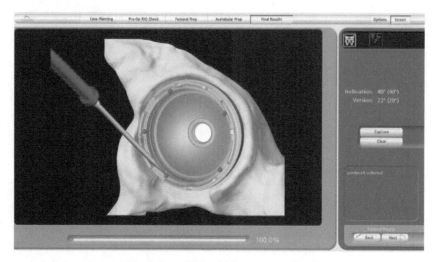

图 14-16　计算髋臼杯外展角、前倾角

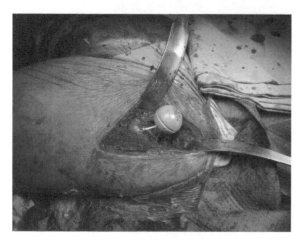

图 14-17　更换股骨头及股骨假体试模

88% 患者的外展角和 84% 的前倾角在预期目标的 5° 范围内。在另一项尸体样本研究中，尸体双侧髋关节分别接受传统和机器人辅助髋关节置换，研究结果显示传统方法植入髋臼后，外展角和前倾角的误差分别是机器人辅助手术的 5 倍和 3.4 倍。

Gupta 等的研究表明使用机器人辅助时，BMI 对髋臼杯放置的精度和准确性没有影响。Illgen 等根据手术医师从最初开展髋关节置换术到有一定经验的时间段将患者分为三组，即刚开始开展传统 THA、开展传统 THA 10 年后及刚开展机器人辅助 THA 的前 100 例患者。结果表明，早期传统组的患者中髋臼位置只有 30% 处于"安全区域"，10 年经验传统组，髋臼位于"安全区域"的比例提高到 45%。而在机器人辅助组中，尽管是手术医师的最初 100 例患者，但 77% 的髋臼杯处于"安全区域"，说明即使手术医师缺乏经验，机器人系统仍可保证假体植入位置的精确性。

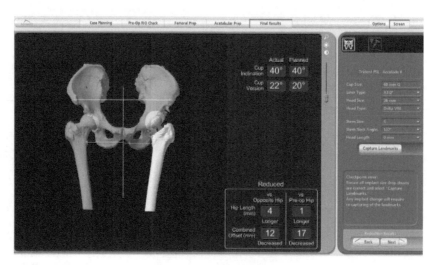

图 14-18　最终假体结果

尽管机器人辅助髋关节置换术可以提高假体植入位置的精度，但该技术对临床结果的影响尚不清楚。Bukowski 比较了 100 个机器人辅助 THA 与 100 个传统 THA 的临床结果。在平均约 1 年的随访中，机器人组的 Harris Hip 评分和 UCLA 活动评分明显优于传统组，但是 WOMAC 或 SF-12 结果均无差异。因为缺少中长期随访，目前的短期随访很难证实机器人辅助 THA 的临床优点。机器人辅助手术提高假体植入精度可能有助于降低脱位、磨损、松动等并发症，而这需要大样本和长期观察才能得到，因此，对于这部分患者应进行长期跟踪随访。

（二）ROBODOC（TSolution One）在 THA 中的应用

除了 MAKO 系统以外，TSolution One 系统是另一个较为广泛应用的髋关节置换机器人系统（图 14-19）。TSolution One 的前身是 ROBODOC 系统。ROBODOC 是第一个应用于 THA 的主动机器人系统，它的设计原理基于传统的计算机—辅助设计（CAD）—计算机辅助制造（CAM）技术，ROBODOC 系统仅提供 THA 中的股骨侧骨床准备，并未对髋臼操作提供任何指导。TSolution One 则在股骨侧继承了 ROBODOC 主动操作的特点，同时还可提供髋臼磨锉和植入过程中的引导和定位协助。目前国内尚未引入 TSolution One 系统，下面对 TSolution One 的技术要点和临床结果做简单介绍。

1. TSolution One 辅助下 THA 的技术细节和 MAKO 系统一样，TSolution One 同样是基于影像学资料的机器人系统。患者需要接受术前 CT 并用系统软件进行髋关节结构的三维重建，股骨假体的植入深度、前倾角及髋臼假体的前倾角和外展角都可以在重建计划中确定。但与封闭的 MAKO 系统（仅能使用 Stryker 假体）不同，TSolution One 为开放系统，系统可以从资料库中调取不同生产商的产品模板进行术前重建，这可能有利于手术医师选择自己较为熟悉的假体。TSolution One 与 MAKO 系统另一项不同之处在于控制系统。MAKO 系统为触觉反馈半主动机器人，手术医师是操作的执行者，系统只是将操作范围限制在计划范围内。而 TSolution One 是基于 CAD-CAM 技术的主动系统，一旦计划确定后，该机器人遵循预定计划自动执行操作，并不需要人工干预。TSolution One 的主动性体现在股骨侧操作，系统主动按术前计划锉磨出股骨骨床。TSolution One 的髋臼侧操作并不采用主动方式，操作由手术医师执行，系统仅在锉臼和臼杯植入过程中提供准确的外展角和前倾角。

手术时，显露脱位髋关节后，TSolution One 需要将打入股骨头的斯氏针牢固连接于机器人，然后进行股骨近端结构注册。注册完成后，系统即可控制机械臂自动锉磨髓腔成形。由于系统并不能感知关节周围的软组织结构，因此在自动操作前，手术医师需要注意周围的软组织保护，以免损伤。自动操作过程中，系统可以通过动作检测装置感知股骨移位。系统接受到移位信息后，会停止自动操作过程以防意外情况发生。

髋臼侧操作时，机器人也要与患者的骨盆牢

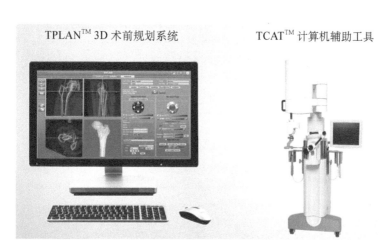

TPLAN™ 3D 术前规划系统　　TCAT™ 计算机辅助工具

图 14-19　THINK 骨科机器人

固的连接。髋臼注册完成后，机械臂移至术前计划的方位并通过连接杆定位髋臼，然后打入髋臼杯。锉臼和打入臼杯由手术医师完成，机器人负责保证植入髋臼杯的正确位置。

2. TSolution One 辅助下 THA 的临床研究与结论：TSolution One 是较新开发的主动机器人系统，临床研究报道尚不多见。而 TSolution One 的前身 ROBODOC 作为第一款主动机器人系统则已经有较长的临床应用时间和较多的临床报道。

由于 ROBODOC 仅提供 THA 中的股骨侧操作，相关文献报道也主要集中于股骨假体植入的精确性、临床功能、并发症等方面。无论是前瞻性对照研究，还是大宗病例的队列研究，大量的临床研究的结果都显示了 TSolution One 系统在准确性和可重复性方面显然具有明显的优势，能提高股骨假体植入精度，减少假体内外翻的概率；双侧肢体长度差异小于传统 THA 术；与假体更精准匹配的髓腔形态降低了股骨骨折的发生率，股骨近端应力遮挡的发生率也更低；临床功能评分与传统 THA 术相近或更优。

ROBODOC 的缺点和并发症也有报道。首先，该系统的使用会明显延长手术时间、增加术中出血量。其次，虽然有文献报道使用 ROBODOC 的并发症发生率与传统 THA 相近，但也有文献报道了该系统增加关节周围软组织和骨性结构损伤的机会，术后关节脱位发生率增高。Schulz 等在他们的研究中报道了锉磨装置误伤髋臼缘和股骨大粗隆的情况。Honl 则报道了使用 ROBODOC 有较传统 THA 术更高的髋关节脱位发生率，61 例机器人手术中有 11 例发生了脱位，其中 8 例顽固性脱位患者需要接受翻修手术，术中可以观察到所有的脱位患者都有臀中肌损伤的情况。因此，手术医师在使用主动机器人系统时，不但要选择合适的假体，同时仍要加强术中观察和软组织保护，遇到紧急情况及时停止机器人工作，避免医源性损伤。

三、展　望

机器人辅助髋关节置换手术正深刻影响着关节外科未来的发展方向。起源于欧美，这项技术目前也引起了国内众多关节外科医师和研发机构的兴趣，继上海市第六人民医院在国内率先引进 MAKO 关节置换机器人系统后，北京、南京、杭州、广州等地也先后或即将引入该系统，所有的参与者都期待这一先进技术能为广大中国患者带来更多的治疗选择及更好的治疗效果。但不可否认的是，目前机器人辅助髋关节置换手术仍然存在一些不尽理想之处，也是未来研究人员需要致力改进的方向。

首先根据国外一项研究统计，手术室引入机器人系统包括配套设施还需要承担较大的费用，除了与手术室中的机器人技术相关的成本外，还需要大量培训外科医师和工作人员以优化机器人技术的安全性、效率和实用性。对于不够熟练的操作人员来说，尤其是在学习过程中，使用机器人系统的手术时间可能会更长，降低手术室的使用效率。国内的情况可能与国外还有所不同，机器人手术中需要大量的一次性耗材，再加上机器人本身的折旧费用，在国内医疗费用劳务收入低、耗材占比比较高的背景下，这些新增支出更会明显增加这一趋势。

其次，从技术角度看，无论是主动髋关节置换机器人，还是半主动髋关节置换机器人，都还有不足之处。为了保证手术操作的精确性，手术过程中医师需要花费相当一部分时间用于骨结构的注册。对于一些复杂患者，如复杂的髋臼发育不良患者，注册过程可能更耗时，简化流程、提高注册效率对于缩短手术时间有很大意义。尽管使用触觉反馈机制的半主动机器人系统通过设置安全操作边界极大地改善了周围软组织的安全性，但在器械进出操作路径上的软组织仍有可能受到损害，而主动操作机器人的周围组织损伤风险更大，如何提供更好的安全保障机制和配套的软组织保护装置，对减少软组织的意外伤害有重要意义。当前的关节机器人系统无论是否基于影像学资料都需要进行骨结构注册，注册是否准确对于能否精确完成手术有直接影响。基于影像学的系统能通过比对识别注册误差来增加注册准确性，降低错误操作风险，但当前大部分机器人系统影像学资料来源于 CT 扫描数据，这增加了患者接受的放射辐射剂量。而非影像学基础的机器人系统更依赖于注册的准确性，不正确的注册可能导致潜在的严重结果。同时对于严重畸形和骨结构变异或增生的患者，非影像学基础的系统可能不能全面反映关节周围的准确结构，也存在意外损伤的潜在风险。此外，机器人辅助 THA 还有一些特殊并发症，如用于固定参考架的螺钉导致的骨折；术中系统软件或硬件故障，无法完成手术等。

归纳起来，当前关节机器人的不足之处主要有以下几个方面：①装机费用仍较高，只有大型骨科中心可以承担；②额外的医用耗材投入；③额外的教育投入，骨科医师、跟台工程师、护士等团队成员都需要进行培训，以适应机器人使用的环境；④手术流程复杂，手术时间较长，可能增加术中失血和感染风险；⑤基于影像学的系统增加患者接受额外辐射的风险；⑥注册过程耗时，注册误差影响手术精确性；⑦系统故障，机器人手术相关并发症等。

未来，针对以上存在的不足之处，关节外科医师和研究人员将会继续合作，将机器人辅助关节置换术带到更高的台阶。首先，优化机器人辅助关节置换术的工作流程，最小化学习曲线，缩短手术时间，降低术中失血、感染风险；其次，进一步改进注册算法、简化注册过程，也有助于降低操作误差。如何加强机器人系统的周围态势感知，减少操作过程中的医源性损伤，也是值得关注的改进方向。目前，图像引导系统大多依赖术前 CT 扫描来重建患者的骨结构，未来如果能通过其他方法，如磁共振或超声检查等，将骨结构和软组织重建相结合，可能能更全面地评估关节周围结构，降低医源性损伤风险，还能减少患者的辐射暴露。同时关节的运动学特征也有可能被纳入评估。当然，从中国国情考虑，加快国产关节置换机器人系统的研发是目前亟待加强的。这一方面有助于围绕医用机器人相关的上下游软硬件产业的整体提升；另一方面也有利于医疗费用的控制，既降低医院方的设备投入成本，又能降低机器人设备使用过程中耗材等的治疗费用支出。

越来越多的证据表明，机器人髋关节置换术具有更好的准确性和安全性，但我们还需要更多的临床研究和更长时间的随访来验证机器人辅助手术的这些优点能否带来临床可见的收益。同时，我们还需要从卫生经济学的角度来评估关节置换机器人存在和发展的合理性，为相关产业的提升、扩张提供理论基础。

（王　琦　戴慧勇）

主要参考文献